内分泌疾病
诊断与治疗策略

（上）

刘昊雯等◎主编

吉林科学技术出版社

图书在版编目（CIP）数据

内分泌疾病诊断与治疗策略 / 刘昊雯等主编. -- 长春 : 吉林科学技术出版社, 2016.5
ISBN 978-7-5578-0620-0

Ⅰ. ①内… Ⅱ. ①刘… Ⅲ. ①内分泌病－诊疗Ⅳ. ①R58

中国版本图书馆CIP数据核字(2016)第104831号

内分泌疾病诊断与治疗策略
NEIFENMI JIBING ZHENDUAN YU ZHILIAO CELUE

主　　编　刘昊雯　王淑芳　刘　凤　李　莉　于红俊　敖　文
副 主 编　王海静　乐　静　张　娟　田　勇
　　　　　韩　笑　魏桂梅　李金博　杨文健
出 版 人　李　梁
责任编辑　张　凌　张　卓
封面设计　长春创意广告图文制作有限责任公司
制　　版　长春创意广告图文制作有限责任公司
开　　本　787mm×1092mm　1/16
字　　数　938千字
印　　张　38.5
版　　次　2016年5月第1版
印　　次　2017年6月第1版第2次印刷

出　　版　吉林科学技术出版社
发　　行　吉林科学技术出版社
地　　址　长春市人民大街4646号
邮　　编　130021
发行部电话/传真　0431-85635177　85651759　85651628
　　　　　　　　85652585　85635176
储运部电话　0431-86059116
编辑部电话　0431-86037565
网　　址　www.jlstp.net
印　　刷　虎彩印艺股份有限公司

书　　号　ISBN 978-7-5578-0620-0
定　　价　150.00元
如有印装质量问题　可寄出版社调换
因本书作者较多，联系未果，如作者看到此声明，请尽快来电或来函与编辑部联系，以便商洽相应稿酬支付事宜。

主编简介

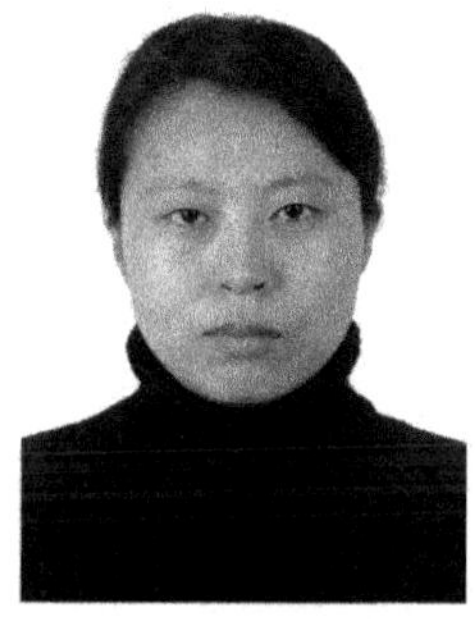

刘昊雯

1977年出生。中医世家，幼承家学，后毕业于山东中医药大学，获硕士学位。现工作于山东省德州市中医院内分泌科，主治医师。从业多年，潜心于糖尿病及并发症的中西医结合防治，擅长常见内分泌疾病的治疗。

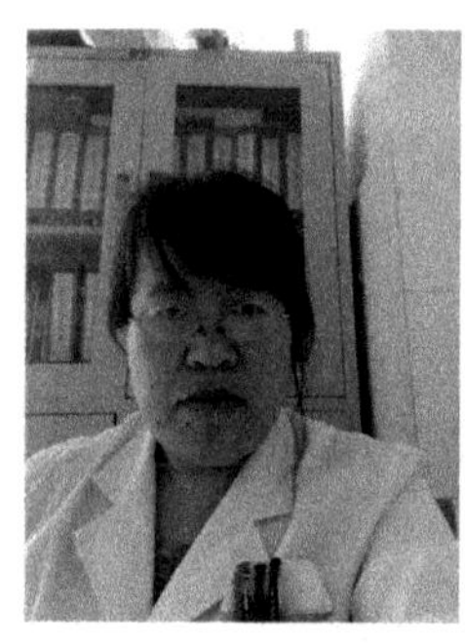

王淑芳

1971年出生。主治医师，山东曹县人民医院内分泌科。1995年毕业于济宁医学院。2000年在山东大学齐鲁医院进修内分泌专业一年，2012—2013年在北京协和医院进修内分泌一年。从事内分泌专业疾病的诊治20年，尤其擅长糖尿病、甲状腺疾病、肾上腺疾病和垂体疾病的诊治。兼任山东省预防医学会糖尿病防治分会委员，菏泽市医学会糖尿病分会委员。发表论文10余篇，专利2项，著作2部。

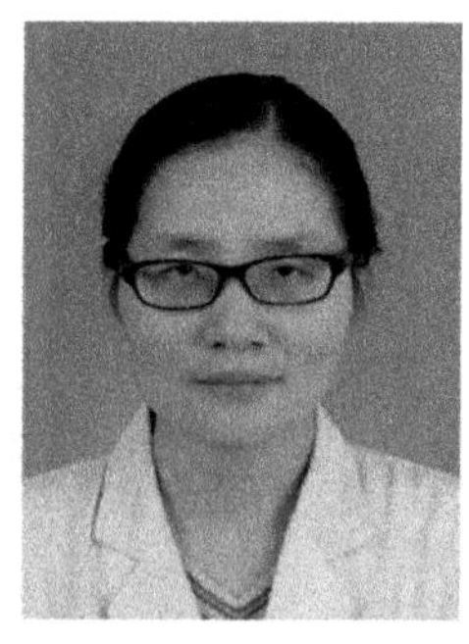

刘　凤

1981年出生。2004年毕业于武汉大学医学院，2008年获湘雅医学院硕士学位。现任荆州市第一人民医院主治医师，荆州市内分泌学会委员。精于糖尿病、甲状腺疾病等内分泌疾病的诊断与治疗，发表专业论文5篇。

编 委 会

主　编　刘昊雯　王淑芳　刘　凤
李　莉　于红俊　敖　文

副主编　王海静　乐　静　张　娟　田　勇
韩　笑　魏桂梅　李金博　杨文健

编　委　(按姓氏笔画排序)

于红俊　河北省沧州中西医结合医院
王　黎　湖北医药学院附属襄阳医院
王海静　威海市立医院
王淑芳　山东曹县人民医院
田　勇　河南省平顶山市第一人民医院
乐　静　武汉科技大学附属孝感医院
（孝感市中心医院）
刘　凤　长江大学附属医院荆州市第一人民医院
刘昊雯　德州市中医院
李　莉　平顶山市第二人民医院
李金博　长春中医药大学附属医院
李战强　邢台医专第二附属医院
杨文健　湖北医药学院附属襄阳医院
张　娟　湖北省荆州市中心医院
张　睿　长春中医药大学附属医院
赵世莉　湖北省荆州市中心医院
敖　文　郑州市心血管病医院
郑州市第七人民医院
韩　笑　长春中医药大学附属医院
魏桂梅　河南中医药大学第三附属医院

前　言

医学经历了传统医学、实验医学和现代系统医学发展时期，欧洲传统医学与实验生物学的结合诞生了西医学，中国传统医学和西医学的融合正在形成系统医学的模式。

近年来，社会经济飞速发展，科技水平不断提高，内分泌学科的新理论、新技术，不断拓展和延伸，新的治疗技术和措施被应用于临床治疗，同时，随着社会环境、老龄化等因素，内分泌疾病发病率显著提高，严重影响国人的生活质量，引起了社会的广泛关注。

本书结合国内外最新研究成果，根据我国实际情况，密切结合临床，详细阐述了我国特色中医、西医分别治疗内分泌疾病和风湿免疫疾病的相关方法，重点内容突出，语言精练，重视循证医学，严谨、规范、科学，体现中国传统医学和现代西医的各自特点，但目的只有一个：更好地治疗患者，减轻患者病情，从而治愈患者。本书对于临床医师处理相关疾病具有一定的作用，为各基层医生以及各类医学学者提供参考。

由于理论水平和临床经验有限，时间仓促，书中难免存在疏漏错误之处，恳请读者在使用本书过程中，指正错误之处，不断提出宝贵的意见和建议，以便在下次修订时改正。

编　者

2016 年 5 月

目　录

第一篇　内分泌基础

第二篇　西医治疗内分泌疾病

第三篇　中医治疗内分泌疾病

第一篇

内分泌基础

第一章　内分泌概述

一、内分泌学概述

1. 激素和内分泌系统概念的发展　分泌代谢病学历史悠久，早在《黄帝内经》中就有有关阉人丧失第二性征的描述。《黄帝内经》中还有如下记载："此肥美之所发也，此人必数食甘美而多肥也，肥者令人内热，甘者令人中满，故其气上溢，转为消渴。"所谓"消渴"即现代的糖尿病。西方医学之父希波克拉底所提出的"体液学说"中最核心的理念即是：健康是因为体内各种物质的平衡，此已具内分泌学雏形。但现代内分泌代谢病学的形成并逐渐作为一门独立的学科并取得令人瞩目的进展始于19世纪末、20世纪初。美国名医T. Addison是第一个完整描述一种内分泌疾病并把此疾病归因于内分泌腺体的人，1855年他对一种病提出报告："本人注意到本病的特征，是贫血、全身无力、虚弱、心动极微、胃肠障碍，以及与肾上腺病损相伴随的皮肤颜色的特殊变化。"这便是我们大家现已熟知的疾病：肾上腺皮质功能减退症，又称为Addison病，鉴于T. Addison的贡献，他常常被称为"内分泌之父"。

但直到20世纪初，激素概念的提出成为现代内分泌代谢病学作为一个学科正式出现的标志。首先，1901年，Takamlne和Aldrich将从肾上腺提取一种纯净结晶物注射于兔，极微量即可见显著升压，故命名为肾上腺素，虽然以后证明此物质不是来源于肾上腺皮质而是髓质，但却是腺体分泌物质提纯的启端。1902年，英国生理学家Bayliss和Starling发现切断神经联系而仅保留血管的狗的游离肠袢的黏膜在接触酸性食糜或酸溶液时可以产生一种物质经血液直接刺激胰腺分泌，故将其命名为"胰泌素"。此项研究的重要意义在于他们发现一个被分泌的物质可以刺激另一腺体的分泌，也即机体内存在着的与神经调节相并存的体液调节机制，此即内分泌系统。他们的另一重要贡献在于，他们还根据希腊文"hormoa"（激活）创造了"Hormone"（激素）这个名词，并将激素定义为"生产出来通过血液作为中间物起到使人体各部协调的相互作用的物质。"其后经典内分泌学将激素定义为由内分泌器官产生并释放入血循环，转运到靶器官或组织发挥效应的微量化学物质。根据此激素概念构筑的经典内分泌系统，是以特异性的内分泌腺体为基础的，并且固守经典的血分泌的方式。但目前激素的概念已得到进一步扩展：激素是体内广泛存在的细胞间通讯的化学信使，其功能为调节机体代谢，协调机体器官、系统活动并维持内环境稳定，参与细胞生长、分化、发育和死亡的调控。这种扩展的激素概念极大扩大了激素范畴，将所有细胞因子、生长因子、神经递质、神经肽都归为激素。

更重要的是激素的分泌不再局限于经典的内分泌腺体，而是体内许多组织和器官皆具内分泌功能。肾脏是第一个被发现具有内分泌功能的非内分泌器官，如肾素、促红细胞生成素、1-羟化酶和前列环素等皆有肾脏分泌，新近发现肾脏还分泌可调节心脏功能和血压的新型可溶性单胺氧化酶-Renalase。长期以来，心脏被认为简单的“动力泵”，自1984年发现心脏分泌心钠素、1988年发现血管内皮分泌内皮素后，人们认识到心脏、血管也有内分泌功能，同时也形成了一门新兴的心血管内分泌学，而且R Furchgott、L Ignar和F Marad三人因证实内皮细胞释放的最小气体分子（NO）也能发挥舒张血管的激素样作用，从而获得1998年诺贝尔奖。目前的研究证实：包括多肽、蛋白质、酶、生长因子、细胞因子、趋化因子、黏附分子、离子通道、信息传递分子和转录因子等在内的大量心血管生物活性物质是维持人体生命活动最重要的物质基础，亦是当前生命科学研究中最活跃、发展最迅速的领域之一。长期以来，脂肪组织一直被认为是仅供能量贮备的终末分化器官。然而，自1994年瘦素（leptin）发现后，激起对脂肪细胞因子（adipokines）研究的热潮。随着众多脂肪细胞因子如脂肪源性TNF-α、脂联素（adiponectin）、抵抗素（resistin）、白介素6（IL-6）和内脏脂肪素（visfatin）等的发现，脂肪组织旺盛的内分泌功能亦逐渐为人们所认识，脂肪组织已成为体内最大的内分泌器官，分泌百余种生物活性物质，脂肪内分泌学已成为内分泌学的一个新的领域。而且脂肪细胞因子作用的范围、涉及的器官和机制等已大大拓宽和更加深入。

2. 激素的分类及作用方式　目前激素有多种分类方法，一般按照它们的化学本质，分为五大类。

（1）肽及蛋白质激素：多数下丘脑、垂体激素，甲状旁腺激素、胰岛分泌激素、消化道的内分泌细胞均属于此类。

（2）类固醇激素：肾上腺皮质所分泌的皮质醇和醛固酮等所有皮质激素，以及睾丸、卵巢所分泌的雄激素、雌激素、孕激素等均属此类。

（3）胺类及氨基酸衍生物激素：这类激素包括肾上腺髓质激素与甲状腺激素。

（4）固醇类激素：这类激素都是维生素D_3的衍生物。

（5）脂肪酸衍生物：包括前列腺素，也称为类花生酸。

3. 激素的作用方式一般有以下几类

（1）内分泌（endocrine）或称血分泌（hemocrine）：激素分泌后经血液运输至远距离的靶组织而发挥作用。

（2）旁分泌或邻分泌（paracrine）：激素分泌后并不经血液运输，仅由组织液扩散而作用于邻近细胞。

（3）自分泌（autocrine）：细胞所分泌的激素在局部扩散又返回作用于该分泌细胞而发挥反馈作用。

（4）腔分泌（solinocrine）：腔存在于胃肠道、支气管和泌尿生殖系等具有管道结构的器官，其分泌物质可直接作用于管道内膜细胞等细胞并调节其功能。与外分泌所不同的是后者多为酶类。

（5）神经内分泌（neuroendocrine）：一些具有内分泌功能的神经细胞分泌神经激素借轴

浆流动运送至末梢而释放，如下丘脑神经元分泌之神经激素经轴突输送到垂体后叶再分泌入血。

（6）神经分泌（neurocrine）：主要指突触式分泌，如神经递质由突触前膜分泌并作用于突触后膜。

（7）激素的其他分泌方式：还有如胞质内合成的激素不出细胞，直接运送至细胞核而影响靶基因表达的胞内分泌；激素分泌细胞，胞膜间的隙间连接分泌，以及在病理状态下所出现的双重分泌。

4. 激素的合成、释放与运输　激素的合成与释放方式有两类，一些激素储存于囊泡中，受到分泌信号的刺激后，囊泡与细胞膜融合，激素从内分泌细胞中释放出来。分泌信号与合成信号可以偶联或单独存在。这类激素经历了合成、储存、释放三个步骤。另一类激素合成后立即释放，不需囊泡与细胞膜融合，它们的分泌信号与合成信号没有明显区别。多肽激素属于第一类，类固醇激素和脂肪酸衍生物属于第二类。囊泡介导的激素释放分为早期事件和晚期事件。早期事件包括将新合成的分泌蛋白转入膜性结构的内质网腔隙，晚期事件涉及将这些蛋白质从内质网腔转运至其他膜性结构的腔隙内，包括高尔基体和随后的分泌颗粒，最后通过分泌颗粒与细胞膜的融合而排出胞外。细胞核内完成 mRNA 前体的转录以及转录后处理形成 mRNA 的过程。包括 RNA 的切割，内含子的切除，外显子的再连接。在 5’端进行甲基化三磷酸鸟苷的“帽子”修饰和在 3’加上聚腺苷酸“尾巴”的修饰后，胞质内的 mRNA 随即聚集到核糖体中。来自胞质的游离的核糖体开始翻译编码分泌蛋白的 mRNA，开始的一端密码子在核糖体上编码出一个信号序列，有助于新合成的肽链定位于内质网膜。核糖体与内质网间的跨内质网膜通道的形成为延续的肽链进入内质网腔提供了途径。随着整个肽链进入到内质网腔，在分子伴侣的控制下，多肽链发生折叠，核糖体亚单位被重新释放到游离胞质池中，通道分解或关闭。蛋白质经过翻译后加工形成成熟激素，等待下一步处理。

分泌蛋白质均以囊泡的形式从内质网中的合成场所转运到内质网后的“中介”区域，并进一步从此处转运到高尔基体。在高尔基体中，它们将按顺序从顺式高尔基网转运到中间高尔基堆，再到反式高尔基堆，最终到达反式高尔基网的扁平囊泡。由此处将多肽激素转送到调节性或原生型分泌途径，或者转送到溶酶体进行降解。除了前向转运外，还有通过小管介导的逆向转运，将膜和多肽送回上一级膜性结构。

5. 激素的作用机制　所有的内分泌细胞所分泌的激素均随血液循环于全身，身体所有的细胞均可接触到它们，但是，不同组织细胞对不同的激素反应截然不同，也就是说，大多数激素均有其固定的靶组织或靶器官。我们还可以注意到，循环在血液中的生理性激素浓度是很低的，通常可以达到纳克甚至皮克单位级，然而，它们引起的生理作用却是巨大的。这些现象都与激素与其高亲和力受体作用的特异性极其级联放大作用相关。

20 世纪 70 年代，Sutherland 揭示出激素作用的“第二信使”学说，为后来的人们探索激素的胞内作用打开了大门。胞外基质内的激素与受体相互作用，活化了一个相联系的效应系统（可在或不在同一分子上），活化作用产生了一个胞内信号分子或第二信使，通过一系列通路，产生了激素的最终效应，如使代谢酶活化，产生蛋白，DNA 和 RNA 的合成，细胞生长分化，细胞转运等。按照激素与其受体的作用部位以及发挥作用的方式将激素分为两类，一类为作用于细胞膜表面的激素，包括神经递质和多肽激素；另一类为发挥转录调控因子作用的激素，即通常称为核受体激素，包括类固醇激素、甲状腺激素以及维生素 D。

近年来，随着分子克隆技术的进步，多数已知的激素膜受体的初级结构得到阐明。人们对于受体在细胞膜上的组成表现，受体与配基的结合及信号传递的特点都有了更深入的认识。作用于细胞膜表面的受体有五大类第一类 G 蛋白偶联受体，为 7 次跨膜受体，此类受体含有一个胞外氨基端结构域，其后为 7 个跨膜疏水性氨基酸片段，每个片段均穿越双层脂质膜，在第 7 个跨膜片段后为亲水性胞内羧基端结构域，其末端连有结合 G 蛋白的部位，G 蛋白通过激活腺苷酸环化酶起作用。第二类酪氨酸激酶受体只有一个跨膜结构域，有一个大的胞外结合区，其后依次为一跨膜片段和一个胞质尾，它本身就具有酪氨酸激酶活性，可进一步激活下游靶蛋白，最终影响细胞的增殖和生长等功能。第三类酪氨酸激酶偶联受体在功能上类似第二类受体，该类受体不具有内在酪氨酸激酶活性，但可通过与胞内酪氨酸激酶相互作用发挥功能。第四类为鸟苷酸环化酶受体，也是一次穿膜蛋白，膜内段含有鸟苷酸环化酶活性区，通过激活鸟苷酸环化酶起作用。第五类受体为配体闸门离子通道受体，当配体与受体结合后，通道开放，Na^+、K^+、Ca^{2+} 通过通道，引起膜电位变化或激发蛋白功能，也可通过蛋白磷酸化产生激素作用信号。以上各种受体还可以按照受体分子穿越细胞膜的次数，分为 1 次穿膜、4 次穿膜和 7 次穿膜 3 种类型。

肽类激素信息在胞内的信号转导通路包括通过胞内第二信使介导的信号通路、受体酪氨酸激酶有丝分裂原活化的蛋白激酶信号传递途径（Ras 连接通路）、细胞因子激活的 JAK - STAT 信号通路以及第二信使介导的细胞膜受体与基因表达调控联系的偶联信号通路等。

跨膜的受体与激素结合，导致受体变构而活化，活化的受体在胞质侧与 G 蛋白结合，并使后者活化，G 蛋白激活腺苷酸环化酶，使 cAMP 生成增加，cAMP 激活了依赖 cAMP 的蛋白激酶（蛋白激酶 A，PKA）。蛋白激酶的调节亚基与催化亚基解离，游离的催化亚基表现出活性，催化胞内蛋白质的磷酸化，产生进一步的生物学效应。

二、内分泌学的发展趋势

1. 降糖治疗　来自循证医学的启迪。

糖尿病治疗与“循证医学”息息相关。因为，关于糖尿病的治疗，从指南的制订，到强化降糖益处与风险的争论，到降糖药是否增加心血管风险，都是缘起于循证医学所呈现的正反面证据。

循证医学的主要创始人、国际著名临床流行病学家 David Sackett 曾将循证医学证医学定义为：“慎重、准确和明智地应用所能获得的最好研究证据来确定患者治疗措施”。根据这一定义，循证医学要求临床医师认真、明确和合理应用现有最好的证据来决定具体病人的医疗处理，作出准确的诊断，选择最佳的治疗方法，争取最好的效果和预后。循证医学所要求的临床证据有 3 个主要来源：①大样本的随机对照临床试验；②系统性循证医学评价；③荟萃分析或称为汇总分析。循证医学提供的多种证据，其临床应用的价值并非都是相同的，因而需要对这些证据作评价积分级。Howden 等将证据分为 4 个等级，其中Ⅰ级和Ⅱ级为最佳证据，均来自大样本的随机对照临床试验，或对这些随机对照临床试验所作的系统性评价和荟萃分析。这类证据可认为是评价临床治疗效果的金标准，也是借以作出临床决策的可靠依据。

目前，提呈给临床医生的最好研究证据来自于几项大型临床研究，包括最著名的英国前瞻性糖尿病研究（the United Kingdom prospective diabetesstudy，UKPDS）、糖尿病和心血管疾病行动研究（action in diabetes and vascular disease：preterax and diamicron MR controlled evaluation，ADVANCE）、糖尿病患者心血管风险干预研究（action to control cardiovascular risk in diabetes，ACCORD）、退伍军人糖尿病研究（veterans affairs diabetes trial，VADT）。

令糖尿病学家兴奋和沮丧的是，这些证据已经明确强化血糖控制可以大大降低糖尿病微血管并发症的风险，积极强化干预治疗逐渐成为大家的共识。然而，强化控制血糖虽可使冠心病发生风险明显降低，但强化治疗对脑卒中及全因死亡发生风险无明显改善。与此同时，强化治疗对冠心病的受益均伴随着低血糖发生风险的增加而被削弱。糖尿病的全方位治疗，包括对糖尿病并发症危险因素各个组分所进行的全面有效的干预看来让患者获益更大。以控制血糖为中心，包含血压、血脂、生活方式和行为习惯等的全面调控，来自丹麦的 steno－2 研究在经过七八年的治疗，并随访 5 年后证实：强化治疗组的心血管死亡及心血管事件发生风险明显低于常规治疗组，表明高危 2 型糖尿病患者早期进行血糖、血压及血脂的多重干预可有效降低 2 型糖尿病患者的心血管事件、心血管死亡及全因死亡风险。

另一方面，迄今为止，尚未有任何口服降糖药物有大型 RCT（随机、对照）研究的确切证据表明具有心血管保护作用。唯一的一项二甲双胍与磺脲类药物在 2 型糖尿病合并冠心病患者中进行的前瞻性研究，用以评价通过上述二种药物干预后患者再发复合心血管终点的差异，由上海交通大学医学院附属瑞金医院的宁光教授及其研究团队领衔完成。通过对 302 名 2 型糖尿病患者进行的五年观察发现：与格列吡嗪比较，连续服用二甲双胍 3 年能显著减少随后 5 年主要心血管事件的发生。该研究表明，使用二甲双胍治疗有高危因素的 2 型糖尿病患者，可以使患者在心血管方面获得潜在益处。目前在进行的 SAVOR－TIMI 53 是一项随机、双盲、安慰剂对照的多中心临床研究。其主要目的是，评估 16 500 名左右的 2 型糖尿病患者在保持原有治疗或护理方案的基础上增加了沙格列汀和安慰剂之后，沙格列汀在降低心血管病死亡、非致命性心肌梗死和非致命性缺血性卒中等心血管事件方面的效果，同时还进行了相应的血管和代谢生物标志物的亚组研究。如果这些潜在的心血管保护作用能在以心血管事件和死亡为终点的临床研究中获得验证，将给 2 型糖尿病的治疗，尤其是心血管并发症的防治，带来重大突破。因此，SAVOR－TIMI 53 研究值得期待。

继 GLP－1、二肽基肽酶Ⅳ抑制剂上市后，近来又有几类新药初现端倪。胆酸隔离剂与胰岛素、二甲双胍、磺脲类药物合用可以降低血糖；生长素受体拮抗剂在动物实验中被证实可以减少摄食；大麻受体拮抗剂（利莫纳班）的减重效果肯定，但可能与抑郁有关，其安全性尚待进一步研究；脂肪组织的 11β 羟化类醇脱氢酶抑制剂能减少可的松的转化，进而改善机体的胰岛素敏感性；钠/葡萄糖转运子 2 抑制剂使肾小管对葡萄糖的重吸收减少，进而增加尿糖排出而降低血糖。上述新药的问世必将为糖尿病的防治开辟新的途径。

2. 内分泌肿瘤　从分子诊断到个体化治疗。

神经内分泌肿瘤是一组起源于肽能神经元和神经内分泌细胞的一大类异质性肿瘤，可发生于整个神经内分泌系统。不同于常见的实体肿瘤，神经内分泌肿瘤因有分泌内分泌激素功能而可引发的典型临床症状。令人烦恼的是，大部分的神经内分泌肿瘤发病机制不清，一些非特异的临床症状如皮肤潮红、腹痛腹泻、红斑等易造成漏诊和误诊，而一些无功能性的神经内分泌肿瘤则因缺乏典型的临床表现，在就诊时往往已出现远处转移。手术切除是局限期神经内分泌肿瘤唯一的根治性治疗手段，但只有一小部分患者可以完全手术切除。发生肝转移的患者，纵使手术也能减轻肿瘤负荷，带来生存获益，但其远期预后仍较差。

另一方面，过去10年来，针对特异分子通路的癌症治疗药物已经是肿瘤药物开发的标志。在少数特殊实例中，以维持肿瘤生长和转移分子为靶点的单个小分子或抗体能有效并长期控制疾病的进程。如伊马替尼（格列卫）可用于治疗慢性髓系白血病、胃肠道间质瘤；赫赛汀（trastuzumab）可用于乳腺癌的治疗。分子靶向药物治疗是利用肿瘤细胞可以表达特定的基因或基因的表达产物，将抗癌药物定位到靶细胞的生物大分子或小分子上，从而达到抑制肿瘤细胞生长、增殖，最后使其死亡的目的。由于分子靶向药物作用的分子在正常细胞上很少表达或不表达，因而在最大程度上杀伤肿瘤细胞的同时，对正常细胞的伤害很小。分子靶向药物需要解决的问题包括：应选择什么样的靶点和（或）通路？应靶向作用于垂直（抑制同一通路的两个靶点）或平行通路？重要的生物过程和通路，如增殖、血管生成和细胞凋亡均应被抑制？根据经验选择靶点，还是根据药物不同的活性、不良反应和耐药机制的临床前资料？应构建什么动物模型测试疗效？应该如何设计适当的临床研究（包括患者的选择、组织学检测作用靶点、相关的影像学和实验室研究）

以胰腺神经内分泌肿瘤（PNET）为例，它是来源自胰腺多能神经内分泌干细胞的一种罕见的胰腺肿瘤，病程缓慢，最终发生转移致死。局限于胰腺的仅占14%，发生区域转移占22%，远处转移高达64%。PNET的临床表现和预后差异很大，但总体预后好于胰腺癌。如果肿瘤发展，则具有很高的恶性侵袭性，进展速度较快，据文献报道其5年生存率不足30%。

PNET分为功能生和非功能性，目前治疗有手术、化学疗法、放射治疗、介入、生物治疗以及分子靶向药物治疗。目前使用的靶向药物主要是酪氨酸激酶抑制剂和抗血管生成的药物，以及哺乳动物西罗莫司抑制剂依维莫司和西罗莫斯等。与传统化疗药物及生长抑素类似物取得的有限疗效相比，靶向药物在PNET的治疗中取得了显著的进展。如：血管内皮生长因子抑制剂，包括酪氨酸激酶抑制剂舒尼替尼、索拉非尼和单克隆抗体贝伐单抗；mTOR抑制剂，西罗莫司靶蛋白是一个保守的丝氨酸/苏氨酸激酶，通过对环境因子的应答以及酪氨酸激酶受体，如胰岛素样生长因子受体、血管生长因子受体和表皮生长因子受体等的下游信号传递，调节细胞生长和代谢。如坦罗莫司和依维莫司。

分子靶向药物在神经内分泌肿瘤中的应用意义是深刻的。神经内分泌肿瘤以“个小隐匿，看似良性却有着恶性行为”而著称。在既往手术、放化疗无法应对的前提下，我们期待着有更多的分子靶向治疗药物可给患者带来临床获益，并有着良好的安全耐受性。而基于肿瘤分子标志物的研发更是充满前景和令人期待。

3. 引物　内分泌代谢病学领域的一个重要分子研究工具。

细胞分子生物学曾一度被认为仅仅是科学家们的工作手段，与临床医学毫无关联。但在转化医学的概念提出后，该项技术已愈发显现出它的重要性，并已开始为一些疾病提供新的诊断和治疗方法。除了传统的PCR技术、Southern印迹、Western印迹和Northern印迹等实验室方法，基于基因组学、转录组学、蛋白质组学和代谢组学等新兴的系统生物学的组学（omics）研究，已在飞速发展。结合分子遗传学、生化与分子生物学、生物信息学等基础学科领域的成果，细胞分子生物学技术在临床实践中的广泛应用已指日可待。

（1）基因组学：基因组学是研究生物基因组的组成，组内各基因的精确结构、相互关系及表达调控的科学，研究内容包括以全基因组测序为目标的结构基因组学（structural genomics）和以基因功能鉴定为目标的功能基因组学（functional genomics），又被称为后基因组（postgenome）研究。基因组学的主要工具和方法包括：生物信息学，遗传分析，基因表达测量和基因功能鉴定。

目前最普遍应用于基因检测的技术是 DNA 探针，它正在广泛应用于基因表达分析、比较基因组杂交、和单一核苷酸多型性分析（single nucleotide poLymorphism，SNP）等多种基因分析中。最新的全基因组关联分析（genome - wide association study，GWAS）技术结合了 SNP 和对比基因组技术，对人类全基因组范围内的常见遗传变异：单核苷酸多态性进行了总体关联分析。令人怦然心动的是：通过在全基因组范围内选择遗传变异进行基因分型，比较病例和对照间每个变异频率的差异，计算变异与疾病的关联强度，即可选出最相关的变异，进行验证后可最终确认某一个或几个基因与疾病相关。GWAS 采用的研究方式与传统的候选基因病例对照关联分析一致，即如果人群基因组中一些 SNP 与某种疾病相关联，理论上这些疾病相关 SNP 等位基因频率在某种疾病患者中应该高于未患病对照人群。

2005 年 Science 杂志首次报道了年龄相关性视网膜黄斑变性 GWAS 结果，引起医学界和遗传界极大地轰动，此后一系列 GWAS 研究陆续展开。2006 年，波士顿大学医学院联合哈佛大学等多个研究单位报道了关于肥胖的 GWAS 研究结果；2007 年，Saxena 等多个研究机构联合报道了 2 型糖尿病关联的多个位点，Samani 等则发表了冠心病关联基因；2008 年，Barrett 等通过 GWAS 发现了 30 多个与克罗恩病相关的易感基因位点；2009 年，Weiss 等运用 GWAS 发现了与具有高度遗传性的神经发育疾病，自闭症关联的染色体区域。目前，全球已陆续报道了与人类身高、体重、血压等主要性状，以及肥胖症、糖尿病、冠心病、视网膜黄斑、乳腺癌、前列腺癌、白血病、精神分裂症、风湿性关节炎等几十种威胁人类健康的常见疾病的 GWAS 结果，累计发表了近万篇论文，确定了一系列疾病发病的致病基因、相关基因、遗传易感区域和 SNP 变异。

以肥胖症为例，虽然食物摄入过多、能量消耗过少等环境因素是肥胖症发生的重要诱因，但是在既定环境下遗传因素仍起着至关重要的作用。肥胖症的家族聚集性就是遗传因素的直接证据。对于肥胖症遗传因素的研究历经了候选基因法、连锁分析、全基因组关联研究（GWAS）等时代。遗憾的是，所有 GWAS 所发现的遗传位点可能只能解释一小部分肥胖症的遗传度（heredity）。近年来遗传学家把目光也投入到罕见单核苷酸多态性（rareSNPs）、拷贝数变异（copy number variations，CNVs）、表观遗传学水平、系统生物学水平的遗传学研究上，以求更加全面客观的揭示肥胖症的遗传学发生机制。英国 Peninsula 医学院的 Frayling 等人通过全基因组关联研究发现位于脂肪和肥胖相关基因（fat mass an obesity associated gene，FTO）上的 SNP 与肥胖和 2 型糖尿病的发病风险有很强的关联关系。随后另外两个研究组也发现位于 FTO 基因上的 SNP 位点与成年人肥胖和儿童肥胖均有很强的相关关系。但是这些研究结果都是在欧洲白人人群中取得的，而在中国汉族人群中的结论尚不清楚。国内林旭研究组以参加“中国老龄人口营养健康状况”项目的北京和上海市汉族居民为基础，系统研究了 FTO 基因上多个 SNP 位点与肥胖和 2 型糖尿病的关联关系。他们发现：①在中国汉族人群内 FTO 基因上的 SNP 位点与肥胖、超重以及肥胖相关的数量性状（体质指数、体脂含量和腰围）之间均没有任何的关联关系；②FTO 基因上的 SNP 位点与 2 型糖尿病、空腹血糖损伤以及糖尿病相关的数量性状（空腹血糖、糖化血红蛋白、胰岛素和胰岛素分泌指数）之间也没有显著的相关关系；③FTO 基因的连锁不平衡（LD）结构和次要等位基因频率（MAF）在中国汉族人群和欧洲白种人群之间存在着显著的差异。因此，这些研究结果提示在中国汉族人群内 FTO 基因上的遗传多态性位点不是增加肥胖和 2 型糖尿病发病风险的主要危险因素，这些 SNP 在中国汉族人群和欧洲白种人群之间的功能差异可能是由于其次要等位基因频率和连锁不平衡结构的差异所导致的。

（2）蛋白质组学：蛋白质组成的分析鉴定是蛋白质组学中的与基因组学相对应的主要内容。它要求对蛋白质组进行表征，即实现所有蛋白质的分离、鉴定及其图谱化。双向凝胶电泳（2－DE）和质谱（mass spectrometry）技术是当前分离鉴定蛋白质的两大支柱技术。因为内分泌和代谢性疾病的病因通常极其复杂，往往是多基因共同作用及遗传多态性的结果，发病机制涉及遗传、环境等多个方面，现在越来越多的学者尝试直接从生命功能的蛋白质入手，研究内分泌和代谢性疾病发生、发展过程中蛋白质种类、数量、功能等的变化，以探索疾病的发病机制和治疗策略。

（3）有潜在价值的分子生物学研究技术：

1）转基因技术：是将人工分离和修饰过的基因导入到生物体基因组中，由于导入基因的表达，引起生物体的性状的可遗传的修饰。通常为了实现动物转基因，我们需要依原核显微注射法、脉压反转录病毒载体法、胚胎干细胞介导法等技术。

2）基因敲除：基因敲除技术就是通过同源重组将外源基因定点整合入靶细胞基因组上某一确定的位点，以达到定点修饰改造染色体上某一基因的目的的一种技术。它克服了随机整合的盲目性和偶然性，是一种理想的修饰、改造生物遗传物质的方法。通过对特定基因敲除小鼠的观察，我们可以得知该基因编码的蛋白质的作用效果。举个例子：观察 Aquaporin－4 基因敲除的 CD1 雌性小鼠，它们的 FSH、LH 水平较正常小鼠明显下降伴生殖功能的减退，结合之前的研究结果“AQP4 在大鼠的所有腺垂体组织包括嗜碱性、嗜酸性、嫌色腺细胞及滤泡星形细胞膜上均有表达”，可以得出：分布在这些部位的 AQP4 可能参与了激素释放的调节过程；即分布于嗜碱性内分泌细胞膜上的 AQP4 也可能直接调节 FSH 和 LH 的分泌过程，进而影响生殖功能。

3）染色质免疫共沉淀技术（chromatinlmmunoprecipitation，ChIP）：也称结合位点分析法，是研究体内蛋白质与 DNA 相互作用的有力工具，通常用于转录因子结合位点或组蛋白特异性修饰位点的研究。将 ChIP 与第二代测序技术相结合的 ChIP－Seq 技术，能够高效地在全基因组范围内检测与组蛋白、转录因子等互作的 DNA 区段。ChIP－Seq 的原理是：首先通过染色质免疫共沉淀技术（ChIP）特异性地富集目的蛋白结合的 DNA 片段，并对其进行纯化与文库构建；然后对富集得到的 DNA 片段进行高通量测序。研究人员通过将获得的数百万条序列标签精确定位到基因组上，从而获得全基因组范围内与组蛋白、转录因子等互作的 DNA 区段信息。

4）反向染色质免疫共沉淀技术：是一种在体内状态下分析 DNA－蛋白质相互作用的新方法。它用特异的核酸探针捕获靶 DNA 片段及与其相结合的蛋白质，蛋白质用质谱仪检测，以达到确定靶 DNA 位点全部相关蛋白质的目的。其可对靶 DNA 位点相关蛋白质进行全面、系统地鉴定，特别是寻找已知 DNA 元件相应的调节蛋白。在发现、鉴定靶 DNA 位点相关蛋白质和研究 DNA－蛋白质相互作用中有重要应用价值。

5）第三代测序系统 Pac Bio RS：这是一台革命性的 DNA 测序系统，它融合了新颖的单分子测序技术和高级的分析技术，在测序历史上首次实现了人类观测单个 DNA 聚合酶合成过程的梦想。它有着其他系统无法比拟的序列长，高达 3 000bp！目前 PacBio 上所使用的

DNA 聚合酶的合成速度大概是 1 ~ 3 个碱基/秒。由于在该平台上，聚合酶合成的过程就是序列解读的过程，这意味着测序速度每分钟可超过 100 个碱基。从样品制备到获得碱基序列的全部流程可在 1 天内完成。可应用于：①甲基化分析；②病原微生物测定；③高 GC 含量区域测定；④稀有突变检测。

6）RNA 干扰（RNAi）技术：RNA 干扰是指外源双链 RNA 进入细胞以后引起的与其同源 mRNA 特异性降解的现象，它参与真核生物抵抗病毒侵染，阻断转座子的异常活动，和调控基因表达。从应用的角度来看，RNAi 非常适合于基因功能的大规模研究。另外 RNAi 具有高度的序列专一性，可以特异地使特定基因沉默，获得功能丧失或降低的突变。因此，RNAi 可作为功能基因组研究的强有力的手段，可以大大加快研究进展，如原来要花费 6 个月至 1 年的时间才能明确一个哺乳动物细胞基因如何关闭，现在只需一个星期就能明确 10 个基因的关闭。将功能未知的基因的编码区（外显子）以反向重复的方式由同一启动子控制，这样在转基因个体内转录出的 RNA 可形成双链 RNA，产生 RNA 干扰使目的基因沉默，进而可以深入研究基因的功能。

4. 转化医学　医学发展路上势不可挡的潮流趋势。

很多医学基础研究，从小鼠或实验室细胞出发，到文献发表为止，基础医学与临床医学之间的鸿沟被称为“死亡谷”。而强调基础与临床之间互动的转化医学，近年来在生物医学领域中的重要性被不断地提升。这条从实验室到病床的通道，让基础与临床之间的距离迅速缩短，无论是从基础到临床，还是从临床回到基础，转化医学这个双向矢量，就像单摆的间谐振动，诱惑着生命医学研究者去追根溯源。

幸运的是，和内分泌代谢学相关的糖尿病、自身免疫性疾病，连同癌症，是目前国内前瞻性转化医学研究所圈定的三大热点疾病。其实，早在 1921 年，胰岛素的发现与应用已经可以堪称是转化医学最好的典例。

1889 年，约瑟夫·冯·梅林和奥斯卡·明科夫斯基发现切除狗的胰可导致致死性糖尿病，该发现提供了胰在调节葡萄糖浓度中发挥关键作用的首条线索。1910 年，爱德华·艾伯特·沙比－谢弗提出了糖尿病是由胰产生的单一化学物质缺乏所致的假说，他称该化学物质为胰岛素，该词源自拉丁语单词“insula”，意思是“岛”，指朗格汉斯胰岛细胞。1921 年，弗雷德里克·班廷和查尔斯·贝斯特在用健康狗的胰岛细胞提取物逆转了狗被诱导的糖尿病时，才真正发现了胰岛素。他们与詹姆斯·科利普和约翰·麦克劳德一起，从牛的胰中提纯了胰岛素激素，并首次将其用于治疗 1 例糖尿病患者。胰岛素的生产及其治疗应用迅速传播至全世界。这一系列事件可能是基础科学发现迅速转化为患者获益的最令人瞩目的例子。胰岛素注射液面世后，既往几乎肯定在数周至数月内面临痛苦死亡的胰岛素缺乏年轻患者能够生存更长时间。

胰岛素令人瞩目的发现及其对于人类健康至关重要的迅速证明刺激了人们对胰岛素化学和生物学性质的强烈兴趣。此后出现了大量标志性的发现，其中一些超越了糖尿病研究的范围。例如，弗雷德里克·桑格因开发了蛋白质氨基酸测序方法被授予诺贝尔化学奖，并且他用胰岛素作为该方法的例证。胰岛素是首个三维晶体结构被确定的激素（由此前曾因确定维生素 B_{12}的结构获得诺贝尔化学奖的多萝西·霍奇金确定）。

唐纳德·斯坦纳于 1967 年证明了 2 个多肽胰岛素分子来源于单链胰岛素原前体。这个发现是极为重要的，因为这不仅有助于我们了解胰岛素的生物化学性质，还因为它可应用于其他作为单链前体被转录的肽类激素。胰岛素是首个被克隆的激素，并且之后通过重组 DNA 技术的方式进行生产用于治疗用途，重组 DNA 技术可无限量供应这种重要分子，并且为生物技术产业奠定了基础。罗莎琳·亚洛和所罗门·伯森于 1959 年开发了胰岛素放射免疫测定法，使定量测量动物和人类胰 β 细胞功能成为可能，并且将放射免疫测定法确立为测定浓度非常低的蛋白质、代谢物和其他化学物质的一种强大方法。当前我们对糖尿病的许多认识来源于检测血清胰岛素水平的能力。

随着现代医学的发展，内分泌代谢病学进展迅速，在生物学和医学中的重要性日益显著。它以系统生物医学为基点，以转换型医学为理念，运用高通量、高灵敏度的现代分析技术，借助基因组学、蛋白质组学与代谢组学等基础研究方法和分子影像学、遗传流行病学、临床检验学与循证医学等临床研究方法，从分子、细胞、动物、临床乃至群体多个层面进行研究。在内分泌代谢病领域，新的激素、新的概念、新的药物、新的技术在不断涌现，不仅极大地促进了内分泌代谢病学的迅速发展，而且使内分泌代谢性疾病的诊断和治疗水平显著提高。我们对此充满期盼和憧憬，并期待着更多的年轻、新鲜的血液加入到这支生气勃勃的研究队伍中！

（刘　凤）

第二章　水电解质及酸碱平衡紊乱

第一节　人体正常体液调节

水是人体内含量最多的成分，体内的水和溶解在其中的物质构成了体液（body fluid）。体液以细胞膜为界分为细胞内液（intracellular fluid，ICF）和细胞外液（extracellular fluid，ECF）。ECF因存在部位不同分为血浆和细胞间液（interstitial fluid），后者包括淋巴液。体液中的各种无机盐、低分子有机化合物和蛋白质都是以离子状态存在的，称为电解质（electrolate）。

人体的新陈代谢是在体液中进行的，体液的含量、分布、渗透压、pH及电解质含量必须维持正常，才能保证生命活动的正常进行。各部位体液之间受机体生理机制的调节处于动态平衡。机体有很多非常精细的生理调控系统来维持内环境平衡，这些生理调控系统包括各种缓冲体系和高效率的肺及肾脏器官功能。它们协调工作，调节着细胞内与细胞外的水、电解质和pH的平衡。

一、水平衡

婴儿出生时，水分约占总体重的70%，1岁以后至中年逐渐降至60%，其后男性降至50%，女性因脂肪所占比例增加而使水分比例较男性约少5%。约2/3的总体水（total body water，TBW）分布在ICF，1/3存在于ECF，ICF和ECF之间被细胞膜分隔。ECF又被毛细血管内皮分隔为3/4为细胞间液，1/4为血管内液。血管内液（全血）的无细胞液体部分（血浆）约占60%，红细胞等约占40%。

每天水的最少需求量可通过估算，如肾脏每天排出（尿液）1 200mL，皮肤蒸发和肺部呼出约200mL，而体内由于氧化产生一部分水（代谢水）。因此，为维持体内水的平衡，成人一天至少应补充1.5～2L水。

二、体液中的电解质

体液中的各种无机盐、低分子有机化合物和蛋白质以离子状态存在，称为电解质。它们都具有维持体液渗透压的作用，保持着体内液体的正常分布。其中主要阳离子有钠离子（Na^+）、钾离子（K^+）、钙离子（Ca^{2+}）和镁离子（Mg^{2+}），主要阴离子包括氯离子（Cl^-）、碳酸氢根（HCO_3^-）、磷酸根（HPO_4^{2-}、$H_2PO_4^-$）、硫酸根（SO_4^{2-}）以及有机阴离子如乳酸和蛋白质。体液中氢离子（H^+）的浓度约为其他电解质的百万分之一，体液的酸碱度以（pH）表示，即 $pH = -\log[H^+]$。

1. 体液中电解质的分布及平衡　Na^+、K^+、Cl^-等是血浆中主要电解质。细胞间液是血浆透过毛细血管的超滤液，其电解质成分和浓度与血浆很相似，但血浆中含有较多的蛋白质，而细胞间液的蛋白质含量较少。细胞外液中主要阳离子和阴离子为 Na^+ 和 Cl^-，而 K^+ 主要分布在细胞内液，这种分布的不同主要是因为细胞膜上钠－钾泵的主动转运功能。钠－钾泵将 Na^+ 从细胞内泵出细胞外，同时将细胞外的钾回收到细胞内。因此，钠－钾泵在维持细胞内外电解质浓度的平衡起着重要的作用。体液中阳离子总数应与阴离子总数相等，并保持电中性。

2. 阴离子间隙　阴离子间隙（anion gap，AG）是指细胞外液中阳离子总数与阴离子总数之差，计算公式为：$AG = (Na^+ + K^+) - (Cl^- + HCO_3^-)$。波动范围是（12±2）mmol/L。在机体的各种疾病中，因代谢紊乱、酸性代谢产物增多，导致酸中毒，表现为 AG 增加。临床上 AG 升高常见于：①肾功能不全导致的氮质血症或尿毒症，引起磷酸盐和硫酸盐的潴留。②严重低氧血症、休克、组织缺氧等引起的乳酸堆积。③饥饿时或糖尿病患者，因脂肪动员分解增强，酮体堆积，形成酮血症和酮尿症。AG 降低见于低蛋白血症等。

3. 渗透压　渗透压是指溶质分子通过生物膜的一种吸水力量，使其达到平衡的一种压力。溶液的渗透压与溶解在其中带电荷或不带电荷的颗粒数成比例，而与溶质的分子量、半径等特性无关。由于血浆中晶体溶质数目远远大于胶体数目，所以血浆渗透压主要由晶体渗透压构成。血浆胶体渗透压主要由蛋白质分子构成，其中，白蛋白的分子量较小，数目较多（白蛋白 > 球蛋白 > 纤维蛋白原），决定血浆胶体渗透压的大小。

4. 体液的交换　在正常人体，每天补充的水和电解质在体内不断地在各区间进行交换，其中包括血浆与细胞间液、细胞间液与细胞内液之间的交换。人体的消化液、血浆、细胞间液和细胞内液等体液之间不断进行水分的交换，同时伴有营养物质的吸收、代谢物的交换以及代谢终产物的排出。所以体液的交换在维持生物体的生命活动中占有重要地位。各种体液在经常不断地进行交换的过程中保持着动态平衡。若体液中水分和电解质发生数量的改变，可产生脱水、水肿或电解质紊乱等病理症状。

（1）血浆与细胞间液之间的体液交换：血浆与细胞间液的交换主要是在毛细血管部位进行的。血浆的胶体渗透压比细胞间液的胶体渗透压高，通常将此压力差称为血浆有效胶体渗透压。水分在血管与细胞间液之间的交换是由毛细血管的血压和血浆有效胶体渗透压决定的。毛细血管动脉端的血压约为 34mmHg，静脉端约为 12mmHg。血浆有效胶体渗透压基本恒定，约为 22mmHg。

（2）细胞间液与细胞内液之间的体液交换：细胞间液与细胞内液隔以细胞膜，细胞膜是一种功能极其复杂的半透膜。液体总是由渗透压低的一侧流向渗透压高的一侧。当细胞外液渗透压升高时，水由细胞内转移至细胞外以维持体液渗透压的平衡。当细胞外液渗透压降低时，也需要依赖水分由细胞外液进入细胞内而起到调节渗透压的作用。

（李　莉）

第二节　体液代谢失调

体液动态平衡依赖于机体对水和电解质调节，一旦这种调节失常，就会造成体液平衡失调。水平衡失调常伴有电解质以及渗透压的平衡失调。体液代谢失调可以有 3 种表现：容量失调、浓度失调和成分失调。容量失调是指等渗性体液的减少或增加，只引起细胞外液量的变化，而细胞内液容量无明显改变。浓度失调是指细胞外液中的水分增加或减少，以致渗透微粒的浓度发生改变，即使渗透压发生改变。由于钠离子构成细胞外液渗透微粒的90%，此时发生的浓度失调就表现为低钠血症或高钠血症。细胞外液中其他离子的浓度改变虽能产生各自的病理生理影响，但因渗透微粒的数量小，不会造成对细胞外液渗透压的明显影响，仅造成成分失调，如低钾血症或高钾血症，低钙血症或高钙血症，以及酸中毒或碱中毒等。

一、水平衡失调

水平衡失调可表现为总体水过少（脱水）或过多（水肿），或变化不大但水分布有明显差异，即细胞内水增多而细胞外水减少，或细胞内水减少而细胞外水增多。水失平衡的基本原因为水摄入和排出不相等，不能维持体内水的动态平衡。

（一）脱水

脱水是指体液丢失造成细胞外液减少。根据其伴有的血钠或渗透压的变化，脱水又分为低渗性脱水即细胞外液减少合并低血钠；高渗性脱水即细胞外液减少合并高血钠；等渗性脱水即细胞外液减少而血钠正常。各种脱水的分类的区别见表2－1。

表2－1　3种不同类型脱水的特点

	高渗性脱水	等渗性脱水	低渗性脱水
特点	水丢失多于Na^+丢失，血浆渗透压升高	丢失的水和电解质基本平衡，血浆渗透压变化不大	电解质丢失多于水的丢失，血渗透压降低
原因	水摄入不足或丢失过多	消化液丢失，大面积烧伤，反复放胸水、腹水等	丢失体液时，只补充水而不补充电解质
临床表现	口渴、尿少、体温上升及出现各种神经精神症状	血容量不足、血压下降、外周血循环障碍等	无口渴感、患者易恶心、呕吐、四肢麻木、无力以及神经精神症状
实验室检查	血浆Na^+ > 150mmol/L或Cl^- + HCO_3^- > 140mmol/L	血浆Na^+为130～150mmol/L或Cl^- + HCO_3^-为120～140mmol/L	血浆Na^+ < 130mmol/L或Cl^- + HCO_3^- < 120mmol/L

（二）水肿

当机体摄入水过多或排出减少，使体液中水增多、血容量增多以及组织器官肿胀，称为水肿或水中毒。引起水肿的原因有血浆蛋白浓度降低、充血性心力衰竭、水和电解质排泄障碍等。水肿后由于血浆渗透压出现不同的变化，又可分为高渗性、等渗性和低渗性水肿。

二、钠平衡失调

Na^+是细胞外液主要阳离子，对保持细胞外液容量、调节酸碱平衡、维持正常渗透压和细胞生理功能具有重要意义。细胞外液钠浓度的改变可由水或钠的含量变化而引起，故钠平衡失调常伴有水平衡失调。临床上测定血浆Na^+ < 130mmol/L称为低钠血症（hyponatremia），Na^+ > 150mmol/L称为高钠血症（hypernatremia）。

（一）低钠血症

1. 病因　低钠血症可由钠减少或水增多引起，常见原因如下。

（1）肾性因素：肾功能损害引起的低钠血症有渗透性利尿、肾上腺功能低下、肾素生成障碍以及急、慢性肾功能衰竭等。

（2）非肾性因素：如呕吐、腹泻、肠瘘、大量出汗和烧伤等。除钠丢失外还伴有水丢失，血浆渗透压降低，引起水分向细胞内转移，出现细胞水肿，严重者可出现脑水肿。

2. 临床表现

（1）轻度：血 Na^+ <135mmol/L，无口渴感，有恶心，呕吐，视觉模糊等。

（2）中度：血 Na^+ <130mmol/L，有休克初期表现，如脉细速，血压不稳或下降，起立晕倒，尿少而尿中 Na^+ 和 Cl^- 浓度明显下降。

（3）重度：血 Na^+ <120mmol/L，神志不清，肌痉挛，昏迷，休克。

（二）高钠血症

1. 病因

（1）水摄入不足：昏迷、拒食、消化道病变引起饮水困难，脑外伤、脑血管意外等导致渴感中枢迟钝或渗透压感受器不敏感。

（2）水丢失过多：①经肾外丢失，喘息状态、过度换气、气管切开等可使水从呼吸道丢失过多，胃肠道渗透性水样腹泻也可造成本症。②经肾丢失，主要由中枢性尿崩症及肾性尿崩症或应用大量渗透性利尿药引起。未被控制的糖尿病导致渗透性利尿也可导致高钠血症。

（3）水转入细胞内：乳酸性酸中毒时，糖原大量分解为小分子的乳酸，使细胞内渗透压过高，水转移到细胞内，也造成高钠血症。

（4）钠输入过多：常见于注射 $NaHCO_3$，过多输入高渗性 NaCl 等，患者多伴有严重血容量过多。

（5）肾排钠减少：见于右心衰竭、肾病综合征、肝硬化腹水等肾前性少尿，急、慢性肾功能衰竭等肾性少尿，使用排钾保钠类药物等。

2. 临床表现　临床表现取决于血钠浓度升高的速度和程度，急性高钠血症比慢性高钠血症的症状较严重。高钠血症主要临床表现为神经精神症状。早期主要症状为口渴、尿量减少、软弱无力、恶心呕吐和体温升高；体征为口唇干燥、皮肤失去弹性、眼窝下陷。晚期则出现脑细胞失水的临床表现，如烦躁、易激惹或精神淡漠、思睡、抽搐或癫痫样发作和昏迷；体征有肌张力增高和反射亢进等，严重者因此而死亡。

三、钾平衡失调

（一）钾的生理功能

钾在人体的主要生理功能：①参与细胞内的正常代谢。②维持细胞内容量、离子、渗透压及酸碱平衡。③维持神经肌肉的应激性。④维持心肌的正常功能。

（二）钾的代谢

细胞内钾约占总钾量的98%，细胞外液钾仅占2%，血浆钾仅占0.3%。正常血浆钾浓度为3.5～5.5mmol/L。钾代谢平衡包括两个方面：①摄入与排出平衡，人体钾的来源完全从外界摄入。②细胞内、外平衡。

肾排钾受多种因素影响：①醛固酮能促进各段肾小管对钠的重吸收和钾的排泌。②醛固酮分泌除受肾素－血管紧张素系统调节外，还受到血钾、钠浓度的影响，当血钾升高、血钠降低时，醛固酮合成增加。③体液酸碱平衡改变也影响肾脏对钾的排泌，酸中毒时，尿钾增多；碱中毒时，尿钾减少。

（三）血钾异常

临床上以测定血清钾的浓度为准。影响血钾浓度的因素：①各种原因引起钾自细胞内移出时，则血钾增高。相反，某原因使细胞外液钾进入细胞内，血钾即降低。②细胞外液稀释时，血钾降低，浓缩时，血钾增高。③钾总量过多往往血钾过高，钾总量缺乏则常伴有低血钾。但当细胞外液的钾大量进入细胞内或血浆受到过分稀释时，钾总量即使正常，甚至过多时，也可能出现低血钾。若细胞内钾向细胞外大量释放或血浆明显浓缩时，钾总量即使正常甚至缺钾时也可能出现高血钾。④体液酸碱平衡紊乱，必定会影响到钾在细胞内外液的分布及肾排量的变化。

临床观察钾平衡时，除了观察血钾浓度外，还应考虑影响血钾的其他因素，如肾功能、醛固酮及肾素水平、酸碱平衡、尿电解质等，以便综合分析钾平衡紊乱的原因和对机体代谢的影响程度。

1. 低钾血症　是指实验室检查血清钾 <3.5mmol/L。

（1）病因：①钾摄入不足，如慢性消耗性疾病，长时间进食不足使钾摄入减少，而肾脏照常排钾。②钾排出增多，如严重呕吐、腹泻、胃肠减压和肠瘘等因消化液丢失造成低钾。肾上腺皮质激素有促进排钾作用，长期应用可能引起低血钾。③细胞外钾进入细胞内，如静脉输入过多葡萄糖，尤其是加用胰岛素时，钾进入细胞内促进葡萄糖合成糖原，很易造成低血钾。代谢性碱中毒或输入过多的碱性药物，形成急性碱血症，H^+从细胞内移出到细胞外中和碱性，细胞外钾则进入细胞内，造成低血钾。④血浆稀释也可造成低血钾症。

（2）临床表现：低血钾改变了细胞内外钾含量的比例而影响神经肌肉的兴奋性，也影响细胞膜的功能，使患者出现低血钾的临床症状。严重低钾血症可出现肌无力，导致麻痹和呼吸衰竭。低血钾最重要的是影响心肌功能，表现为室上性心动过速、心传导阻滞、室性期外收缩和室性心动过速，严重者心跳停止于收缩期。典型心电图改变为T波降低、变平甚至倒置，进而出现ST段降低、QT间期延长和U波，但并不是所有低钾血症患者心电图具有上述典型改变，因此不能仅依据心电图诊断有无低钾血症。其他肌肉功能紊乱包括痉挛、肌束自发性收缩、麻痹性肠梗阻、换气过低、低血压、搐搦、横纹肌溶解。持续性低钾血症还可损害肾浓缩功能，引起多尿伴继发性烦渴。虽然低钾血症同样可伴随代谢性酸中毒发生，如腹泻和肾小管酸中毒，但常常有代谢性碱中毒。低钾血症导致碱中毒的原因为K^+自细胞内代偿性移至细胞外液，将通过Na^+、H^+交换进行，每移出3个K^+，即有2个Na^+和1个H^+进入细胞内，细胞外液H^+浓度降低；同时肾脏远曲小管Na^+、K^+交换减少，而Na^+、H^+交换，H^+排泄增加，患者出现低钾性碱中毒，而尿液反成酸性，称为反常性酸性尿。

2. 高钾血症　是指实验室检查血清钾 >5.5mmol/L。

（1）病因：①钾输入过多，如钾溶液输入过快或量过大，特别是肾功能不全、尿量减少时，又输入钾溶液，尤其容易引起高钾血症。②排泄障碍，如少尿或无尿，如急性肾功能衰竭。③细胞内钾向细胞外转移，如大面积烧伤，组织细胞大量破坏，细胞内钾大量释放入血。代谢性酸中毒，血浆 H^+ 往细胞内转移，细胞内的钾转移到细胞外。与此同时，肾小管上皮细胞泌 H^+ 增加，泌钾减少，使钾潴留于体内。

（2）临床表现：高钾血症可出现神经肌肉症状，如肌肉酸痛、苍白和肢体湿冷等一系列类似缺血现象。主要毒性作用在心脏，可发生心内传导阻滞，出现心跳变慢及心律不齐，引起循环功能衰竭，甚至引起纤维性颤动，最后心脏停搏于舒张期。典型心电图表现为 T 波高尖、P 波下降，进而出现 QRS 波增宽。

四、钙平衡失调

（一）体内的钙的组成

体内的钙大部分以磷酸钙和碳酸钙的形式储存于骨骼中。血清钙浓度的正常值为 2.5mmol/L，其中 45% 为离子化钙，对维持神经肌肉的稳定性起重要作用；约 50% 为与血清蛋白相结合的非离子化钙；5% 为与血浆和组织之间液中其他物质相结合的非离子化钙。离子化与非离子化钙的比例与血液 pH 相关，酸中毒时 pH 降低离子化钙增加，碱中毒时 pH 上升可使离子化钙减少。

（二）影响血钙浓度因素

甲状旁腺激素增加血钙、降低血磷；降钙素、维生素 D 代谢物质降低血钙。氢离子浓度降低可减少离子钙浓度。离子钙是钙的生理活性形式。pH 每升高 0.1，离子钙降低 3% ~ 8%。白蛋白减少可降低总钙水平，但不影响离子钙浓度。

（三）血钙异常

1. 高血钙

（1）病因：多数高钙血症患者由甲状旁腺功能亢进或恶性肿瘤所致。甲状旁腺功能亢进症时可分泌过多的甲状旁腺素，促使破骨细胞活性增加，动员骨钙释放入血，近端肾小管对钙的回吸收增加，并间接促进肠钙吸收而形成高钙血症。恶性肿瘤可伴溶骨性转移，多见于乳腺癌、肾癌、肺癌和前列腺癌等，溶骨性转移引起大量骨质破坏，其释放出的钙超过肾和肠清除钙的能力，出现高血钙。约有 1/3 的患者在出现高血钙时可合并有低钾血症。

（2）临床表现：取决于血钙增高的程度和速度，主要表现为：①食欲不振、恶心、呕吐为最常见。②肾浓缩能力降低同时有溶质性利尿，患者有多尿、多饮、烦渴。③可损害神经系统传导，患者情绪低沉、失眠和表情淡漠等。严重者可有嗜睡、恍惚、幻觉，甚至昏迷。④高钙血症可增强心脏收缩，影响心脏传导，有心动过速或心动徐缓，心律失常，血压轻度增高，容易发生洋地黄中毒。当血钙≥3.75mmol/L 时，多数患者病情迅速恶化，如不及时抢救，常死于肾功能衰竭或循环衰竭。

2. 低血钙

（1）病因：①甲状旁腺激素（PTH）缺乏或作用受阻。②维生素 D 缺乏或代谢异常。③慢性肾功能不全。④急性胰腺炎。

（2）临床表现：Ca^{2+} 浓度 <1.5mmol/L 即可出现低钙血症的症状和体征。临床上常表

现感觉异常、口唇麻木、深部腱反射亢进、痉挛、无力、恍惚和惊厥。患者也可出现 Chvostek 征（当手指敲击颧弓部位第Ⅶ对颅神经时出现嘴角颤动）或 Trousseau 征（当血压计袖带高于收缩压时充气 3min 以上，即可引起手部痉挛）。pH 每下降 0.1，离子钙的浓度大约会升高 0.05mmol/L，这是因为 H^+ 替代了与白蛋白结合的 Ca^{2+}；同样，如果 pH 升高，钙与白蛋白结合增多，因此，碱中毒的患者可有总体钙正常，而 Ca^{2+} 降低。难治性心力衰竭患者的血钙浓度也会降低。

五、镁平衡失调

正常成人体内镁总量约为 1 000mmol，约合镁 23.5g，约有 50% 的镁存在于骨骼内，其余几乎都存在于细胞内，仅有 1% 存在于细胞外液中。血清镁浓度的正常值为 0.70 ~ 1.20mmol/L。当机体血清镁浓度降低时，肾脏的排镁并不停止。在许多疾病中，均可出现镁代谢的异常。

（一）镁缺乏

1. 病因　长期的胃肠道消化液丧失，如肠瘘或大部分小肠切除术后，长期进食不足；长期应用无镁溶液治疗，静脉高营养未加适量镁作补充等。

2. 临床表现　常见症状有记忆力减退、精神紧张、易激动、神志不清、烦躁不安、手足徐动症样运动等。患者面容苍白、精神萎靡。严重缺镁者可有癫痫发作。

对于存在诱发因素且伴低血镁症状的患者，应该怀疑有镁的缺乏。镁缺乏常和缺钾与缺钙同时存在，在某些低钾血症患者中，若补钾后情况仍无改善时，应考虑有镁缺乏。血清镁浓度的测定一般对确诊价值不大，因为镁缺乏不一定会出现血清镁过低，而血清镁过低也不一定有镁缺乏。必要时，镁负荷试验有助于镁缺乏的诊断。正常人在静脉输注氯化镁或硫酸镁 0.25mmol/kg 后，注入量的 90% 很快地从尿内排出，而在镁缺乏患者，注入相同量的溶液后，输入镁的 40% ~ 80% 可保留在体内，甚至每天从尿中仅排出镁 1mmol。

（二）镁过多

1. 病因　常见于肾功能不全时，或应用硫酸镁治疗子痫的过程中。早期烧伤、大面积损伤或外科应激反应、严重细胞外液不足和严重酸中毒也可引起血清镁的增高。

2. 临床表现　疲倦、乏力、腱反射消失和血压下降等。血清镁浓度有较大的增高时，心脏传导功能发生障碍，心电图显示 PR 间期延长，QRS 增宽和 T 波升高，与高钾血症时的心电图变化相似。晚期可出现呼吸抑制、嗜睡和昏迷，甚至心搏骤停。血镁 >3.5mmol/L 深部腱反射消失；血镁 >4mmol/L 出现肌无力；血镁 >5mmol/L 可有低血压；血镁 >8mmol/L 时出现呼吸麻痹。

（李　莉）

第三节　酸碱平衡失调

正常人体的动脉血 pH 为 7.35 ~ 7.45，正常血液酸碱度是维持人体代谢及生理功能所必需的。pH <7.35 为酸血症，pH >7.45 为碱血症。机体通过多种方式调节血液酸碱度在正常范围内。当 H^+ 增加时，首先通过细胞外的缓冲系统降低其浓度，其次通过呼吸增快由肺排出 CO_2，部分 H^+ 进入细胞内，最后由肾脏排出 H^+，回收 HCO_3^-。肾脏虽然调节过程缓慢，但是作用重要，在处理酸碱平衡失调时需注意保护肾功能。

细胞内外的缓冲系统包括：碳酸氢盐－盐酸系统（$HCO_3-H_2CO_3$）系统、血红蛋白（HbO_2-HHbO_2 及 Hb－HHb）系统、磷酸盐（$B_2HPO_4-BH_2PO_4$）系统、血浆蛋白质（Pr－HPr）系统。碳酸氢盐－盐酸系统负责细胞外液的缓冲调节，血红蛋白缓冲系统负责细胞内液的缓冲，前者更为重要。细胞内外缓冲系统的特点是作用快，但缓冲能力有限，还需依靠肾脏和肺的调节。

正常氧代谢的最终产物主要是 CO_2 与 H_2O_2。正常成人在静息状态下每分钟产生 CO_2 约200mL，相当于10mmol。在剧烈运动时代谢亢进，CO_2 的产生量可增加10倍，由于肺的代偿作用，PCO_2 是相当恒定的，保持在36～44mmHg。如果机体产生 CO_2 增多，通过 CO_2 对延髓呼吸中枢以及化学感受器的作用，呼吸运动加快、增强，通气量增加，CO_2 排出亦增加；反之亦然，这就是肺的调节作用。

正常情况下，肾脏每天可排出 H^+ 50～100mmol。当体内 H^+ 产生增加时，肾脏的排 H^+ 功能可增加10倍。肾脏排出 H^+ 保留 HCO_3^- 作用，就是肾脏调节酸碱平衡的基本形式。

机体对维持酸碱平衡的调节有以下几个特点：①“肺快肾慢”，快与慢是指代偿作用的产生并达到最大代偿程度和消退的速率而言。肺代偿起始于代谢指标变化后30～60min，在数小时内即可达高峰；与此相反，肾的代偿则始于呼吸指标变化后8～24h，在5～7天方能达到最大代偿程度。肾代偿的消退亦慢，约需在呼吸指标纠正后48～72h。充分认识“肺快肾慢”这一特点，对临床病情判断与治疗都是十分重要的。②代偿作用是有限度的，如肾代偿肺的极限，是指单纯性呼酸的患者，当 $PaCO_2>60mmHg$ 并继续升高时，肾代偿也无法使血液中的 HCO_3^- 超过40mEq/L；换言之，$HCO_3^-\leq 40mEq/L$ 或 $BE\leq 15mEq/L$ 就是肾代偿的极限。此时患者的 $PaCO_2$ 若进一步增加（>60mmHg），pH就会随着 $PaCO_2$ 的上升而相应下降。根据同一法则，慢性呼酸患者，如果 $BE>15mEq/L$，则不应单纯归咎于代偿所致，而应考虑此病例合并有代碱，因而应当作出复合性酸碱失衡的判断。③代偿是机体的一种生理性反应，它以原发性酸碱失衡为动力，属于继发性改变，代偿不会“过度”。临床上发现“过度代偿”，应考虑复合性酸碱失衡。

判断机体酸碱平衡失调的指标包括：①血pH。②呼吸性指标：二氧化碳分压（PCO_2）和氧分压（PO_2）。③代谢性指标：标准碳酸氢盐（SB）、实际碳酸氢盐（AB）、剩余碱（BBE）、缓冲碱（BB）等。酸碱平衡由呼吸和代谢两个部分组成。机体新陈代谢可产生两种酸，即呼吸酸（H_2CO_3）和代谢酸。呼吸酸来自 H_2CO_3，又可分解成 CO_2 和 H_2O，由于 CO_2 可由肺排出，因而称为挥发性酸。代谢酸一般均来自氨基酸、脂肪和碳水化合物的中间代谢产物（乳酸等有机酸，还有磷酸及硫酸等无机酸），它们均由肾脏排出。由此可以看出，酸碱平衡与机体的呼吸、代谢状态以及肺、肾功能有着密切的关系。

血液酸碱度的异常多伴有电解质的改变，特别是代谢性因素导致的酸碱平衡失调。酸碱平衡失调一般分为4种：代谢性酸中毒、代谢性碱中毒、呼吸性酸中毒及呼吸性碱中毒（表2－2）。

表 2-2 酸碱平衡失调的代偿变化

	最初改变	代偿性反应	预期代偿	代偿时限	代偿极限
代谢性					
酸中毒	↑ HCO_3^-	↓ PCO_2	$PCO_2 = 1.5$（HCO_3^-） $+8 \pm 2$ HCO_3^- ↓ 1mmol/L，PCO_2 ↓ 1～1.3mmHg pH 的后两位数 = PCO_2（如 $PCO_2 = 28$，pH = 7.28） HCO_3^- + 15 = pH 的后两位数（HCO_3^- = 15，pH = 7.30）		
碱中毒	↑ HCO_3^-	↑ PCO_2	HCO_3^- ↑ 10mmol/L，PCO_2 ↑ 6mmHg HCO_3^- + 15 = pH 的后两位数（HCO_3^- = 35，pH = 7.50）	12～24h	10mmHg
呼吸性酸中毒					
急性	↑ PCO_2	↑ HCO_3^-	PCO_2 ↑ 10mmHg，HCO_3^- ↑ 1mmol/L	几分钟	30mEq/L
慢性	↑ PCO_2	↑ HCO_3^-	PCO_2 ↑ 10mmHg，HCO_3^- ↑ 3.5mmol/L	3～5d	42～45mEq/L
碱中毒					
急性	↓ PCO_2	↓ HCO_3^-	PCO_2 ↓ 10mmHg，HCO_3^- ↑ 2mmol/L	几分钟	30mEq/L
慢性	↓ PCO_2	↓ HCO_3^-	PCO_2 ↓ 10mmHg，HCO_3^- ↑ 5mmol/L	3～5d	12～15mEq/L

（李　莉）

第四节　单纯性酸碱平衡紊乱

一、单纯性代谢性酸中毒

单纯性代谢性酸中毒（metabolic acidosis）是指血浆 HCO_3^- 原发性减少，导致血浆 pH 下降的酸碱平衡紊乱。按 AG 值的变化，代谢性酸中毒可分为 AG 增高型和 AG 正常型。

（一）病因与机制

1. AG 增高型代谢性酸中毒　特点是血浆固定酸增多，AG 增高，血氯含量正常。常见原因如下。

（1）固定酸摄取过多：如大量服用阿司匹林，使血浆中的有机酸阴离子增多而引起酸中毒。

（2）固定酸生成过多：①乳酸性酸中毒，见于休克、心力衰竭、低氧血症等，可导致组织细胞缺血缺氧，乳酸生成增加引起酸中毒。②酮症酸中毒，糖尿病时，因胰岛素相对或绝对不足使葡萄糖利用减少，脂肪加速分解，可生成大量酮体（β-羟丁酸、乙酰乙酸和丙酮），当超过外周组织氧化利用和肾脏排出能力时，可造成酮症酸中毒。

（3）固定酸排出减少：肾功能衰竭时，固定酸经肾排泄障碍而在体内蓄积，肾小管泌 H^+ 产 NH_4^+ 和重吸收 HCO_3^- 能力减弱，使血浆中的 H^+ 增高，SO_4^{-2}、HPO_4^{2-} 等相应增多。

2. AG 正常型代谢性酸中毒　特点是 AG 正常，血氯升高。常见的原因如下。

（1）摄入氯过多：见于长期或大量服用氯化铵、盐酸精氨酸等药物，在体内生成大量的 HCl，并消耗血浆中 HCO_3^-，导致酸中毒。

（2）经消化道丢失 HCO_3^- 过多：见于严重腹泻、小肠和胰腺外引流等情况。大量 $NaHCO_3$ 随肠液丢失，增强肾小管对 Na^+ 和 Cl^- 的重吸收，导致血浆 Cl^- 增高。

（3）肾脏泌 H^+ 功能障碍：①肾功能不全时肾小管泌 H^+ 和重吸收 HCO_3^- 减少。②肾小管性酸中毒，排 H^+ 功能障碍，血浆 H^+ 增高。③长期或大量应用碳酸酐酶抑制剂，如过多服用乙酰唑胺，造成肾小管上皮细胞生成 H_2CO_3 减少，肾小管泌 H^+ 和重吸收 HCO_3^- 障碍。

（二）机体的代偿

1. 血液与细胞内的缓冲作用　代谢性酸中毒发生 2～4h 后，血液中的 H^+ 可被血浆缓冲系统的缓冲，生成弱酸 H_2CO_3，进一步解离为 CO_2 经肺排出。H^+ 还以离子交换方式进入细胞内，K^+ 从细胞内逸出，导致血钾升高。

2. 肺的代偿作用　酸中毒时肺的代偿反应十分迅速，发病后 10min 即可启动，12～24h 达到高峰。血液中 H^+ 浓度增加可引起呼吸中枢兴奋，肺泡通气量增加，CO_2 排出增多，肺的代偿作用随着酸中毒的加重而逐步增强。

3. 肾的代偿作用　肾脏的调节作用相对较为缓慢，常在酸中毒发生数小时后启动，3～5 天才能达到最高峰。除肾性自身原因外，其他任何原因导致的代谢性酸中毒，肾脏均可发挥其排酸保碱的重要调节作用。当血液 H^+ 升高时，肾小管泌 H^+、泌 NH_4^+ 和重吸收 HCO_3^- 增多，加速固定酸从尿液排泄。

4. 血气的变化　HCO_3^- 原发性降低，AB、SB、BB 均降低，BE 负值加大，通过呼吸代偿后，$PaCO_2$ 可继发性下降。代谢性酸中毒经机体代偿后，若 HCO_3^- ∶ H_2CO_3 接近 20 ∶ 1，血液 pH 正常，称代偿性代谢性酸中毒，否则称为失代偿性代谢性酸中毒。

（三）对机体的影响

1. 心血管系统　①心肌收缩力减弱：血 H^+ 增高可引起心肌细胞代谢障碍，阻碍心肌细胞 Ca^{2+} 内流和肌浆网的 Ca^{2+} 释放，导致心肌收缩力减弱。②室性心律失常：多由于酸中毒时血钾升高引起，可出现传导阻滞、心室纤颤，甚至心搏骤停。③血管张力降低：H^+ 增高时，毛细血管前括约肌及微动脉平滑肌对儿茶酚胺的反应性降低，血管床扩张，回心血量减少，血压下降。

2. 中枢神经系统　酸中毒时可影响细胞内氧化磷酸化过程，脑组织 ATP 生成减少，抑制性介质 γ－氨基丁酸生成增多，导致中枢神经系统代谢障碍，表现为意识障碍、嗜睡、昏迷，甚至因呼吸和血管麻痹而致死亡。

二、单纯性呼吸性酸中毒

单纯性呼吸性酸中毒（respiratory acidosis）是指 $PaCO_2$（或血浆 H_2CO_3）原发性升高，血浆 pH 下降的一种酸碱平衡失调。依据其病程长短可分为急性和慢性两种。

（一）原因与发病机制

1. CO_2 排出减少　常见于呼吸通气功能障碍所致的 CO_2 排出受阻，具体如下。

（1）呼吸中枢抑制：如颅脑损伤、脑卒中、呼吸中枢抑制剂（吗啡、安定类）应用过量、酒精中毒等，呼吸中枢抑制引起呼吸减慢，导致 CO_2 潴留。

（2）呼吸肌麻痹：如重症肌无力、急性脊髓灰质炎、有机磷农药中毒、重度低钾血症等，呼吸肌乏力，肺泡扩张受限，导致 CO_2 排出障碍。

（3）呼吸道梗阻：如喉头水肿、痉挛、异物堵塞气管等，也可因支气管哮喘、慢性阻塞性肺部疾患导致。

（4）胸廓病变：如严重的胸部创伤、大量气胸及胸腔积液等，胸廓活动受限导致 CO_2 排出减少。

（5）肺部疾患：如呼吸窘迫综合征、急性心源性肺水肿、重度肺气肿等，因严重通气障碍和肺泡通气急剧减少而引起 CO_2 排出受阻。

（6）呼吸机使用不当：如通气量设置过低，使 CO_2 排出减少。

2. CO_2 吸入过多　如矿井塌陷时机体吸入过多的 CO_2 而引起。

（二）机体的代偿调节

呼吸性酸中毒的原发病为肺通气功能障碍，碳酸氢盐缓冲系统和肺不能有效进行缓冲和代偿，此时必须依赖血液非碳酸氢盐缓冲系统和肾脏发挥代偿作用。

1. 细胞内外离子交换和细胞内缓冲　是急性呼吸性酸中毒时主要的代偿方式，但代偿能力有限，往往出现失代偿状态。

2. 肾的调节作用是慢性呼吸性酸中毒时主要的代偿方式，肾小管上皮细胞谷氨酰胺酶活性增强，肾小管泌 H^+、NH_4^+ 和重吸收 HCO_3^- 明显增多，酸性物质随尿排出体外，血浆 HCO_3^- 增高，若 HCO_3^- ∶ H_2CO_3 接近 20 ∶ 1，则形成代偿性呼吸性酸中毒。

3. 血气参数变化状况

（1）急性呼吸性酸中毒：由于出现 CO_2 急剧潴留，肾脏来不及发挥代偿作用，HCO_3^-/H_2CO_3 值减少，血浆 pH 下降，常为失代偿性呼吸性酸中毒。其血气参数变化为：$PaCO_2$ 原发性增高，AB > SB，BB、BE 变化不大。

（2）慢性呼吸性酸中毒：虽然有 CO_2 的潴留，但肾脏已经充分代偿，可使 HCO_3^- ∶ H_2CO_3 接近或达到 20 ∶ 1，血浆 pH 略低或正常，形成失代偿性或代偿性呼吸性酸中毒。其血气参数变化为：$PaCO_2$ 原发性增高，AB、SB、BB 均升高，AB > SB，BE 正值增大。

（三）对机体的影响

呼吸性酸中毒对心脏的影响与代谢性酸中毒类似，不同的是 PCO_2 升高可引起一系列血管运动和神经精神障碍。

1. CO_2 对血管的舒张作用　体内的 CO_2 可直接扩张脑血管，使脑血流量增加，颅内压及脑脊液压增高，引起持续性头痛，尤以夜间和晨起时为甚。

2. 中枢神经系统功能障碍　主要起因于高碳酸血症。常见于 $PaCO_2$ > 80mmHg 时，早期症状为头痛、焦虑、不安等，晚期可见震颤、精神错乱、嗜睡、昏迷等“CO_2 麻醉”表现，严重时可产生肺性脑病。

三、单纯性代谢性碱中毒

单纯性代谢性碱中毒（metabolic alkalosis）是指血浆 HCO_3^- 原发性增高，导致血浆 pH 升高的一种酸碱平衡紊乱。根据应用盐水后的疗效可分为盐水反应性碱中毒和盐水抵抗性碱中毒两类。

（一）原因与发病机制

1. H^+丢失过多

（1）经胃丢失：正常情况下，胃黏膜壁细胞能将胞质中的CO_2和H_2O催化生成H_2CO_3，后者解离为H^+和HCO_3^-。H^+与来自血浆的Cl^-生成HCl，进食时分泌到胃腔内，成为胃液的主要成分。HCO_3^-则返回血液，一过性地使血浆HCO_3^-升高，称"餐后碱潮"。这种状况直到酸性食糜进入十二指肠，其内的H^+刺激肠黏膜细胞和胰腺分泌大量HCO_3^-，并与H^+中和。剧烈呕吐时，大量HCl随胃液丢失，难以足量中和血浆中的HCO_3^-，使血浆中HCO_3^-原发性升高，形成代谢性碱中毒。

（2）经肾丢失：

1）应用利尿药：长期应用某些利尿剂（如速尿）能抑制肾小管髓袢升支重吸收Cl^-、Na^+和H_2O，使远曲小管滤液中Na^+和Cl^-增高，H^+锐降，并伴流量增大和流速加快，从而导致远曲小管和集合管泌H^+、K^+增加，重吸收HCO_3^-增多，Cl^-随尿液大量排出，产生低氯性碱中毒。

2）盐皮质激素增多：原发性或继发性醛固酮增多症时，体内增多的醛固酮除可促使集合管保Na^+排K^+、泌H^+外，还可刺激其泌氢细胞排泌H^+，结果血浆H^+浓度降低，造成低钾性碱中毒。

2. 碱性物质负荷过量　常为医源性因素导致。如肾功能不全的患者输注过多的碳酸氢钠，或大量输入库存血（含柠檬酸盐），因肾小管对HCO_3^-的排泌障碍而使血浆HCO_3^-原发性升高。

3. H^+向细胞内转移　低钾血症时，出现细胞内、外K^+-H^+交换，K^+移出细胞外，H^+进入细胞内，血浆H^+下降，形成代谢性碱中毒。此时，由于肾小管上皮细胞内H^+增多，肾小管泌H^+相应增加，尿液呈酸性称反常性酸性尿。

（二）机体的代偿调节

1. 肺的代偿调节　为代谢性碱中毒的主要调节方式。代偿反应较快，在发病后数分钟开始启动，12～24h可达到代偿高峰。其调节过程为，当血浆H^+降低时，呼吸中枢受抑制，呼吸运动减弱，肺泡通气量减少，$PaCO_2$或H_2CO_3继发性升高，以维持$HCO_3^-:H_2CO_3$接近20:1。但由于受到呼吸抑制所致的PaO_2降低和$PaCO_2$升高反向调节的影响，又可反射性地兴奋呼吸中枢使呼吸运动增强，肺泡通气量增大，结果肺的上述调节作用往往有限，难以达到完全代偿。

2. 体液的缓冲作用和细胞内、外离子交换　代谢性碱中毒时，体液缓冲系统中的弱酸（H_2CO_3、HHb、$HHbO_2$、Hpr、HPO_4^-）可直接缓冲增多的HCO_3^-。同时H^+下降，细胞内、外H^+-K^+交换增多，H^+移出细胞外，K^+进入细胞内，出现继发性低钾血症。

3. 肾的调节作用　作用较为缓慢，3～5天后才可达到代偿高峰。碱中毒时，血浆H^+下降，肾小管泌H^+、泌NH_4^+和重吸收HCO_3^-减少，血浆HCO_3^-继发性下降，尿液中HCO_3^-排出增多，呈碱性尿（低钾性碱中毒除外）。

4. 血气参数的变化　经过上述代偿调节，血浆HCO_3^-/H_2CO_3比值可正常或升高，血浆pH相应正常或增大，可出现代偿性或失代偿性代谢性碱中毒。其血气参数变化为：HCO_3^-原发性升高，AB、SB、BB均增高，AB > SB，BE正值增大。

（三）对机体的影响

1. 中枢神经系统功能障碍　重度代谢性碱中毒时常有烦躁不安、精神错乱、谵妄、意识障碍等临床表现，其发生机制与血浆 H^+ 下降时，脑组织内 γ-氨基丁酸生成减少，对中枢神经系统抑制减弱和血红蛋白氧离曲线左移所致的脑组织缺氧等有关。

2. 血红蛋白氧离曲线左移　受血浆 pH 升高的影响所致，Hb 与 O_2 的亲和力增强，引起血红蛋白氧离曲线左移，流经组织血液中的 Hb 不易释放 O_2，引起组织缺氧。

3. 血浆游离 Ca^{2+} 降低　常见于急性代谢性碱中毒，因血浆 H^+ 降低，血浆游离钙转化为结合钙，使血浆游离钙浓度降低，造成神经肌肉应激性增高，出现面部和肢体肌肉抽动、手足搐搦、惊厥等症状。

4. 低钾血症　为代谢性碱中毒所致。其发生机制为：血浆 H^+ 降低时，细胞内外 H^+-K^+ 交换增多，H^+ 移出细胞外，K^+ 进入细胞内，可直接降低血 K^+。此外，肾小管上皮细胞泌 H^+ 减少，尿 K^+ 排出增多，导致低钾血症。

四、单纯性呼吸性碱中毒

单纯性呼吸性碱中毒（respiratory alkalosis）是指血浆 H_2CO_3 原发性减少，以致血浆 pH 升高的一种酸碱平衡紊乱。根据其发病时间可分为急性呼吸性碱中毒和慢性呼吸性碱中毒两种类型。

（一）原因与发病机制

1. 低氧血症　如肺水肿、肺炎、间质性肺疾患等外呼吸功能障碍，或吸入气 PaO_2 过低，均可造成肺通气过度，以致 CO_2 排出过多。

2. 肺疾患　急性呼吸窘迫综合征（ARDS）、肺梗死、肺炎等所致的呼吸性碱中毒，其发生机制除低氧血症作用外，还与肺牵张感受器和肺毛细血管旁感受器受刺激，以致肺过度通气有关。

3. 呼吸中枢受到直接刺激　通常可直接刺激呼吸中枢，导致过度通气。常见的疾患：①中枢神经系统疾病，如脑外伤、脑肿瘤、脑炎等。②精神障碍，如癔病发作。③某些药物，如水杨酸、氨等。④机体代谢率过高，如甲状腺功能亢进、高热等。

4. 人工呼吸机使用不当　如通气量设置过大，患者 CO_2 排出过多。

（二）机体的代偿调节

1. 急性呼吸性碱中毒　主要的代偿调节方式是细胞内外离子交换和细胞内缓冲。代偿调节的过程为：①细胞内 H^+ 外逸，受血浆 H_2CO_3 迅速下降的影响，由细胞内非碳酸氢盐缓冲系统（血红蛋白、磷酸、蛋白质等）和细胞代谢产物乳酸提供的 H^+，可迅速通过细胞内外 H^+-K^+ 交换而移出细胞外，与 HCO_3^- 结合生成 H_2CO_3，使血浆 H_2CO_3 有所回升，HCO_3^- 浓度相应下降。同时，细胞外 K^+ 进入细胞，形成继发低钾血症。②血浆中的 HCO_3^- 进入红细胞，部分血浆 HCO_3^- 通过与 Cl^- 互相交换而进入红细胞内，与胞质中的 H^+ 生成 H_2CO_3，并解离为 CO_2 和 H_2O，CO_2 从红细胞中移出可提高血浆 H_2CO_3。但由于该种代偿能力相当有限，故急性呼吸性碱中毒往往失代偿。

2. 慢性呼吸性碱中毒　主要靠肾脏充分代偿调节。但这种代偿作用较为缓慢，因此难以在急性呼吸性碱中毒时起效。通常经它可使肾小管上皮细胞泌 H^+、泌 NH_4^+ 和重吸收 HCO_3^- 少，血浆 HCO_3^- 下降，尿液为碱性。

3. 血气参数变化状况

（1）急性呼吸性碱中毒大多为失代偿性的，故 $PaCO_2$ 原发性降低，血浆 pH 升高，AB < SB，BB、BE 基本不变。

（2）慢性呼吸性碱中毒经肾充分代偿调节后，可出现代偿性或失代偿性两种。故 $PaCO_2$ 原发性降低，血浆 pH 正常或升高，AB < SB，SB、AB、BB 继发性减少，BE 负值增大。

（三）对机体的影响

呼吸性碱中毒时，低碳酸血症可导致脑血流量减少，患者容易产生眩晕、抽搐（与血浆游离 Ca^{2+} 减少有关）、四肢及口周围感觉异常、意识障碍等临床表现。此外，多数重度患者血浆磷酸盐明显降低，细胞内 H^+ 下降，使糖原分解加强。

（刘　凤）

第五节　混合性酸碱平衡失调

混合性酸碱平衡失调是由各种原因引起的，由 2 个或 2 个以上原发改变和相应的代偿改变所构成的酸碱平衡失调。通常所说的复合性酸碱平衡失调是指各种单纯性代谢性酸碱平衡失常与单纯性呼吸性酸碱平衡失常同时出现。在呼吸性酸碱平衡失调中，不可能同时既存在呼碱，又有呼酸，所以没有呼碱和呼酸合并存在。而代谢性酸碱平衡失调则不然，代谢性酸碱平衡失调的类型很多，而残余阴离子（residual anion，RA）概念的引入使我们有可能对各种单纯性代谢性酸碱失衡加以区分。$RA = [(Na^+ + K^+ + 8) - (HCO_3^- + Cl^-)]$ mEq/L，RA 的正常值为 12mEq/L，RA 增高提示有酸中毒的存在，往往是复合性酸碱失衡中代酸存在的唯一线索。如果在此基础上再加上一种呼吸性酸碱失衡，就构成了三重酸碱失衡。复合性酸碱失衡的改变比较复杂，要根据病因、病程、干预措施（如机械通气等）、电解质及酸碱检查结果等，进行动态观察、综合分析，才能做出准确的判断。

混合性酸碱平衡紊乱（mixed acid - base disorders）是指在多种原因的作用下，同一患者同时出现 2 种或 3 种酸碱平衡紊乱类型的状况。

一、双重性酸碱平衡紊乱

（一）呼吸性酸中毒合并代谢性酸中毒

1. 原因　①心跳呼吸骤停。②急性肺水肿。③慢性阻塞性肺疾患伴严重缺氧。④累及心肌和呼吸肌的重度低钾血症。⑤药物及一氧化碳中毒等。

2. 特点　呼吸性和代谢性双重因素均促使向酸中毒发展，以致 HCO_3^- 减少时呼吸不能完全代偿，$PaCO_2$ 增多时肾脏不能代偿，呈严重失代偿状态，此时，血浆 pH 显著降低，SB、AB、BB 均下降，AB > SB，AG 增大，血清 K^+ 浓度升高，伴有高钾血症。

（二）代谢性碱中毒合并呼吸性碱中毒

1. 原因　在危重患者较为多见，如低氧血症、败血症、机械通气过度、颅脑外伤、妊娠中毒症等导致呼吸性碱中毒的因素；而剧烈呕吐、胃肠引流、大量输入库存血或频繁应用利尿药等是引起合并代谢性碱中毒的主要病因。

2. 特点 呼吸性与代谢性的双重因素均促使向碱中毒发展，两者之间不能相互代偿，故而出现严重的失代偿状态，血浆 pH 升高明显，SB、AB、BB 均升高，AB < SB，$PaCO_2$ 降低，伴有低钾血症。

（三）呼吸性酸中毒合并代谢性碱中毒

1. 原因 常见于慢性阻塞性肺疾患或慢性肺源性心脏病的患者，在通气未改善之前，因过多使用碱性药物（$NaHCO_3$）、过急过度人工通气，或大量应用利尿剂等导致。

2. 特点 呼吸性与代谢性的双重因素使血浆 pH 变化方向相反，效应相互抵消。故血浆 pH 可正常、略高或略低，AB、SB、BB 均升高，BE 正值增大。

（四）代谢性酸中毒合并呼吸性碱中毒

1. 原因 ①慢性肝病、高血氨并发肾功能衰竭。②糖尿病，肾功能衰竭并发感染，感染性休克等危重患者伴发热或机械通气过度。

2. 特点 HCO_3^- 和 $PaCO_2$ 均显著降低（即小于代偿的最低值），pH 变动不大，可在正常范围内。

（五）代谢性酸中毒合并代谢性碱中毒

1. 原因 常见于肾功能衰竭或糖尿病伴剧烈呕吐、严重胃肠炎伴呕吐、腹泻伴低钾血症、脱水等情况。

2. 特点 因为引起血浆 HCO_3^- 升高和降低的原因同时存在，并相互抵消，故血浆 pH 和 HCO_3^- 可在正常范围内，$PaCO_2$ 可正常、略高或略低。若 AG 增大型代谢性酸中毒合并代谢性碱中毒，则测量 AG 值具有重要的诊断意义。

二、三重性酸碱平衡紊乱

由于呼吸性酸中毒和呼吸性碱中毒不可能并存发生于同一患者，故这种酸碱平衡紊乱，只存在以下两种类型。

1. 呼吸性酸中毒合并 AG 增高性代谢性酸中毒和代谢性碱中毒 其特点在于 $PaCO_2$ 明显增高，AG < 16mmol/L，HCO_3^- 一般会升高，Cl^- 显著下降。

2. 呼吸性碱中毒合并 AG 增高性代谢性酸中毒和代谢性碱中毒 其特点在于 $PaCO_2$ 降低，AG < 16mmol/L，HCO_3^- 升高或降低，Cl^- 一般降低。

总之，酸碱平衡紊乱复杂多变，应在充分掌握原发病情的基础上，及时结合实验室检查结果，通过综合分析，合理判断，以便作出正确结论。

三、酸碱平衡紊乱的判断

对于酸碱平衡紊乱的实验室诊断，主要依赖于血气分析检测的系列指标。除测定指标 pH、PCO_2、PO_2 外，还有计算指标 12 ~ 16 项之多。根据这些指标，结合患者临床症状，对其酸碱中毒的类型，代偿程度以及治疗经过的观察，可以得到有价值的诊断。

（一）酸碱平衡紊乱的一般判断

当 pH、$PaCO_2$、HCO_3^- 以及 AG 值均在参考值范围内时，可认为机体无酸碱平衡失调发生。

1. 一般判断　酸血症 pH < 7.35，碱血症 pH > 7.45；代酸 BE < -3mEq/L，或 RA > 15mEq/L；代碱 BE > 3mEq/L；PCO_2 < 4.66kPa，应考虑为呼吸性碱中毒；PCO_2 > 5.99kPa，应考虑呼吸性酸中毒；HCO_3^- < 22mmol/L，应考虑代谢性酸中毒；HCO_3^- > 27mmol/L，应考虑代谢性碱中毒；AG > 16mmol/L，应考虑代谢性酸中毒。

2. 评价　若患者临床症状不明显而 pH 有异常，则可从 $PaCO_2$（mmHg）和 HCO_3^-（mmol/L）变化程度进行区别，具体见表 2-3。

表 2-3　酸碱平衡紊乱的一般判断分析表

pH	HCO_3^- × $PaCO_2$ 值	$PaCO_2$ 与 HCO_3 变化		诊断
<7.4	>1 000	$PaCO_2$ ↑↑↑	HCO_3^- ↑	呼吸性酸中毒
<7.4	>1 000	$PaCO_2$ ↓	HCO_3^- ↓↓↓	代谢性酸中毒
>7.4	<1 000	$PaCO_2$ ↓↓↓	HCO_3^- ↓	呼吸性碱中毒
>7.4	<1 000	$PaCO_2$ ↑	HCO_3^- ↑↑↑	代谢性酸中毒

以上的方法可初步评估 4 种单纯性酸碱平衡紊乱，但不够准确，只能作为参考。为避免对临床上存在的大量混合性酸碱平衡紊乱的错判或漏判，必须结合临床症状、完整的病史、治疗情况，并充分考虑机体的代偿能力，对患者的血液酸碱平衡紊乱作出较为客观全面的评价。酸碱平衡诊断步骤如图 2-1 所示。

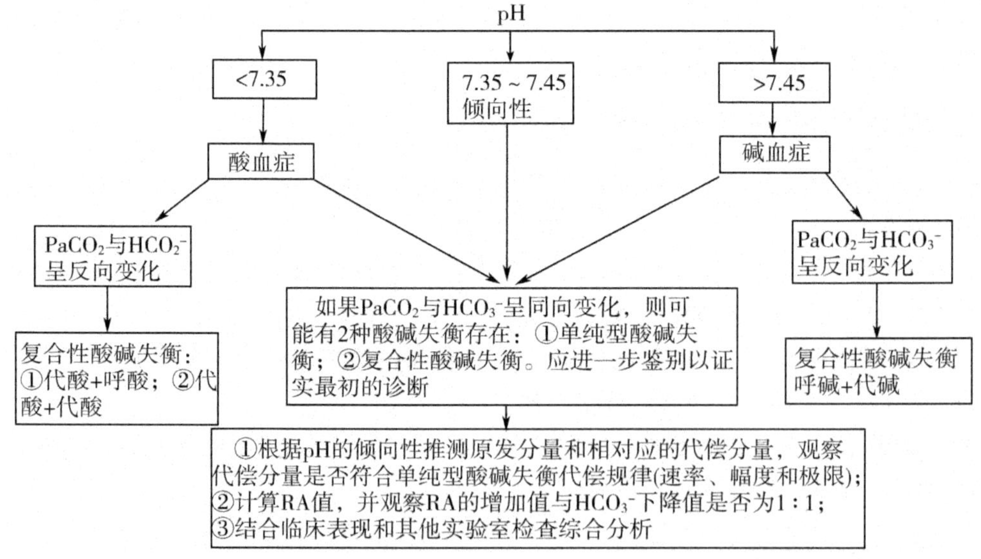

图 2-1　酸碱平衡诊断步骤示意图

（二）血液酸碱平衡失调综合判断

此法结合病史、血气分析及电解质测定，应用正常人群参考范围，通过酸碱平衡紊乱预计代偿公式以及电中和原理进行综合分析。

（三）血液酸碱平衡失调与血钾的关系

酸碱平衡失调可以影响到钾的平衡，反过来，血钾的高低也可造成酸碱平衡失调，上述几种情况总结如下：

1. 细胞外液 H^+ 增高（即酸中毒）引起高钾血症。
2. 细胞外液 H^+ 减少（即碱中毒）引起低钾血症。
3. 细胞外液 K^+ 增高引起酸中毒和反常性碱性尿。
4. 细胞外液 K^+ 降低引起碱中毒和反常性酸性尿。

实际上不是所有酸中毒患者都有高血钾，也不是所有低血钾都有碱中毒，因为血钾浓度并不代表体钾的总量。在体钾总量不足但同时有脱水及严重酸中毒时（如腹泻），血钾可以正常。如果在此情况下测定血钾已有降低，则表示全身缺钾很严重；如果患者有低血钾病史而又有酸中毒，那么一旦用碱性药物纠正了 pH 后，应当预见到血钾将显著下降，应及时补充。

（于红俊）

第六节　水、电解质与酸碱平衡紊乱的处理原则

一、水平衡失调

（一）脱水

1. 等渗性缺水　首先应尽可能同时处理引起等渗性缺水的原因，以减少水和钠的丧失。针对细胞外液量的减少，用平衡盐溶液或等渗盐水尽快补充血容量。脉搏细速和血压下降等症状常表示细胞外液的丧失量已达体重的 5%，可先从静脉给患者快速滴注上述溶液约 3 000mL（按体重 60kg 计算），以恢复血容量。如无血容量不足的表现时，则可给患者上述用量的 1/2 ~2/3，即 1 500 ~2 000mL，补充缺水量，或按红细胞压积来计算补液量。补等渗盐水量（L）=红细胞压积上升值/红细胞压积正常值×体重（kg）×0.20，此外，还应补给日需要量水 2 000mL 和氯化钠 4.5g。

等渗盐水含 Na^+ 和 Cl^- 各 154mmol/L，而血清内 Na^+ 和 Cl^- 的含量分别为 142mmol/L 和 103mmol/L. 两者相比，等渗盐水的 Cl^- 含量比血清的 Cl^- 含量高 50mmol/L。正常人肾有保留 HCO_3^-、排出 Cl^- 的功能，故 Cl^- 大量进入体内后，不致引起高氯性酸中毒。但在重度缺水或休克状态下，肾血流减少，排氯功能受到影响。从静脉内输给大量等渗盐水，可导致血 Cl^- 过高，有引起高氯性酸中毒的危险。平衡盐溶液的电解质含量和血浆内含量相仿，用来治疗缺水比较理想，可以避免输入过多的 Cl^-，并对酸中毒的纠正有一定帮助。目前常用的平衡盐溶液有乳酸钠和复方氯化钠溶液（1.86% 乳酸钠溶液和复方氯化钠溶液之比为 1 ∶ 2）与碳酸氢钠和等渗水溶液（1.25% 碳酸氢钠溶液和等渗盐水之比为 1 ∶ 2）两种。在纠正缺水后，钾的排泄会有所增加，K^+ 浓度也会因细胞外液量增加而被稀释降低，故应注意低钾血症的发生。一般应在尿量达 40ml/h 后补充氯化钾。

2. 低渗性缺水　应积极处理致病原因。针对细胞外液缺钠多于缺水和血容量不足的情况，采用含盐溶液或高渗盐水静脉输注，以纠正体液的低渗状态和补充血容量。

（1）轻度和中度缺钠：根据临床上缺钠程度来估计需要补给的液体量。例如，体重

60kg 的患者，测定血清钠为 128mmol/L，则估计每千克体重丧失氯化钠 0.5g，共缺钠盐 30g，一般可先补给 50%，即 15g，再加上氯化钠的日需要量 4.5g，共 19.5g，可通过静脉滴注 5% 葡萄糖氯化钠约 2 000mL 来完成。此外，还应给日需要液体量 2 000mL，并根据缺水程度，再适当增加一些补液量。余下 50% 的钠，可在第 2 天补给。

（2）重度缺钠：对于出现休克者，应首先补足血容量，以改善微循环和组织器官的灌流。晶体液如乳酸复方氯化钠溶液、等渗盐水和胶体溶液如琥珀酰明胶、羟乙基淀粉、右旋糖酐和血浆白蛋白溶液等都可应用。但晶体液的用量一般要比胶体液用量大 2～3 倍。此后开始静脉滴注高渗盐水（3% 氯化钠溶液）200～300mL，尽快纠正血钠过低，以进一步恢复细胞外液量和渗透压，使水分从水肿的细胞内移出。以后根据病情再决定是否需继续给予高渗盐水或改用等渗盐水。

一般可按下列公式计算需要补充的钠盐量：

需补充的钠盐量（mmol）=［血钠的正常值（mmol/L）－血钠测得值（mmol/L）］×体重（kg）×0.60（女性为 0.50）。

按 17mmol Na^+ =1g 氯化钠计算补给氯化钠的量。当天补给 50% 和日需量 4.5g，其中 2/3 的量以 5% 氯化钠溶液输给，其余量以等渗盐水补给。以后可测定血清 Na^+、K^+、Cl^- 和做血气分析，作为进一步治疗时的参考。

（3）缺钠伴有酸中毒：在补充血容量和钠盐后，由于机体的代偿调节功能，酸中毒常可同时得到纠正，一般不需要在治疗的开始就使用碱性药物。如经血气分析测定，酸中毒仍未完全纠正时，可静脉滴注 5% 碳酸氢钠溶液 100～200mL 或平衡盐溶液 200mL，以后视情况再决定是否继续补给。在尿量达到 40ml/h 后，应补充钾盐。

3. 高渗性缺水　应尽早去除病因，使患者不再丢失体液，以利机体发挥自身的调节功能。对于不能口服的患者，可经静脉滴注 5% 葡萄糖氯化钠溶液或 0.45% 氯化钠溶液，来补充已丧失的液体。估计需要补充已丧失的液体量有两种方法：①根据临床表现的严重程度，按体重百分比的丧失来估计。每丧失体重的 1%，补液 400～500mL。②根据血 Na^+ 浓度来计算。补水量（mL）=［血钠测得值（mmol/L）－血钠正常值（mmol/L）］×体重（kg）×4。计算所得的补水量不宜在当天一次补给，以免发生水中毒；一般可分 2 天补给。当天先给补水量的 50%，余下的 50% 在次日补给。此外，还应补给日需要量 2 000mL。

必须注意的是，血清 Na^+ 测定虽有增高，但因同时有缺水，血液浓缩，体内总钠量实际上仍有减少。故在补水的同时应适当补钠，以纠正缺钠。如同时有缺钾需纠正时，应在尿量超过 40ml/h 后补钾，以免引起血钾过高。经过补液治疗后，若酸中毒仍未纠正，可酌情补给碳酸氢钠溶液。

（二）水中毒

预防水中毒的发生比治疗水中毒更为重要，对于容易发生抗利尿激素分泌过多者，如存在疼痛、失血、休克、创伤和大手术等诱发因素，急性肾功能不全的患者和慢性心功能不全的患者，应严格限制入水量。对水中毒患者，应立即停止水分摄入，在机体排出多余的水分后，程度较轻者，水中毒即可解除。程度较重者，除禁水外，用利尿剂促进水分排出。一般用渗透性利尿剂，如 20% 甘露醇或 25% 山梨醇 200mL 静脉内快速滴注，以减轻脑细胞水肿和增加水分排出。也可静脉注射袢利尿剂，如速尿和利尿酸。尚可静脉滴注 5% 氯化钠溶液，以迅速改善体液的低渗状态和减轻脑细胞肿胀。

二、电解质平衡失调

（一）钾平衡失调

1. 低钾血症 应尽早解除造成低钾血症的病因，以减少或终止钾的继续丢失。临床上较难判定缺钾的严重程度，可参考血清钾测定的结果来初步确定补钾量。血清钾 <3mmol/L，补给 K^+ 200～400mmol，一般才能提高血清钾 1mmol/L。血清钾为 3.0～4.5mmol/L，补给 K^+ 100～200mmol，一般即可提高血清钾 1mmol/L。细胞外液的钾总量仅为 60mmol，如果从静脉中输注的含钾溶液过速，血钾即可在短时间内迅速增高，可引起致命的后果。补钾的速度一般不宜超过 20mmol/h（1.5g 氯化钾），每天补钾量则不宜超过 100～200mmol（7.5～15g 氯化钾）。如患者有休克，应先输给晶体或胶体溶液，以尽快恢复血容量。待每小时尿量超过 40mL 后，再从静脉输给氯化钾溶液。低血钾时常伴有细胞外碱中毒，和钾一起输入的 Cl^- 可有助于减轻碱中毒。此外，氯缺乏还能影响肾保钾的能力，故输给 KCl，除可补充 K^+ 外，还可增强肾的保钾作用，有利于低钾血症的治疗。完全纠正体内缺钾需时较长，患者能够口服后，可服氯化钾缓释片。

2. 高钾血症 高钾血症的患者有心跳骤停的危险，故发现患者有高钾血症后，应立即停给一切带有钾的药物或溶液，并尽快处理原发疾病和改善肾功能，避免食用含钾量较高的食物，以免血钾更加增高。降低血清钾浓度的方法。

（1）使 K^+ 暂时转入细胞内：①静脉注射 5% 碳酸氢钠溶液 60～100mL 后，继续静脉滴注碳酸氢钠 100～200mL。高渗碱性溶液可使血容量增加，K^+ 得到稀释，K^+ 移入细胞内或由尿排出，有助于酸中毒的治疗。注入的 Na^+，也可对抗 K^+ 的作用。②用 25% 葡萄糖溶液 100～200mL，每 4～6g 葡萄糖加 1U 胰岛素静脉滴注，可使 K^+ 转移入细胞内，暂时降低血清钾浓度。必要时每 3～4h 重复给药。③肾功能不全，不能补液过多者，可用 10% 葡萄糖酸钙溶液 100mL、11.2% 乳酸钠溶液 50mL、25% 葡萄糖溶液 400mL，加入胰岛素 30U，行静脉持续滴注 24h，每分钟 6 滴。④静脉注射 10% 葡萄糖酸钙溶液 20mL，钙与钾有对抗作用，能缓解 K^+ 对心肌的毒性作用。葡萄糖酸钙可重复使用。也可用 30～40mL 葡萄糖酸钙加入静脉补液内滴注。

（2）应用阳离子交换树脂：每天口服 4 次，每次 15g，可从消化道携带走较多的 K^+。同时口服山梨醇或甘露醇导泻，以防发生粪块性肠梗阻。也可加 10% 葡萄糖溶液 200mL 后做保留灌肠。

（3）透析疗法：有腹膜透析和血液透析两种，一般用于上述疗法仍不能降低血清钾浓度时。

（二）钙平衡失调

1. 高钙血症 有下述情况时应紧急处理：血钙 >3mmol/L，有临床表现、不能口服和肾功能异常者。

（1）静脉输注生理盐水 5～10L，纠正脱水状态，必要时进行有创血流动力学监测。

（2）呋塞米 40mg 静脉注射，注意不能加重脱水。伴有低钾血症或低镁血症患者，应同时纠正。避免使用噻嗪类利尿药，因为可加重高钙血症。

上述治疗无效者，可用降钙素 0.5～4MRC/kg，持续静脉滴注 24h，或每 6h 1 次肌内注射。同时给予氢化可的松25～100mg，每6h 1次静脉滴注。血清钙增高达4.5mmol/L时，即有生命危险。对甲状旁腺功能亢进症应进行手术治疗，才能根本解除高钙血症的病因。对骨转移性癌患者，可给低钙饮食和充足的水分，防止缺水，以减轻症状和痛苦。乙二胺四乙酸（EDTA）和硫酸钠等药物输注，均可以暂时降低血钙浓度。

2. 低钙血症　无症状的患者可口服葡萄糖酸钙片，每天1～4g，每6h 1次，可联合应用维生素D（0.2μg，每天2次）。牛奶含钙量低，不适于补钙。

有症状的患者，可给予10%葡萄糖酸钙或氯化钙10mL，10min内静脉注入。如有碱中毒，需同时纠治，以提高血内离子化钙的浓度。必要时可多次给药（葡萄糖酸钙1g含Ca^{2+} 2.5mmol；氯化钙1g含Ca^{2+} 10mmol）。对需要长期治疗的患者可服乳酸钙，或同时补充维生素D。

（三）镁失调

1. 低血镁　首先纠正容量不足和低钾血症、低钙血症和低磷酸盐血症。震颤性谵妄期间，第1h给予2g硫酸镁，随后在头24h内给予6g，每15min检查深部腱反射。若血镁＞3.5mmol/L，患者深部腱反射消失，此时应停止输注含镁溶液。

一般可按0.25mmol/（kg·d）的剂量补充镁盐。如患者的肾功能正常，而镁缺乏又严重时，可按1mmol/（kg·d）补充镁盐。常用氯化镁溶液或硫酸镁溶液静脉滴注。患者有搐搦时，一般用硫酸镁溶液静脉滴注，可以较快地控制抽搐。用量以每千克体重给10%硫酸镁0.5mL计算。静脉给镁时应避免给镁过多、过速，以免引起急性镁中毒和心搏骤停。如遇镁中毒。应即静脉注射葡萄糖酸钙或氯化钙溶液作用抗剂。完全纠正镁缺乏需要时较长，故在解除症状后，仍应继续每天补镁1～3周。一般用量为50%硫酸镁5～10mmol（相当50%硫酸镁2.5～5mL），肌内注射或稀释后静脉注射。

2. 高血镁　首先用生理盐水纠正脱水，无肾功能衰竭的患者，应用呋塞米20～40mg静脉注射。酸中毒患者应改善通气，必要时静脉输注5%碳酸氢钠50～100mL。有症状的患者，予以10%氯化钙5mL静脉注射，以对抗镁的作用。

三、酸碱失衡

（一）代谢性酸中毒

治疗上以消除引起代谢性酸中毒的原因为主要措施。由于机体可通过加速肺通气排出CO_2，肾排H^+保Na^+和HCO_3^-来调节酸碱平衡的能力，因此只要病因被消除和增加补液来纠正缺水，轻度的酸中毒（血浆HCO_3^-＞16～18mmol/L者）常可自行纠正，一般不需要使用碱性药物治疗。

对血浆HCO_3^-＜10mmol/L的患者，应立刻用液体和碱剂进行治疗。常用碱性溶液为5%碳酸氢钠溶液，碳酸氢钠可离解为Na^+和HCO_3^-，HCO_3^-与体液中的H^+合成H_2CO_3，再离解为H_2O和CO_2，CO_2可由肺部排出，降低体内的H^+浓度，从而改善酸中毒。而Na^+留于体内，可提高细胞外液渗透压和增加血容量。5%碳酸氢钠溶液每20mL含有Na^+和HCO_3^-各12mmol。一般稀释为1.25%溶液后应用。在估计输给$NaHCO_3$的用量时，应考虑到体内非HCO_3^-缓冲系统的缓冲作用。因为输入体内的碳酸氢钠的一半会很快会被非HCO_3^-缓冲系统所释放的H^+结合。下列公式可计算拟提高血浆HCO_3^-所需的$NaHCO_3$的量。所需

HCO_3^- 的量（mmol）=［HCO_3^- 正常值（mmol/L）－HCO_3^- 的测得值（mmol/L）］×体重（kg）×0.4。一般可将应输给量的一半在2～4h内输完，以后再决定是否继续输给剩下的量的全部或一部分。不宜过快地使血浆 HCO_3^- 超过14～16mmol/L，以免出现手足抽搐、神志改变和惊厥。过快纠正酸中毒，还可引起大量 K^+ 转移至细胞内，导致低钾血症，应注意避免。输注醋酸钾，可避免氯化钾引起的体内 Cl^- 多。在酸中毒时，离子化 Ca^{2+} 增多，即使患者有总体的低钙血症，仍可无手足抽搐的低钙表现。但在纠正酸中毒后，离子化 Ca^{2+} 减少，便有发生手足抽搐的可能，应及时静脉注射葡萄糖酸钙予以纠正。

（二）代谢性碱中毒

治疗上应着重于对原发疾病的积极治疗。对胃液丢失引起的代谢性碱中毒，可输注等渗盐水或葡萄糖盐水，恢复细胞外液量和补充 Cl^-，纠正低氯性碱中毒，使pH恢复正常。碱中毒时几乎都会伴发低钾血症，故需同时补给KCl，才有利于碱中毒的纠正，但补给钾盐应在患者尿量超过40mL/h后。对缺钾性碱中毒，必须补充钾才能纠正细胞内外离子的异常交换，并终止 H^+ 从尿中继续排出。

治疗严重碱中毒时（血浆 HCO_3^- 45～50mmol/L，pH＞7.65），可应用盐酸的稀释溶液来迅速消除过多的 HCO_3^-。输入的酸只有一半可用于中和细胞外 HCO_3^-，另一半会被非碳酸氢盐缓冲系统所中和。采用下列公式计算需补给的酸量，即：需要补给的酸量（mmol）=［测得的（mmol/L）－目标 HCO_3^-（mmol/L）］×体重（kg）×0.4。下列公式也应用：［Cl^- 的正常值（mmol/L）－Cl^- 的测得值（mmol/L）］×体重（kg）×0.2，算出盐酸用量。第1个24h内一般可给计算所得的补给量一半。

纠正碱中毒也不宜过于迅速，一般也不要求完全纠正。在治疗过程中，可以反复测定尿内的氯含量，如尿内有多量的氯，表示补氯量已足够，不需再继续补充。

（三）呼吸性酸中毒

需尽快改善患者的通气功能和治疗原发病。必要时，予以气管插管或气管切开，使用呼吸机改善换气功能。如因呼吸机使用不当而发生酸中毒，则应调整呼吸机的频率、压力或容量。单纯给高浓度氧，对改善呼吸性酸中毒的帮助不大，反而使呼吸中枢对缺氧刺激不敏感，呼吸功能更受抑制。

导致慢性呼吸性酸中毒的多为慢性肺疾患，故其治疗比较困难。一般方法为控制感染、扩张小支气管、促进排痰等措施，以改善换气功能和减轻酸中毒的程度。该类患者耐受手术的能力较差，围手术期容易发生呼吸衰竭，导致酸中毒进一步加重，故应做好围手术期的肺功能维护。呼吸性酸中毒时应慎用碱性药物，尤其是在通气尚未改善前要严加控制。一般在通气改善后可慎重应用三羟甲基氨基甲烷（THAM，一种不含钠的有机碱）。一般不用碳酸氢钠，以免加重高碳酸血症和并发代谢性碱中毒。

（四）呼吸性碱中毒

应积极处理原发疾病。用纸袋罩住口鼻，增加呼吸道死腔，减少 CO_2 的呼出和丧失，以提高血液 PCO_2，也可给患者吸入含5% CO_2 的氧气。如系呼吸机使用不当所造成的通气过度，应调整呼吸机。静脉注射葡萄糖酸钙可消除碱中毒时低钙引起的手足抽搐。

（王　黎）

第三章　内分泌疾病常见检测技术

第一节　光谱分析技术

一、吸收光谱法

1. 紫外－可见光谱法　理论基础是 Lambert－Beer 的光吸收定律，即某一波长的光穿过均质透明的溶液时，透光的强度（I）与溶液的液层厚度（b）、溶液的浓度（C）和入射光的强度（I_0）有关。当 I_0 和 b 一定时，C 与 I 在一定条件下成简单的反比关系，即 C 越大 I 越小。换言之，C 越大，吸收光的强度即吸光度（A）越大，在条件一定时 A 与上述各因素之间的关系可用 $A = \log I_0/I = abC$，式中 a 为吸光系数，是与入射光波长和溶液性质有关的常数，不同的物质具有不同的 a，a 是指溶液的液层厚度为 1cm 和物质浓度为 1mmol/L 时的吸光度，又称摩尔吸光系数（ε）。利用光吸收定律设计的光谱分析法又称光度法，光度法分有比色法和分光光度法两种，其基本原理一样，不同的是比色法采用滤光镜获取单色光，因分析误差较大已逐渐被淘汰。分光光度法采用棱镜或分光器获得单色光，分为可见光分光光度法和紫外光分光光度法，前者是利用可见光波长范围内某一波长的光作光源，后者是用紫外光波长区域内的某一波长作光源的分析法。

2. 原子吸收光谱法（atomic absorption spectrometry，AAS）　又称原子吸收分光光度法，是基于物质所产生的原子蒸气对特定光谱线的吸收作用来进行定量分析的一种方法。原子蒸气对入射光吸收的程度符合比尔定律，即入射光的强度（I_0）、入射光所通过原子蒸气的厚度（L）、透光强度（I）与吸光度（A）和待测元素浓度（C）之间的关系式为：$A = \log I_0/I = K \cdot L \cdot C$，式中 K 为常数，同等条件下 L 也为常数，$A = K \cdot C$，即元素的吸光度与元素的浓度呈正比关系。在临床上常用于测定人体内的微量金属元素，AAS 的主要缺点是不能同时进行多元素分析。

二、发射光谱法

1. 荧光光谱法（spectro fluoro metry，SFM）　也称荧光光度法，与吸收光谱法的本质区别在 SFM 是测定待测物质发射光谱的强度。其基本原理是待测物质受激发光激发后发射的荧光强度（F）、荧光效率（Φ）、激发光强度（I_0）、摩尔吸光系数（ε）、溶液中荧光物质的浓度（C）、溶液厚度（L）和仪器常数（K）之间存在下列关系式：$F = K\Phi I_0 \varepsilon CL$。当一定条件时，式中的 K、Φ、$I_0$、ε 和 L 均可以是常数，则 F 与 C 在一定范围内呈正比关系。激发用的辐射光常用紫外光或激光，一种物质受能量激发后是否能产生荧光是由其本身的分子结构所决定的，常用于氨基酸、多环芳烃、维生素、甾体化合物和酶类的测定，如尿中的儿茶酚胺。AFM 的检测灵敏度比紫外－可见光谱法高 2～3 个数量级，通常可达到 pg 级。

主要缺点是影响因素多，影响程度高。

2\. 火焰光谱法（flame photometry，FPM） 又称火焰分光光度法，是用火焰作为激发光源的一种发射光谱法。其基本原理是用高温火焰将待测样品中的原子激发成激发态，当它们返回到基态时，以发射光谱的形式释放能量。待测元素发射谱线的强度（I）与该元素浓度（C）之间的关系可用 $I = a \cdot C^b$ 公式表示，在一定条件下，a 是一个常数；b 为自吸收系数，在可测的低浓度时，元素的自吸收可忽略不计，即 $b = 1$。则 $I = a \cdot C$。待测元素与发射谱线的强度与该元素的浓度呈简单的正比关系。常用于测定金属元素，但由于各元素发射的光谱相互间存在不同程度的干扰，其测定灵敏度受到限制，为 $10^{-6} \sim 10^{-4}$mol/L。

3\. 发光光谱法（luminescent spectrum，LS） 又称发光分析法，是近 20 年来利用发光现象研究而建立的一种分析技术，主要包括化学发光（CLA）和生物发光（BLA）分析法两种。化学发光是指某些物质在参加化学反应时吸收了反应过程中的化学能，使反应产物的分子激发到电子激发态，当返回到基态时多余的能量以光谱的形式发射出来，其发射光谱的强度与参与反应的物质浓度在一定条件下成正比。CLA 与 SFM 的区别是物质的分子在形成激发态所受的激发能不同，前者是吸收了光能，后者是吸收了化学能。临床常用于测定各种激素、葡萄糖、胆固醇、L－氨基酸等。生物发光是指在生物体内由蛋白质或酶参加反应引起的发光，如萤火虫、水母和某些细菌的发光现象，其原理与化学发光类似。临床常用于测定体液或血液中的抗生素和维生素浓度。

三、标记免疫分析技术

利用抗体与抗原结合的高度特异性，利用具有高测定灵敏性的放射性核素、酶、发光物质等作为标记物示踪，集这两优点建立的定量检测方法统称为标记免疫分析技术，包括放射免疫分析、免疫放射分析、酶免疫分析、荧光免疫分析和化学发光免疫分析等。参加反应的主要试剂是：抗体，主要影响试验的特异性；标记，主要影响检测方法的灵敏度；标准，主要影响测定方法的准确性。标记免疫分析技术分两大类，竞争性结合分析即标记抗原和非竞争性结合分析即标记抗体。

（一）放射免疫分析（radioimmunoassay，RIA）

用放射性核素作为标记物示踪的免疫分析法。属竞争性结合分析，基本原理是放射性核素标记抗原（Ag^*）和非标记抗原（待测物 Ag）同时与其限量的抗体（Ab）进行竞争性结合反应，反应式见图 3－1。竞争性放射免疫分析原理见图 3－2。

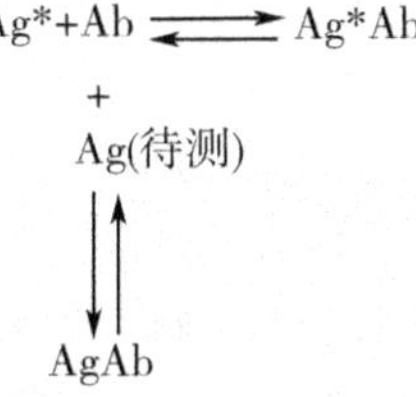

图 3－1 抗原、标记抗原与抗体竞争结合反应示意图

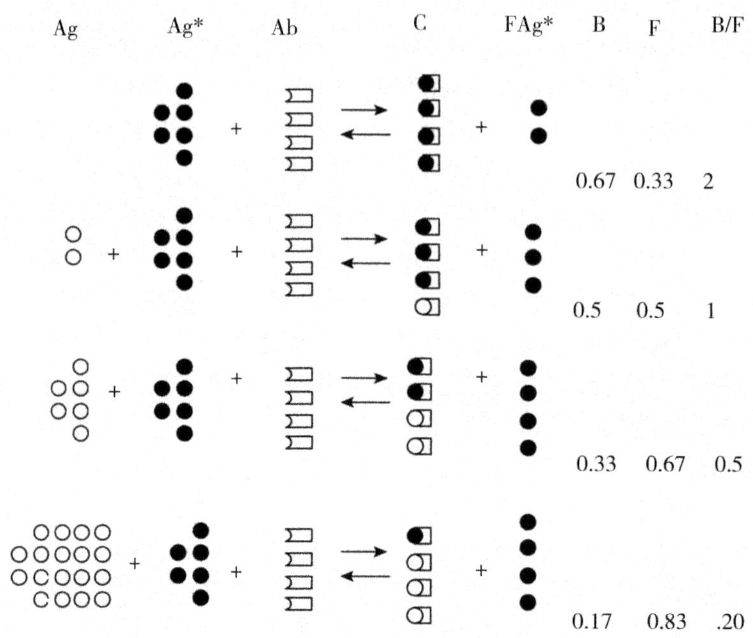

图 3－2　竞争性放射免疫分析原理示意图

Ag. 待测抗原；Ag*. 标记抗原；Ab. 限量抗体；C. 抗原－抗体复合物；FAg*. 游离标记抗原；B. 抗原－抗体复合物的放射活性；F. 游离标记抗原的放射活性；B/F. B 与 F 的放射活性比

实际工作中是将已知不同浓度的标准抗原分别与一定量的标记抗原混合，再与一定量的抗体反应，当反应达到平衡后，分离 B 与 F 并分别测定其放射活性，求得标记抗原－抗体复合物的结合率。以已知标准抗原的浓度为横坐标，标记抗原－抗体复合物的结合率为纵坐标，绘制计量反应曲线。这样，通过同一条件下测得的放射性或结合率即可由此校正曲线推算出待测抗原的浓度。最常用的校正曲线见图 3－3。

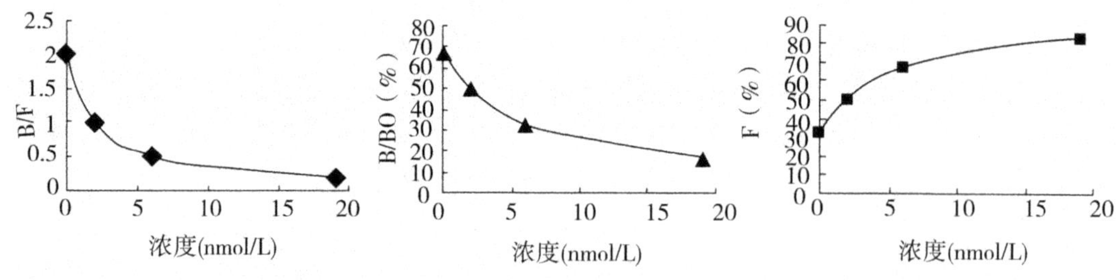

图 3－3　RIA 的几种校正曲线

1. 标准品　化学结构和结合特性与被检测物相同，用于配制校准试剂和制作剂量反应（标准）曲线以便对待测样品中被检测物进行准确定性、半定量和定量的物质称为标准品，其纯度应在 95% 以上。当无法得到被检测物的纯品时，也可用粗制品甚至被检测物含量较高的患者血清作为参考标准。例如，测定激素和受体自身抗体就采用相应的自身抗体滴度较高的患者血清作为参考。但所有作为标准的纯品、粗制品或标准血清，均需用国家标准或国际标准核查或比较，认证为同质性并确定其含量，然后才能作为标准品用于激素的测定。理论上要求标准品和被检测的物质应在相同的条件下进行反应。例如，检测人血清中激素含量，标准品最好用去激素人血清对标准品进行倍比稀释。但人血清较难获得、昂贵且激素不易去净，如果证实含蛋白质如 BSA 的缓冲体系的稀释效果与去激素血清无显著差异，也可用作标准品的稀释液。此外，有些激素存在明显的种族差异，如人促甲状腺激素（TSH）与马促甲状腺激素不同，免疫检测所用的 TSH 单克隆抗体与马的 TSH 无交叉反应，因此可用马血清代替去 TSH 的人血清稀释入 TSH 标准品。为防止配置的标准细菌繁殖，标准的稀释液应含有 0.02% NaN_3 或硫柳汞，也可用庆大霉素作为防腐剂。不同标准液应有适宜的保存温度，通常类固醇激素或甲状腺激素标准可保存在 4℃，而多肽或蛋白质激素标准则适宜保存在 -20℃或 -40℃，但不应反复冻融。标准品的剂量单位应采用国家计量单位，即用物质浓度，如 mol/L、mmol/L 表示。少数尚未能精确测得相对分子量的物质，可暂时用质量浓度，例如 pg/L 或 ng/L 等表示。对有国际标准的品种，一般采用国际单位即 U/L 或 mU/L 等表示。

2. 方法评价　RIA 在建立时用于检测胰岛素，是在检测激素类生物活性物质中应用历史最长的方法。检测灵敏度高，可达 ng 甚至 fg 水平，抗原抗体反应的高度特异性，可区分结构非常相似的物质特异性强，重复性好，样品和试剂用量少，测定方法容易规范化和自动化。由于小分子半抗原制备抗体技术已经成熟，许多小分子量的激素、肽类、药物和体内的活性物质（几乎一切生物活性物质）均可测定，超过 300 余种，在临床诊断和医学科研领域得到广泛应用。但 RIA 检测原理限制了检测的范围和灵敏度；反应时间长（有时需要 72h）；在测定中必须进行 B 与 F 分离，使操作较烦琐；标记试剂的放射性强度随时间衰变，试剂盒有效期受到严格限制，不方便随意使用；有些放射性标记物（^{3}H、^{14}C）需专门部门提供；具有放射性污染。

（二）免疫放射检测（immunoradiometric as say，IRMA）

属非竞争性结合分析，基本原理是在待检测样品中加入过量标记抗体（Ab^*），与待检测抗原（Ag）进行非竞争性结合反应，反应式如下。

Ab^*（过量）$+ Ag \rightleftharpoons Ab^* Ag + Ab$

与 RIA 不同的是，它用过量标记的抗体与样品中待检测成分（抗原或半抗原）充分结合，而 RIA 是利用过量的抗原（标记抗原和待检测抗原）同时竞争性结合限量的抗体。

IRMA 具体方法分类：IRMA 建立初期用于胰岛素的检测，是单位点结合法，由于这种直接 IRMA 方法的应用受到限制，又逐渐建立了双抗夹心 IRMA 法。随着抗体细胞生物工程技术和生物素 - 亲和素放大系统的应用，以及固相分离技术的进步，IRMA 的检测灵敏度和精确度不断提高，而且方法种类不断增加。以下分别按不同抗体、固相材料及分离剂等说明 IRMA 的不同类型。

1. 单位点免疫放射分析　将待检测抗原与过量标记抗体结合形成复合物，过量的抗体使其能与待测抗原全部结合而有剩余，再用不溶性抗原吸附多余的抗体，离心测定上清液内结合抗体的放射性，待测抗原与放射性强度成正比（图 3 -4）。

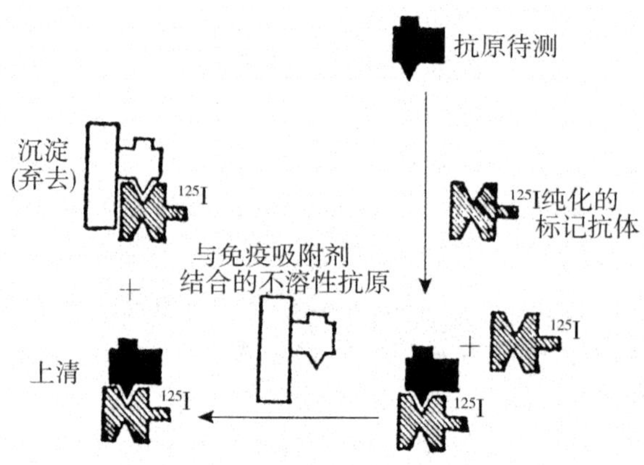

图 3－4　单位点免疫放射分析原理示意图

2. 双位点免疫放射分析　采用固相抗体作为分离剂，待检测抗原的分子上必须含有多个抗原决定簇，选择一对各自与被检测抗原分子上不同位点结合、彼此完全互不干扰的单抗，其中一种为固相抗体，可以非特异性吸附在聚苯乙烯等塑料载体表面，以便特异性与被检测样品中抗原结合；另一种用放射性核素标记，作为指示剂，也特异性结合于被检测抗原。未结合的标记抗体可通过离心去除，测定固相抗体的放射性强度。反应式如下。

$$SP \cdot Ab_1（过量）+ Ag$$

$$\downarrow$$

$$SP \cdot Ab_1 \cdot Ag + Ab_2^*$$

$$\downarrow$$

$$SP \cdot Ab_1 \cdot Ag \cdot Ab_2^* + Ab_2^*$$

反应式中的过量固相抗体（$SP \cdot Ab_1$）先与待检测抗原（Ag）结合成复合物（$SP \cdot Ab_1 \cdot Ag$），再加入过量的标记抗体（Ab_2^*），与 $SP \cdot Ab_1 \cdot Ag$ 形成 $SP \cdot Ab_1 \cdot Ag \cdot Ab_2^*$ 形成复合物，离心弃去上清液（为游离 Ab_2^*），测定固相复合物的放射性（图 3－5）。

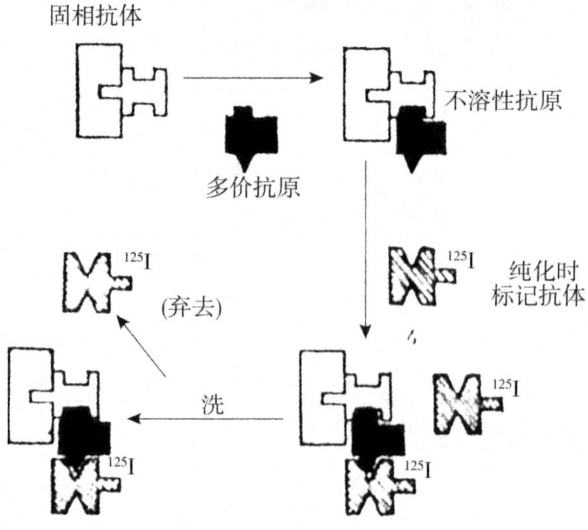

图 3－5　双位点免疫放射分析（夹心法）原理示意图

以抗原抗体复合物的结合率（B%）为纵坐标和标准抗原的浓度或浓度的对数为横坐标绘制标准曲线，则从曲线可求得待测抗原的含量（图3－6）。

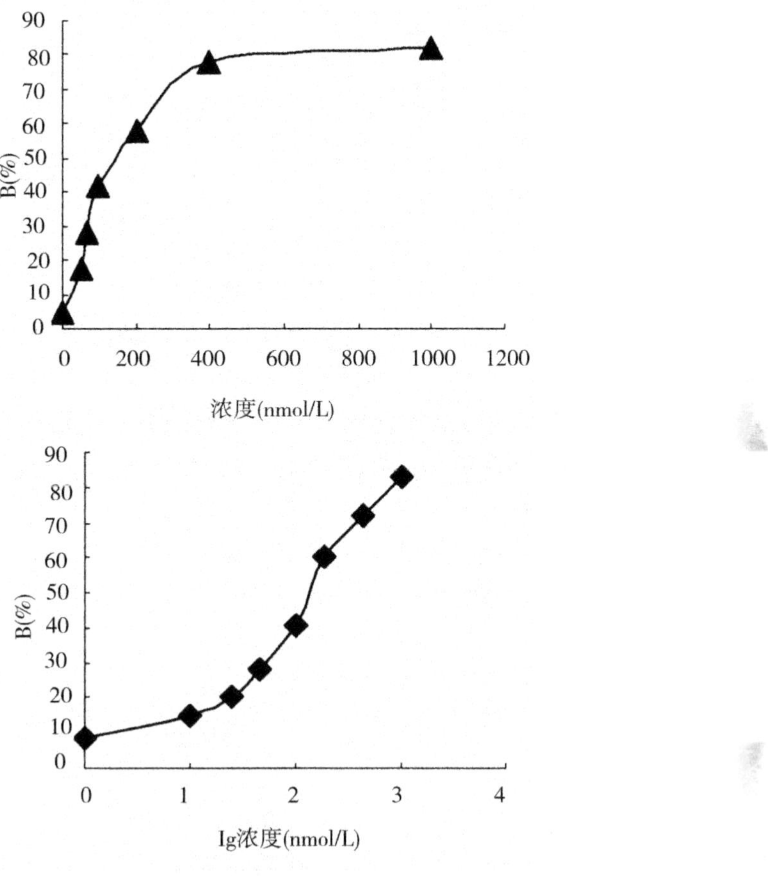

图3－6 IRMA校正曲线

3. 第三抗体标记法 该方法类似于双抗夹心法，但作为反应示踪剂的是标记的第三抗体（Ab_3^*），其反应式如下。

$$SP \cdot Ab_1 + Ag + Ab_2$$
$$\downarrow$$
$$SP \cdot Ab_1 \cdot Ag \cdot Ab_2 + Ab_3^*$$
$$\downarrow$$
$$SP \cdot Ab_1 \cdot Ag \cdot Ab_2 \cdot Ab_3^* + Ab_3^*$$

反应体系中各种抗体都是过量的。该方法可以省去标记其他抗体的步骤，Ab_3^*可以作为通用示踪剂。例如，用^{125}I标记了兔抗鼠或羊抗鼠的抗体，即Ab_3^*，则所有应用非固相鼠抗体作为Ab_2的方法，均可用Ab_3^*为示踪剂。

4. 双标记抗体法　该方法的反应式如下。

$$SP \cdot Ab_1 + Ag$$

$$\downarrow$$

$$SP \cdot Ab_1 \cdot Ag$$

$$\downarrow Ab_3^*,\ Ab_2^*$$

$$SP \cdot Ab_1 \cdot Ag \cdot Ab_2 \begin{cases} Ab_2^* \\ Ab_3^* \end{cases} + Ab_2^* + Ab_3^*$$

该方法中被检测抗原的分子结构上需含有3个以上的抗原决定簇，选择3个以上的单克隆抗体，其中一个（Ab_1）用于结合在固相载体上，另两个分别标记同一种放射性核素（Ab_2^*和Ab_3^*），反应时被检测抗原分子上一个抗原决定簇结合到固相抗体（Ab_1），另外两个分别与Ab_2^*和Ab_3^*结合。这样形成的抗原抗体复合物的放射性比活成倍增加，有利于提高检测的灵敏度和精密度。

5. 配体抗体桥式法　该方法的反应式如下。

$$SP \cdot L + Ag + Ab_1^* + L \cdot Ab_2$$

$$\downarrow$$

$$SP \cdot L + Ab_1^* \cdot Ag \cdot Ab_2 \cdot L + Ab_1^*$$

$$\downarrow Ab_3\ (\text{抗 L})$$

$$SP \cdot L \cdot Ab_1^* \cdot Ag \cdot Ab_2 \cdot L + Ab_1^*$$

式中L为与被检测抗原无关的配体，将其包被在试管形成固相载体（SP·L）。反应体系中被检测抗原（Ag）与其特异性标记抗体（Ab_1^*）结合，并与连接配体的二抗（L·Ab_2）形成复合物（$Ab_1^* \cdot Ag \cdot Ab_2 \cdot L$），再加入抗L的第三抗体（$Ab_3$），作为桥梁形成更大分子的复合物，更加便于分离。

6. 生物素－亲和素法　该方法的反应式如下。

$$SP \cdot Ab_1 + Ag + B \cdot Ab_2 \cdot B$$

$$\downarrow$$

$$SP \cdot Ab_1 \cdot Ag \cdot Ab_2 \begin{cases} B \\ B \end{cases}$$

$$\downarrow A^*$$

$$SP \cdot Ab_1 \cdot Ag \cdot Ab_2 + A^* \begin{cases} B \cdot A^* \\ B \cdot A^* \end{cases}$$

1986 年 Odell 等首次将生物素－亲和素系统（biotin－avidin system，BAS）引入 IRMA 检测。该方法的最大优点是 BAS 具有很强的亲和力及最终使结合标记亲和素能力扩大，其亲和常数（KA）值达到 10^{15}mmol/L，是抗原抗体反应的亲和力的 10～100 倍，使 IRMA 的检测稳定性和检测灵敏性与精密度大大提高。在反应体系中，固相抗体（SP·Ab_1）与被检测抗原（Ag）及生物素化抗体（B·Ab_2·B）连接形成中间复合物，再加入标记亲和素（A＊），A＊与中间复合物中亲和素连接形成最终复合物。一个生物素化的抗体分子连接了十几个生物素分子，而标记的亲和素又有 4 个相同亚基都可与生物素分子结合，因此，最终复合物结合相对牢固而且放射性强度倍增的大分子复合物。

7. 生物素－亲和素分离剂法　该方法的反应式如下。

$$Ag + Ab_1^{*} + Ab_2 \cdot B$$

$$\downarrow$$

$$Ab_1 \cdot Ag \cdot Ab_2 \cdot B \cdot Ab_1 \cdot$$

$$\downarrow \text{SP} \cdot \text{A}$$

$$Ab_1 \cdot \cdot Ag \cdot Ab_2 \cdot B \cdot Ab_1 \cdot + Ab_1^{*}$$

$$/$$

$$SP \cdot A$$

其反应的基本原理是利用被检测抗原分子结构中有多个抗原决定簇，其中一些抗原决定簇与生物素化的单克隆抗体（Ab_2·B）结合，另外一些与核素标记的单克隆抗体（Ab_1^{*}）结合，形成复合物－Ab_1^{*}·Ag·Ab_2·B·Ab_1^{*}，再加入被亲和素涂布的聚苯乙烯珠（SP·A），与先前形成的抗原抗体复合物连接成固相最终产物。该方法的主要优点是待测复合物与固相结合更牢固，方法更稳定；而且克服了其他 IRMA 中需要多次离心洗涤的麻烦，操作更加简便。

方法评价：与 RIA 相比，IRMA 的主要优点是抗体容易获得；抗体标记简单方便；抗原抗体属于非竞争性结合反应，反应时间短（2～3h）；灵敏度比 RIA 高 10～100 倍，检测的线性范围广；固相抗体和标记抗体分别针对一个抗原分子的不同抗原决定簇，不易发生交叉反应，因而检测的特异性高。IRMA 的不足之处：一是分离游离抗体和抗原抗体复合物需要至少两个单克隆抗体，一个起检测作用，另一个起分离作用，因此被检测抗原分子上至少含有两个抗原决定簇，对短肽和分子量较小的半抗原活性物质的检测受到限制。二是放射性核污染和试剂盒有效期受到严格限制等放射性核素标记免疫检测技术的共同的问题。

四、酶免疫分析法

酶免疫分析法（enzyme immunoassay，EIA）是一种用酶作为标记物示踪，用酶促反应的高效放大作用和抗原抗体反应的特异性相结合的一种免疫分析技术。

制备酶标记的免疫反应物（抗原或抗体），通过免疫学反应形成酶标结合物，该结合物保留原先的免疫学活性和酶学活性。免疫反应使酶催化相应的底物，生成的产物又可与另一种能产生反应（生色源）或使紫外吸光值变化的化合物发生氧化还原反应，再用分光光度计测定其光密度进行定量分析。灵敏度可达 ng～fg 级。EIA 总的反应原理可用如下 3 个反应式表示（图3－7）。

免疫反应：抗原＋抗体→抗原－抗体复合物

酶活性放大：抗原－抗体复合物＋酶标记物$\xrightarrow[\text{（温度、pH）}]{}$抗原－抗体－酶复合物

显色反应：抗原－抗体－酶复合物＋底物$\xrightarrow[\text{生色源或供氢体}]{\text{温度、pH}}$产物（出现颜色反应或紫外线吸收光值发生变化）

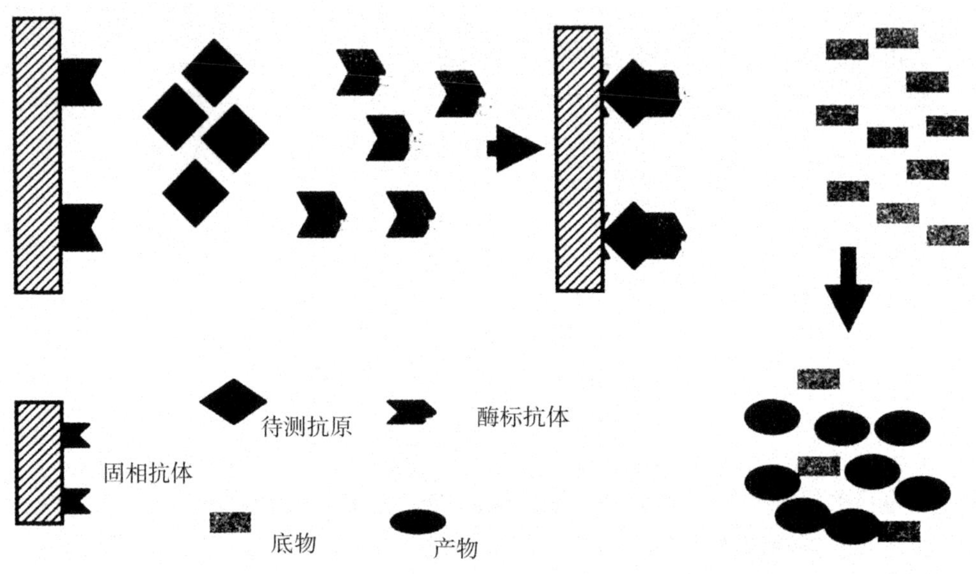

图3－7　基本原理示意图

（一）酶免疫分析分类

1. 固相与液相酶免疫分析法（根据抗原－抗体在反应体系中的存在方式分类）　在反应体系中抗原与抗体有固相和液相两种存在方式，据此将EIA分为固相和液相两类。也分别称为非均相和均相EIA。

（1）液相酶免疫分析法：又称均相酶免疫分析法，在这类方法中，抗原或半抗原、抗体、酶标记物等均游离于整个反应体系中（包括免疫反应和酶促反应）。结合标记物与游离物必须通过特定的方法才能分离。但也有一些液相EIA方法，如邻连法和竞争性均质EIA方法等，由于所用的酶比较特殊，反应中酶活性随着被检测抗原的浓度升高而变化（升高或降低），因此，不需要对反应体系中结合和游离的标记物进行分离。常见的液相EIA有双抗体法（double antibody method）和均质法（homogeneos enzyme immunoassay，HEIA）两种类型。

1）双抗体法：该方法的基本原理是用酶标记抗原与非标记待测抗原竞争结合有限量抗体，反应达到平衡后加入抗抗体。抗体和抗抗体分子量较大，它们结合后形成分子量更大的免疫复合物，离心可以使其沉淀。未与抗体结合的酶标记抗原因不能与抗抗体结合而呈游离状态，从而使抗原抗体复合物与非结合的酶标记抗原分离。该方法通常在试管内进行，不需要固相载体。

2）均质法：该方法的基本原理是将抗原（半抗原）、抗体和酶或酶标记物及底物混合

在一起，反应结束后即可直接测定结果。根据抗原与抗体反应动力学可将均质法分为竞争性和非竞争性两大类；根据标记物的特点又可将均质法分为三大类，即标记抗原系统、标记抗体系统和配对酶双标记系统。在标记抗原系统中，抗原可与全酶（如酶放大 EIA）、辅酶（辅酶循环 EIA）或底物（底物标记荧光 EIA）偶联，从而建立各种均质 EIA；在标记抗体系统中，抗体与酶分子偶联，使酶活性增强（增强 EIA）或减弱甚至被抑制（标记抑制酶抑制 EIA）；在配对酶系统中，通常需要两种配对酶，这些配对酶的催化活性受免疫反应的影响。

方法评价：均质 EIA 由于不要求分离结合与游离的标记抗原，操作步骤简单快速，便于自动化。灵敏度为 10^{-9}mmol/L，主要用于小分子半抗原如药物和小分子激素的测定。其主要缺点：由于没有物理分离结合和游离的标记抗原的步骤，样品中非特异的干扰物质如内源性酶、酶抑制物及其交叉反应的抗原容易影响检测结果。

（2）固相酶免疫分析法（solid－phase enzymeimmunoassay，sEIA）：又称非均相酶免疫分析法。抗原、半抗原、半抗原－蛋白质结合物、抗体或某些非免疫试剂（如亲和素）等与固相载体连接，对应的配位体（如抗体、抗原和生物素）酶标记物再与固相化的上述免疫反应物连接起来。sEIA 方法在所有 EIA 方法中占很大的比重。目前常用的 EIA 方法大多数为 sEIA 类型。最经典、最常用的 sEIA 方法有酶联免疫吸附检测法（enzymelinked immunosorbent assay，ELISA）和限量抗原底物珠法（defined antigen substrated sphere，DASS）。

1）ELISA 法：以微量反应板、试管、齿轮、棒、纸和珠等在水中不改变其形状的材料为固相载体的 EIA 方法，均可称为 ELISA 法。主要特点是抗原抗体结合反应属于非竞争性，酶标记物的结合量与被检测物的浓度成正比；使用固相分离技术；多数 ELISA 采用双抗体，被检测抗原同时与两种抗体结合，夹在两种抗体之间。

ELISA 法可用于检测抗原，也可检测抗体。这种检测方法需要 3 种试剂：固相的抗原或抗体；酶标记的抗原或抗体；酶反应的底物。根据试剂的来源和标本的性状及检测的具体条件，有下列几种具体方法：

a. 双抗体夹心法检测抗原：又称为直接 ELISA。特异性抗体首先与固相载体连接形成固相抗体，再经过洗涤去除杂质和未结合抗体；在反应体系中加入被检测标本，与固相抗体反应形成抗原－固相抗体复合物，洗涤去除其他未结合物质；加入酶标记抗体，使固相抗体－抗原免疫复合物上的抗原与酶标记抗体结合，彻底洗涤去除未结合的酶标记抗体。此时，固相载体上结合的酶的量与标本中被检测抗原的量成正比；加入酶作用底物，固相载体上的酶催化底物显色，根据显色反应的程度测定被检测抗原的含量。

双抗体夹心法只使用于含有 2 个或 2 个以上抗原结合位点的较大分子抗原的检测，而不能用于半抗原等小分子的测定。由于有两种单克隆抗体来认定被检测抗原的结构，所以特异性很高。还具有简便快速的优点，可在数分钟内完成整个测定，是应用最广泛的一种 ELISA。双位点法测抗原也属于此类型。

b. 间接法测抗原：酶标记在羊抗鼠（单克隆抗体）或羊抗兔（多克隆抗体）免疫球蛋白的抗体上，利用酶标记的抗抗体（Ⅱ抗）与固相抗体－抗原－非固相抗体复合物中非固相抗体结合，检测抗原。首先将特异性抗体与固相载体连接，形成固相抗体，洗涤去除为结合的抗体和杂质；加入被检测样本，样本中被检测抗原与固相抗体形成固相抗体抗原复合物，再次洗涤，只留下特异性抗原－抗体复合物；再加入非标记非固相抗体，与固相抗体－

抗原复合物上抗原结合，形成双抗体夹心复合物；洗涤后加入酶标记抗抗体（Ⅱ抗），与双抗夹心复合物中非固相抗体结合，再次洗涤固相后，固相上酶的活性与被检测标本中抗原含量相关；加入酶底物显色，颜色的深度与被检测抗原的含量正相关。

c. 间接法测抗体：原理与间接法测抗原类似，不同之处是将特异性抗原与固相载体链接，利用酶标记的抗体检测与固相抗原结合的受检抗体。

d. 双抗原夹心法检测抗体：反应模式与双抗体夹心法类似，用特异性抗原进行包被和制备酶结合物，以检测相应的抗体，与间接法测抗体不同之处为以酶标抗原代替酶标抗体。在间接法不适用时（如包被抗原中的杂质可与酶标记的抗人 IgG 反应）可用此法。

e. 亲和层析介导的免疫测定（affinity chromatograph mediated immunoassay，ACMIA）：将过量的酶标记的单价抗体与待测抗原反应，反应混合物通过含固相抗原的亲和层析柱，混合液中游离的标记抗体即滞留在柱子上，而酶标记抗体－抗原复合物则可通过柱子被收集并测定酶活性。酶活性的大小与被检测的抗原含量成正比。其特点是既保留非竞争性 ELISA 的优点，又只要求被检测抗原有一个抗原结合位点即可被检测，因而可用于半抗原的检测。

f. 单位点非竞争性 ELISA：可分为酶标记抗体和酶标记抗原两类。酶标记抗体时，将标准或待测抗原同过量的酶标记抗体反应，待反应达到平衡后，再与过量的固相待测抗原反应，以去除未反应的酶标记抗体。洗涤后加入底物溶液，通过测定光密度值对待测抗原进行定量。酶产物的量同被待测抗原成正比。此方法可用于具有单一结合位点的半抗原。用酶标记抗原时，将标准或待测抗原先同适度过量固相抗体温育，洗涤后加入过量酶标记抗原（H－E），待其与未被结合的固相抗体反应形成酶标记抗原固相抗体复合物后，再次洗涤，去除未与固相抗体结合的酶标记抗原。然后加入酶底物，测光密度。酶产物颜色的深浅代表了酶的活性，同标准或待测抗原的含量成正比。

g. 竞争法测抗原：本检测方法适用于缺乏两个或以上结合位点的、不能用双抗夹心法进行检测的小分子抗原或半抗原。在反应体系中，被检测抗原和一定量的酶标抗原竞争与固相抗体结合。样本中被检测抗原含量越高，结合在固相抗体上的酶标记抗原越少，显色反应产生的颜色越浅，呈反比关系。小分子激素 ELISA 检测多用此法。

h. 竞争法测抗体：反应模式与竞争法测抗原类似，所不同的是待测抗体和一定量的酶标抗体竞争与固相抗原结合，反应呈色浓度与待测抗体浓度成反比。当相应抗原材料中含有与抗人 IgG 反应的物质，而且不易得到足够的纯化抗原进行包被时，可用此法检测特异性抗体。

2）DASS 法：将抗原或抗体交联到溴化氰活化的琼脂糖 4B 上。测定时，试管内加入与抗原（或抗体）交联的琼脂糖珠和被检测样本，反应结束后离心洗涤底物珠，再加入酶标记抗体（或抗原），形成双抗体（或抗原）夹心，加底物显色。由于固相载体为琼脂糖珠，整个免疫反应都在试管内完成，故又称试管法。如果将固相载体涂布于有明胶的玻片上，所建立方法称为玻片法。为了便于分离免疫复合物与游离物，也将磁性琼脂糖珠与抗体或抗原结合，然后加入被检测样本，洗涤时可用磁场将磁性琼脂糖珠吸附，不需离心。

2. 竞争性与非竞争性 EIA（根据抗原－抗体反应动力学分类）

（1）竞争性 EIA：被检测抗原（半抗原）或抗体与标准抗原（半抗原）或标准血清竞争结合对应的免疫反应物，其竞争性主要体现在以下两个方面。

1）被检测抗原或抗体（包括标准抗原或标准血清）直接与酶标记抗原或抗体竞争，使最终检测体系中的酶含量相对减少，最终检出的酶活性与被检测物浓度呈负相关。

2）被检测抗原与底物标记抗原、辅酶标记抗原或亲和素标记抗原等竞争结合相应抗体，从而改变酶的活性（增强或减弱），使最终检测体系中的酶活性增强或减弱。如果酶活性增强，则最终检出的酶活性与标准品（或被检测抗原）浓度呈正相关，反之呈负相关。

（2）非竞争性 EIA：被检测抗原（半抗原）或抗体直接与对应的免疫球蛋白结合，利用酶标记抗抗体或酶标记非免疫识别物质，最终检出的酶活性与待测物含量呈正相关。

3. 直接与间接 EIA（根据反应体系与检测体系之间的关系分类） 反应体系是指免疫检测中抗原与抗体的反应，检测体系是指借助于酶活性测定而对参与免疫反应的被检测抗原、半抗原或抗体进行定量检测所采取的一切措施。通常，反应体系可有一步或两步反应。第一步反应为抗原、半抗原－蛋白结合物、抗体或非免疫识别物质等与固相载体之间的反应（固相 EIA）；第二步反应为抗原或半抗原与抗体之间进行的免疫反应；而在检测体系中只有一次反应，即酶促反应。

（1）直接法：在这类方法中，检测体系与反应体系直接联系，中间不需要任何环节。这类方法的特点是操作简便，特异性强，但灵敏度较差。

（2）间接法：在反应体系中与检测体系之间，连接一个或多个中间体或连接桥，如非免疫识别系统、免疫识别系统等，以增强酶的相对含量或增强酶的比活性，这类方法的显著特点是灵敏度高，但精密度较差，而且需要制备中间体，故增加了测定成本并使方法变得烦琐。

（二）酶免疫检测的放大系统

为提高 EIA 检测的灵敏性，近年来引进了放大系统，包括酶放大系统、荧光底物及生物素－亲和素放大系统。

1. 酶放大系统 在 EIA 中，由于抗体或抗原分子上标记的酶分子较少，因此，最后酶催化的呈色反应不够强，不能满足某些抗原检测灵敏度的要求。用多种酶偶联和氧化还原反应的重复循环，可使常规 EIA 的灵敏度提高 100 倍以上。酶放大包括两个密切相关的反应系统：第一个反应系统中酶作用生成的产物是第二个反应系统中的激活药，并参加第二个反应系统的反应；第二个反应系统是氧化还原的反复循环，同时产生不可逆的有色产物。

2. 生物素－亲和素放大系统 生物素（biotin，B）是一种生长因子，广泛分布在动植物中，以辅酶形式参与各种羟化反应。亲和素（avidin，A）是存在于鸡蛋清中的一种碱性糖蛋白。亲和素对生物素有很高的亲和力，比抗原－抗体之间的亲和力高 1 万倍以上，生物素－亲和素系还具备高度的稳定性。利用生物素和亲和素即可以偶联抗体的生物大分子，有可被多种标记物所结合的特点，已建立了多种检测方法。在 ELISA 中，使抗体和酶等蛋白生物素化，即 1 个蛋白质分子结合多个生物素分子。这些生物素化的蛋白质分子一方面保留原来的免疫反应性或酶的活性，同时由于生物素的导入而成为多价，可与多个亲和素结合，从而产生多级放大效应。用生物素代替酶标抗体，减少了酶产生立体位阻的问题；可提高测定的特异性；多种生物素的衍生物可使生物素结合到蛋白质的功能基团上，有较大的余地提高此系统的检测灵敏度。

3. 荧光底物 在 EIA 中使用能生成荧光产物的底物，把酶和荧光的特点结合起来，可将 EIA 的灵敏度提高 10～100 倍。

方法评价：同 RIA 和 IRMA 相比，EIA 除避免了放射性核素的伤害外，最重要的优点是，酶标记物的有效期长，在无菌或防腐的条件下，4℃或冻干的保存期超过 1 年；近年在 EIA 中引进放大系统，使测定的灵敏度超过 RIA，达到 10^{-19}mmol/L。但 EIA 在一些激素的测定上还存在非特异性干扰较多、敏感性尚不够高等缺点。

4. 荧光免疫分析法（fluoroimmunoassay，FIA） 用荧光作为标记物示踪的免疫分析法。基本原理为物质吸收光能后，在极短的时间内（10^{-9} ~ 10^{-8}s）产生激发态分子，释放出波长比激发光更长的可见光，将具有这种特异性的物质标记在抗体（抗原）分子上，通过特异性的免疫反应结合后，通过荧光检测器测量荧光强度，从而判断抗原抗体的有无、定位和分部情况，或者检测样本中抗原抗体的含量。

早在 20 世纪 40 年代，荧光素已经用于抗原和抗体的标记。20 世纪 60 年代以来，随着蛋白质分离和纯化技术的发展和更新，进一步推动了荧光免疫检测的发展，使其灵敏度和特异性有较大的提高。但由于高本底影响和监测仪器的灵敏度低，一直未能实现荧光免疫定量检测的临床应用。荧光偏振免疫分析（FPIA）和时间分辨荧光免疫分析（time - resolved fluoroimmunoassay，TR - FIA）技术的问世开创了 FIA 的新时期。

（1）荧光偏振免疫分析技术（FPIA）（图 3 - 8）：是一种均相荧光免疫分析法，采用竞争结合法原理。荧光素经 485nm 的激发光照射可发出光子，经过偏振仪形成偏振光，其强度与荧光素受激发时分子转动的速度成反比。当荧光素标记抗原与抗体结合，因分子变大，转动受到抑制，偏振光信号增强。荧光素标记抗原和非标记抗原（待测物）同时与其限量的抗体进行竞争性结合反应，待测抗原浓度越大，竞争性抑制性越强，反应后所形成的荧光素标记抗原 - 抗体复合物越少，荧光强度越小，呈负相关性。

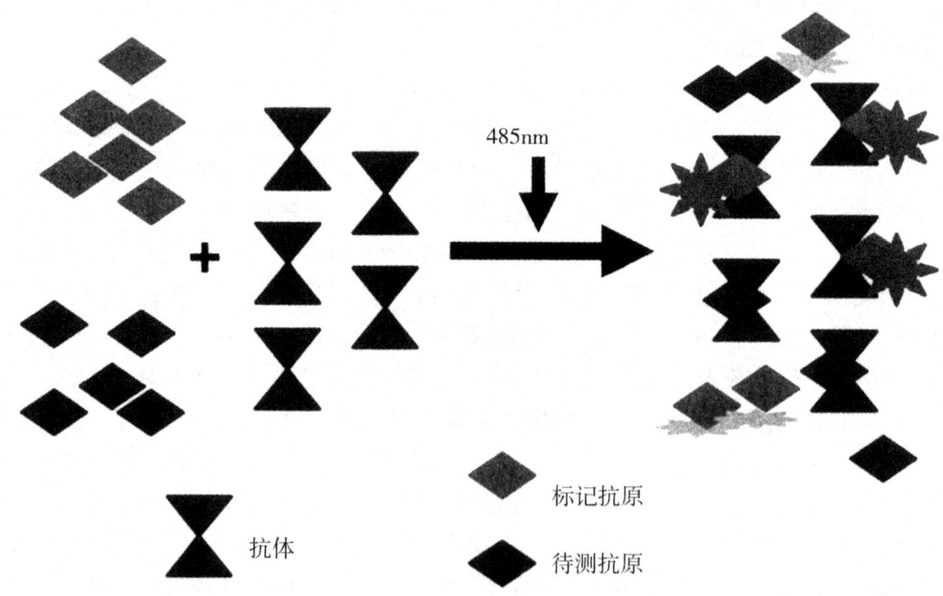

图 3 - 8　荧光偏振免疫分析技术示意图

（2）时间分辨荧光免疫检测（time - resolvedfluoroimmunoassay，TR - FIA）（图 3 - 9）：又称解离 - 增强 - 镧系荧光免疫分析（dissociation - enhanced - lanthsnide fluoroimmuno - assay，DELFIA），其标记物不是荧光素，而是镧系元素。用镧系元素三价稀土离子如铕

（EU_3^+）、钐（Sm_3^+）、铽（Tb_3^+）和镝（Dy_3^+）等标记抗原或抗体作为示踪剂，经免疫反应后加入酸性增强液，使标记物从免疫复合物中解离，游离的镧系元素在340nm的激发光照下发出很强的荧光，经时间分辨荧光度数仪记录，计算待测物质的含量。镧系元素螯合物的荧光主要特点是：①激发光谱和发射光谱相差大，而荧光的发射光谱范围很窄，<10nm，有利于排除非特异性荧光的干扰，提高了荧光信号测量的特异性；②镧系元素螯合物具有长的荧光寿命，增强剂可使荧光信号增强100万倍，测量时间延迟400μs以上，而非特异性荧光发光时间仅为0.01μs，从而避免非特异性荧光本底的干扰。

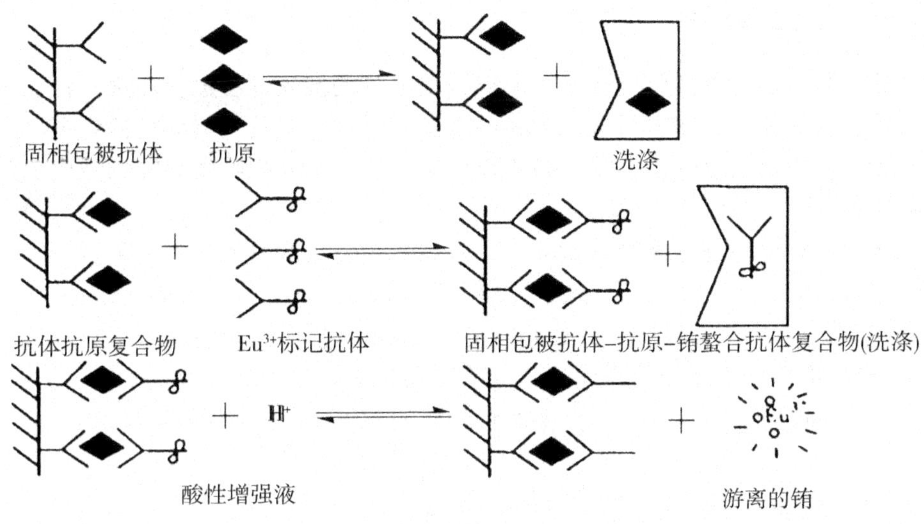

图3-9 时间分辨荧光免疫检测示意图

（3）TR-FIA分类：

1）固相抗体竞争法：该方法是最早建立的用于甲状腺激素、甾体激素等半抗原小分子化合物的TR-FIA。主要采用包被第二抗体固相法。这种固相二抗实际上是一种通用分离剂，分离EU_3^+标记物和EU_3^+-抗原-抗体复合物，适用于多指标的检测。荧光强度与待测抗原的浓度成反比。

2）固相抗原竞争法：本方法的测定原理是固相抗原与样品中被检测物共同竞争限量的EU_3^+标记抗体，样品中的被检测物浓度越高，EU_3^+标记抗体结合到固相抗原上的量越少，待测抗原浓度与测定的荧光强度成反比。

3）双位点夹心法：本方法的检测原理为标准品或被检测物先与固相抗体结合，经洗涤后加入EU_3^+标记抗体，再次温育，生成EU_3^+标记抗体-抗原-固相抗体复合物。充分洗涤后加入增强液，最后测量荧光强度。所测得的荧光强度与被检测物的含量成正比。

4）四层夹心法：该方法是对双位点夹心法的改进，因此反应原理与双位点夹心法基本相似。被检测物-固相抗体复合物先与生物素化抗体（Ab-B）结合，最后再与EU_3^+标记的链亲和素（SA-EU_3^+）形成四层夹心复合物。充分洗涤后加入增强液，测量荧光强度。此方法的优点是生物素化抗体容易制备，稳定性好。EU_3^+标记的链亲和素可以作为通用示踪剂，用于不同被检测物的分析，是一种很有实用价值的检测技术。

5）顺序结合法：为进一步提高检测的灵敏度以适应低浓度物质样品的检测，建立了顺序结合法，又称反向滴定法。本方法实际上与放射免疫检测中的“非平衡法”的基本原理和操作程序完全一样。先以纯化抗 IgG 抗体包被微量滴定条（板），制备成固相二抗，将标准液或待测抗原和单抗加至固相二抗孔中，温育后洗涤，再加入 EU_3^+ 标记抗原。EU_3^+ 标记抗原与剩余单抗结合位点结合。待测抗原浓度与荧光强度成反比。

方法评价：TR－FIA 与其他标记免疫检测技术相比，具有灵敏度高，最低检测限能达到 10^{-17}mmol/L，示踪物稳定，标准线剂量范围宽，自动化程度高，操作简便等优点。但 TR－FIA 技术也存在易受内源性或外源性污染的缺点。

五、发光免疫检测

用发光物质标记示踪的免疫分析技术，根据检测到的发光强度进行定量。将发光分析与抗原抗体免疫反应相结合，既具有发光分析的高度灵敏性，又具有抗原抗体免疫反应的高度特异性。目前各种自动化发光免疫检测技术已成为临床医学和生物学研究领域广泛应用的一种新的检测手段。

根据发光反应体系、标记物及标记方法，对发光免疫检测技术分类如下。

1. 化学发光免疫分析　化学发光免疫检测（chemiluminescentenzymelmmunoassay，CLIA）的基本原理类似于 RIA 或 IRMA 和 EIA，只是所用的标记物或检测的信号不同。

CLIA 分类：根据免疫反应的原理分为竞争性和非竞争性。

（1）竞争性抑制反应式：CLIA 中竞争性免疫反应式如下。

$$\begin{array}{c} Ag + Ag \cdot L + Ab \\ \rightleftharpoons \\ Ag \cdot Ab + Ab \cdot Ag \cdot L \\ \downarrow \text{启动发光试剂} \\ h\upsilon\ \text{（发射光子）} \end{array}$$

（2）非竞争性全量反应式：CLIA 中非竞争性全量反应式如下。

$$\begin{array}{c} SP \cdot Ab + Ag \\ \rightleftharpoons \\ SP \cdot Ab \cdot Ag \\ \downarrow Ab \cdot L \\ SP \cdot Ab \cdot Ag \cdot Ab \cdot L \\ \downarrow \text{启动发光试剂} \\ h\upsilon\ \text{（发射光子）} \end{array}$$

根据标记物及标记方法分类：

（1）吖啶酯发光免疫分析法（图 3－10）：以吖啶酯为发光的标记物，固相载体为极细小的顺磁性颗粒，在电磁场中洗涤分离未结合部分，加入氧化剂和 pH 纠正液，吖啶酯在不需要催化的情况下分解、发光，由激光器和光电倍增管接受，光的积分与被测抗原的量成正比。属于直接标记化学发光免疫分析仪。

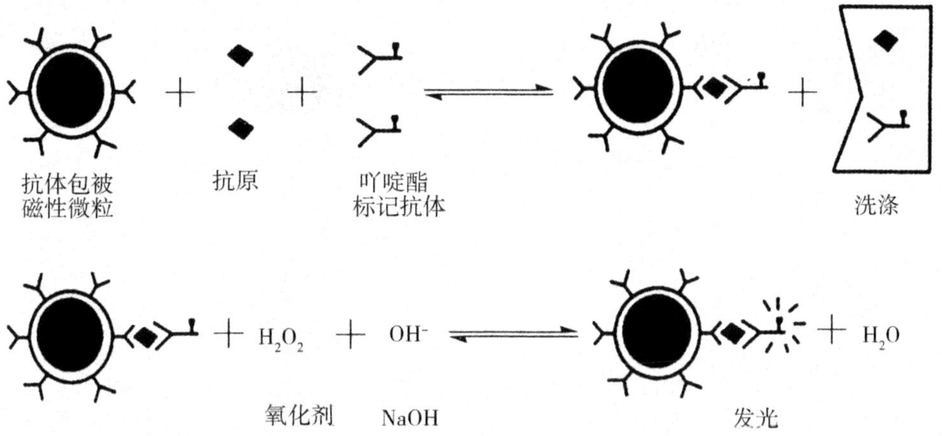

抗体包被
磁性微粒
抗原
吖啶酯
标记抗体
洗涤
H_2O_2
OH^-
H_2O
氧化剂
NaOH
发光

图 3－10　吖啶酯发光免疫分析法示意图

(2) 鲁米诺发光免疫分析法（图 3－11）：用辣根过氧化物酶（HRP）标记抗原或抗体，以塑料小孔为固相载体，免疫反应后洗去未结合的抗原和抗体，加入底物鲁米诺和增强剂，使酶促反应后的化学发光强度增加。也属于直接标记化学发光免疫分析技术。

链亲和素
生物素标记抗体
洗涤
HRP标记抗体
洗涤
增强剂
鲁米诺
H_2O_2
H_2O

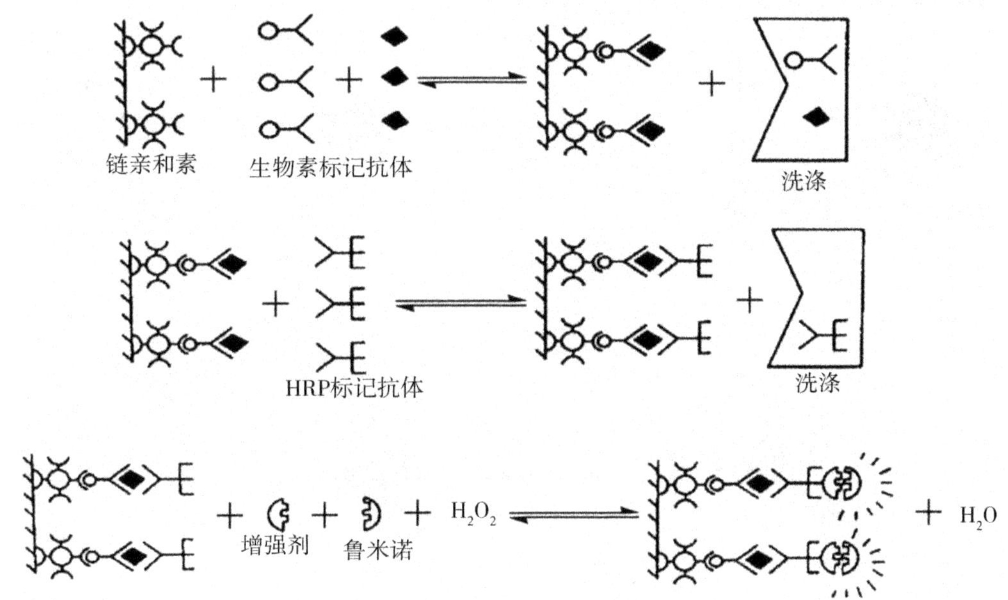

图 3－11　鲁米诺发光免疫分析法示意图

(3) AMPPD 化学发光免疫分析法（图 3－12）：以碱性磷酸酶标记抗原或抗体、以顺磁性微粒或塑料珠为固相载体，用底物联苯环和金刚烷的二氧四节环（AMPPD）作为化学发光剂，酶促反应后可断裂并发射光子。属于酶放大化学发光免疫分析技术。

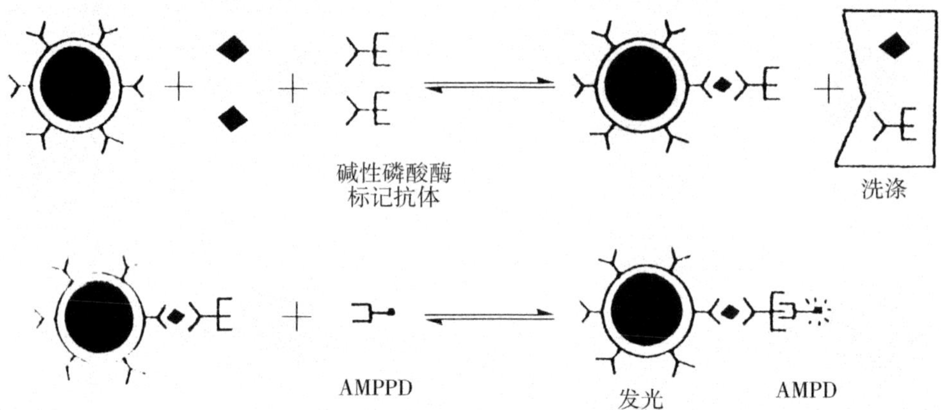

图 3-12 AMPPD 化学发光免疫分析法示意图

2. 电化学发光免疫分析法（electro chemi luminescence immuno assay，ECLIA）（图 3-13）ECLIA 不同于传统放射性核素标记、酶标记及荧光标记等免疫检测技术，也区别于普通化学发光检测技术，它是电化学发光与免疫检测技术相结合的产物。自 20 世纪 90 年代初建立以来，成为临床上广泛应用的最新一代超微量标记免疫检测技术。不仅用于激素的测定，在 DNA 扩增产物及各种免疫学检测中也得到推广。

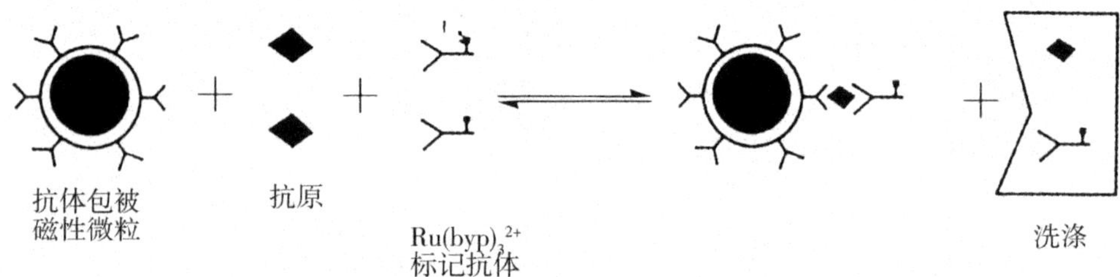

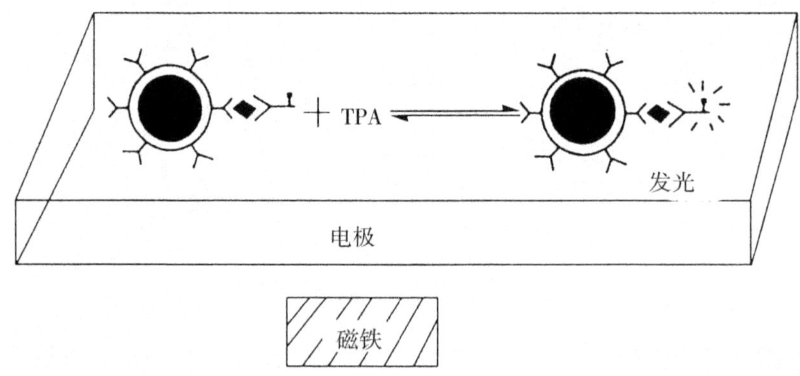

图 3-13 电化学发光免疫分析法示意图

基本原理是采用发光试剂三氯联吡啶钌［$Ru(bpy)_3^{2+}$］作为标记物，［$Ru(bpy)_3^{2+}$］在三丙胺阳离子自由基（TPA^+）催化作用和三角形脉冲电压的激发下，可产生高效、稳定的连续发光，这一氧化还原反应可循环进行，测定信号不断放大，从而大大提高检测灵敏度。反应过程为，以顺磁性微粒为固相载体，用化学发光剂三联吡啶钌［$Ru(bpy)_3^{2+}$］标记抗体，免疫复合物吸入磁性流动室，用 TPA 缓冲液冲洗，除去游离的发光标记抗体，同时电极增加电压，使［$Ru(bpy)_3^{2+}$］和 TPA 在电极表面进行电子转移，产生电化学发光，光的强度与待测抗原的浓度成正比。

3. 生物发光免疫分析法（BLIA）　BLIA 是抗原抗体反应与生物发光反应系统相结合的一种分析技术，它利用生物发光物质或参与生物发光反应的辅助因子如辅酶Ⅰ（NAD）、三磷腺苷（ATP）等标记抗原或抗体，在试验过程中，先将标记抗原（或抗体）与待测抗体（或抗原）发生免疫反应后，再运用生物发光反应系统进行检测。

方法评价：LIA 的优点与 EIA 相似，标记物的有效期长，在无菌或防腐的条件下，4℃或冻干的保存期超过 1 年；测定的灵敏度高，达到 10^{-18} mmol/L；避免了放射性核素的污染，最重要的是克服了酶标记的不稳定性和荧光标记的本底荧光干扰等缺点，直接化学发光法还避免了酶促反应的不稳定性。ECLIA 是一种电促发光免疫检测技术，它采用特殊的化学发光剂作为标记物，钌标记物很稳定，在室温下半衰期 >1 年，钌也可以用于标记核酸和 PCR 引物，而不影响探针的杂交活性和引物的特异性。标记物在反应体系中循环利用，使发光时间延长和强度增加。将链霉素亲和素系统与磁性微珠技术结合，使检测灵敏度大大提高（$<10^{-12}$ mmol/L），线性范围更广（104），反应时间缩短（<20min），最快可在 2h 内发出检测报告，是其他免疫检测方法无法比拟的。由于 ECLIA 技术比 RIA 和 IRMA、ELISA 及传统的化学发光检测具有显著的优越性，且在其设计上的灵活性可使分析者随意改变测定模式，因而在激素免疫分析和核酸检测中具有广泛的应用前景。

六、免疫多聚酶链反应技术

PCR 技术在临床的应用最初仅限于检测 DNA 和 RNA，1992 年美国加州大学分子生物学家 Sano 等报道将 PCR 技术引入免疫检测，将抗原 - 抗体反应的高度特异性与 PCR 技术的高度敏感性相结合，建立了免疫 PCR（immuno - PCR）技术，开创了免疫分析技术的新领域。免疫 PCR 技术是迄今建立的最敏感的分析方法，检测的灵敏度可达 10^{-21} mmol/L 水平，理论上可监测到一个抗原（或抗体）分子的存在。

1. 基本原理　免疫 PCR 主要由两部分组成。第一部分类似于一般的酶标记、放射性核素标记或荧光标记技术的免疫反应，只是标记物不同而已。第二部分为常规 PCR 扩增产物的检测。免疫 PCR 与其他免疫检测技术的区别就在于它是用一段特定的双链或单链 DNA 来标记抗体，以 PCR 扩增免疫反应产物中抗体所连接的 DNA，再用电泳法或其他定量方法检测扩增的 DNA 产物，最终由 PCR 扩增 DNA 产物的量来反映抗原分子的量。由于 PCR 的高扩增能力，只要存在极微量的抗原 - 抗体反应产物，PCR 都能大量扩增抗体所连接的 DNA 分子。免疫 PCR 的关键技术就在于用一个连接分子将一段特定的 DNA 连接到抗体上，在抗原与 DNA 之间建立起相应的变量关系，从而将对蛋白质的检测转变为对核酸的检测。

2. 免疫 PCR 种类　根据免疫 PCR 一次实验检测的组分多少分为单组分和多组分分析免疫 PCR；或根据标记抗体的 DNA 指示分子的两侧翼含相同的引物序列区，可用单引物进行 PCR 扩增的方法称为单引物免疫 PCR；还根据检测目的和 PCR 扩增产物的检测方法不同，分为双免疫 PCR 和 ELISA 联合检测免疫 PCR。

（1）单组分分析免疫 PCR：是指在某一抗体上标记一段特定的 DNA 分子，其免疫反应产物和 PCR 的 DNA 扩增产物只能检测到某一种待测组分的免疫 PCR。

（2）多组分分析免疫 PCR：即在同一免疫反应体系中同时检测多种抗原组分。放射性核素、酶、荧光素和化学发光等标记抗体的技术，虽然已经开发用于同时检测多种组分，但来自不同标记物的重叠信号和扫描不同密度的信号存在困难，从而使这些技术的实用性受到严重影响。相对而言，DNA 为区别多组分提供了较理想的分子标记物，大小不同的 DNA 分子可以通过电泳等技术而分离。

（3）双向免疫 PCR：该方法是指抗原组分和目的基因同时检测的免疫 PCR。其方法是将一对用于扩增某基因的引物加在标记抗体的 DNA marker 的两端，使被测组分（抗原）共用一对引物，但 DNA 扩增终产物的分子量大小不同，从而达到免疫 PCR 在检测某抗原的同时又检测了目的基因。

（4）免疫 PCR 联合 ELISA 检测：PCR 扩增的产物通常是用凝胶电泳、溴化乙锭（EB）染色的方法来进行定量分析，也可在凝胶电泳后用 Southern 杂交法检测 PCR 产物，但这些方法操作繁杂，检测灵敏度低，定量的准确度和精密度较差，难以达到实用要求。Niemeyer 等报道将免疫 PCR 与 ELISA 联合应用，即用 ELISA 定量检测免疫 PCR 的扩增产物，它主要是用一对分别标记了生物素和地高辛的引物来扩增标记 DNA，以亲和素作为捕获抗体固定扩增产物，再用标记上碱性磷酸酶的抗地高辛抗体进行双抗夹心 ELISA 检测扩增产物。凝胶电泳 EB 显色法检测 PCR 扩增产物的精密度变异系数（CV）达到 38%（为不可接受的程度），而 ELISA 的 CV 为 10%。并且，以荧光染料 AttoPhos 作为显色底物的 ELISA，其检测灵敏度比凝胶电泳 EB 显色法高 10 倍，被检测组分的含量与荧光强度呈正相关。免疫 PCR 与 ELISA 联用检测法更节省时间和便于临床样品检测的自动化。

方法评价：免疫 PCR 作为一种抗原检测系统，同时具有抗原抗体反应的高度特异性和 PCR 扩增产物的超敏感性，特别适合于各种样本量极少和组分含量极低的成分检测，并可直接检测细胞膜上的抗原。免疫 PCR 与其他免疫分析技术比较，其主要优点是利用 PCR 的巨大扩增能力和特异性，因而极大地提高了被检测组分的检测灵敏度，较目前其他免疫检测法高 $10^3 \sim 10^5$ 倍。研究证实，免疫 PCR 的检测灵敏度与引物序列 DNA 链的数目（单链和双链）及 DNA 长度、抗体浓度、PCR 放大周期和 PCR 产物的测定方法密切相关，采用荧光化合物和酶等标记的引物进行 PCR 扩增，可进一步提高检测灵敏度。单免疫 PCR 存在的缺点是操作繁杂费时，为防止假阳性结果，试验洗涤必须充分完全，PCR 扩增产物电泳时所用的染色剂 EB 有致癌且污染环境，电泳区带的定量分析影响因素多，精密度差。随着免疫 PCR 技术的进一步发展完善，新的标记物和引物设计将扩大检测组分的范围，提高检测自动化程度，使操作更简便，测量精密度得到改善。

（于红俊）

第二节　高效液相色谱法与毛细管电泳技术

高效液相色谱（high - performance liquid chromatography，HPLC）和毛细管电泳（capillary electrophoresis，CE），是一类利用混合物中各组分的分子结构或大小等理化性质不同进行分离的物理或化学分离技术。

一、高效液相色谱法

该方法有两个基本框架：一是有高效分离作用的分离柱（即色谱柱）又称固定相；二是从分离柱中通过的冲洗液又称 流动相。流动相以高压输送，在线检测。待测物置于分离柱内，由于混合物中各组分的分子结构或大小和理化性质不同，当流动相冲洗时，它们在固定相中的移动速率不同，出峰值的时间和大小不同。利用已知的标准品，与样品中待测组分的保留时间或相对保留时间对照进行定性分析，与色谱图的峰面积或峰高相互比较进行定量分析。

1. 按固定相的聚集状态分类

（1）液-液分配色谱法：系指流动相和固定相都是液体的色谱法。其分离机制是利用样品在流动相和固定相中的溶解度不同，造成不同的分配系数（K）存在差别而得以分离。组分的 K 是指流动相于固定相中处于平衡状态时在两相中的浓度，组分的 K 越大，在色谱柱中停留的时间越长。

（2）液-固吸附色谱法：系指流动相为液体，固定相为固体吸附剂的色谱法。其分离机制为基于吸附剂对样品中各组分的吸附系数（K）的差异而得以分离。K 也称吸附平衡常数，吸附剂亲和力越大的组分 K 越大，在柱内的停留时间越长，出峰越晚。

2. 按分离机制分类

（1）凝胶色谱法：又称空间排斥色谱法、分子排阻色谱法。该方法所用固定相是具有一定孔径范围的多孔径凝胶，当流动相为有机溶剂时称为凝胶渗透色谱法，为水溶液时称为凝胶过滤色谱法。分离机制是利用被分离组分的分子大小与凝胶孔径大小直接的相对关系而分离。大尺寸的分子只能渗入到少量的大孔，在色谱柱中通过的路径较短，则停留时间较短，当某些组分的分子尺寸大到不能进入凝胶的任何孔穴时，则随流动相从固定相间隙通过，途径最短，停留时间最短，反之分子的尺寸越小，可进入的孔穴越多，经过的途径越长，保留时间越长。

（2）亲和色谱法：是利用或模拟生物分子之间具有特异性结合的原理，分离和分析特定物质的一种色谱法。其分离机制是将具有生物活性的配基（如酶或抗体等）键合到非溶性载体或基质表面形成固定相，利用蛋白质或生物大分子（如酶抑制药或抗原等）与固定相表面上的配基特异性结合而分离。在分离过程中，待分离物质与其配基特异性结合形成复合物，而其他与配基无亲和力的物质则随流动相直接流出色谱柱。再选择适当的洗脱剂将结合在配基上的物质洗脱收集起来进行分析。该法常用于纯化或分析生物样品中含量很低的酶、酶抑制剂、抗原、抗体和受体等。

（3）离子交换色谱法：以离子交换为固定相，利用样品中可电离组分对离子交换的亲和力不同，达到分离离子型或可离子化物的色谱法。基本分离机制是基于样品中的待测离子与固定相含有的可交换基团在交换能力（交换系数）上的差异而分离。常用的离子交换剂有以交联聚苯乙烯为基体的离子交换树脂和以硅胶为基体的键合离子交换基团，根据引入的基团不同，离子交换树脂可分为阳离子交换树脂和阴离子交换树脂。根据分离目的不同可分为离子交换色谱法和离子排斥色谱法。

（4）键合相色谱法：系将起分离作用的官能团用化学方法键合到载体（如硅胶等）表

面形成，化学键合相并以其为固定相色谱法。化学键合相可用作液－液分配色谱法、离子交换色谱法、亲和色谱法等的固定相。键合相色谱法是应用最广泛的色谱法。

二、毛细管电泳法

毛细管电泳法（capillary electrophoresis，CE）类似于 HPLC 的分析装置，它用电渗流替代 HPLC 的流动相，故又称为电动色谱法（electrokinetic chromatography）。该法用高压电场为驱动力，以毛细管为支持介质和分离通道，基于样品中各组分之间迁移速率不同和分配行为上的差异而实现分离的电泳分析技术。分离机制是在电泳缓冲液中，待测组分的迁移速率由其所带电荷数和分子量决定，在高压电场作用下带正电荷的组分向负极泳动，带负电荷的组分向正极泳动，而缓冲液的电渗流方向则移向负极且作用力大于带负电荷组分朝向正极的泳动力，最终导致带正电荷、中性电荷和负电荷的不同组分均泳动向负极并得以分离。

根据毛细管的设计和分离原理不同分类如下。

1. 毛细管区带电泳　是 CE 中的最基本分离模式，基于各组分在电泳缓冲液中和电场作用下，所含净电荷于质量比（荷质比）的差异，以及物质表面电荷密度不同，迁移速率不同而导致分离。

2. 胶束毛细管电泳　是唯一能分离中性组分又能分离带电组分的 CE 模式。该模式是在电泳缓冲液中加入适量的表面活性剂，使之形成疏水内核和外部带负电荷的胶束相，在电泳过程中，因各组分的疏水性不同，而导致其在水相和胶束相之间的分配存在差异导致分离，疏水性越强的组分与胶束的作用力越强，在毛细管内的停留时间越长。

3. 毛细管凝胶电泳　将特定浓度的凝胶（聚丙烯酰胺等）灌注并共价结合到毛细管内壁作为支持介质，基于待测组分的分量或体积不同，在起分子筛作用的凝胶中电泳而被依次分离。

4. 毛细管等电聚焦　是指在毛细管内实现的等电聚焦过程。在电场作用下，带电组分在电泳缓冲液中可定向迁移，当处于等电点（pI）介质中就会停止迁移，当介质内的 pH 存在位置梯度时，不同 pI 的组分将停止迁移而分别聚集在不同的位置，并形成一条非常窄的区带，这就是等电聚焦的分离过程。通常用盐或两性电解质在毛细管内建立 pH 梯度，使各种具有不同 pI 的组分在电场的作用下迁移到其等电点的位置而实现分离。

5. 毛细管等速电泳　基本分离机制是采用加入先导电解质和后续电解质的发放使样品中的各种组分得以分离。

6. 毛细管电色谱　是将 HPLC 常用的各种固定相有选择性地填充到 CE 用的毛细管内，以高压电源产生的电渗流为驱动力而实现类似色谱的分离过程。

方法评价：高效液相色谱和毛细管电泳技术不同于上述利用抗原－抗体的免疫反应为基础的各种免疫分析法，是一类利用混合物中各组分的分子结构或大小等理化性质不同进行分离的物理或化学分离技术。在分析化学及生物医药学和临床疾病诊断中得到广泛应用，HPLC 用于测定各种激素及药物浓度检测，CE 被用于分离分析血清中的各种蛋白质和血红蛋白；测定尿中 9 种有机酸，于 HPLC 联用测定各种激素及激素结合蛋白；定量分析 PCR 的扩增产物，检测血尿中的药物浓度等，灵敏度高，可达 10^{-21} mmol/L，分离效能好，速度快，已成为多组分混合物最重要的分离技术。

（于红俊）

第三节　下丘脑－垂体－甲状腺轴激素

一、甲状腺激素

甲状腺激素对维持机体正常代谢、促进生长发育十分重要，包括甲状腺素（thyroxine，T_4）和三碘甲状腺原氨酸（triiodothyronine，T_3）。1891 年 Murray 首次报道将绵羊甲状腺提取物用于黏液水肿患者的治疗，1914 年 Kendall 提取到结晶化的甲状腺素，1927 年 Harington 和 Barger 确定了 T_4 的分子结构，1952 年 Gross 和 Pitt－Rivers 报道了另一种活性更强的甲状腺激素即三碘甲状腺原氨酸。

（一）甲状腺激素的化学结构与生物活性

甲状腺激素是由甲状腺腺泡中甲状腺球蛋白（thyroglobulin，Tg）所含的酪氨酸经碘化、耦联而成的，结构较为独特，以醚键或硫醚键相连的两个苯环相互垂直，内环的羧基侧链与外环的酚羟基是维持活性的基本结构，二苯结构为生物活性所必需。外环的 3 位和 5 位的碘参与和受体的结合，而内环的 5’位碘则妨碍和受体结合，降低其活性，如 3，3’，5’－triiodothyronine（又称反向 T_3，reverse T_3；rT_3）。甲状腺激素化学结构见图 3－14。

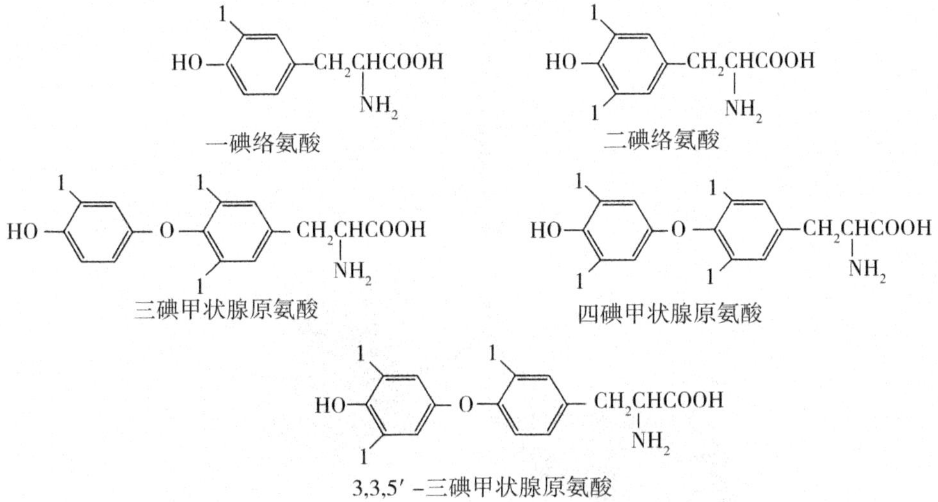

一碘络氨酸

二碘络氨酸

三碘甲状腺原氨酸

四碘甲状腺原氨酸

3,3,5′－三碘甲状腺原氨酸

图 3－14　甲状腺激素结构

T_4 全部由甲状腺分泌，而 T_3 仅有 20% 直接来自甲状腺，其余约 80% 在外周组织中由 T_4 经脱碘代谢转化而来。T_3 是甲状腺激素在组织实现生物作用的活性形式。正常情况下，成年人甲状腺每天分泌 50～100μg 的 T_4，有效半衰期为 6d 左右；成年人每天分泌 5～10μg 的 T_3，有效半衰期只有 1d。

（二）甲状腺激素的合成和释放

1. 碘的摄取和转运　甲状腺腺泡细胞膜上存在碘泵，具有高度摄碘和浓集碘的能力，其摄碘是一种主动转运过程。正常情况下，甲状腺中碘化物的浓度达血浆浓度的 25 倍，而在甲亢时可高达 250 倍。

2. 碘的活化和酪氨酸碘化　摄入的碘化物于腺泡上皮细胞顶端微绒毛处被过氧化物酶氧化成活化状态的碘，活化碘再与 Tg 分子中的酪氨酸残基结合，生成一碘酪氨酸（monoiodotyrosine，MIT）和二碘酪氨酸（diiodotyrosine，DIT）。

3. 偶联　在过氧化物酶作用下，1 分子 MIT 和 1 分子 DIT 偶联生成 T_3，或 2 分子的 DIT 偶联成 T_4。合成的 T_4 和 T_3 仍在甲状腺球蛋白分子上，储存在腺泡腔内胶质中。T_4 和 T_3 的比例视碘的供应情况而定，缺碘时大鼠甲状腺中 T_4 ：T_3 的比例可从正常时的 4 ：1 变为 1 ：3，这样可以更经济地利用碘。

4. 释放　在蛋白水解酶作用下，甲状腺球蛋白分解并释出 T_3、T_4 进入血液。

（三）甲状腺激素分泌的调节

下丘脑可分泌促甲状腺激素释放激素（thyrotropin releasing hormone，TRH），能促进垂体前叶分泌促甲状腺激素（thyroid stimulating hormone，TSH），TSH 可促进甲状腺细胞增生及 T_3、T_4 的合成和释放。血中游离 T_3、T_4 的浓度过高时，又可对下丘脑及垂体前叶产生负反馈调节作用（图 3－15）。食物含碘量高时，甲状腺摄碘能力下降，缺碘时摄碘能力增高，从而影响甲状腺的合成与释放。

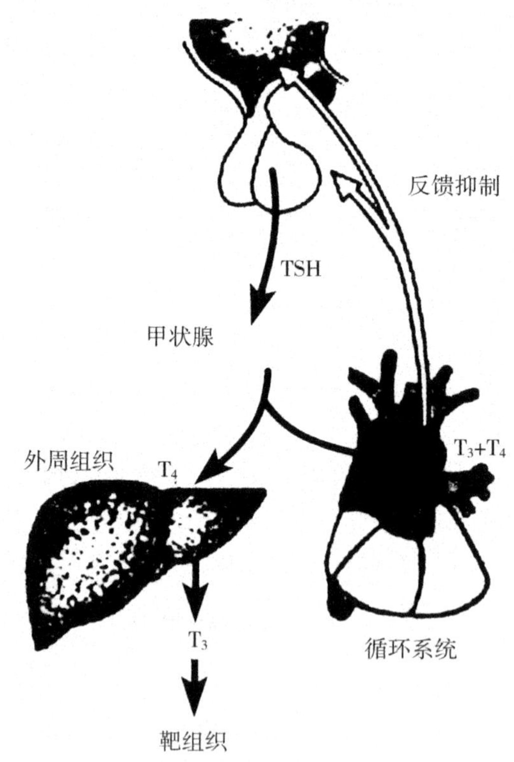

图 3－15　甲状腺激素分泌调节图

（四）甲状腺激素生理作用及机制

甲状腺激素的主要生理作用包括：①维持生长发育，分泌不足或过量都可引起疾病。在脑发育期间，如因缺碘、母体用抗甲状腺药或先天缺陷而致甲状腺功能不足，可使胚胎神经细胞轴突和树突形成发生障碍，神经髓鞘的形成延缓，由此产生智力低下，身材矮小的呆小病。甲状腺激素对胎儿肺脏的发育也很重要，实验发现切除动物胚胎的甲状腺则胎肺发育不全。②促进代谢，促进物质氧化，增加氧耗，提高基础代谢率，使产热增多。③增加交感神经系统的敏感性，大剂量可使交感神经递质及肾上腺髓质激素的敏感性增高，导致神经过敏、急躁、震颤、心率加快、心排血量增加及血压增高等现象。

甲状腺激素作用机制：甲状腺激素受体是具有 DNA 结合能力的非组蛋白，分子量为 52×10^3 Da，在胞膜、线粒体、核内等均有分布，对 T_3 的亲和力比 T_4 大 10 倍，因此又被称为 T_3 受体。甲状腺激素通过调控由核内 T_3 受体所中介的基因表达，增加某些 mRNA 及蛋白质合成而发挥作用。

二、甲状腺激素测定方法

（一）原理

正常情况下，循环中 T_4 约 99.98% 与特异的血浆蛋白相结合，包括甲状腺素结合球蛋白（TBG）（占 60% ~75%）、甲状腺素结合前白蛋白（TBPA）（占 15% ~30%）及白蛋白（ALB）（占 10%）。循环中 T_4 仅有 0.02% 为游离状态（FT_4）；循环中 T_3 的 99.7% 特异性与 TBG 结合，约 0.3% 为游离状态（FT_3）。结合型甲状腺激素是激素的储存和运输形式；游离型甲状腺激素则是甲状腺激素的活性部分，直接反映甲状腺的功能状态，不受血清 TBG 浓度变化的影响。结合型与游离型之和为总 T_4（TT_4）、总 T_3（TT_3）。

（二）方法

血清甲状腺相关激素定量测定的实验室方法多采用竞争免疫测定法，常用的有放射免疫法和免疫放射法，近 10 余年进展较快，趋势为非核素标记免疫测定技术替代放射性核素标记，其优点是灵敏度和特异性与放射免疫法相同；结果比较稳定；容易进行质量控制；操作全自动化，出结果快（1 ~2d），但试剂及仪器的价格均较放射免疫法高。目前国内外用于甲状腺及相关激素测定的非核素标记免疫测定方法主要有下列几种：①酶免疫荧光分析；②镧系元素标记的时间分辨荧光测定；③化学发光免疫分析；④电化学发光等（表 3 -1）。

表 3 -1 甲状腺激素不同检测方法的比较

		放免法	酶免法	化学发光法
灵敏度	T_3	0.3nmol/L	0.2nmol/L	0.15nmol/L
	T_4	4.0nmol/L	6.4nmol/L	3.9nmol/L
	FT_3	0.2pmol/L	0.238pmol/L	0.3pmol/L
	FT_4	0.2pmol/L	1.08nmol/L	1.3nmol/L
精密度		批内 <5%，批间 <10%	批内 <5%，批间 <15%	批内 <3%，批间 <5%
优点		经济，简单	经济，简单	出结果快，准确，无污染
缺点		手工操作，误差大，污染	影响因素多，误差大	成本高

（三）正常值

本实验室目前采用西门子公司的化学发光免疫分析仪（centaur），正常成年人的正常参考值如下。

1. TT_4 水平为 55.34 ~160.88nmol/L，TT_3 为 1.01 ~2.95nmol/L。

2. FT_4 水平为 10.42～24.32pmol/L，FT_3 为 2.76～6.3pmol/L。

（四）临床意义

甲状腺功能亢进或减退的诊断。

（五）注意事项

1. 通常情况下，TT_3 和 TT_4 呈平行变化。但在甲亢时，血清 TT_3 增高常较 TT_4，增高出现更早，对轻型甲亢、早期甲亢及甲亢治疗后复发的诊断更为敏感，T_3 型甲亢的诊断主要依赖于血清 TT_3 测定，TT_4 可以不增高。而在甲减时，通常 TT_4 降低更明显，早期 TT_3 水平可以正常。

2. 许多严重的全身性疾病可有 TT_3 降低（甲状腺功能正常的病态综合征，ESS）。因此 TT_4 在甲减诊断中起关键作用。

3. 凡是能引起血清 TBG 水平变化的因素均可影响 TT_4、TT_3 的测定结果，尤其对 TT_4 的影响较大，如妊娠、病毒性肝炎、遗传性 TBG 增多症和某些药物（雌激素、口服避孕药、三苯氧胺等），可使 TBG 增高而导致 TT_4 和 TT_3 测定结果假性增高；低蛋白血症、遗传性 TBG 缺乏症和多种药物（雄激素、糖皮质激素、生长激素等），则可降低 TBG，使 TT_4 和 TT_3 测定结果出现假性降低。有上述情况时应测定游离甲状腺激素。

4. 血清 FT_4 和 FT_3 测定不受 TBG 浓度变化影响，较 TT_4、TT_3 测定有更好的敏感性和特异性。但因血中 FT_4、FT_3 含量甚微，测定方法上许多问题尚待解决，测定结果的稳定性不如 TT_4、TT_3。

5. 目前临床应用的任何一种检测方法都尚不能直接测定真正的游离激素。血清 TBG 明显异常、家族性异常白蛋白血症、内源性 T_4 抗体及某些非甲状腺疾病（如肾衰竭）均可影响 FT_4 测定。药物影响也应予以注意，如胺碘酮、肝素等可使血清 FT_4 增高；苯妥英钠、利福平等可加速 T_4 在肝脏代谢，使 FT_4 降低。所以，TT_4、TT_3 的测定仍然是判断甲状腺功能的主要指标。

三、促甲状腺激素的测定

（一）原理

TSH 是垂体分泌的一种糖蛋白激素，分子量（25～28）$\times 10^3$ Da，由 α 亚基（89 个氨基酸）和 β 亚基（112 个氨基酸）组成，其主要作用是兴奋甲状腺，以维持甲状腺激素的正常水平。TSH 受循环中 T_3 和 T_4 的负反馈调节，以及促甲状腺激素释放激素（TRH）的兴奋调节。

（二）方法

血清 TSH 测定方法已经经历了 4 个阶段的改进：第一代 TSH 测定，主要采用放射免疫测定（RIA）技术；第二代 TSH 测定以免疫放射法（IRMA）为代表；第三代 TSH 测定以免疫化学发光法（ICMA）为代表；第四代 TSH 测定以时间分辨免疫荧光法（TRIFA）为代表，灵敏度可达 0.001mU/L。第三、四代 TSH 测定方法称为超敏感 TSH（ultrasensitive TSH，uTSH）测定。近年来还出现了一些新的 TSH 测定方法，如免疫电化学发光测定、发光免疫酶测定和扫描显微镜免疫测定等。

1. 放射免疫测定方法 Utiger 等于 1963 年报道的 TSH 放射免疫测定方法（RIA）开创了 TSH 定量测定的先河。RIA 为竞争性测定方法，用放射性核素标记抗原，待测抗原与标记抗原竞争结合有限量的抗体。灵敏度较差（1～2mU/L），下限值为 0mU/L，可以诊断原发性甲减，但无法诊断甲亢。

2. 免疫放射测定方法 属于非竞争性双位点技术，放射性核素标记的是抗体。IRMA 方法的灵敏度比第 1 代 RIA 方法高大约 10 倍，灵敏度达 0.1～0.2mU/L，称为敏感 TSH（sensitive TSH，sTSH）测定，该方法已经能够诊断甲亢。

3. 酶免疫测定方法 RIA 及 IRMA 方法中所使用的标记物为放射性核素 ^{125}I。因此，这两种方法均存在放射性污染、放射损伤及货架期较短等缺点。随着 TSH 测定方法的不断发展，出现了其他应用标记物的测定方法。首先发展起来的酶免疫测定方法（EIA），采用酶作标记物，如辣根过氧化物酶或 β 半乳糖苷酶等。ELISA 方法的灵敏度较高，可达 0.1mU/L，被认为与 IRMA 方法等效。

4. 免疫化学发光测定 20 世纪 80 年代后期发展起来的 TSH 免疫化学发光测定方法（ICMA），以化学发光分子做标记物，将一种单克隆抗体固定在聚苯乙烯试管或磁性颗粒上，另一种单克隆抗体直接用化学发光分子标记。测定时，同时加入血样和标记抗全，TSH 与固相抗体及标记抗体反应形成夹心，游离抗体与结合抗体通过自动清洗或磁性分离分开。在自动照度计上，用过氧化氢将标记的化学发光分子激活，测定 2s 内累积发射光子数。ICMA 方法灵敏、准确、操作简便，灵敏度可达 0.003mU/L。

（三）正常值

本实验室目前采用西门子公司的化学发光免疫分析仪（centaur），正常值参考范围为 0.35～5.5mU/L。近年来发现，如果严格筛选的甲状腺功能正常志愿者，TSH 正常值参考范围在 0.4～2.5mU/L，故许多专家建议将血清 TSH 上限降低到 2.5mU/L，但是内分泌学界尚未对这个观点达成共识。

（四）临床意义

1. 诊断甲亢和甲减，sTSH 是首选指标。

2. 诊断亚临床甲状腺功能异常（亚临床甲亢和亚临床甲减）。

3. 监测原发性甲减 LT_4 替代治疗，TSH 目标值设定为 0.2～2.0mU/L。老年人适当提高，建议为 0.5～3.0mU/L。

4. 监测分化型甲状腺癌（DTC）LT_4 抑制治疗，抑制肿瘤复发的 TSH 目标值，低危患者为 0.1～0.5mU/L，高危患者 <0.1mU/L。

5. 对甲状腺功能正常的病态综合征（euthyroid sick syndrome. ESS），建议采用较宽的 TSH 参考范围（0.02～10mU/L），并联合应用 FT_4/TT_4 测定。这些患者 TSH 水平在疾病的急性期通常暂时低于正常，恢复期反跳至轻度增高值。

6. 中枢性（包括垂体性和下丘脑性）甲减的诊断 原发性甲减当 FT_4 低于正常时，血清 TSH 值应 >10mU/L。若此时 TSH 正常或轻度增高，应疑似中枢性甲减。

7. 不适当 TSH 分泌综合征（垂体 TSH 瘤和甲状腺激素抵抗综合征）的诊断 甲状腺激素水平增高而 TSH 正常或增高。

四、甲状腺自身抗体测定

临床常用的是甲状腺过氧化物酶抗体（TPOAb）、甲状腺球蛋白抗体（TgAb）和TSH受体抗体（TRAb）。近年来，甲状腺自身抗体测定方法的敏感性、特异性和稳定性都显著提高，但各个实验室的方法差异较大，国内甲状腺疾病诊治指南建议采用英国医学研究委员会（MRC）提供的国际参考试剂标化，以实现各实验室抗体测定结果的可比较性。

（一）甲状腺过氧化物酶抗体

1. 原理　甲状腺过氧化物酶抗体（TPOAb）是以前的甲状腺微粒体抗体（TMAb）的主要成分，是一组针对不同抗原决定簇的多克隆抗体，以IgG型为主，主要用于诊断自身免疫性甲状腺疾病。TPOAb对于甲状腺细胞具有细胞毒性作用，引起甲状腺功能低下。

2. 方法　TPOAb多应用高度纯化的天然或重组的人甲状腺过氧化物酶（TPO）作为抗原，采用放射免疫法（RIA）、酶联免疫吸附法（ELISA）、免疫化学发光法（ICMA）等方法进行测定，敏感性和特异性都明显提高。传统的不敏感的、半定量的TMAb测定已被淘汰。TPOAb测定的阳性切点值（cut - off value）变化很大，由于各实验室使用的方法不同、试剂盒检测的敏感性和特异性不同而有差异。

3. 正常值　本实验室目前采用西门子公司的化学发光免疫分析仪（centaur），正常成年人参考值范围为0～60U/ml。美国临床生物化学学会（NACB）建议，甲状腺抗体的正常值范围应从120例正常人确定。正常人标准：①男性；②年龄<30岁；③血清TSH水平0.5～2.0mU/L；④无甲状腺肿大；⑤无甲状腺疾病个人史或家族史；⑥无非甲状腺的自身免疫性疾病（如系统性红斑狼疮、Ⅰ型糖尿病等）。

4. 临床意义　①诊断自身免疫性甲状腺疾病，如自身免疫性甲状腺炎、Grave's病等；②TPOAb阳性是干扰素α、白介素2或锂治疗期间出现甲减的危险因素；③TPOAb阳性是胺碘酮治疗期间出现甲状腺功能异常的危险因素；④TPOAb阳性是Down综合征患者出现甲减的危险因素；⑤TPOAb阳性是妊娠期间甲状腺功能异常或产后甲状腺炎的危险因素；⑥TPOAb阳性是流产和体外受精失败的危险因素。

（二）甲状腺球蛋白抗体

1. 原理　甲状腺球蛋白抗体（TgAb）是一组针对甲状腺球蛋白（Tg）不同抗原决定簇的多克隆抗体，以IgG型为主，也有IgA和IgM型抗体。一般认为TgAb对甲状腺无损伤作用。

2. 正常值　同TPOAb。

3. 临床意义　①自身免疫性甲状腺疾病的诊断：其意义与TPOAb基本相同，抗体滴度变化也具有一致性；②分化型甲状腺癌（DTC）：血清TgAb测定主要作为血清Tg测定的辅助检查。因为血清中存在低水平的TgAb可以干扰Tg测定。视采用的Tg测定方法，可引起Tg水平假性增高或降低。因此，Tg测定时要同时测定TgAb。

（三）TSH受体抗体

1. 原理　TSH受体抗体（TRAb）包括3个类别：①TSH受体抗体（TRAb），也称TSH结合抑制免疫球蛋白（TSH binding inhibitory immunoglobulin，TBII）。TRAb阳性提示存在针对TSH受体的自身抗体，但是不能说明该抗体具有什么功能。Graver's病患者存在TRAb一般视为 TSAb。②甲状腺刺激抗体（thyroid stimulatingantibodies，TSAb），是 TRAb 的一个类型，具有刺激 TSH 受体、引起甲亢的功能，是 Grave's 病的致病性抗体。③甲状腺刺激阻断抗体（thyroidstimulating blocking antibodies，TSBAb），也是 TRAb 的一个类型，具有占据 TSH 受体、阻断 TSH 与受体结合而引起甲减的功能，是部分自身免疫甲状腺炎发生甲减的致病性抗体。个别自身免疫性甲状腺疾病患者可以出现 TSAb 和 TSBAb 交替出现的现象，临床表现甲亢与甲减的交替变化。

2. 方法　测定 TRAb 采用放射受体分析法，为目前大多数临床实验室常规检测的项目；测定 TSAb 和 TSBAb 则采用生物分析法，通常仅用于研究工作。目前 TRAb 检测方法的敏感性、特异性均不够理想，对预测 Grave's 病缓解的敏感性和特异性均不高。ROCHE 最新推出电化学发光测定 TRAb，检测时间 27min，采用竞争法，值得推荐使用。

3. 正常值　本实验室目前采用酶联免疫分析法检测（试剂盒由英国 RSR 公司出品），正常成年人参考值范围：<1U/L，阴性；1～2U/L，弱阳性；>2U/L，阳性。

4. 临床意义　①初发 Grave's 病 60%～90% 阳性，“甲状腺功能正常的 Grave's 眼病”可以阳性；②对预测抗甲状腺药物治疗后甲亢复发有一定意义，抗体阳性者预测复发的特异性和敏感性约为 50%，但抗体阴性的预测意义不大；③对于有 Graves 病或病史的妊娠妇女，有助于预测胎儿或新生儿甲亢发生的可能性。因为该抗体可以通过胎盘，刺激胎儿的甲状腺产生过量甲状腺激素。

五、甲状腺球蛋白测定

（一）原理

甲状腺球蛋白（Tg）由甲状腺滤泡上皮细胞分泌，是甲状腺激素合成和储存的载体。血清 Tg 水平升高与以下 3 个因素有关：甲状腺肿；甲状腺组织炎症和损伤；TSH、HCG 或 TRAb 对甲状腺刺激。

（二）方法

本实验室计划采用西门子公司的化学发光免疫分析仪（immunlate 2 000），该项目待开展。

（三）临床意义

1. 非肿瘤性疾病　评估甲状腺炎的活动性，炎症活动期血清 Tg 水平增高；诊断口服外源甲状腺激素所致的甲状腺毒症，其特征为血清 Tg 不增高。

2. 分化型甲状腺癌（DTC）　血清 Tg 主要作为 DTC 的肿瘤标记物，监测其复发，具有很高的敏感性和特异性。但是前提是 TgAb 阴性，因为 TgAb 干扰 Tg 的测定结果。DTC 患者中约 2/3 在手术前有 Tg 水平升高，但由于许多甲状腺良性疾病时均可伴有 Tg 水平升高，故不能作为 DTC 的诊断指标。

3. DTC 患者接受甲状腺近全部切除和 ^{131}I 治疗后，血清 Tg 应当不能测到　如果在随访中 Tg 增高，说明原肿瘤治疗不彻底或者复发。手术后有 3 种情况说明肿瘤切除不彻底或肿瘤复发：①在基础状态下可测到 Tg，或原为阴性变成阳性；②停用甲状腺激素替代后 Tg 增高；③外源性 TSH 刺激后 Tg 升高达到 2μg/L 以上。

六、降钙素测定

（一）原理

甲状腺滤泡旁细胞（C 细胞）是循环成熟降钙素（CT）的主要来源。甲状腺髓样癌（MTC）是甲状腺滤泡旁细胞的恶性肿瘤，约占甲状腺癌的 5%。C 细胞增生（HCC）可以是 MTC 微小癌的早期组织学发现。CT 是 MTC 最重要的肿瘤标记物，并与肿瘤大小呈阳性相关。RET 原癌基因突变与本病有关，也是本病的标记物。CT 测定的敏感性和特异性尚待改进，其结果随不同方法而异。

（二）方法

目前建议采用双位点免疫测定（two - site immunometric assay），特异性可测定成熟 CT。

（三）正常值

正常基础血清 CT 值应低于 10ng/L。

（四）临床应用

1. 主要用作 MTC 的肿瘤标记物，诊断 MTC 及进行 MTC 术后随访监测。

2. 激发实验可协助早期诊断 C 细胞异常，通常用于 ①当基础 CT 仅轻度增高（100ng/L）时，手术前证实 MTC 的诊断；②在 RET 重排突变体阳性携带者发现 C 细胞病；③手术前监测 RET 阳性儿童；④手术后监测肿瘤复发；⑤无法进行遗传学检查时，可采用五肽胃泌素（Pg）激发试验或钙激发实验。

3. 基础及激发后 CT 水平均测不出，才能排除存在残留肿瘤组织或复发的可能性。

4. 多发性内分泌腺瘤病（MEN）Ⅱ型 90% 以上合并 MTC，而且是死亡的主要原因，故主张对所有嗜铬细胞瘤患者常规监测血清 CT，以排除 MTC 和 MENⅡ型的可能性。

5. MTC 以外疾病也可以引起 CT 水平增高，包括 ①小细胞肺癌、支气管和肠道类癌及所有神经内分泌肿瘤；②良性 C 细胞增生（HCC），见于自身免疫性甲状腺疾病（桥本甲状腺炎或 Grave's 病）及分化型甲状腺癌；③其他疾病，如肾病（严重肾功能不全）、高胃酸血症、高钙血症、急性肺炎、局部或全身性脓毒血症等。

七、功能试验及评估

（一）TRH 刺激试验

1. 原理 促甲状腺激素释放激素（TRH）是由焦谷氨酰、组氨酰和脯氨酰胺组成三肽激素，具有兴奋垂体分泌 TSH 和 PRL 的双重作用。注射一定剂量外源性 TRH，观察 TSH 的分泌反应，可以评估垂体促甲状腺细胞的储备功能。基于下丘脑 - 垂体 - 甲状腺轴的负反馈调节机制，以往该试验主要用于不典型甲亢的诊断，随着 sTSH 测定方法的问世，该试验失去了对不典型甲亢的诊断价值。目前主要用于中枢性甲减病变位置（下丘脑或垂体）的确定。

2. 方法

（1）受试者不需作特殊准备，如禁食、卧床过夜等。

（2）将 TRH 200μg 溶于 2ml 生理盐水中，5min 内静脉注入。

（3）分别在注射前和注射后 15min、30min、60min、90min 和 120min 采血测定 TSH。

3. 正常值　正常情况下，血清 TSH 水平 0.35 ~ 5.5μm/L。注射外源性 TRH 后 20 ~ 30min 达到高峰，达到 10 ~ 30mU/L，平均增加 12mU/L，2 ~ 3h 返回至基线水平。

4. 临床意义　①甲亢时，TSH 无分泌，呈现一条低平曲线；②原发性甲减时，因为基值较高，呈现一条高平曲线；③中枢性甲减时有两种情况。下丘脑性甲减，TSH 分泌曲线呈现高峰延缓出现（出现在注射后的 60 ~ 90min），并持续高分泌状态至 120min；垂体性甲减，TSH 反应迟钝，呈现一条低平曲线（增高小于 2 倍或者增加 ≤4.0mU/L）；④垂体 TSH 肿瘤时，TSH 分泌不增加。

糖皮质激素、多巴胺、左旋多巴、生长抑素同类物、抗甲状腺药物、甲状腺激素等药物对本实验结果有影响，需要停药 1 个月。不良反应轻微，1/3 受试者有轻度恶心、颜面潮红，尿急等，多在 2min 内消失。

（二）甲状腺片（或 T_3）抑制试验

1. 原理　正常人甲状腺摄碘功能取决于垂体 TSH 的分泌状态，如注射外源性 TSH 后，甲状腺吸 ^{131}I 率会显著升高，而甲亢患者则不受影响。当给予超生理剂量的甲状腺激素制剂时，可以抑制垂体 TSH 的分泌，进而使甲状腺吸 ^{131}I 率受到抑制；甲亢患者本身 TSH 水平已被抑制，即使口服超生理剂量的甲状腺激素制剂时也不会使 TSH 水平受到进一步的抑制、使甲状腺吸 ^{131}I 率受到影响。

2. 方法

（1）口服干燥甲状腺片每次 20mg，每日 3 次，连服 3d，第 4 天后增加为每次 40mg，每日 3 次，连服 14d。

（2）服药前、后分别测定 24h 甲状腺吸 ^{131}I 率。

（3）计算抑制率：（服药前最高吸 ^{131}I 率—服药后最高吸 ^{131}I 率）/服药前最高吸 ^{131}I 率 ×100%。

（4）T_3 抑制试验：T_3 片剂每次 20 ~ 25μg，每日 3 次，连服 7d。其他同甲状腺片抑制试验。

3. 正常值　正常人抑制率应 >50%，25% ~ 50% 为部分抑制，<25% 为不被抑制。

4. 临床意义　①不被抑制支持甲亢的诊断；②部分抑制时为可疑甲亢。该试验需结合其他临床和实验室资料综合分析，由于基础血清 TSH 值对原发性甲亢的诊断非常敏感，目前 sTSH 可以鉴别亚临床和正常人，所以临床工作中人们已经很少应用甲状腺片抑制试验。

八、甲状腺摄 ^{131}I 率

（一）原理

甲状腺具有选择性摄取和浓集无机碘的能力。碘进入人体后，首先被甲状腺摄取，用于甲状腺激素的合成。极小部分存在于血及组织中的碘化物参与机体代谢的其他过程。放射性 ^{131}I 的化学生物特性与稳定的 ^{127}I 完全相同，用放射性 ^{131}I 作为示踪剂，是利用其衰变时能放出 γ 射线的特性。空腹口服 ^{131}I 经胃肠吸收后随血液进入甲状腺，迅速被甲状腺滤泡上皮细胞摄取，摄取的量和速度与甲状腺的功能密切相关，可利用间接测定不同时间的甲状腺摄 ^{131}I 率来评价甲状腺的功能状态，可据此绘制出摄 ^{131}I 曲线。

（二）方法

1. 检查前需停食含碘丰富的食物（如海带、紫菜等）2～4周，停用含碘药物2～8周，停用影响甲状腺功能的药物（如抗甲状腺药、左甲状腺素、甲状腺片等）2～4周。

2. 检查时成年患者空腹口服^{131}I溶液或胶囊74～370kBq（2～10μCi），服后继续禁食1h；于口服^{131}I溶液或胶囊后2h、24h测定甲状腺部位放射性计数，有效半衰期测定时可加测48h、72h等，按公式计算摄^{131}I率；与标准源比较并绘制摄^{131}I率曲线（各实验室应制定各自正常参考值）；妊娠、哺乳期妇女禁忌。

（三）正常值

正常人^{131}I摄取率逐渐升高，24h达高峰。食盐加碘以前正常参考值：24h吸^{131}I率为25%～65%，2～4h摄^{131}I率为24h的1/2左右。食盐加碘以后全国各地吸^{131}I率均有不同程度下降，其下降幅度不同地区差异较大，应参考当地实验室测定值。

（四）临床意义

20世纪70年代前，是诊断甲状腺功能亢进或减退的主要方法。20世纪70年代后随着甲状腺和促甲状腺激素测定方法的进展，其临床意义以明显下降。目前主要用于计算^{131}I治疗甲亢时需要的活度和判断^{131}I在甲状腺内存留时间、鉴别甲状腺功能亢进和破坏性甲状腺毒症所致的高甲状腺激素血症。

1. 甲状腺功能亢进　①2h、4h和24h值均高于相应的正常值；②2h或4h^{131}I摄取率与24h值之比≥0.85；③最高^{131}I摄取率在24h之前出现。符合以上3项中的2项即可确诊为甲亢，诊断符合率92%～97%。上述指标中，高峰前移对甲亢诊断最有价值。如高峰未明显前移，但摄取曲线上升较快，2h与24h比值>0.8，4h>0.85，或最高摄取率高于正常，有重要诊断价值，但要辅以其他检查方法方可确诊。总之，甲状腺功能亢进症时甲状腺摄^{131}I能力增强、高峰提前。近年来因为第三代TSH测定技术的普及，该检查已不作为甲亢诊断的主要指标。其他导致^{131}I摄取率升高的疾病主要有单纯性及缺碘性甲状腺肿，亚急性甲状腺炎恢复期，慢性淋巴细胞性甲状腺炎初期，先天性甲减，肾病综合征，女性青春期、绝经期、妊娠6周以后或口服避孕药。但上述疾病不出现^{131}I摄取率的高峰前移。

2. 原发性甲状腺功能减退　各时间点的摄取率均低于正常，最高摄取率<25%。但酪氨酸碘化或偶联障碍导致的甲减^{131}I摄取率可正常。原发性甲减的早期或轻型甲减^{131}I摄取率的敏感性远不及血清T_3、T_4和TSH的测定。

3. 亚急性甲状腺炎　亚急性甲状腺炎因甲状腺滤泡遭受炎性破坏而出现甲状腺摄^{131}I能力明显减低，同时有FT_3、TT_3、FT_4、TT_4升高以及TSH减低，呈现摄^{131}I能力与血清甲状腺激素水平分离现象。

（五）注意事项

1. 试验前不吃含碘食物，不用含碘含性溴药物，不用抗甲状腺药物。如已食（服）用需停用一段时间，具体停药时间依药物的种类和用量决定，长期服用碘中药或碘剂需停药1个月至数月，X线碘油造影需数月甚至数年后影响才能消失，否则易出现假性减低。

2. 本试验对甲亢诊断价值较大，但不能判断疗效，对甲减诊断准确性较低。

3. 妊娠期、哺乳期不宜进行此项检查。

九、甲状腺核素静态显像

（一）原理

甲状腺可以摄取和浓聚$^{99m}TcO_4^-$或放射性碘（^{131}I或^{123}I），前者仅显示甲状腺的摄取能力，后者可以反映甲状腺对放射性碘的摄取和有机化能力；通过显像可以显示甲状腺位置、大小、形态及放射性分布状况。

（二）方法

检查前停止进高碘食物，必要时停用甲状腺激素及抗甲状腺药。$^{99m}TcO_4^-$常规用量74～185MBq（2～5mCi）静脉注射30min后显像；^{131}I常规用量1.85～3.7MBq，即0.05～0.1mCi（寻找甲状腺癌转移灶74～148MBq，即2～4mCi）口服24h后显像；^{123}I常规用量7.4～14.8MBq，即0.2～0.4mCi口服3～24h后显像；儿童甲状腺显像宜用$^{99m}TcO_4^-$，以减少甲状腺所受辐射量。妊娠、哺乳期妇女禁用^{131}I显像，慎用$^{99m}TcO_4^-$显像。

（三）正常甲状腺图像

正常甲状腺位于甲状软骨前下方、气管两侧，常见形态为蝴蝶状，左右两叶似展开的两翅，中间有峡部相连。甲状腺两叶内放射性分布均匀，双叶上极因甲状腺组织较薄，放射性分布略有些稀疏，峡部一般不显像或其浓集程度明显低于双侧甲状腺叶，偶尔可见锥状叶。

（四）临床意义

明确甲状腺结节功能状态、异位甲状腺组织的定位、探查功能性甲状腺癌转移灶、甲状腺组织形态显像和重量估算。

1. 鉴别甲状腺结节功能　根据结节摄取核素能力的不同可分为热结节、温结节和冷结节。“热结节”是结节组织摄取核素的能力高于周围正常甲状腺组织，在结节部位出现放射性浓集，对侧叶未见显像或显像模糊，常见于自主功能性甲状腺结节（或腺瘤）。“温结节”是结节组织摄取核素的能力与周围正常甲状腺组织相近，使得结节的放射性分布与周围正常甲状腺组织无明显差异，显像特点为双侧叶内核素分布均匀，常见于甲状腺腺瘤，也可见于甲状腺癌。“冷结节”是由于结节部位对核素的摄取能力低于周围正常甲状腺组织，显像特点为甲状腺形态不完整，其中一叶内可见单一核素分布稀疏区或缺损区；是甲状腺腺瘤较常见的显像类型，还见于囊性变、出血、钙化、甲状腺囊肿、结节性甲状腺肿、甲状腺炎、甲状腺癌等。在冷结节中，甲状腺癌占5%～10%。

2. 异位甲状腺组织诊断　异位甲状腺多因胚胎发育异常，在正常甲状腺解剖位置未见清晰的甲状腺显像而在其他部位显示团块样影像。异位甲状腺多见于舌根部、舌骨下和胸骨后，偶尔出现在心包内、卵巢，或在颈部的一侧，但罕见。判断颈部肿物与甲状腺的关系，颈部肿物如舌骨囊肿等，术前需要与甲状腺组织进行鉴别。颈部肿物一般不显像，而甲状腺在正常解剖位置显像清晰。

3. 亚急性甲状腺炎　由于$^{99m}TcO_4^-$显像受含碘食物的影响相对较少，患者可立即进行甲状腺显像。亚甲状腺炎显像特点为在甲状腺解剖部位未见清晰的形态正常的甲状腺显像，甲状腺两叶均不显像或甲状腺轮廓不清晰，仅有部分甲状腺组织显像，且摄取核素能力低。

4. 甲状腺缺如或发育不良的诊断　在甲状腺解剖位置及其他部位均未见甲状腺显像

（除外食物或药物干扰因素），多见于甲状腺缺如。如可见甲状腺显像，但放射性核素稀疏，形态不完整，多见于甲状腺发育不良。

5. 估算甲状腺重量　公式：甲状腺重量（g）＝正面投影面积（cm^2）×左右叶平均高度（cm）×k。k 为常数，介 0.23～0.32，根据各单位特定仪器条件制定。

十、甲状腺正电子发射断层显像（PET）

（一）原理

^{18}FDG（18－氟脱氧葡萄糖）为葡萄糖的类似物，^{18}F 可发出正电子，是葡萄糖代谢的示踪剂。血液中的^{18}FDG 也经细胞膜上葡萄糖转运体（GLUT）进入细胞，在细胞内通过己糖激酶的作用生成 6－磷酸脱氧葡萄糖（FDG－6－P）。后者不被细胞内的酶进一步代谢，因此在细胞内堆积，其数量与病灶细胞对葡萄糖摄取和利用能力相一致，恶性肿瘤的这种能力异常增高。因此，^{18}FDG 可作为示踪剂进行 PET 显像，通过观察^{18}FDG－6－P 在细胞内浓集的多少，判断肿瘤的良、恶性质。

（二）方法

受检者至少禁食 6h，血糖应控制在正常范围，注射^{18}FDG 后应安静休息，避免大量说话。静脉注射^{18}FDG 370MBq（10mCi）后 1h 进行 PET 显像，必要时于 2.5h 做延时显像。

（三）临床意义

1. ^{131}I 全身显像可以评价是否存在完整的钠碘转运泵（Na/I 泵），对高分化、低度恶性的肿瘤诊断阳性率较高，而^{18}FDG－PET 对低分化、高度恶性的肿瘤敏感性高，因此，^{18}FDG－PET 不能完全取代^{131}I 全身显像。一般不主张常规使用^{18}FDG－PET 检查诊断原发甲状腺癌，尤其是分化好的甲状腺滤泡和甲状腺乳头状癌，但对于未分化癌、髓样癌，^{18}FDG－PET 检查有意义。

2. ^{18}FDG－PET 在甲状腺癌术后复发和转移灶的检测可作为^{131}I 全身显像的补充，适用于①血清 Tg 水平升高，但^{131}I 全身显像阴性而疑有甲状腺癌复发和远处转移癌灶者；②甲状腺髓样癌术后血清降钙素水平升高患者转移病灶的探测；③^{131}I 全身显像已发现肿瘤复发或转移，^{18}FDG－PET 有可能发现更多的转移病灶。

^{18}FDG－PET 显像不是诊断甲状腺癌和转移病灶的一线方法，但对探测甲状腺癌的微小转移病灶有优势。

（王淑芳）

第四节　下丘脑－垂体－肾上腺轴激素

人促肾上腺皮质激素释放激素（CRH）为 41 个氨基酸残基的多肽激素，分子量 4 670。CRH 的作用十分广泛，参与了内分泌、自分泌、行为和免疫反应等的调节过程。已发现多种 CRH 的受体类型。CRH 受体 1 和 2 属于 G 蛋白偶联受体家族成员，CRH 受体 3 为 CRH 结合蛋白，2 型 CRH 受体又有 a、b 和 g3 种亚型（CRF2a、CRF2b 和 CRF2g）。CRH 是中枢神经系统中的一种神经递质，CRF2 受体功能在下丘脑的神经内分泌和自主神经及行为调节方面起着重要作用。CRH 也是外周组织应激反应的调节因子，TNF－α、IL－1、IL－6 促进下丘脑 CRH 分泌，而外周的免疫细胞上含有 CRH 受体，CRH 可促进免疫细胞的活动，炎性组织含有大量的 CRH。此外，外周神经系统（包括节后交感神经元和 C 型感觉神经纤维）亦可合成 CRH。

促肾上腺皮质激素（ACTH）是由垂体合成的一个大分子的 ACTH 前身物经蛋白分解酶分解产生，前身物称阿片促黑素细胞促皮质激素原（pro - opiomelanocortin，POMC，又称阿皮素）经分解产生 39 肽的 ACTH，13 肽的黑色素细胞刺激素（MSH），91 肽的 β - 促脂素（β - LPH）和 31 肽的 β - 内啡肽（β - endorphin）均与 ACTH 以等分子的比例释放，同时还有 1 分子的氨基端阿皮素称为 N - POMC。ACTH 的主要生理作用是促进肾上腺皮质合成和分泌肾上腺皮质类固醇，主要是促进皮质醇的合成，作用迅速而敏感，很小量的 ACTH 即可刺激肾上腺皮质分泌皮质醇达高峰，ACTH 量再增加而肾上腺皮质的反应则不再增加。ACTH 对于醛固酮和肾上腺雄激素也有轻度刺激作用，但在生理情况下是不重要的。ACTH 还促使肾上腺皮质增生，在病理情况下有重要意义。

肾上腺皮质激素为甾体类激素。在酶的催化下，肾上腺皮质以胆固醇为原料，合成肾上腺皮质激素，因此被统称为类固醇类激素。从肾上腺提取的类固醇物质超过 50 种，其中大部分不向腺外分泌。在肾上腺静脉血中可测到 18 种类固醇物质，具有较明显激素活性的主要有皮质醇、皮质素、皮质酮、醛固酮（ALD）、11 - 去氧皮质醇和 11 - 去氧皮质酮。肾上腺皮质分泌的激素经肾上腺静脉进入血液循环而被输送到全身，进入相应的靶细胞而发挥其生理效应，同时也不断地被降解灭活而排出体外。激素浓度由于被循环血液稀释而降低。因此，外周血中的激素浓度反映了分泌的和降解的激素间的动态平衡。循环血液中的类固醇激素大部分与血浆蛋白结合。主要的结合蛋白有：①皮质类固醇结合球蛋白（corticosteroid - binding globulin，CBG）或称皮质激素转运蛋白（transcortin）。②睾酮结合球蛋白（testosterone - binding globulin，TeBG）或称性激素结合球蛋白（sex hormone - binding globulin，SHBG）。③白蛋白，结合球蛋白具高亲和力和低结合容量特性，而白蛋白则相反。血浆白蛋白能结合各种类固醇激素，以皮质醇为例，白蛋白与之结合的亲和力低于 CBG，但白蛋白的血浆浓度高，能结合皮质醇的最大容量远超过 CBG。在到达靶组织和靶细胞后，肾上腺皮质激素发挥生理效应的方式遵循类固醇激素的作用机制。进入胞质、与胞质内相应的受体蛋白［(50 ~ 150) $\times 10^3$ Da］结合形成类固醇 - 受体复合物，继而进入细胞核内与染色质 DNA 结合，启动 mRNA 的转录，新产生的 mRNA 由核转移至胞质，在核糖核蛋白体上进行翻译，合成新的蛋白质（酶等），在细胞内发挥生理效应。肾上腺皮质激素自分泌入血时起就已开始了降解代谢过程。类固醇激素的降解代谢主要在肝脏进行。主要降解方式有羟化、氧化、还原和结合等反应。

ACTH 的分泌受下丘脑促皮质释放素（CRH）的调节。而血中皮质醇的浓度对下丘脑 CRH 和垂体 ACTH 的分泌经常起反馈调节作用。当血中皮质醇的浓度增高时抑制 CRH，使垂体 ACTH 分泌减少，当血中皮质醇浓度降低时，刺激下丘脑及垂体使 CRH 及 ACTH 分泌增高，促进肾上腺皮质分泌皮质醇增多达生理水平。这种调节是维持血中皮质醇浓度正常的稳定机制，称为长环反馈。ACTH 对下丘脑 CRH 的分泌亦有抑制作用，称为短环反馈。长反馈和短反馈的结合，保证了体内 CRH、ACTH 和皮质醇分泌的相对稳定，统称为下丘脑 - 腺垂体 - 肾上腺轴的调节。血管加压素和儿茶酚胺也参与 ACTH 的分泌调节。

HPA 轴的主要生理功能是调节机体对各种应激的反应，当机体处于应激状态时，中枢神经CRH神经元的CRH和AVP（ADH）表达增多。CRH经垂体－门脉系统或一些目前尚未完全阐明的途径作用于垂体的ACTH细胞，刺激ACTH分泌。CRH还可促进局部生长抑素的分泌，抑制LH的释放。给人或动物静脉注射CRH后，血浆ACTH、β内啡肽明显升高，因此可用CRH兴奋试验来了解垂体的ACTH贮备功能，并对库欣综合征的病因有鉴别意义。

正常人上午8～9时的血浆ACTH值为较高，其浓度曲线在24h内具有明显的昼夜节律性。这一方面是CRH的节律性分泌导致ACTH阵发脉冲式分泌所致，另一方面又可能与血浆皮质醇浓度的昼夜节律性波动有关。一般GC对垂体ACTH的反馈抑制以夜间最强，晨间最弱，如正常人在早晨服用DXM，其对内源性GC的分泌抑制作用最弱，抑制的持续时间也最短。相反，如正常人在晚上服用GC，其对ACTH的分泌抑制作用最强，而且持续的时间也较长。

一、HPA轴激素测定

血浆中的HPA轴激素包括CRH、ACTH、皮质醇等。因CRH含量低，不易检测，所以临床上一般只测定ACTH和皮质醇水平。ACTH和皮质醇的测定已有试剂盒生产，可用于临床。由于N－POMC的半衰期较长，血中浓度较高。可用测N－POMC代表ACTH的分泌水平。

（一）血浆ACTH测定

现已可用标记的单克隆抗体检测血浆中的ACTH1～39、ACTH－N或其他相关片断及大分子ACTH的前体物质。因使用的方法不同、各地的正常值范围有一定的差异。垂体的ACTH分泌受下丘脑CRH的影响，有明显的昼夜节律性。按规定，50国际单位（U）=0.25mg的ACTH活性肽，一般正常人的血浆ACTH浓度高峰在上午6～10时，正常值12～60pg/ml。如ACTH水平明显升高，应做ACTH组分分析，确定是否有过多的无活性ACTH或ACTH前体物质（大分子ACTH）。血ACTH升高主要见于原发性肾上腺皮质功能减退、ACTH依赖性肾上腺皮质功能亢进症（ACTH瘤、库欣病）、异位ACTH分泌综合征等。血浆ACTH降低主要见于垂体功能不全，非ACTH分泌性垂体瘤和长期应用GC的患者。

（二）血皮质醇和皮质醇节律测定

1. 血浆总皮质醇测定　正常人的血总皮质醇以上午最高，午夜最低，男女无显著差异。在应激情况下，血浆皮质醇可比正常高2～4倍。库欣综合征时不但血浆总皮质醇增高，而且正常昼夜节律紊乱，其夜间水平亦较高。此外，肾上腺皮质腺瘤时，24h内总皮质醇浓度波动范围极小，此对肿瘤和增生的鉴别有一定价值。

2. 血浆游离皮质醇测定　血浆游离皮质醇不受皮质醇结合球蛋白（CBG）影响，反映了直接发挥生理作用的皮质醇的量，故有较大临床意义。一般于早晨8时上午和下午4时采血测定，必要时午夜加测1次。血皮质醇、尿游离皮质醇、CRH兴奋试验和胰岛素低血糖试验等对下丘脑－垂体疾病的诊断效率（阳性符合率）是：早晨8时血皮质醇63.9%，下午4时血皮质醇25.9%，24h尿游离皮质醇23.5%，CRH兴奋试验60.5%。看来，测定早晨8时血皮质醇仍然是最好和最简单的诊断方法。

血浆游离皮质醇升高见于皮质醇增多症、CBG增多症、各种应激状态等。血清游离皮质醇一般与血总皮质醇相平行，但在血CBG下降或大手术后（尤其是心脏手术后），血游离皮质醇可显著升高（术后血 CBG 明显下降）。盲人的皮质醇节律及褪黑素节律与常人有区别，不应视为异常。

3. 皮质醇昼夜节律测定　正常人 24h 血浆皮质醇浓度曲线可有多种类型和一定差异。每 20 ~ 30 分钟采血 1 次，A、B、C、D4 例的血浆皮质醇的节律性较典型，但出现晨间峰值的时间并不一致（上午 4 ~ 8 时），而下午 4 时前后似有一小的分泌峰。另有少数人的节律特点不及前述的 4 例典型，但正常人入睡后的皮质醇水平均明显降低，而下午的血皮质醇平均值均低于上午的平均值。如同时测定血 ACTH 和尿皮质醇，可见它们的浓度曲线亦有昼夜节律变化特点。

（三）尿游离皮质醇

1. 原理　尿游离皮质醇水平能较好地反映 HPA 轴的功能。现一般用放射免疫法或 HPLC 测定。较以前的化学比色法有了明显进步，但仍不能避免皮质醇代谢产物的交叉干扰，而且费时，操作复杂，实验影响因素多。可用固相提取一毛细管电泳法（solid - phase extraction - capillary electrophoresis，DPE - CE）在 10 ~ 15min 完成皮质醇的提取，回收率 80% ~94%，可测定值为 10 ~ 500μg/L，而且不受 BSA 及皮质醇代谢产物的干扰。

2. 方法　不管用何种方法测定，均需考虑肾功能对尿皮质醇浓度的影响，如肾功能严重受损，肝酐清除率显著下降，尿游离皮质醇可低至不能测出（肾功能对血皮质醇的影响不明显）。

测定尿游离皮质醇的尿标本收集方法很多，一般主张收集 24h 的全部尿液，但如收集标本有困难时，可用过夜尿标本测定（尤其适用于门诊病人），其方法简单，但必须同时测定尿肌酐，用皮质醇/尿肌酐比值表示，此法用于库欣综合征的筛选，其敏感性和特异性均较高，可满足临床诊断的一般需要。

3. 临床意义　如无 HPA 轴的器质性疾病，一般 24h 尿游离皮质醇浓度可作为应激指标。尿游离皮质醇增多见于感染、创伤、大型手术后、精神刺激、焦虑或失眠等，高血压和肥胖等许多情况亦使其升高。在这些情况下，最好用稳定核素稀释法（stable isotope dilution methodology，SIDM）来鉴别皮质醇分泌增加的原因（或 SIDM 加 24h 尿游离皮质醇测定），因轻型库欣综合征的这些指标常与正常人伴非特异性皮质醇分泌增多重叠。轻型库欣综合征患者的血皮质醇、尿皮质醇、皮质醇分泌率等均可在正常范围内，而非特异性皮质醇增高者分泌增加，可能与灭活减少，组织对皮质醇存在抵抗等因素有关。

当肾上腺皮质功能不全患者在用天然皮质激素替代治疗时要特别注意替代过量，除主要根据临床表现判断用量外，尿游离皮质醇对替代治疗的用量判断有一定帮助，但最好的方法可能是观察血中皮质醇的浓度曲线变化。

24h 尿游离皮质醇和晚间（午夜 23 时）的唾液皮质醇测定简便，可作为库欣综合征的初筛检查，如仍不能肯定皮质醇增多的病因，可用 DXM 抑制试验加 CRH 刺激试验来进一步明确诊断。如 MRI 上未能发现垂体肿瘤，又找不到异位 ACTH 分泌的病灶，应做岩下窦取血采样（与 CRH 刺激试验同时进行）测定 ACTH。

二、下丘脑 - 垂体 - 肾上腺轴功能试验

（一）皮质醇昼夜节律测定

1. 原理　正常人 CRH、ACTH 和皮质醇呈脉冲式分泌，昼夜节律明显，午夜 23 ~ 24 时

为低谷，晨起8时左右为峰值；CRH代谢快、半衰期短，检测困难；常规检测ACTH和皮质醇。

2. 目的　了解皮质醇分泌节律，诊断库欣综合征。

3. 方法

（1）三点法：可在上午8时、下午16时和午夜24时抽血测定皮质醇。

（2）连续监测法：建立静脉通道，可放置含肝素抗凝的静脉导管，每2小时抽血一次，测定皮质醇。

4. 结果和临床意义　库欣综合征：①晨起血皮质醇正常或轻度升高；②晚上入睡后进一步升高，与早晨水平相当；③血皮质醇的昼夜节律消失；④血皮质醇昼夜节律消失是确诊库欣综合征的较简易方法，但受多种因素影响。

5. 注意事项　避免假阳性结果：①住院者应在入院后48h后采血，以使患者适应环境，除外应激；②采血前不影响入睡，午夜未睡眠者采血的结果不可靠；③必须在醒后10min内完成采血；④肥胖、心力衰竭、感染、抑郁症等可以引起皮质醇升高；⑤连续监测者应保持正常作息和饮食。

（二）促肾上腺皮质激素释放激素（CRH）兴奋试验

1. 原理

（1）腺垂体激素受下丘脑和靶腺激素的双重调节。

（2）外源性的生长激素释放激素兴奋腺垂体的ACTH细胞，根据其反应程度可以判断腺垂体ACTH的储备功能。

2. 目的

（1）鉴别下丘脑或垂体病变引起的ACTH缺乏症。

（2）鉴别高ACTH的病因或判断其对药物的反应性。

（3）评估手术或放疗后垂体ACTH储备功能。

3. 方法

（1）试验前抽血测生长激素的基础值（-30min和0min）。

（2）晨起7~8时进行试验，静脉注射CRH（1.0μg/kg，溶于5.0ml生理盐水中），30s内注完。

（3）分别在-30min、0min、15min、30min、60min、90min和120min抽血测定ACTH和皮质醇。

（4）CRH可以与GHRH/GnRH/TRH一起做联合兴奋试验。

4. 结果和临床意义

（1）阳性结果：①CRH兴奋后血皮质醇较基础值升高≥20%；②ACTH较基础值升高≥35%。

（2）库欣病：①多数在注射CRH后10~15min呈阳性反应；②少数对CRH刺激无血皮质醇或ACTH升高反应（可被HDDST抑制），但岩下窦取血ACTH与外周血比值可升高3倍以上；③ACTH瘤注射CRH后，血ACTH和皮质醇明显升高，如仍有ACTH节律存在，应测定晚上的ACTH（无明显下降），而用DXM不能完全抑制；④血ACTH1~39和大分子ACTH物质均升高。

（3）异位ACTH综合征：少数可对HDDST有反应且对CRH有反应。

5. 注意事项

（1）少数患者有短暂兴奋、面部潮红、口腔内金属味等反应。

（2）需结合临床资料和影像检查结果做出诊断。

（三）快速法 ACTH 兴奋试验

1. 目的　评估肾上腺对 ACTH 的急性反应能力，鉴别原发及继发肾上腺功能不全。

2. 方法

（1）试验前抽血测定基础血清皮质醇水平。

（2）静脉注射（或肌内注射）促皮质素 250μg。

（3）分别在 30min、60min 抽血测定血清皮质醇。

3. 结果和临床意义

（1）正常人 30min 皮质醇水平的峰反应超过 540nmol/L（20μg/dl），且与基础皮质醇水平无关。

（2）如 30min 皮质醇水平 <540nmol/L，考虑存在肾上腺功能不全，见于原发性肾上腺皮质功能不全，以及伴有肾上腺萎缩的继发性肾上腺功能不全。

（3）假阴性可见于部分性 ACTH 缺乏（垂体储备功能下降）或长期糖皮质激素治疗停药后。

4. 注意事项　1μg ACTH 试验较 250μg ACTH 刺激试验可更好确定继发性肾上腺皮质功能不全。

（四）甲吡酮试验（metyrapone 试验）

1. 原理　甲吡酮可抑制 P450c11（11β－羟化酶），这是皮质醇生物合成最后一步的催化酶，从而抑制皮质醇分泌，皮质醇对下丘脑－垂体轴的负反馈减弱，ACTH 代偿性升高。

2. 目的　鉴别 ACTH 依赖或非依赖的库欣综合征，评价垂体 ACTH 储备功能。

3. 方法

（1）三日法：

1）第一天是 8 时始留取 24h 尿测定 17－OHCS，11－去氧皮质醇，第二天是 8 时抽血测定基础血 11－去氧皮质醇。

2）第二天晨 8 时抽血，留尿后始口服甲吡酮 0.75mg，每 4 小时 1 次 ×6 次。

3）第二天及第三天分别留取 24h 尿并采血测定 17－OHCS，11－去氧皮质醇及血 11－去氧皮质醇。

（2）午夜一次法：午夜口服甲吡酮 30mg/kg 体重，服药前后 9 时分别抽血测定血浆 11－去氧皮质醇水平及皮质醇水平。

4. 结果和临床意义

（1）原发性肾上腺病变者（半数肾上腺皮质腺瘤及所有肾上腺皮质癌）：有些患者 ACTH 水平可能有升高，但 11－去氧皮质醇水平无升高，尿 17－OHCS 水平无升高，甚至可能轻度下降。

（2）库欣病者（垂体 ACTH 瘤）：尿 17－OHCS 水平明显升高（一般升高 2～4 倍），血 11－去氧皮质醇升高更加明显。

（3）午夜一次法：11－去氧皮质醇水平 >7μg/dl（0.19μmol/L），血浆 ACTH 水平 >

22pmol/L，为正常反应，反应减退者考虑垂体 ACTH 储备缺乏。

5. 注意事项

（1）禁忌证：考虑原发性肾上腺皮质功能不全的患者慎用，可先行快速法 ACTH 兴奋试验。

（2）NIH 研究提示，尿 17 - OHCS 升高超过基础值 70% 或 11 - 去氧皮质醇较基础值升高显著者，可诊断垂体库欣病，其敏感性 71%，特异性达 100%。

（五）低血糖兴奋 ACTH、皮质醇试验

1. 原理　胰岛素引起低血糖，低血糖刺激 CRH 和 ACTH 分泌刺激肾上腺分泌皮质醇。本试验是应用最广泛的评价垂体 ACTH 及 GH 贮备功能的试验。

2. 方法

（1）禁食过夜，卧床休息。

（2）静脉注射胰岛素 0.1U/kg 体重。

（3）于 - 30min、0min、15min、30min、60min、90min、120min 分别采血测定血糖、ACTH、皮质醇。

（4）血糖低于 2.78mmol/L 或比注射前血糖降低 50% 以上为有效刺激。

3. 结果　正常人低血糖出现后 ACTH 和皮质醇明显升高，ACTH 峰值超过基值的 150%，皮质醇 >580nmol/L（20μg/dl）。

4. 临床意义　任何原因引起的库欣综合征患者 ACTH 和皮质醇无增加或增加幅度 < 150% 基础值。

5. 注意事项

（1）禁忌证包括：早晨 8 时血皮质醇基础值 < 140nmol/L；有癫痫或其他精神疾病病史；有缺血性心脏病史。早晨 8 时血皮质醇基础值 < 140nmol/L 提示患者存在肾上腺皮质功能低下，需鉴别是原发还是继发肾上腺皮质功能低下，同时测定血 ACTH 和皮质醇水平，必要时行 CRH 兴奋试验。

（2）本试验进行时需有医生在场，并全面收集病史，排查禁忌证。

（3）一般静脉注射胰岛素 0.1U/kg 体重，也有文献报道可注射 0.15U/kg 体重，低血糖一般发生在注射后 30 ~ 45min，如患者未诱发出低血糖症状且血糖未 < 2.2mmol/L，可追加注射胰岛素 0.3U/kg。

（六）地塞米松抑制试验（dexamethasonesuppression test）

1. 原理　在正常情况下，糖皮质激素对垂体前叶分泌 ACTH 有负反馈作用，当其水平升高时可抑制 ACTH 分泌，地塞米松是一种合成的类固醇，其效应相当于皮质醇的 30 ~ 40 倍，对垂体 ACTH 分泌抑制作用很强，而本身剂量很小，对血、尿皮质醇测定影响不大。观察血和尿皮质醇及血浆 ACTH 的变化，可以反映下丘脑 - 垂体 - 肾上腺皮质功能是否正常。

2. 方法

（1）第 1 天留 24h 尿测 UFC，并于早晨 8 时采血测血浆 ACTH 和血浆皮质醇作为对照。

（2）午夜一片法：第 2 天午夜 23 ~ 24 时口服地塞米松 0.75mg。第 3 天早晨 8 时采血测定 ACTH 和皮质醇。

（3）午夜 1mg 法：第 2 天午夜 23 ~ 24 时顿服地塞米松 1mg。第 3 天早晨 8 时再次采血

测血 ACTH 和皮质醇。

(4) 小剂量法：第2天开始口服地塞米松0.5mg，每6小时1次，连服2d。第3天再次留24h尿测UFC，第4天早晨8时采血测小剂量地塞米松抑制后血浆ACTH和血清皮质醇。主要鉴别正常人与皮质醇。

(5) 大剂量法：第4天开始口服地塞米松2mg，每6小时1次，连服2d。第5天再次留24h尿测UFC，第6天早晨8时采血测大剂量地塞米松抑制后血浆ACTH和血清皮质醇。主要用于鉴别皮质醇增多的原因。

3. 正常值和临床意义

(1) 午夜一片法：结果分析同午夜1mg法。

1) 正常人和库欣病在服药后皮质醇<50nmol/L。

2) 库欣综合征和异位ACTH综合征在服药后皮质醇>50nmol/L。

(2) 小剂量法：

1) 正常人服药后24h UFC降至69.0nmol以下或比对照值抑制率>30%，血清皮质醇降至82.8nmol/L以下或比对照值抑制率>50%，血ACTH降至4.4pmol/L以下。

2) 单纯性肥胖者服药后24h UFC降至110.4nmol以下，或比对照值抑制率>30%，血清皮质醇降至138.0nmol/L以下或比对照值抑制率>50%，血浆ACTH降至5.5pmol/L以下。

3) 皮质醇增多症患者服药后24h UFC、血浆ACTH及血清皮质醇无明显下降，血清皮质醇>140nmol/L（5μg/dl）。

(3) 大剂量法：

1) 肾上腺皮质增生抑制后24h UFC、血清皮质醇及血浆ACTH值比正常对照值下降50%以上，少数患者（20%~30%）抑制值下降<50%。

2) 肾上腺皮质腺瘤或癌和异位ACTH分泌患者抑制值下降<50%。

(七) 血管加压素试验（DDAVP试验）

1. 原理 垂体促肾上腺皮质激素细胞上有AVP V3受体表达，故AVP可刺激ACTH分泌。

2. 方法 留取24h尿测定基础值UFC，之后肌内注射DDAVP 10U，再次留取24h尿测定UFC。

3. 结果和临床意义

(1) 库欣病患者UFC排泄量增加。

(2) 肾上腺皮质腺瘤或皮质癌患者UFC水平无升高。

4. 注意事项 本试验库欣病患者假阴性可达27%。

(八) CRH兴奋试验+大剂量地塞米松抑制试验（CRH+HDDST）

1. 原理 大部分库欣病患者注射CRH后10~15min呈阳性反应，但有7%~14%患者对CRH刺激无外周血ACTH或皮质醇水平升高，但绝大多数对CRH无反应的库欣病患者可被HDDST所抑制，但有少数异位ACTH综合征患者（如支气管类癌）对CRH兴奋试验有反应，但不能被HDDST所抑制。故两者联合可进一步鉴别ACTH依赖性库欣综合征的病因。

2. 方法　同上。

3. 结果和临床意义　同上。

（张　睿）

第五节　下丘脑－垂体－性腺轴激素

一、下丘脑－垂体－性腺轴激素概述

（一）血清黄体生成素（LH）测定

1. 原理　LH是垂体促性腺激素细胞分泌的糖蛋白激素，由α和β两个亚基经非共价键联结而成。α亚基由89个氨基酸组成，并和FSH、TSH、HCG的α亚基结构相同，β亚基由115个氨基酸组成。LH分子量为28×10^{3}Da。上述各激素之间β亚基的氨基酸序列是不同的，因而有其各自的生物学和免疫学特性。LH的分泌呈双相型，稳定的基础分泌伴阵发性脉冲分泌。LH的脉冲分泌频率间期为90～120min，LH的生物半衰期约为50min。在男性，LH促进睾丸分泌睾酮；在女性，月经中期的LH高峰促成排卵。

2. 正常值

（1）男性：20～70岁，1.5～9.3U/L；>70岁，3.1～34.6U/L。

（2）女性：成年人，0.5～76.3U/L；绝经后，15.9～54.0U/L。

3. 临床意义　见FSH测定。

（二）血清卵泡促激素（FSH）测定

1. 原理　FSH和LH一样是垂体促性腺激素细胞分泌的糖蛋白激素。在男性，FSH维持精子生成；在女性，促进卵泡成熟。FSH在月经周期中的变化与LH基本同步。FSH和LH一样，也是脉冲分泌。约90%的LH脉冲与GnRH脉冲同步。而FSH脉冲只有30%与GnRH同步。

2. 正常值

（1）男性：20～70岁1.4～18.1U/L。

（2）女性：成年人，1.5～33.4U/L；绝经后，23.0～116.3U/L。

3. 临床意义

（1）LH、FSH升高：常见原因：①原发性性腺功能减退，主要包括先天性性腺发育不良或外伤、手术、放射、损伤、炎症等致卵巢衰竭。②真性性早熟，男孩9～10岁以前，女孩8～9岁以前，出现青春期发育，有性成熟的临床表现，FSH、LH可达成年人水平。主要包括特发性性早熟及中枢神经系统疾病，过早启动GnRH脉冲分泌。此外，多发性骨纤维异常增生症、重度甲减也可引起促性腺激素释放而出现性早熟。③PCOS，LH增高、FSH降低致LH/FSH比值增大。LH/FSH比值≥2～3为诊断本病的依据之一。④垂体肿瘤，促性腺激素腺瘤以分泌FSH为主，故FSH明显升高，LH可正常，促性腺激素瘤在垂体肿瘤中约占1%。垂体LH瘤少见，1982年Kovacs等和1984年Rowan等报道垂体LH瘤者的睾丸大小和第二性征正常，LH明显升高，达207U/L。⑤XYY综合征、Del Gestillo综合征、Bonnevie－Ullrich综合征、17α－羟化酶缺陷症均可使FSH升高。⑥更年期以后，FSH、LH呈生理性

升高。卵巢功能衰退，雌激素分泌减少，对垂体反馈抑制减弱，且随年龄增长，抑制素（inhibin）分泌减少，也导致 FSH 分泌增加。

（2）LH、FSH 降低：常见原因：①继发性性腺功能低下，由于下丘脑-垂体病变致 FSH、LH 分泌减少，多见于分娩时失血过多致垂体坏死（Sheehan 综合征）、手术损伤、放射性损伤、各种感染、肿瘤压迫等致垂体组织毁损，临床表现为女性闭经，男性阳萎、不育。②假性性早熟，如卵巢肿瘤、肾上腺肿瘤、肾上腺增生等所致性腺类固醇激素分泌过多，患者第二性征明显，性激素反馈抑制致 FSH、LH 明显减少。③Kallmann 综合征、Prader-Willi 综合征、Laurence-Moon-Biedl 综合征者的血 LH、FSH 降低。④单一性 LH 缺乏症（isolated LH deficiency），为先天性 LH 分泌不足或缺乏致性腺功能低下。排卵减少、雌激素、孕激素和 LH 降低。⑤避孕药、雌、雄激素治疗，可影响 FSH、LH 的分泌。

（3）临床应用：主要有①青春期启动和真性性早熟的标志。白昼 FSH >4.0U/L 和 LH >7.5U/L 或 GnRH 类似物兴奋后的 FSH 峰值 >7.5U，LH 峰值 >15U/L，表示青春期启动。②中枢或卵巢性性腺功能减退性闭经的鉴别诊断。中枢性闭经时，促性腺激素水平较低，FSH 水平和 LH 均 <5U/L；卵巢功能低下所致的闭经者血 FSH >30U/L。③根据基础 FSH 和 GnRH 兴奋试验中反应程度估计卵巢储备功能。基础 FSH 是指月经周期第 2~3 天血 FSH 水平，大量研究表明，基础 FSH 上升预示卵巢储备的下降。④根据 LH 对 GnRH 试验的反应性，可鉴别下丘脑或垂体性闭经。⑤LH/FSH 比值为 2~3，提示 PCOS 的诊断。⑥检测 LH 排卵峰预测排卵，LH 峰值≥50U/L 发生在排卵前 25~28h。⑦特发性不育患者如伴有 FSH 水平显著升高，提示曲细精管生精细胞严重破坏或卵巢衰竭。

4. 注意事项　LH 和 FSH 的正常范围依测定所用的方法和标准不同而异，目前常用方法有放射免疫法、酶联免疫法、化学发光免疫法等。我实验室为化学发光免疫法。根据 NIH 标准（LER-907），LH 和 FSH 的正常范围均为 5~20U/L。

（三）血清雌二醇（E_2）测定

1. 原理　E_2 是卵巢分泌的主要性激素之一，成年女子卵巢功能呈周期性变化。在卵泡期逐渐升高，排卵前出现第一个高峰，黄体期出现第二个高峰。根据 E_2 水平是否有正常的周期性变化，可以判断卵巢功能状态。成年男子睾丸每天分泌 6μg，睾酮在外周组织经芳香化酶作用转化而生成 39μg，共计为 45μg。E_2 在男子体内参与对下丘脑-垂体的反馈调节，可能还有其他重要生理功能。

2. 正常值

（1）男性：≤353.1pmol/L。

（2）女性：成年人，70.0~1 938.0pmol/L；绝经后，≤283.7pmol/L。

3. 临床意义

（1）E_2 为青春期启动及诊断性早熟的激素指标之一，雌激素主要促进女性性器官（如子宫、阴道、阴唇及乳腺等）的发育，促进月经周期的形成，并影响脂肪的分布。血浆 E_2 水平在整个儿童期都很低，当乳腺开始发育时逐渐增高，血浆 E_2 水平与年龄、骨骼生长、女性第二性征发育有相关性。血 E_2 >33pmol/L 为性腺功能启动的标志之一。性早熟患儿 E_2 含量较正常同龄儿童明显升高。

（2）E_2 是确定卵巢功能的激素指标之一，E_2 降低常见于：①原发性性腺功能减退、先天性性腺发育不全、各种原因致卵巢损伤（如手术、放射、感染等使卵巢组织破坏）及其他原因引起的卵巢功能减退，致使 E_2 分泌减少。②继发性性腺功能低下，由于下丘脑和垂体疾病致使促性腺激素不足引起 E_2 分泌减少。③睾丸女性化是指具有男性性腺（睾丸），而体型及外生殖器属女性，由于雄激素受体缺陷所致。无正常的男性性分化，可有完全性女性化，但 E_2 低于正常，LH 升高、FSH 和睾酮正常。④口服避孕药或雄激素后，反馈抑制 LH，使 E_2 降低。

（3）协助卵巢肿瘤等疾病的诊断，E_2 升高常见于：①粒层细胞瘤多发生于 30～70 岁，80% 为良性。发生于青春期前，则出现假性性早熟，在生育期妇女则有闭经与子宫出血（常交替出现），若在绝经期发病则出现月经再现，E_2 明显升高。②卵泡细胞瘤多发生于绝经后，E_2 明显升高，一般为良性。③颗粒-泡膜细胞瘤，主要产生雌激素，但也可产生雄激素。

（4）其他疾病：①肝癌或肝硬化，由于肝硬化致肝功能减退，雌激素灭活障碍而引起 E_2 升高。②产生雌激素的其他肿瘤，如脂质细胞瘤、性腺母细胞瘤、睾丸间质细胞瘤、畸胎瘤。③其他，如心肌梗死、多胎妊娠等均可见雌激素升高。此外，男性乳腺发育，常由于雌激素过多所致。

（5）血清 E_2 或尿雌激素用于药物诱发排卵及超促排卵时卵泡成熟和卵巢过度刺激的监测。血清 E_2 水平变化可反映卵巢的刺激程度，血清 E_2 >10 000pmol/L 提示卵巢高敏反应，可能发生卵巢过度刺激综合征。

（四）血清睾酮（T）测定

1. 原理　睾酮是睾丸赖迪（leydig）细胞合成和分泌的一种 19 碳甾体激素，对青春期的性成熟、第二性征发育、骨骼和肌肉的生长、蛋白质合成、性行为有重要作用。睾酮测定是评估各种原因引起的睾丸功能减退和女性男性化的重要手段。

2. 正常值

（1）男性（19～70 岁）：8.4～28.7nmol/L。

（2）女性（15～75 岁）：0.5～2.6nmol/L。

3. 临床意义

（1）睾酮（T）水平降低或 E_2 水平升高，T/E_2 比值降低，可见于各种原因引起的睾丸功能减退症。如 Klinefelter 综合征、睾丸消退综合征、Kallmann 综合征、Laurencc-Moon-Biedl 综合征、男性更年期综合征、睾丸外伤、肿瘤放疗及垂体功能减退等。

（2）DHT 水平降低，睾酮/DHT 比值升高是 5α-还原酶缺乏的指征。

（3）女性睾酮过高，主要见于多囊卵巢综合征，血浆睾酮轻度或中度升高，但一般低于 5.2nmol/L（1.5ng/ml）。

（4）雄激素分泌性肿瘤，短期内进行性加重的雄激素分泌过多往往提示为肿瘤，睾酮水平 >5.2nmol/L（1.5ng/ml）及 DHAES 水平 >18.9μmol/L（7μg/ml）常提示雄激素分泌性肿瘤。卵巢产生雄激素肿瘤以睾酮升高为特征，DHEAS 无明显升高。肾上腺肿瘤则包括不产生睾酮的腺瘤及产生睾酮的肿瘤，其共同特点是血清 DH 雌激素 AS >18.9μmol/L，伴睾酮升高，后者来自腺外转化或由肿瘤分泌。

（5）绝经后妇女的血睾酮 >3.47nmol/L（1μg/ml）及 DHEAS >10.8μmol/L（4μg/ml）应怀疑肿瘤可能，有男性化体征者，虽睾酮及 DHE-AS 未达到诊断水平，亦不能排除此诊断。

（五）血清孕酮（P）的测定

1. 原理　循环中的孕激素主要为孕酮（P），其主要来自卵巢、胎盘，少量由肾上腺皮质分泌，非妊娠期的孕酮主要来自孕烯醇酮，由卵巢分泌。

2. 正常值

（1）男性：0.89～3.88nmol/L。

（2）女性：卵泡期0.48～4.45nmol/L；排卵期14.12～89.14nmol/L；黄体期10.62～81nmol/L；绝经期0～2.32nmol/L。

3. 临床意义

（1）孕酮升高：常见于多胎、葡萄胎、糖尿病孕妇、轻度妊娠高血压综合征、原发性高血压、卵巢粒层细胞－泡膜细胞瘤、卵巢脂肪样瘤等。21－羟化酶缺陷等先天性肾上腺皮质增生时，皮质激素的合成障碍，其前体激素孕酮和17－羟孕酮明显增高，尿中代谢产物孕二醇及孕三醇均增加。

（2）孕酮降低：常见于黄体功能不全、胎儿发育迟缓、死胎、严重妊娠高血压综合征、异位妊娠。甲状腺、肾上腺功能障碍致卵巢排卵障碍时孕酮降低。此外，口服避孕药可致孕酮水平降低，且无高峰。

（3）检测排卵、预测排卵，妇女排卵期孕酮含量成倍增加，借此可观察妇女排卵时间及黄体生成情况，血孕酮＞16nmol/L及尿孕三醇＞3.12μmol/24h为排卵的判断指标。

（4）黄体功能缺陷的诊断。黄体中期排卵后第5、6、7、9天取血样测定孕酮，评价黄体功能。连续两个周期的血孕酮水平＜16nmol/L或尿孕二醇＜6.2μmol/24h可考虑为黄体功能不全。

（5）协助早期妊娠的诊断，正常妊娠，尤其多胎妊娠时，孕酮合成明显增加，而先兆流产、宫外孕、早产、不孕症等血孕酮降低。异位妊娠患者的血孕酮较低。一般认为，HCG浓度可测出时，血孕酮＜47.7nmol/L（15ng/ml）提示为异位妊娠，其敏感性为64.7%，特异性为88.9%。

二、功能试验

（一）GnRH兴奋试验

1. 原理　通过GnRH兴奋LH的分泌，评价垂体分泌促性腺激素细胞的储备功能。

2. 方法

（1）受试者禁食过夜，试验期间卧床，不吸烟。

（2）将GnRH（10肽）100μg溶于10ml生理盐水中，在30s内静脉推注完毕。

（3）分别于－15min、0min、30min、60min和120min在前臂采血2.0ml，分离血清于－20℃保存做LH测定，必要时可同时测定FSH。

3. 正常值

（1）LH的绝对值≥7U/L。

（2）正常成年男子LH的反应后峰值比基础值增高5倍以上，峰值出现在30～60min时。

（3）正常成年女子LH的反应因月经周期的不同阶段而异。

（4）青春期前儿童呈低弱反应，峰值比基础值增高＜3倍。

4. 临床意义

（1）原发性性腺功能减退症患者 LH 的基础值显著高于正常人（因此，GnRH 兴奋试验对诊断不是必需的），峰值亦显著增高，峰值和基础值呈正相关，但是峰值只升高 3 倍左右，提示储备功能减低。

（2）继发性性腺功能减退症患者 LH 的绝对值显著低于正常人，峰值只增高 2 倍左右。这些患者的反应程度与下丘脑或垂体组织受损破坏的程度有关，有较大的个体差异。

（3）体质性青春期延迟患者的反应和青春期前儿童相似（与骨龄一致）。

5. 注意事项

（1）这些患者的反应程度与下丘脑或垂体遭受破坏的程度有关，有较大的个体差异，在做出临床评价时要考虑到这一点。

（2）本试验不能鉴别下丘脑性和垂体性性腺功能减退症。

（3）GnRH 延长兴奋试验有助于鉴别下丘脑性和垂体性性腺功能减退症。

（二）GnRH 延长兴奋试验

1. 原理　通过 GnRH 兴奋 LH 的分泌，评价垂体分泌促性腺激素细胞的储备功能。

2. 方法

（1）将 GnRH（10 肽）100μg 溶于 500ml 生理盐水静脉滴注，每日 1 次，共 7d。

（2）受试者禁食过夜，试验期间卧床，不吸烟。

（3）将 GnRH（10 肽）100μg 溶于 10ml 生理盐水中，在 30s 内静推完毕。

（4）分别于 -15min、0min、30min、60min 和 120min 在前臂采血 2.0ml，分离血清于 -20℃保存做 LH 测定。

3. 正常值

（1）正常成年男子 LH 的反应后峰值比基础值增高 5 倍以上，峰值出现在 30～60min 时。

（2）正常成年女子 LH 的反应因月经周期的不同阶段而异。

（3）青春期前儿童呈低弱反应，峰值比基础值增高 <3 倍。

4. 临床意义

（1）垂体引起的继发性性腺功能减退症患者 GnRH 延长刺激 LH 无明显反应。

（2）下丘脑引起的继发性性腺功能减退症患者 GnRH 延长刺激 LH 有反应。

（三）人绒毛膜促性腺激素（HCG）兴奋试验

1. 原理　HCG 的分子结构和生理功能都和 LH 相似，能与睾丸赖迪细胞受体结合，通过第二信使 cAMP，兴奋睾酮的生物合成过程，从而可以评价睾丸分泌睾酮的储备功能。

2. 方法

（1）HCG 2 000U，于早晨 8～9 时肌内注射。

（2）注射前 -15min 和 0min 及注射后 48h 和 72h 分别在前臂采血做睾酮测定。

3. 临床意义

（1）正常人：睾酮的反应高峰绝大多数在 48h 或 72h 出现，峰值比对照值增高 2 倍或更多（达到或超过正常值高限）。

（2）原发性睾丸功能减退：反应减低或完全无反应。

（3）继发性睾丸功能减退：反应一般减低，反复注射 HCG 后反应逐渐升高至正常。少数患者由于下丘脑或垂体病变较轻，可出现正常反应。

（4）青春期前：反应类似继发性睾丸功能减退。反复注射逐渐升高。

（5）对疑有无睾症或有 5α－还原酶 2 缺陷的青春期前儿童，应隔日肌内注射 HCG 2 000U，连续 3 次，比较前后的睾酮和（或）DHT 水平有助于明确诊断。

三、典型病例

患者，女性，20 岁。因逾青春期第二性征不发育入院。患者系第 2 胎，足月顺产，其母无长期服避孕药史，孕期及哺乳期无感染及服药，无化学药品及放射线接触史。足月顺产，出生时体重约 2.5kg，身高不详。出生后 Apgar 评分不详，无发绀，哭声响亮。人工喂养，小学时身材、智力发育与同龄儿童无异，学习成绩一般，活动耐力一般，体育成绩一般。青春期生长较同龄人无异，19 岁起身高生长较前增快，至今乳腺无发育，无月经来潮。无头痛及视力下降，无视野缺损。

查体：血压 110/66mmHg，身高 163cm，上部量 77cm，下部量 86cm，指尖距 162cm，体重 49kg，体表面积 1.51m^2，正常面容，头颅无畸形，嗅觉粗测正常，无上腭高尖。甲状腺未触及。心肺腹未见异常。乳房 Tanner Ⅰ期。外阴幼女型，阴毛 Tanner Ⅱ期，尿道开口于阴道口上方，脊柱四肢无畸形，神经系统检查阴性。

实验室检查：

（1）甲状腺功能正常；血清 ACTH、皮质醇节律及 UFC 正常；血清生长激素测定 0.9μg/L。

（2）血清睾酮测定 0.77nmol/L，血清雌二醇测定 <36.7pmol/L，血清黄体生成激素测定 <0.07mU/ml，0min 血清泌乳素 7.47μg/L，血清卵泡刺激素测定 1.00U/L，血清孕酮 2.39nmol/L。

（3）染色体：46XX。

（4）GnRH 兴奋试验见表 3－2。

（5）GnRH 延长兴奋试验见表 3－3。

表 3－2　GnRH 兴奋试验

时间（min）	LH（U/L）	FSH（U/L）
－15	<0.07	0.4
0	<0.07	0.4
30	0.76	1.98
60	1.06	3.2
120	0.80	3.51

表 3－3　GnRH 延长兴奋试验

时间（min）	LH（U/L）	FSH（U/L）
－15	<0.07	0.53
0	<0.07	0.46
30	0.92	1.74
60	1.21	3.54
120	0.47	2.69

（6）影像学检查：垂体 MRI 平扫及增强扫描未见异常信号。

诊断：特发性低促性腺激素型性腺功能减退症。

（敖 文）

第六节 低血糖症诊断试验

血糖系指血液中的葡萄糖，人体组织主要靠血糖供应能量。中枢神经系统不能合成葡萄糖，且贮存的糖原极少，故短暂的低血糖就能引起明显的脑功能紊乱。如长期的、严重的低血糖未及时纠正，会导致永久性神经系统损伤甚至致死。另外，低血糖可增加血小板的聚集而促进 DM 血管并发症的发生和发展。

在正常情况下，血糖的来源和去路保持动态平衡，维持在较窄的范围内，该平衡被破坏时可致高血糖或低血糖。临床上以前者常见，后者除了在糖尿病的治疗过程中常见外，其他均属少见。低血糖症不是一种独立的疾病，而是多种原因引起的血葡萄糖浓度过低综合征。

人体每天的糖代谢可根据进餐与肠胃有无外源性糖类吸收分为若干状态，称为空腹状态和进食状态。空腹状态又称吸收后状态，进食状态又称餐后状态。进食状态通常指开始进餐至进餐后糖类被消化吸收的一段时间，一般为 5 ~ 6h。其中葡萄糖吸收率是空腹状态下内源性葡萄糖生成率的 2 倍以上。空腹状态指无食物消化吸收的一段时间。通常指晚餐后至次晨早餐前的一段时间，为 10 ~ 14h，这段时间也包括晚餐后的餐后状态在内。

低血糖症（hypoglycemia）并非一个疾病，而是由于多种原因引起的血浆葡萄糖浓度低于 2. 8mmol/L（50mg/dl），导致多数患者出现以交感神经兴奋和（或）中枢神经系统功能障碍为主要表现的临床综合征。在老年人有脑动脉硬化或缺血的情况下，或糖尿病患者长期高血糖状态下，血糖下降速度过快，即便未达到 2. 8mmol/L 以下，也可出现低血糖的临床症状。而长期处于低血糖状态下，血糖低于 2. 8mmol/L，患者脑及其他器官已受到损害，仍可无低血糖症状。

根据临床特点和发病机制常将低血糖分为空腹低血糖和餐后低血糖。

一、激素测定及其在临床疾病中的意义

（一）低血糖症分类

根据病理生理改变，低血糖症可分为葡萄糖生成底物的可利用性障碍、糖生成障碍和糖利用过多，见表 3 - 4。临床多根据疾病分类，见表 3 - 5。

表 3 - 4 低血糖症的病理生理分类

葡萄糖生成底物的可利用性障碍	亮氨酸过敏症
儿童酮症性低血糖	T_2DM 早期
慢性肾衰竭	胎儿红细胞增多症
饥饿（如妊娠反应）	糖尿病母亲分娩的婴儿
糖生成障碍	外源性高胰岛素血症（非胰岛素直接作用）
肝衰竭（重症肝病、肝坏死、肝炎）	糖尿病伴低血糖
糖生成的酶系障碍（缺乏为主）	医源性低血糖症

续 表

糖原分解酶缺乏	非胰岛素瘤肿瘤性低血糖
糖异生酶缺乏	胰岛素敏感性增加
糖利用过多	垂体功能减退症
内源性高胰岛素血症	剧烈运动
胰岛素瘤	药物
PHHI	
滋养性低血糖症	

注：PHHI. 婴儿持续性高胰岛素血症性低血糖症（persistent hyperinsulinemia hypoglycemia of infancy），病理学上称为胰岛素细胞增殖症（nesidioblastosis）或胰腺微腺瘤样增殖症（microadenomatosis）；T_2DM. 2型糖尿病。

表 3－5 低血糖症的临床分类

空腹（吸收后）低血糖症	内源性高胰岛素血症
药物	胰岛 B 细胞疾病
胰岛素、磺脲类药及酒精	肿瘤（胰岛素瘤）
喷他脒、奎宁	PHHI
水杨酸盐	其他疾病
其他药物	自身免疫性低血糖症
重症疾病	胰岛素抗体
肝衰竭	胰岛素受体抗体
心力衰竭	B 细胞抗体
肾衰竭	异位胰岛素分泌
脓毒血症	婴儿和儿童低血糖症
营养不良症	儿童酮症性低血糖症
升血糖激素不足或缺乏	餐后低血糖症
皮质激素缺乏	糖类代谢酶先天性缺乏
GH 缺乏	遗传性果糖不耐受症
胰高血糖素缺乏	半乳糖血症
肾上腺素缺乏	特发性反应性低血糖症
多种激素缺乏	滋养性低血糖症（包括倾倒综合征）
非胰岛 B 细胞肿瘤	肠外营养支持

注：GH. 生长激素；PHHI. 婴儿持续性高胰岛素血症性低血糖症。

（二）低血糖症病因诊断

低血糖症的病因诊断，需要仔细回顾病史及详细体格检查，收集所有相关实验室资料，以发现可能的原因。

人体糖代谢调节以及血糖稳态维持，涉及多种激素的协调分泌。其最重要的是胰岛素。胰岛素刺激肝脏和外周组织摄取、储存和利用葡萄糖，增加糖原合成，抑制糖原分解，抑制和减少葡萄糖异生，减少内源性葡萄糖的生成，防止血糖升高。胰岛素分泌受许多因素的影响，其中最主要的因素是血糖浓度。因此血浆胰岛素浓度测定，不仅反映胰岛B细胞功能，也对鉴别低血糖病因至关重要。血胰岛素浓度测定，除常用的RIA法（需选用与胰岛素原不起反应的抗胰岛素抗体）外，还有免疫放射法（immunoradiometric assay，IR－MA）和酶联免疫吸附法（enzyme－linked immunosorbent assay，ELISA）等。后两者均需使用两种识别胰岛素分子不同表位的抗体，故又称双抗夹心法（double antibody sandwich technique）。无论是特异性RIA、IRMA，还是ELISA，因排除了非特异性抗原的干扰，其测得值均较IRI为低。空腹胰岛素参考值为5～25μU/ml（或mU/L），餐后＜180μU/ml。但胰岛B细胞分泌的胰岛素有50%～60%进入门静脉为肝脏摄取，另外，如果检测用的胰岛素抗体为多克隆抗体，则可与胰岛素原、胰岛素原裂解产物结合，因此有一定局限性。通常血浆中免疫反应胰岛素中20%为胰岛素原，而胰岛素原的生物活性仅为胰岛素的10%。

B细胞分泌的胰岛素原可被相应的酶水解生成胰岛素和C肽。C肽和胰岛素均系胰岛素原经蛋白酶和羧肽酶分解而成的等克分子浓度的两种肽类物质。相对于胰岛素，C肽的半衰期较长；胰岛素抗体与C肽无交叉免疫反应，外源性胰岛素中不含C肽，故C肽测定的特异性较高。RIA或ELISA方法可以测定血中C肽浓度。用免疫法（RIA）测定的胰岛素值称为免疫反应性胰岛素，这是因为胰岛素的多克隆抗体与胰岛素原等胰岛素类似物有交叉反应。因此，胰岛素测定结果的解释应比较慎重。C肽测定可用于内源性和外源性高胰岛素血症的鉴别。C肽与胰岛素等分子量分泌的，外源性高胰岛素血症时的C肽一般测不出来。血中C肽增高，提示内源性高胰岛素血症。正常空腹C肽为0.8～3.0μg/L（0.24～0.9mmol/L）。

正常人空腹血清胰岛素原及胰岛素原类似物（BKRA）值0.05～0.4μg/L（0.05～0.4ng/ml），不超过所测胰岛素浓度的25%，而90%的胰岛素瘤患者超过此值。胰岛素（IRI）同PLC间的比例是目前诊断胰岛素瘤最特异的一种化验。

除胰岛素外，胰岛素样生长因子（IGF）、胰淀粉样肽（amylin）和胰高血糖素样肽－l1［GLP－1（7～36）］也有一定的降低血糖和促进糖利用作用。其中，某些非胰岛素肿瘤，分泌IGFⅡ是造成低血糖原因之一。能引起低血糖症的胰外肿瘤的细胞构成是多种多样的，特别是晚期，如肝细胞癌（约占22%），肾上腺皮质癌（9%），胰及胆管肿瘤（10%），其他，如肺支气管癌、卵巢癌、消化道类癌、胃肠癌、神经细胞瘤、血管外皮细胞瘤（17%）。无性别差异，老年人多见。空腹或餐后2～3h均可发生低血糖症，以脑部缺糖症群为主。引起低血糖症的机制不明，可能有：①肿瘤组织利用糖过多；②肿瘤产生某种抑制胰高血糖素释放的物质；③肿瘤产生胰岛素作用样物质（MSILA－S），其结构似生长激素，有促进细胞生长及胰岛素作用，又称胰岛素生长因子Ⅰ与Ⅱ（IGF－和Ⅱ）。但胰岛素及C肽水平不高。1/3患者血IGF升高。其中较为间充质肿瘤，分泌IGFⅡ多以游离状态进入组织中，与血浆蛋白结合很少。化学发光法可以测定。许多患者血中IGFⅡ水平不高，但IGF－Ⅰ和GH受到抑制，IGF－Ⅱ与IGF－Ⅰ比值升高，游离IGF－Ⅱ升高。约10%的患者伴有内分泌疾病的特征，如甲状腺肿大伴有或不伴有甲状腺功能亢进、男性化、阳萎、男性乳房发育、肢端肥大等。低血糖症发作时血浆胰岛素水平降低。

二、功能试验及评估

（一）空腹血浆胰岛素和血糖测定

1. 原理 正常空腹静脉血浆胰岛素浓度在5～20mU/L，很少超过30mU/L。当空腹血糖低于2.8mmol/L，胰岛素应降低至10μU/ml以下；当血糖低于2.2mmol/L，胰岛素应低于5μU/ml；血糖低于1.67mmol/L时，胰岛素应停止分泌。随着血糖下降，胰岛素（μU/ml）与血糖（mg/dl）比值（胰岛素释放指数，I ∶ G）也降低。胰岛素瘤患者胰岛素分泌呈自主性，其浓度常高于正常，可达160mU/L。

2. 方法 于禁食24h以上后取血测定血清胰岛素（免疫法，IRI）及血糖（G）计算其比值。

结果评价：仍有20%的假阴性率。

3. 临床意义

（1）IRI/G＞0.4（正常＜0.3）支持胰岛素瘤诊断。

（2）修正的胰岛素释放指数：IRI（μU/ml）×100/G－30mg/dl≥85μU/mg，支持胰岛素瘤诊断（正常≤50μU/mg）。G－30是因为当血糖达1.67mmol/L（30mg/dl）时胰岛素分泌暂时停止。

（3）高胰岛素血症也见于肥胖症、2型糖尿病早期（肥胖者）、肢端肥大症、皮质醇增多症、妊娠后期等，故血糖及胰岛素需同时采血反复测定才有助鉴别。

（二）口服糖耐量试验（OGTT）

1. 原理 正常人一次食入大量葡萄糖后，血糖浓度一般不会超过8.88mmol/L，于2h内恢复正常。延长OGTT：主要用于发现餐后低血糖发生的时间和程度，如餐后早期（2～3h），还是后期（3～5h）。

2. 方法

（1）试验前一天早晨8时后不再进食，试验应于早晨7～9时开始。

（2）口服葡萄糖82.5g（溶于250～300ml水中），3～5min内服完。

（3）空腹（0min）及服糖后30min、60min、120min、180min，共5次采血。

（4）延长试验者，于服糖后4h及5h取血测血糖。

3. 注意事项

（1）试验前3d正常饮食，每日糖类含量200～300g。

（2）正常活动，非应激情况。

（3）试验过程中不应吸烟、饮水、进食及剧烈运动。

（4）FPG明显高于正常值者不做此试验。

（5）若患者有胃肠功能障碍，可采用静脉法：用50%葡萄糖50ml静脉注射的，或按20%葡萄糖按葡萄糖0.5g/kg静脉滴注，30min内注毕。

4. 结果评价 对餐后低血糖有鉴别意义。对确定是否为空腹低血糖，没有意义。

5. 临床意义

（1）胰岛素瘤多数为典型低扁平曲线，服糖后1h呈早期低血糖症者对本病诊断有助。但部分本病患者曲线属正常型或耐量减退型，这可能与胰岛素瘤分泌胰岛素的自主程度、分泌胰岛素的量、瘤外正常胰岛B细胞功能受抑制的程度有关。因此，在OGIT同时应测定血浆胰岛素及C肽（称胰岛素释放试验）。

（2）原因不明性、自发性、功能性低血糖症此组低血糖症临床最常见（约占70%），病因不明，多见于有神经质的中年女性，可能与自主神经功能紊乱，迷走神经兴奋性偏高有关。低血糖常于餐后2～4h发作，症状轻，以交感神经受刺激及肾上腺素分泌过多症群为主，脑神经缺糖症状少见。每次发作持续15～20min，多自行恢复或稍进食即缓解。为预防发作常加餐，故患者多肥胖。病史长，但症状无进行性加重。空腹血糖正常，发作时血糖很少<2.24mmol/L，糖耐量正常或在2～4h呈反应性低血糖。低血糖发作时（血糖<1.67mmol/L时）胰岛素分泌停止。胰岛素释放指数<0.3，修正指数低于50μU/mg。本症须与轻型胰岛素瘤鉴别。

（3）滋养性低血糖症，见于胃大部切除术、胃肠吻合术、伴有或不伴有迷走神经切断术的幽门成形术患者，进食后食物迅速进入小肠，导致食物快速吸收，尤其进食含糖流质后30～60min血糖达11.1～16.65mmol/L（200～300mg/dl），刺激胰岛素大量分泌导致血糖下降，于餐后2～4h降至2.78mmol/L（50mg/dl）以下，出现以肾上腺素分泌过多的症状。本症有胃肠手术史。餐后高血糖所致的高胰岛素血症。糖耐量空腹血糖正常，高峰迅即出现且高于正常，2～3h出现低血糖反应。

（4）早期2型糖尿病性低血糖症：患者多肥胖，餐后刺激胰岛素释放延迟，血糖升高时才使胰岛素过量释放，导致低血糖发作。多于餐后3～5h发作。空腹血糖正常，糖耐量试验呈糖尿病曲线，于服糖后3～5h血糖下降至2.50mmol/L（45mg/dl）以下，出现晚期低血糖反应。

（三）口服75g葡萄糖（或25g静脉注射）后做胰岛素释放试验（与OGTT同时做）

各次取血后同时测血糖及胰岛素，胰岛素瘤患者血糖呈低扁平曲线而胰岛素曲线相对较高，且高峰>50mU/L，分析结果时应除外早期2型糖尿病及肝病。

（四）胰高血糖素－胰岛素－C肽兴奋试验

1. 原理　胰高血糖素可使肝糖原分解、血糖升高，外源性胰高糖素还刺激胰岛B细胞分泌胰岛素。

2. 方法

（1）胰高血糖素肌内注射法：空腹时，肌内注射胰高血糖素1mg，注射前和注射后的15min、30min、60min、90min和120min分别取静脉血测血糖、胰岛素和C肽。

（2）胰高血糖素静脉注射法：空腹时，静脉注射胰高血糖素1mg，注射前和注射后的6min分别取静脉血测血糖、胰岛素和C肽。

3. 结果

（1）正常人肌内注射胰高血糖素后，血糖可升高2.87～5.55mmol/L，高峰出现在45min左右，2h血糖恢复正常，胰岛素原分泌高峰与血糖一致，峰值达50～100mU/L。

（2）经静脉注射胰高血糖素后，C肽值超过基础值150%～300%。

（3）胰高血糖素刺激试验，对低血糖的敏感性较I：G比值、C肽、胰岛素原测定等方法低。对胰岛素瘤者，58%有胰高血糖素兴奋试验阳性。

4. 临床意义

（1）胰高血糖素1mg静脉注射，5～10min血浆胰岛素＞150mU/L支持胰岛素瘤诊断。

（2）糖原贮积症患者血糖不上升或上升很少。

（3）糖原贮积症及严重慢性肝病患者糖原贮备不足的低血糖症者胰岛素和C肽对刺激无反应。

（4）正常人及部分糖尿病者有时有假阳性反应，但大多数＜100mU/L。

（五）亮氨酸试验

静脉注射亮氨酸150mg，血糖下降1.4mmol/L（25mg/dl）以上，提示胰岛素瘤。口服L-亮氨酸200mg/kg，于口服前后10min、20min、30min、40min、50min、60min分别测血糖及胰岛素，服药后的30～45min血糖下降至＜2.78mmol/L（50mg/d），胰岛素＞40mU/L为阳性，支持胰岛素瘤诊断。

（六）禁食试验

1. 原理　空腹及发作时血糖＞2.78mmol/L又疑有胰岛素瘤者做本试验。一般禁食24h约85%的胰岛素瘤者有低血糖发作，禁食48h 95%有低血糖发作，另5%需禁食72h。

2. 方法　禁食期间每4小时测定血糖、胰岛素、C肽1次。血糖＜2.78mmol/L每小时测定1次，直至血糖＜2.2mmol/L（40mg/dl）伴有神经缺糖症状出现，于采血后（测定血糖、胰岛素、C肽）即刻给予葡萄糖静脉注射以终止试验。

3. 临床意义　正常人随禁食时间的延长，胰岛素及C肽水平逐渐降低。如血糖＜2.2mmol/L伴神经缺糖症候群出现时，胰岛素及C肽水平较高可诊断为胰岛素瘤。

4. 注意事项　以往认为禁食72h无低血糖发作可除外胰岛素瘤，目前已有例外。有时于最后2h增加运动以激发低血糖发作，但此时已禁食2～3d，患者已无力运动。对于高龄及伴有心血管病者更应慎重。禁食期间主要靠糖异生维持血糖稳定，应多饮水，预防高黏高脂血症及其并发症。有肝病及垂体-肾上腺皮质功能低下时，禁食也可导致低血糖症发作，应注意鉴别。

（七）C肽抑制（胰岛素耐量）试验

胰岛素0.1U/kg（体重）静脉滴注共60min（空腹血糖＞2.78mmol/L）试验过程中如出现低血糖反应则随时终止试验。正常人血糖降至2.2mmol/L（40mg/dl）以下，C肽也降至1.2μg/L（3ng/ml）以下。胰岛素瘤患者只有血糖下降而C肽仍维持在3μg（ng/ml）的较高水平。用磺脲类引起的低血糖症患者C肽也不受抑制，注意鉴别。

（八）胰岛素抗体及胰岛素受体抗体

1. 原理　血浆中存在胰岛素抗体提示既往使用过胰岛素或自身免疫性胰岛素综合征。后者的特点是游离胰岛素浓度很低而胰岛素总量明显升高。抗胰岛素抗体可逆性地结合大量胰岛素，与抗体结合的胰岛素可逐渐解离出来发挥其生物活性，引起严重的低血糖症。胰岛素受体抗体，具有模拟胰岛素样作用，比胰岛素的降血糖作用强，引起严重低血糖症。

2. 方法　低血糖发作时同时测定血胰岛素抗体及胰岛素受体抗体。

3. 结果　抗体滴度显著升高。

4. 临床意义　胰岛素自身免疫综合征诊断。在应用甲巯咪唑治疗的Grave's病患者和含巯基药物（如卡托普利、青霉胺等）等治疗者或合并其他自身免疫病，如类风湿关节炎、系统性红斑狼疮、多发性肌炎、肾炎、自身免疫性血小板减少、恶性贫血、萎缩性胃炎、黑棘皮病等患者，在餐后3~4h发生低血糖，发作不规律。在低血糖发作期间，血浆游离胰岛素明显升高，C肽分泌受抑，血浆C肽水平下降。血浆胰岛素测定（放免法，IRI）：血浆总IRI明显升高，常在1 000mU/L以上，甚至超过10 000mU/L。

（九）经动脉钙刺激肝静脉取血（ASVS）测定胰岛素

1. 原理　临床上常采用葡萄糖酸钙静脉滴注刺激胰岛素释放试验，每千克体重10mg，静脉滴注2h，或每千克体重2mg于1min内静脉注射（快速刺激法），可使血浆胰岛素（放免法，IRI）明显上升。

2. 方法　于选择性腹腔动脉造影后，可行胃十二指肠动脉、肠系膜上动脉和脾动脉插管注射葡萄糖酸钙（Ca^{2+} 1mg/kg），于注射后30s、60s、120s时从肝静脉取血测胰岛素。

3. 结果　本法创伤较PTPC小，且阳性率高。正常人上升约1倍（从11mU/L+1mU/L至18mU/L+2mU/L）。

4. 临床意义　胰岛素瘤患者上升8~10倍（从36mU/L+6mU/L至312mU/L+67mU/L）。钙剂静脉滴注后血糖可稍降低，尤其快速法影响不大。

三、典型病例

病例：患者，女性，33岁。夜间或晨起出现头晕、心慌、饥饿、出汗、乏力10年。发作严重时出现精神、行为异常，甚至昏迷，进食或输注糖水后症状缓解，多次在外院查血糖低，1.2~2.0mmol/L，胰岛素水平高，查体无阳性体征。100g OGTT胰岛素释放试验见表3-6。

胰岛素释放实验示胰岛素释放纠正指数319μVU/mg，提示胰岛素瘤。胰腺CT平扫加增强示胰颈部小密度增强影，亦提示胰岛素瘤。

诊断：胰岛素瘤。

表3-6　100g OGTT结果

项目	对照血清	30min	60min	120min	180min
血糖（mmol/L）	1.80	8.32	9.23	9.51	7.01
胰岛素（mU/L）	7.66	30.82	25.96	29.7	16.53
C肽	1.50	2.98	0.83	3.26	2.33

（敖　文）

第七节　肾上腺髓质激素

一、肾上腺髓质激素的生理作用

肾上腺髓质激素——儿茶酚胺（catecholamines，CAs）包括肾上腺素（epinephrin，E）、去甲肾上腺素（norepinephrin，NE）和多巴胺（dpamine，DA）。人体内肾上腺素主要由肾上腺髓质分泌，肾上腺以外的嗜铬组织也能少量分泌肾上腺素，一般交感神经元不分泌肾上腺素。由肾上腺髓质合成和分泌的去甲肾上腺素只占儿茶酚胺总量的15%~20%。中枢神经系统、周围神经的交感神经细胞可分泌较大量的去甲肾上腺素。CAs既是人体内一类非常重要的神经递质，也是重要的激素物质，对人体的心血管系统、神经系统、内分泌腺、肾脏、平滑肌等组织器官的生理活动起着广泛的调节作用，同时还影响人体的代谢。儿茶酚胺在效应器官中与特异性的肾上腺素能受体结合，通过激活靶细胞信号系统发挥其生理效应。肾上腺素能受体分为两大类：α（α_1、α_2）受体和β（β_1、β_2）受体。

（一）对心血管系统的作用

1. 对心脏的作用　肾上腺素和去甲肾上腺素均通过兴奋β受体使心肌收缩力增强，传导速度加快，心肌激惹性增强，易于发生心律失常。对心率的作用：肾上腺素使心率加快，去甲肾上腺素使血压升高引起反射性迷走神经功能亢进，心率减慢。儿茶酚胺使心肌收缩力增强，而心排血量是否增加，则根据对血管的作用不同而有差别。肾上腺素使血管扩张，故心排血量增加。去甲肾上腺素使血管收缩，心内血液排出的阻力增加，故虽然心肌收缩力增强，心排血量并不增加。

2. 对血管的作用　肾上腺素对不同部位的血管起不同的作用，对皮肤、黏膜、肾脏的血管而言，肾上腺素使其α受体兴奋，血管收缩；对骨骼肌的血管，肾上腺素使其β受体兴奋，血管扩张。去甲肾上腺素使大多数血管收缩，包括皮肤、黏膜、肾脏、脑、肝、骨骼肌等血管，血管阻力增加，血流量减少。冠状动脉血流量增加，可能是由于冠状动脉和全身血压升高所致。

3. 对血压的作用　肾上腺素使心排血量增加、收缩压增加，舒张压下降，脉压差增大。去甲肾上腺素使收缩压、舒张压均升高，对脉压差的影响不大。

（二）对其他系统、器官的作用

1. 呼吸系统　肾上腺素有兴奋呼吸的作用，使呼吸频率加快，呼吸运动加深。使支气管平滑肌扩张。

2. 胃肠道　肾上腺素使胃肠平滑肌张力及蠕动减弱，使胃肠道括约肌及胆道括约肌收缩。

3. 泌尿系　肾上腺素使膀胱平滑肌松弛，使输尿管和膀胱括约肌收缩。

4. 子宫　肾上腺素对子宫的作用因剂量大小、动物种类及是否妊娠而不同。肾上腺素使非妊娠子宫松弛，使妊娠子宫收缩。对于人类，在妊娠最后1个月及分娩时，肾上腺素有抑制子宫张力和收缩的作用。

5. 中枢神经系统　肾上腺素对中枢神经系统起兴奋作用，提高警觉性。

6. 眼　肾上腺素使扩瞳肌收缩，继而瞳孔扩大。使提睑肌收缩，眼显得突出、有神。

7. 皮肤　肾上腺素使皮肤血管收缩，皮肤苍白。使立毛肌收缩，汗毛竖起。

8. 外分泌　肾上腺素兴奋唾液、胃液、汗液和支气管的分泌，抑制胰液分泌。

（三）对其他激素分泌的影响

交感神经和肾上腺髓质是连接中枢神经系统和内分泌系统的重要通路。去甲肾上腺素和多巴胺是调节垂体激素分泌的重要因素，如多巴胺抑制泌乳素的分泌。下丘脑释放激素也是在交感神经系统的控制之下。血儿茶酚胺及肾内交感神经可调节肾小球旁细胞肾素的分泌。儿茶酚胺抑制胰岛素的分泌，增加甲状腺激素、甲状旁腺激素、降钙素、胃泌素等的分泌。

（四）对代谢的作用

儿茶酚胺促进肝糖原和肌糖原的分解，使血糖升高；促进脂肪分解，释放甘油和游离脂肪酸；增加耗氧及产热。

二、肾上腺髓质激素及代谢产物的测定

（一）检测方法概述

检测血浆、尿液中的儿茶酚胺和（或）儿茶酚胺的代谢产物对于嗜铬细胞瘤、副神经节瘤、肾上腺髓质增生、高血压病、心肌梗死等疾病的临床诊断具有重要意义。鉴于CAs检测在临床诊断和生理、病理、运动医学等研究上的重要性，要求对CAs水平进行特异、准确、快速、实时的测定。常用的CAs检测方法包括高效液相色谱法、荧光法、放射酶学法、电分析化学法、毛细管电泳法、色质联用法等。

1. 高效液相色谱法　高效液相色谱法（HPLC）是目前最常用的测定CAs的方法，用不同类型检测器（电化学检测器、荧光检测器等）的HPLC检测CAs是目前研究最多的CAs检测技术，具有灵敏度高，经济、实用、兼容性强等优点。

2. 荧光测定法　荧光法也是经常使用的检测CAs的方法，其中最常用的是三羟基吲哚法（THI）和己烯二胺法（EDA）。THI法只能测定总儿茶酚胺（E和NE），其原理是部分纯化的E和NE被氧化成相应的肾上腺素红和去甲肾上腺素红，在碱性条件下，重新排列成肾上腺素黄和去甲肾上腺素黄，在400nm激发后，在505nm处定量测定荧光。EDA法可分别定量E和NE，其原理是经纯化后的E和NE在被氧化后与己烯二胺反应生成有荧光的衍生物，在420nm激发后，测定E衍生物的荧光（510nm）和NE衍生物的荧光（580nm），分别测定E和NE。这两种方法都需要一个或多个纯化步骤（多用柱层析法），以分离甲基多巴、氨苄西林、复合维生素B和咖啡因等干扰物，并且灵敏度和特异性不高。

3. 放射酶学法　放射酶学法是另一种常用的测定CAs的方法，可用于研究生理和病理状态下血浆和组织中的CAs的含量。用放射性核素氚标记的S-腺苷甲基甲硫氨酸作为甲基供体，在儿茶酚胺-O-甲基转移酶（COMT）的作用下，将E、NE、DA转变成相应的甲基衍生物，然后进行薄层层析分析，经液闪计数来测得血浆和组织中E、NE、DA的含量。本法的主要优点是灵敏度高，选择性好，可有效地分离并检测E、NE、DA。但本法在应用中受到许多因素的限制：要严格控制测定条件和操作条件，技术难度高；要注意放射性核素的保存和使用，以防止污染；检测速度较慢，结果滞后，难以满足临床诊断的需要。

4. 电化学分析法　用于检测CAs的电化学分析法包括化学修饰电极法和光谱电化学法，大多只是用于检测多巴胺（DA）。

5. 毛细管电泳法　毛细管电泳法是一种高效能的分离分析技术，具有省时、试剂成本低、样品用量少、适于痕量分析等优点。本法检测CAs的主要优点是不需要进行衍生，分离速度快（分离时间仅需6min），缺点是灵敏度较低难以满足临床诊断的需要。

6. 色质联用法　色谱法具有分离效率高、定量分析简便等特点，但定性能力却较差；质谱法具有灵敏度高、定性能力强等特点，但进样要纯，才能发挥其特长。这两种方法联用可以取长补短，取得较好的分离分析效果。

（二）血儿茶酚胺测定

1. 基础状态下血儿茶酚胺测定

（1）方法：高效液相色谱法。

（2）正常参考值：

1）肾上腺素：<480pmol/L（<88pg/ml）。

2）去甲肾上腺素：615～3240pmol/L（104～540pg/ml）。

（3）临床意义：嗜铬细胞瘤在发作时儿茶酚胺明显升高；在非发作时正常或轻度升高。

（4）注意事项：

1）测定基础状态下血儿茶酚胺时，受检者应放松身心，取仰卧位，不宜直接穿刺采血，而是先静脉插管，休息30min后，从静脉插管内采血。

2）必须用装有适当还原剂（以免儿茶酚胺氧化）的冷冻试管盛血，盛血后立即将试管置于冰块上，迅速分离血浆，-70℃保存待测。

3）很多药物尤其是与自主神经系统有关的药物影响血儿茶酚胺的水平，α受体和β受体阻滞药及可乐定影响最大，采血前应停用相关药物。

2. 胰高血糖素刺激后血儿茶酚胺测定　见胰高血糖素激发试验。

（三）24h尿儿茶酚胺及代谢产物的测定

1. 24h尿儿茶酚胺的测定

（1）方法：高效液相色谱法。

（2）正常参考值：

1）肾上腺素：50～80nmol/24h。

2）去甲肾上腺素：40～780nmol/24h。

3）多巴胺：200～3500nmol/24h。

（3）临床意义：嗜铬细胞瘤在发作期尿儿茶酚胺明显升高；在非发作期正常或轻度升高。

（4）注意事项：应激状态下尿儿茶酚胺水平升高。影响血儿茶酚胺水平的药物，如α受体和β受体阻滞药，可乐定也可影响尿儿茶酚胺水平。

2. 24h尿VMA测定

（1）方法：VMA是肾上腺素和去甲肾上腺素的最终代谢产物，由尿中排出。常用高效液相色谱法检测。

（2）正常参考值：22～35μmol/24h（4～7mg/24h）。

（3）临床意义：嗜铬细胞瘤患者尿VMA升高3～5倍，但在非发作日可正常。

（4）注意事项：留取尿标本时要加浓盐酸防腐。避免影响因素，留尿标本前3d停用单胺氧化酶抑制药、降压药等。

3. 24h尿甲氧基肾上腺素和甲氧基去甲肾上腺素的测定

（1）方法：甲氧基肾上腺素和甲氧基去甲肾上腺素分别是肾上腺素和去甲肾上腺素的中间代谢产物，由尿中排出。常用高效液相色谱法检测。

（2）正常参考值：

1）甲氧基肾上腺素：19～140μg/24h。

2）甲氧基去甲肾上腺素：52～310μg/24h。

3）总量：95～475μg/24h。

（3）临床意义：嗜铬细胞瘤患者尿甲氧基肾上腺素和甲氧基去甲肾上腺素排量大多高于正常；原发性高血压患者在正常范围。

三、与肾上腺髓质相关的功能试验

（一）激发试验

1. 冷加压试验

（1）原理：正常人和原发性高血压患者受到寒冷刺激后，交感神经兴奋引起血压升高，嗜铬细胞瘤患者受到寒冷刺激后血压升高程度不如自身发作。

（2）方法：

1）试验前停用降压药1周，停用镇静药2d。

2）患者卧床休息20~30min，每隔5min测血压1次，待血压稳定。

3）将患者左手浸入4℃冰水中，水面至腕关节，停留1min取出。

4）自左手浸入冰水开始，15s、30s、60s、90s，以及2min、5min、10min和20min各测右臂血压1次。

（3）结果及临床意义：

1）正常人血压升高约12/11mmHg，最大升幅不超过30/25mmHg。

2）原发性高血压或血压不稳定者，在冰水的刺激下血压上升至平时波动的最高值，升高幅度超过药物激发试验。

3）嗜铬细胞瘤的血压升高幅度低于正常人和原发性高血压患者，在冷加压试验中的最高血压低于其自身发作时和（或）药物激发试验时的最高血压。

（4）注意事项：血压超过170/110mmHg者，不宜做此试验。

2. 胰高血糖素激发试验

（1）原理：胰高血糖素能刺激嗜铬细胞瘤分泌儿茶酚胺，而不刺激正常的肾上腺髓质分泌儿茶酚胺，使处于发作间歇期的嗜铬细胞瘤患者出现人工诱导发作，予以一定量的胰高血糖素后，观察血压上升的程度及有无临床症状来协助诊断。为观察发作时的临床表现及血和尿的生化改变提供机会。

（2）方法：

1）试验前停止服用所有降压药7d，停用镇静剂2d。

2）试验前空腹平卧休息，建立静脉通道，缓慢滴注生理盐水。

3）每分钟测量血压1次，直至血压平稳，连续2~3次血压波动不超过10mmHg。

4）在患者不知情的情况下，迅速静脉推注胰高血糖素1mg。

5）从注射后开始，每30秒测血压1次，连续3min，以后每分钟测血压1次，直至满15min。

6）注射前及注射后3min分别取血测肾上腺素和去甲肾上腺素。

（3）结果及临床意义：

1）正常人或原发性高血压患者血压一般不升高或升高不显著。

2）嗜铬细胞瘤患者在注射后15s左右血压急剧升高，比冷加压试验升高20/15mmHg，或收缩压较基础血压升高50mmHg为阳性。

3）正常人或原发性高血压注射前后血儿茶酚胺无变化。

4）嗜铬细胞瘤患者在注射后3min内血儿茶酚胺增加3倍以上，或去甲肾上腺素 > 11.8nmol/L（2 000pg/ml）。

（4）注意事项：

1）本试验不适宜于血压＞170/110mmHg 的患者。

2）试验过程中血压上升过高时应立即静脉注射酚妥拉明 5mg。

3）该试验的阳性率较高，无假阳性，不良反应小，患者易于接受。试验的敏感性、特异性和诊断符合率分别为 83.3%、96.3% 和 95.5%。

（二）阻滞试验——酚妥拉明试验

1. 原理　酚妥拉明（即苄胺唑啉）是一种肾上腺素能 α 受体阻滞药，可阻滞儿茶酚胺的 α 受体效应，使因儿茶酚胺水平增高引起的持续性或阵发性高血压迅速下降。因此，通过对酚妥拉明的反应，可以判断高血压与嗜铬细胞瘤的关系。

2. 方法

（1）试验前 1 周停用降压药，停用镇静药至少 2d。

（2）试验前患者平卧休息，周围环境应安静。

（3）建立静脉通道，缓慢滴注生理盐水。

（4）每分钟测量血压 1 次，直至血压平稳，持续在 170/110mmHg 以上，方可进行试验。

（5）在患者不察觉的情况下，从输液管中缓慢注射（在 Imin 内）酚妥拉明 5mg（儿童 1mg）。

（6）注射完毕后，每 30 秒测量血压一次，共 3mm，以后每分钟测量 1 次，共 10min，或直至血压恢复至试验前水平。于 15min 和 20min 再测量血压和心率。

3. 结果及临床意义

（1）正常人在注射酚妥拉明后 2min 血压有所下降，但下降幅度不超过 35/25mmHg。

（2）嗜铬细胞瘤患者在注射 2min 后，血压明显下降，下降幅度＞35/25mmHg 并持续 3～5min，或更长时间。

4. 注意事项

（1）本试验适宜于血压持续＞170/110mmHg 的患者。

（2）本试验有一定危险性，个别患者会出现血压下降过度，甚至出现休克、心脑血管意外，试验前需准备好升压药品去甲肾上腺素，若血压下降过低可立即给予升压药。

（3）试验前应用降压药、镇静药、麻醉药可出现假阳性。试验前 1 周避免使用降压药或缩血管药，试验前 48h 停用所有药物。

（4）为避免静脉穿刺引起的应激反应，应先建立静脉通道，输注生理盐水，受检者卧床休息至少 30min 后才开始用酚妥拉明。

（5）肾功能不全者禁用。

（敖　文）

第四章　分子生物学技术在内分泌领域中的应用

近年来，随着以重组 DNA 技术为代表的分子生物学的迅猛发展，我们对遗传学、生理学、细胞生物学及生物化学等学科的了解有了革命性的改变。这些学科中很多重要的进展都和 DNA 重组技术有关。对这一技术的了解不仅对那些进行基础研究的科学工作者来说十分重要，对今天的临床医生来说也有着越来越重要的意义。

现代的分子生物学是一个庞大的理论与技术体系，涉及各种研究核酸与蛋白质的技术与方法，在本章中我们就目前在内分泌学研究中较为常用的相关技术作一简要介绍。

一、DNA 测序

DNA 测序的方法有多种，目前最常用的是 Sanger 发明的以双脱氧核苷酸为基础的链终止测序法。该法的原理是在 4 个 DNA 合成反应溶液中加入 4 种不同的双脱氧核苷酸（ddATP、ddTTP、ddCTP、ddGTP），它们分别可随机地和 DNA 链上的 4 种相应的核苷酸结合，而一旦它们结合到 DNA 链上的时候，即可终止 DNA 链的延长，从而形成各种长短不一的片段。然后将 4 组 DNA 平行地进行凝胶电泳，即可根据凝胶电泳中片段长度大小读出 4 种核苷酸在 DNA 链上的排列情况。目前已有先进的 DNA 测序仪可进行高通量全自动化的 DNA 测序，但其基本原理不变。通过 DNA 序列，我们就可推测其氨基酸序列及各种酶切位点，以便进一步对基因进行各种结构和功能的研究。

二、聚合酶链反应（polymerase chain reaction，PCR）

PCR 是 20 世纪 80 年代中期发展起来的体外核酸扩增技术。它具有特异、敏感、产率高、快速、简便、重复性好、易自动化等突出优点，能在一个试管内将所要研究的目的基因或某一 DNA 片段于数小时内扩增至十万乃至百万倍。其扩增 DNA 的过程类似于 DNA 的天然复制过程，其特异性依赖于与靶序列两端互补的寡核苷酸引物。PCR 由变性 - 退火 - 延伸三个基本反应步骤构成。①模板 DNA 的变性：模板 DNA 经加热至 94℃左右一定时间后，模板 DNA 双链解离成为单链，以便它与引物结合，为下轮反应作准备；②模板 DNA 与引物的退火（复性）：当温度降至 55℃左右，经加热变性成单链的模板 DNA 可与引物的互补序列配对结合；③引物的延伸：DNA 模板 - 引物结合物在 TaqDNA 聚合酶的作用下，以 dNTP 为反应原料，靶序列为模板，按碱基配对与半保留复制原理，合成一条新的与模板 DNA 链互补的半保留复制链，重复变性 - 退火 - 延伸三步循环过程，就可获得更多的“半保留复制链”。由于每一个循环所产生的新 DNA 链均能成为下一循环的模板，所以 PCR 产物以指数方式增加，经过 25 ~30 个周期后，一般可扩增至 10^6 ~ 10^7。

三、cDNA 文库和 cDNA 克隆

研究一个新基因在细胞内的表达情况及其功能，通常的做法是先获得 cDNA 克隆，而要

获得 cDNA 克隆，传统的方法是制备 cDNA 文库。文库的制备包括以下几个步骤。①将细胞内的 mRNA 逆转录成 cDNA，并复制成双链 DNA；②将双链 DNA 插入 λ 嗜菌体载体或质粒载体。理想的情况下，所有从 mRNA 逆转录来的 cDNA 都插入到载体中，这样文库中就包含了代表某种细胞或组织所有 mRNA 的 cDNA。需注意的是，要想通过建立文库来克隆某一基因的 cDNA，用以建立该文库的组织或细胞中应大量表达这种基因的 mRNA。例如，要想克隆生长激素基因，可用垂体组织；克隆胰岛素基因，可用胰岛组织等。因为这些组织中分别具有高丰度的生长激素与胰岛素的 mRNA。建立好文库以后，下一步就需要筛查含有该基因的 cDNA 克隆。通常有两种筛选克隆的方法，一种方法是将嗜菌体感染培养平皿上的大肠杆菌，形成嗜菌斑，再转移至尼龙膜，然后用同位素标记的探针与之杂交筛选出阳性克隆。这种方法要求被研究的基因的部分序列已知，以便根据基因序列设计探针。另一种方法是将从组织中抽提得到的 mRNA 逆转录生成的 cDNA 克隆到可以表达的嗜菌体载体中，当这种嗜菌体感染大肠杆菌后可以表达出融合蛋白，然后通过特异抗体筛查出含有所需的 cDNA 克隆。无论用哪种方法筛查，一旦我们得到所需的克隆，就可通过扩增、纯化、酶切，得到我们想要研究的 cDNA，然后可将其亚克隆至质粒载体，以便进行其他分析和研究，如测序、制备探针等；或用于基因的结构和功能的详细分析，例如可通过网织红细胞翻译系统翻译成蛋白质以进行功能研究；或将 cDNA 通过载体引入到细胞中使其表达，观察其对细胞功能的影响等。

四、基因组文库和基因克隆

基因组文库的构建技术与 cDNA 文库相同，只是由于基因组 DNA 片段较长，因而所用的克隆载体不同。通常构建基因组文库时采用 λ 嗜菌体作为载体，这种载体可插入长度为 10～20kb 的 DNA 片段。有一种经改造的嗜菌体称为嗜菌粒（cosmid），它可插入长达 40～50kb 的 DNA 片段。另有一种可转染至酵母中的载体，可插入长达 1～2Mb（兆碱基对）的 DNA 片段，这种载体被称为酵母人工染色体（yeast artificialchromosomes，YAC）。在构建基因组文库时，通常先将基因组 DNA 用限制性内切酶进行消化，再通过凝胶电泳将不同大小的 DNA 片段分开，挑选出大小合适的片段插入载体，再转入细菌或酵母进行扩增。目的基因片段也可用同位素标记的探针筛查，其方法类似于筛查 cDNA 文库，但探针可用 cDNA 来制备。通过这种方法，我们可得到基因的全长序列，包括启动子序列和内含子等。对与内分泌有关的基因来说，启动子序列具有特别重要的作用，因为它往往包含了一些和激素合成调控及信号转导有关的调控序列。例如糖皮质激素受体调控元件及 cAMP 反应元件都位于基因的启动子区域。

五、RACE 和 RAGE

通常通过上述方法克隆得到的 cDNA 往往缺乏 5’末端的序列，这时可通过快速扩增 cDNA 末端（rapid amplification ofcDNA ends，RACE）技术来确定 5’末端的序列。同样的技术也可用来探测基因组 DNA 片段 5’端的序列，这时称为快速扩增基因组 DNA 末端（rapid amplification of genomic DNA ends，RAGE）技术。

六、研究基因表达的几种方法

RNA 印迹法（northern blot）是研究 mRNA 表达水平的最经典的方法，其原理如下：首先，从组织或细胞株中抽提总 RNA，然后通过凝胶电泳将 RNA 片段按分子量大小分开，并转移至杂交膜上，最后与同位素标记的 cDNA 探针杂交，由于所使用的 cDNA 探针序列同所研究基因的 mRNA 呈互补关系，因而它只同杂交膜上相应的特异的 mRNA 条带结合，并且其结合到膜上的量同细胞中 mRNA 的含量成正比。

除了 Northern blot 外，还有其他多种研究基因表达的方法，如 RNA 酶保护试验，这是一种非常敏感的 RNA 检测方法。其原理是当标记的互补 RNA（cRNA）与其特异的互补 mRNA 杂交形成双链 RNA 时就不会被 RNA 酶切割降解，因为这种酶只识别并切割单链 RNA。这样我们就可以知道所研究的组织或细胞中是否含有某种特定的 mRNA。这种方法虽然灵敏，但操作难度较大，一般的实验室较少应用。

PCR 方法由于其极高的灵敏度及扩增效率且操作简便而被广泛用于分子生物学研究，联合应用 PCR 和逆转录反应（reverse transcriptase - polymerase chain reaction，RT - PCR）可以极高的效率和灵敏度检测细胞或组织中 mRNA 的表达量。其原理是先将 mRNA 逆转录成与之互补的 cDNA，然后通过 PCR 来扩增 cDNA。在 PCR 反应条件受到严格控制的情况下，经 PCR 扩增得到的 cDNA 将与初始的 mRNA 量成正比，如果我们在 PCR 反应体系中加入同位素标记的引物或标记的核苷酸，则可以精确测定 mRNA 的量。RT - PCR 灵敏度非常高，可检测出极微量的 mRNA。另外，只要我们知道基因的序列，就可以设计出相应的引物来进行 PCR 反应，因而这一方法理论上讲可用于任何已知基因的研究。

另一种研究基因表达的方法是原位杂交，这种方法联合应用了组织学和分子生物学的研究方法。将组织切片直接和同位素标记的探针杂交，探针可直接同在特定细胞中表达的 mRNA 结合，这样就可以知道基因在哪种细胞中表达、表达的量及其在细胞中的分布。原位杂交对于研究某些组成成分较复杂的组织中的基因表达较为有用，如卵巢、大脑等。

七、研究基因的转录和转录后调控的方法

（一）核转录活性测定（nuclear run - on assay）

当我们知道某种基因的表达发生变化，我们还需要进一步知道这种改变是由于转录的改变还是由于其半衰期的改变所引起，常用的鉴别上述两种情况的方法是核转录活性测定。首先将受过刺激的细胞的细胞核分离出来，让它在体外转录系统中合成 mRNA。这时只有那些在细胞核被分离以前开始合成的 mRNA 转录体才有可能在体外转录系统中完成 mRNA 链的延长和终止。由于该系统中含有同位素标记的核苷酸，因此在该系统中合成的 mRNA 被标记上放射性信号。通过与固定在固相表面的 DNA 探针杂交，即可知道 mRNA 的合成在受到某种刺激后是否发生改变。尽管这是一个经典的方法，但由于其复杂的操作步骤，目前已较少使用，而逐渐被操作简单的瞬时基因表达系统所取代。

（二）转录后调控的测定

有多种方法测定 mRNA 的稳定性，如放线菌素 D 可抑制 RNA 的合成，人们常利用它来检测 mRNA 的稳定性在受到某种因素的影响后是否发生改变。但由于放线菌素 D 有较强的

细胞毒性作用，可抑制多种蛋白质的合成，而这些蛋白质又会影响 mRNA 的稳定性和降解过程，因而常会混淆试验的结果。另一种测定 mRNA 稳定性的方法是脉冲追踪试验。其原理是在 mRNA 转录过程中短暂地加入同位素标记的尿嘧啶，然后再在无同位素标记的核苷酸的反应液中反应一段时间，这样 mRNA 上的放射性信号将随着时间的推移而逐渐减少，其减少的速度将反映出 mRNA 的半寿期。

（三）瞬时基因表达系统

另一种研究基因转录调控的方法是瞬时基因表达系统，利用这种方法，我们可以研究启动子区域的各种突变对基因表达的影响。通常，我们将所要研究的基因的启动子与报告基因融合，报告基因是一种表达量可以被方便地监测的基因，常用的有氯霉素乙酰基转移酶（chloramphenicol acetyltransferase，CAT）、荧光素酶（luciferase，LUC）以及β-半乳糖苷酶（β-glactosidase，β-GAT）。上述3种酶在正常的细胞中不存在。因此在未将这些酶转入细胞前，细胞中没有这些酶的活性。启动子-报道基因可通过转染（transfection）的方法引入细胞中。转染的基因在24~72h内具有转录活性，这段时间内可对启动子的功能进行研究。转染试验的主要目的是为了了解启动子区域哪些序列是调控基因表达和信号传递所必需的。目前有多种方法可使启动子的某些特殊位置的碱基缺失或突变，这些方法对于研究那些调控组织特异表达的 DNA 序列以及多种激素反应元件，如 cAMP 反应元件、糖皮质激素和甲状腺激素受体反应元件等，具有极为重要的作用。证实这些 DNA 调控序列为进一步找到与之相互作用的转录因子奠定了基础。

八、研究转录因子与 DNA 相互作用的几种方法

（一）转录因子

基因的调控序列是通过和转录因子结合而起作用的。转录因子通常可分为三类：常规转录因子（general transcriptionfactors）、增强子结合蛋白（enhancer binding proteins）以及转录激活因子（transcriptional activating factors）。由于转录因子的研究进展很快，对这些因子的分类也一直在变。常规转录因子主要包括那些与基因转录起始位点附近的 DNA 序列结合的蛋白质，如 TATA 结合蛋白（TBP）、TFⅡA、B、E 等，它们是一组调控转录起始的蛋白质；增强子结合蛋白主要和转录起始位点上游的 DNA 序列结合，它们通常由两部分构成：即 DNA 结合功能域及另一个与蛋白质-蛋白质相互作用及转录激活有关的功能域。这组转录因子具有多种转录调控作用，如 Pitl 与细胞的特异表达有关，Pitl 是一种属于同源结构域（homeodomain）的转录因子，特异地表达于分泌生长激素、催乳素及促甲状腺激素的垂体细胞中，并调控这些激素的分泌。Pitl 基因突变可引起生长激素、催乳素及促甲状腺激素分泌不足。还有一些增强子结合蛋白可同第二信使反应元件结合，如 cAMP 反应元件（CRE），而 CRE 可同一大类称为 CRE 结合蛋白（CREB）或转录激活因子（ATF）的转录因子结合。有一些属于 Jun/Fos 家族的转录因子与蛋白激酶 C 及多种生长因子介导的信号转导途径有关。另有一些增强子结合蛋白为激素核受体，如糖皮质激素、雌激素、甲状腺激素等核受体。这些受体同靶基因的激素反应元件（hormone response element）结合，激活或抑制这些基因的转录。

研究表明，除了转录因子以外，还有共激活因子（coactivator，CoA）和共抑制因子

（corepressor，CoR）共同参与了转录的调控。有时候，与 DNA 结合的转录因子可以和一些基础转录因子（如 TBP 或 TFⅡB 等）形成直接的蛋白质－蛋白质相互作用，但更常见的是这些转录因子和一些中间蛋白质如 TAF、CoA、CoR 等形成一个巨大的复合体，影响转录的进行。对任何基因来说，同启动子结合的转录因子数目都很多（通常超过 20 个），这些转录因子又可和多种其他转录因子相互作用，这些数目众多的转录因子共同组成一个复杂的调控转录的网络，通过一系列相互协调的步骤而改变转录的进程。其中有一个重要的步骤是改变染色质结构，移动核小体的位相，使其他转录因子能够结合上来。另一个步骤是形成转录复合体，使基础转录因子离开转录起始位置，从而激活 RNA 聚合酶，启动 RNA 合成。这些转录调控机制对内分泌有重要的意义，因为很多基因的表达都具有组织特异性，并且受到激素信号的调节，有很多内分泌疾病都是由于转录因子缺陷所引起。

（二）研究蛋白质与 DNA 相互作用的方法

有两种常用研究蛋白质与 DNA 相互作用的方法。一种是 DNA 酶足迹法，其原理是当 DNA 同蛋白质结合后就不会被 DNA 酶降解，DNA 序列经 DNA 酶部分酶切后，再经凝胶电泳分离，就可看到未与蛋白质结合的部位呈现出连续的梯度条带，而与蛋白质结合的 DNA 序列会出现条带缺失，类似于“足印”，这种方法较适合于测定 100 ~ 300 个碱基大小的 DNA 序列。当通过“足迹法”或其他功能试验证实启动子序列上的蛋白质结合位点或调控序列后，可进一步用凝胶阻滞电泳（electrophoretic gel mobility shift assay，EMSA）来分析蛋白质－DNA 相互作用。其原理是当短片段的 DNA（通常为 10 ~ 50 个碱基）序列同蛋白质结合后，在非变性凝胶电泳上泳动的速度远小于未同蛋白质结合的 DNA 片段，且泳动速度的改变程度同结合蛋白质的大小成正比。因此 EMSA 还可以用来鉴定结合蛋白质是单体、同二聚体或异二聚体。EMSA 是一种检测蛋白质－DNA 相互作用的敏感的方法，即使是细胞核的粗提物，也可用这种方法检测其中的某种特殊的结合蛋白质。该试验操作简便，还可做竞争抑制试验，以检测结合蛋白质的特异性和亲和力。

（三）研究蛋白质－蛋白质相互作用的方法

有多种试验可用来检测蛋白质－蛋白质相互作用，如免疫共沉淀、多聚组氨酸标签谷胱甘肽磺酰转移酶结合试验（polyhistidine－tagged glutathione sulfonyl transferase pull down）、酵母双杂交试验等。

1. 免疫共沉淀　其原理是如果蛋白质 A 和蛋白质 B 相互作用的话，当用抗 A 的抗血清与蛋白质 A 和蛋白质 B 的混合液共同孵育时，抗 A 血清不仅能使蛋白质 A 沉淀，也能使蛋白质 B 一起沉淀。试验时，将被检测的蛋白质用同位素标记后，与已知蛋白质共同孵育，然后进行凝胶电泳和放射自显影，根据显影条带的位置可知道被测蛋白质是否与已知蛋白质相互作用。同样，也可用蛋白质免疫印迹试验来检测蛋白质间的相互作用。

2. 多聚组氨酸标签或谷胱甘肽磺酰转移酶结合试验　谷胱甘肽磺酰转移酶与其底物谷胱甘肽具有极高的亲和力。利用这一原理，人们设计了一种编码谷胱甘肽磺酰转移酶的表达型质粒载体，这个载体中能插入编码其他蛋白质的外源 DNA 片段，当该质粒转入宿主菌后可大量扩增并表达出谷胱甘肽磺酰转移酶融合蛋白。因此，如果要研究细胞内是否有与某种蛋白质相互作用的蛋白质或多肽，可将编码该蛋白质的基因插入质粒载体，将该质粒转入宿主菌后，即可大量表达含有这种蛋白质片段的融合蛋白。将这种融合蛋白与细胞蛋白抽提液混合孵育后，再加入谷胱甘肽包被的琼脂糖珠，若细胞抽提液中含有与所要研究的蛋白质相互作用的蛋白质的话，则这种蛋白质会因为谷胱甘肽磺酰转移酶和谷胱甘肽的亲和性而被吸附到琼脂糖珠上，从而从细胞抽提混合液中分离出来。然后再将蛋白质从琼脂糖珠上解离下来，进行凝胶电泳和放射自显影或蛋白印迹试验等，即可知道该蛋白质的分子量等。

3. 酵母双杂交试验　酵母双杂交试验可用来检测并克隆直接相互作用的蛋白质，其原理是分别构建两个表达融合蛋白的质粒，其中一个融合蛋白为已知蛋白质同酵母 GAL4 基因转录激活蛋白的 DNA 结合结构域（DB）融合，另一个融合蛋白为未知蛋白质同 GAL4 基因转录激活蛋白的转录激活结构域（AD）融合，如果未知蛋白质同已知蛋白质能相互作用的话，则 DB 同 AD 能相互靠近，并形成有功能的转录激活蛋白，并激活报告基因，这种方法能够有效地筛选出能相互作用的蛋白质，结合其他的研究蛋白质相互作用的试验，能进一步提高酵母双杂交试验的特异性。

九、转基因模型在内分泌研究中的应用

（一）内分泌基因在转基因动物中的表达

转基因小鼠为我们提供了研究激素及发育对基因表达调控的体内试验模型。其主要技术是将所要研究的基因通过微注射方法注射到小鼠受精卵的细胞核中，然后将受精卵植入假孕的母鼠子宫中使其发育。出生的小鼠可通过 southern blot 或 PCR 方法检测其尾静脉血细胞中的 DNA 是否含有所需的基因。转基因动物模型在内分泌领域中广泛用于鉴定启动子序列的功能，以及激素或生长因子的生理作用。

选择什么样的启动子序列来启动基因的表达是转基因实验的一个关键步骤。如果想要研究某个启动子对基因的调控作用的话，可将这个启动子直接连接到报告基因上，如 β-半乳糖苷酶，这样只要检测组织中这个酶的活性就可以知道启动子的功能。此外，对启动子的某些区域进行突变以后还可以检测哪些区域具有转录调控功能，比如 POMC 基因启动子区域和细胞特异表达有关的序列就是通过转基因方法得到验证的。相反，如果我们想让某种激素或酶过度表达，我们应该选择一个强启动子，如金属硫基因或肌动蛋白基因的启动子。有时候，启动子序列较长，或位于内含子或基因 3端，因而需要将这些序列全部转入细胞中才能使基因在发育过程中正确地在某个特定组织中表达。在内分泌领域中，GnRH 转基因小鼠模型就是一个经典的“获取功能”的转基因模型。这个模型是将 GnRH 基因转入一种因 GnRH 基因缺失导致的性腺功能低下的小鼠中，结果发现导入的基因在小鼠的下丘脑中表达，并且纠正了小鼠的低促性腺激素性性腺功能低下。在这个模型中，小鼠异常的基因表达及其生理功能都得到了纠正，因而也是一个成功的基因治疗的动物模型。

（二）内分泌肿瘤的定向发生和发展

利用转基因模型来去除某些特殊的细胞系或在某些特殊的细胞系中转入强转化基因从而定向诱发肿瘤一直是人们感兴趣的研究方向。这就要求控制基因表达的启动子具有使基因在特定细胞中表达的能力。对于去除试验，人们曾使用白喉毒素或其他试剂去除某些特殊类型的细胞。而多种癌基因，特别是 SV40 大 T 抗原则被用来靶向诱导肿瘤发生。有时也把转基因鼠上的肿瘤组织取下并进行细胞培养得到新的细胞系，以便进行详细的体外试验研究。

（三）同源重组及基因剔除试验

基因剔除的原理是通过同源重组（所谓同源重组即当外源 DNA 片段上带有与受体细胞

染色体相应部位的同源序列，导入受体细胞后在同源部位发生定点整合）将外源性的突变基因整合到胚胎干细胞（ES cell）中，替代ES细胞中原来的正常基因，再将发生同源重组的ES细胞注射到小鼠囊胚中，将这些囊胚导入假孕母鼠子宫中，所产生的子代雄性嵌合鼠与正常雌鼠交配可获得生殖系携带该突变基因的纯合鼠，这样就完成了基因剔除的动物模型。理论上讲，基因剔除技术可对任何基因进行体内的功能研究。在内分泌领域中，曾利用基因剔除技术研究了抑制素α亚基的功能，缺乏抑制素α亚基的小鼠性腺肿瘤的发生率急剧上升，表明抑制素对性腺细胞的增殖和转化具有明显的抑制作用。通过基因剔除技术得到的动物模型在自然情况下极少发生，因而为我们深入研究基因在体内的生理功能提供了极好的模型。

与基因剔除技术相反，我们还可以引入突变基因，称为“基因剔入”（knock - in），即将带有点突变的基因片段插入载体，通过同源重组，替换掉小鼠基因组中的正常基因。这一技术对于研究显性突变导致的疾病非常有用，可借以阐明突变引起的基因型和表型的相互关系。

（四）条件性基因剔除技术

该技术使我们能够在一定的条件下开启或关闭某个基因。目前已建立了多种条件性基因剔除技术，其中最常用的为①Cre重组酶 - loxP系统；②四环素诱导的转录激活因子载体系统（tTA系统）。另外，这两种技术也可结合使用。Cre - loxP系统的工作原理是嗜菌体P_1中的重组酶Cre可介导loxP位点特异的细胞内染色体重组。在进行条件性剔除时，先构建两株基因重组的小鼠，其中一株小鼠的基因组中引入与组织特异或发育时相特异的启动子相连接的Cre重组酶的基因，另一株小鼠基因组中则在被研究的基因两侧引入loxP位点。在无重组酶存在的情况下，loxP位点并不会影响基因的表达，而在重组酶存在的情况下，两个loxP位点中间的DNA片段会被重组酶切除。这样，当把两株小鼠杂交后，子代小鼠基因组中就会同时存在Cre重组酶基因和loxP位点，由于Cre重组酶基因受到组织特异或发育时相特异的启动子的调控，因此该基因仅在特定的时间特定的组织细胞中表达，从而在特定时间特定组织中将某种基因剔除。但Cre - loxP系统仍有不足，因为Cre重组酶的表达是受个体发育程序调控，一旦个体发育到一定程度，启动Cre重组酶的表达，就会启动剔除程序，而无法根据需要启动或关闭基因剔除程序。基于四环素（tetracycline，Tet）的Tet off/Tet on系统是新近发展起来的高效、无毒的诱导基因表达调控系统，如Tet off系统是将四环素阻遏蛋白（tetracycline repressor，TetR）的结构基因与单纯疱疹病毒（HSV）编码VP16C端130个氨基酸的基因片段融合，构建成置于组织特异性启动子控制下并表达四环素转录激活子（tetracycle transcriptional activator，tTA）的质粒，而含有四环素抗性操纵子（tetracycline resistance operaon，TetO）和巨细胞病毒（cytomegalovirus，CMV）启动子的四环素反应因子（tetracycline response element，TRE），则与被调控的目的基因Cre融合构建成第二个质粒，将上述构件通过转基因即可获得在某一组织器官特异性表达tTA和Cre的转基因小鼠。然后将该鼠与携带打靶载体的LoxP修饰小鼠交配，所产后代在服用四环素的情况下，由于四环素与TetR的高亲和性，使tTA蛋白构型发生变化，不能结合TetO，引起TRE下游Cre基因的转录阻断。如在发育某一阶段上停止服用Tet，则tTA即可激活TRE，引起TRE下游Cre基因在某一组织器官特异性表达，经Cre介导的位点特异重组，从而实现在特定的时间特定的组织中对靶基因的缺失/突变的调控。不过这一系统仍有不足之处，即需要不断地给予四环素才能抑制tTA的表达。因此人们又重新改建了tTA质粒系统，这一系统被称为反tTA系统（reverse tTA system），在四环素存在的情况下，tTA可与TetO结合，从而启动下游Cre基因的转录。

十、DNA微阵列技术（DNA microarray）及基因表达谱研究

DNA微阵列又称为DNA芯片，可用于高通量的基因表达谱的研究。目前主要有两种类型的芯片，第一种为cDNA芯片，即将cDNA克隆固定于固相的介质上（如玻璃片或尼龙膜）；第二种是在玻璃片表面原位合成一些寡核苷酸片段，这两者在原理及技术上略有不同，现分述如下。

（一）cDNA表达芯片

cDNA表达芯片与传统的杂交试验最大的不同在于：在以往的杂交试验中，位于固相介质（杂交膜）上的为被测的混合的RNA样品，而位于液相的为用于检测的单纯的标记探针，当杂交膜上有多个不同的样品时，可通过一次反应，同时测出多个样品的某种RNA的表达情况；而cDNA表达芯片则正好相反，其位于固相的是多个不同的cDNA克隆片段，而位于液相的是经末端荧光标记的由样品RNA反转录得到的cDNA，这样经过一次杂交试验，就可知道样品中不同RNA的表达情况。

cDNA表达芯片的制作首先需选择点在芯片上的探针DNA，在多数情况下，这些探针DNA来源于GenBank、dbES、UniGene等大型的公共数据库，此外各个实验室自己得到的来源于不同组织的各种全长cDNA或部分测序的cDNA也可用来制备探针。经查询这些数据库的信息后，可挑选出需要的克隆点样到芯片介质上。通常这些克隆经过PCR扩增后，再经沉淀及凝胶过滤得到纯化的DNA模板，以减少各种杂质的污染。常用的介质主要有硝酸纤维薄膜或尼龙膜，硬介质主要为玻璃片。

用cDNA表达芯片来检测细胞RNA表达水平时，通常是同时检测受试细胞和对照细胞，通过比较两者杂交信号强度可知道两种不同细胞各种RNA表达差异的情况。在由样品RNA逆转录得到的cDNA末端既可进行荧光标记，又可进行同位素标记。但用同位素标记时，无法在一张杂交膜上同时进行受试细胞和对照细胞RNA的检测，因而需要用多张杂交膜同时进行平行的杂交试验。

表达芯片可用来检测细胞的mRNA表达水平，这些mRNA通过逆转录后在末端标记上荧光物质或同位素。这种技术的最大不足是需要用较多的RNA来进行杂交。为了增加芯片检测的灵敏度，使之可用于小量样本的检测，人们又提出了一些改进的方案，例如利用噬菌体RNA聚合酶将cDNA翻译成cRNA，这样就可使被检测的样品得到线性扩增。另外，也可使用杂交后信号扩增的方法来提高检测的灵敏度。此外，人们还设想使用质谱仪或其他的物理手段来检测杂交信号。

（二）原位合成寡核苷酸的基因芯片

以Affimetrix生产的基因芯片为代表，其技术核心包括两方面：①光照排版技术；②固相DNA合成技术。将一种特殊的人工合成的接头连在玻璃介质上，这种接头带有可通过光化学反应去除的保护基团。然后让光束通过特殊的排版遮光罩，对部分接头进行光照反应，这样被光照到的接头的保护基团就被去除。然后再在玻璃介质表面加上一种特殊的羟基保护

的脱氧核苷酸，这些核苷酸就会和前面一步被光照射过的接头起反应并连接上去。然后，通过改变遮光罩的设置，可使光束再对其他接头进行照射，使另一部分接头被激活，再加入了一种脱氧核苷酸以后，这些核苷酸又会和这些激活的接头结合。这样经过四个循环以后，就可使所有的接头按设计要求分别接上四种不同的脱氧核苷酸。然后再经过多轮同样的反应后，就可在原位同时合成多条不同的寡核苷酸链。这是一种高效率原位合成寡核苷酸的方法，对于任何一组长度为 N 个碱基对的寡核苷酸来说，只需经过 4N 次循环即可合成。而寡核苷酸的数目可以非常多，其数目仅决定于玻璃介质的面积及透过光栅的光束的大小。目前这种商业化的芯片产品已可达到在 1. 28cm × 1. 28cm 的玻璃介质上合成 30 万个寡核苷酸探针的密度，而在实验室中已达到了超过 100 万个探针的密度。

使用时加入含有荧光标记的样品 DNA 的杂交液，这些样品 DNA 就会和固定在玻璃表面的寡核苷酸探针杂交。然后将激光束照射到玻璃介质表面，结合有荧光标记的样品 DNA 的寡核苷酸探针就会发出激发光，这些激发光通过透镜、光栅及探头后就会被收集起来形成图像。再通过图像分析就可知道每一个探针的杂交强度。

由于这种原位合成的寡核苷酸探针的芯片的设计与制造仅仅取决于探针 DNA 碱基顺序，而无需 cDNA 克隆或 PCR 扩增产物，因而避免了大量在 cDNA 克隆操作过程中所引起的各种误差。

这种芯片另一个重要的特点为用一组探针来检测一个基因或 EST，这样就大大提高了检测的信噪比及线性范围、RNA 的定量，并极大地降低了假阳性的发生。此外，在每组探针中还有一组错配探针，这组探针和目标基因仅有一个碱基的差异，因而可用来鉴别非特异性杂交信号，即使在 RNA 量极低的情况下，配对探针/错配探针产生的信号比也足以对 RNA 的表达量进行准确的区分及定量。值得强调的是，无论所检测的 RNA 来源于何种组织或器官，寡核苷酸探针的设计都是采用同一种条件，这就使得采用一种固定的实验方案及分析方法就对各种不同的组织材料进行分析。

十一、干细胞在内分泌研究中的应用

干细胞是一类具有自我更新与多向分化能力的细胞，即能通过分裂产生基因型与表现型与自身完全相同的子细胞，又可分化为祖细胞。从干细胞到成熟细胞要经历多个分化阶段：最原始的干细胞是全能干细胞，具有自我更新和分化为几乎所有的组织和器官的能力；分化方向已确定的干细胞称为多能干细胞，它们可分化为特定的组织，例如造血干细胞将分化为血细胞，肝脏干细胞分化为肝细胞；这些多能干细胞继续分化成为定向祖细胞（committed progenitor），持续停留在某种组织的干细胞则为组织特异性干细胞，造血干细胞、肌肉干细胞、表皮干细胞等均属此类。随着机体的发育，干细胞逐渐分化为特定类型并行使特定功能。很多成人组织含有干细胞，当组织受到外伤、老化、疾病等损伤时，这些细胞就增殖分化，产生新的组织来取代它们，以保持机体的稳态平衡。

（一）胚胎干细胞（embryonic stem cell，ES cell）

ES 细胞是一些具有多向分化潜能的细胞，能分化成各种类型的成体细胞。它们或者来自囊胚（着床前的胚胎细胞团），或者来自于原始生殖细胞（可分化成精子或卵子的早期胚胎细胞）。利用小鼠的 ES 细胞来进行转基因或基因剔除实验已有十多年的历史了。ES 细胞不同于受精卵，本身不能发育成完整的个体。但把 ES 细胞注入到囊胚后，会产生嵌合体的后代，即后代的部分细胞系来自 ES 细胞。对人的胚胎干细胞进行基因操作将为疾病的治疗提供广阔的前景，但同时也对传统的伦理学提出严峻的挑战。

若想通过 ES 细胞来产生可用于移植的组织或器官，首先得对 ES 细胞进行免疫修饰，即使得 ES 细胞的免疫原性和宿主免疫原性一致，以免产生排异反应，这可通过体细胞核转移的方法来完成，即将宿主细胞的细胞核移植入去核的卵细胞，并使之发育成囊胚。从囊胚中取出内层细胞团经体外培养后可得到 ES 细胞，这种经过改造的 ES 细胞通过各种特殊的诱导剂诱导后可分化成各种可供移植用的组织或器官。但目前这一方法仅是理论上的可能，还有很多技术问题尚未解决。

（二）成人组织中的多能干细胞（pluripotent stem cell）

可再生的组织如血液、小肠上皮、皮肤表皮等组织中含有多能干细胞，这些干细胞在需要时可增殖并分化成各种相应的组织。神经组织中也含有一些可分化成神经元或胶质细胞的细胞，这些细胞被认为是神经干细胞，可从大脑侧脑室室壁组织中分离得到。这些细胞在受到表皮生长因子和纤维生长因子的刺激后可分裂增殖，并向神经元前体细胞和胶质细胞前体细胞分化，将这些细胞植入脑内后可进一步分化成神经元和胶质细胞。另一种多能干细胞是间充质干细胞（mesenchymalstem cell，MSC），可从骨髓中分离得到。这种细胞可分化为成骨细胞、骨细胞、软骨细胞、脂肪细胞、肌腱及肌细胞等。这种间充质干细胞已被用于移植治疗儿童骨发育不良、化疗引起的骨髓抑制以及跟腱修复等。

（三）体细胞克隆

1. 裂球分割　当受精卵分裂到 4 ~ 8 个细胞时称为裂球（blastomere），把裂球的细胞分割开后可形成遗传性状完全一致的 2 个或多个胚胎，这种技术已被用于转基因及基因剔除动物模型的构建。

2. 体细胞核转移　体细胞核转移就是将成人体细胞的细胞核转移到另一个去核的卵子中，这种技术不同于裂球分割之处在于最后克隆出的胚胎的遗传信息来自另一个个体。这种技术最初于 1950 年代于蛙类实验中获得成功，从 1980 年代起，开始将这一技术用于克隆哺乳动物，至 1996 年终于成功地克隆了羊，其中最著名的就是多利羊（Dolly），它的遗传信息来自一个 6 岁绵羊的乳腺细胞的细胞核。多利羊的成功预示着我们已经可以通过体细胞克隆技术复制任意数量的遗传信息来自同一个亲本的个体。1997 年，另一头利用体细胞克隆技术培育的羊诞生了，它名叫 Polly，但给这头羊提供遗传信息的细胞核是经过基因改造的，在它的基因组中插入了一段编码人凝血因子Ⅸ的 cDNA 序列，且在这段序列前面还有 β 乳球蛋白的启动子，因此在 Polly 羊的乳液中含有人凝血因子Ⅸ，浓度可达到 40g/L。

十二、基因治疗

所谓基因治疗就是将遗传物质转移至宿主机体中或宿主某种组织中。如果转移的基因所编码的蛋白质是宿主所缺失或不足的，则是一种替代治疗。有时，宿主本身并不缺乏这种基因，给予外源性的基因，则会在宿主体内产生药理性的剂量，如免疫调节、疫苗等。DNA 的转移是通过载体（vector）来完成的，理想的载体需具备以下条件：可插入各种大小的外源 DNA 片段、不会自主复制自身 DNA、可方便地进行各种基因改造。另外，在多数情况下，还要求载体能定向转入特定的靶细胞，同时其在靶细胞中的表达是受到调控的，此外它还必须是无毒性无免疫原性的。可惜到目前为止还没有一种载体同时符合上述所有条件，因此，基因治疗的成功与否将取决于能否找到合适的载体。

目前已发展出多种将外源基因导入哺乳动物细胞内的技术，其中最简单的方法是通过微注射、电穿孔或基因枪等将裸露的 DNA 导入细胞内。还有一些更为复杂但效率更高的方法，如利用脂质 - DNA、蛋白质 - DNA 或脂质 - 蛋白质 - DNA 复合体，或病毒载体等。病毒载体通常是经过改造的病毒 DNA 颗粒，这些病毒 DNA 失去复制的能力，但能携带目的基因片段并导入宿主细胞。目前用于基因转移的病毒载体主要有三类，即逆转录病毒、腺病毒及腺相关病毒。

（一）逆转录病毒（retrovirus）

Moloney 小鼠白血病病毒（Moloney murine leukemiawrus，MoMuLV）是第一个被用于基因转移的病毒载体系统。该逆转录病毒基因组中的部分与复制有关的基因 gag、pol、env 被目的基因替换，剩下长末端重复序列，该序列中含有调节因子、整合信号、转录启动信号及包装信号。当把这种缺陷型病毒导入含有 gag、pol 及 env 基因的包装细胞后就可进行复制并合成目的基因所编码的蛋白质。把这种含有高滴度病毒颗粒的包装细胞纯化后注入患者体内，即可进行体内的基因治疗；或将这些细胞在体外与患者的血细胞共同培养，即可进行体外的基因治疗。由于逆转录病毒长末端重复序列具有整合信息，因此载体 DNA 及目的基因 DNA 可整合至宿主基因组中，并可持续表达目的蛋白质。逆转录病毒的优点是其基因组结构已完全阐明，在包装细胞内可形成很高的滴度；另外，它还具有较高的感染效率。缺点是其能容纳的外源 DNA 片段较小，仅 7 ~ 8kb；另外，它的 DNA 仅能感染正在分裂的细胞并将病毒基因组整合至宿主基因组中；此外，由于逆转录病毒在宿主细胞 DNA 中的整合是随机的，因而有可能引起插入性突变，并引起宿主细胞各种基因功能的缺失或获得，从而导致肿瘤的发生。慢病毒（lentivirus）是一种特殊的逆转录病毒，它在细胞不分裂的时候也能感染细胞并将病毒基因组整合入细胞基因组中，因而它在基因治疗中的应用范围较广。

（二）腺病毒（adenovirus）

人类腺病毒是无包装蛋白质的双链线性 DNA 病毒，长度约为 36kb。成年人绝大多数都感染过腺病毒，因而均有腺病毒抗体。腺病毒对人类的致病性较小，且不诱导癌变，腺病毒引起的临床症状从腹泻到咽炎均为轻微的疾患，故安全性较好。

腺病毒可感染分裂期及非分裂期细胞，另外腺病毒很少将 DNA 整合至宿主基因组中，而是以游离于宿主 DNA 外的附加体形式存在。腺病毒基因组共编码 15 个基因，这些基因的表达主要由 EIA 和 EIB 控制，这两个基因位于病毒基因组的 5端。这些基因对病毒和宿主基因的表达均有反式激活作用。E1 基因和病毒的复制有关，将它去除后病毒就无法复制，同时去除这些基因后，还为插入外源性基因片段提供了更大的空间。E3 基因和腺病毒与免疫系统的侵袭力有关，这一段 DNA 也可被外源 DNA 替换。去除 E1 基因的腺病毒需要包装细胞才能进行复制，目前用于腺病毒的包装细胞主要是来自人胚胎肾脏细胞（human embryo kidney，HEK）的细胞系 NIH - 293。这个细胞系曾用 5 型腺病毒转化，它的基因组中含有腺病毒 E1A 和 E1B 基因。

腺病毒的不足之处在于它在宿主细胞中的表达时间较短，因为它不整合在宿主细胞基因组中；另外腺病毒载体允许插入的外源性 DNA 片段较小；此外，宿主的免疫系统会攻击腺病毒颗粒或表达腺病毒蛋白质的宿主细胞，从而缩短了腺病毒载体的有效作用时间。

（三）腺相关病毒（adenoassociated virus，AAV）

腺相关病毒是一种无胞膜、无致病性的 DNA 病毒，属细小病毒科。腺相关病毒基因组为单链 DNA，长度为 4861 碱基对，基因组两端含有两个倒置的长末端重复序列（invertedt-erminal repeat，ITR）。ITR 长度为 145 碱基对，具有回文结构，和腺相关病毒的细胞周期有关，是病毒复制的起始点。两个 ITR 之间是两个开放阅读框，编码调节蛋白（rep）和结构蛋白（cap），其中 rep 基因编码的四个非结构蛋白与病毒的 DNA 复制有关，而 cap 基因编码的三个结构基因与病毒的壳体形成有关。腺相关病毒在宿主细胞中的复制需要另一种辅助病毒（如腺病毒或疱疹病毒），后者可通过反式互补作用（transcomplementation）为腺相关病毒提供 DNA 复制所必需的辅助因子。在没有辅助病毒存在的情况下，腺相关病毒基因组倾向于整合至 19 号染色体长臂 q13.3 和 qter 之间的 AAVS1 位点。ITR 和 rep 基因在这一过程中起着重要的作用。腺相关病毒也可形成附加体或以随机的方式整合至宿主基因组中。腺相关病毒有以下优点：不会引起人类疾病、可转化多种细胞、在分裂和非分裂细胞中都能整合，最大的优点是定点整合至 19 号染色体长臂。

十三、定位克隆技术在内分泌疾病诊断中的应用

定位克隆（positional cloning）是 1986 年首先由剑桥大学的 Alan Coulson 提出。用该方法分离基因是根据功能基因在基因组中都有相对较稳定的基因座，在利用分离群体的遗传连锁分析或染色体异常将基因定位到染色体的某个具体位置的基础上，通过构建高密度的分子连锁图，找到与目的基因紧密连锁的分子标记，不断缩小候选区域进而克隆该基因，并阐明其功能和疾病的生化机制。定位克隆技术主要包括以下 6 个步骤：①筛选与目标基因连锁的分子标记：利用高密度的分子遗传标记进行连锁分析，即基因组扫描技术，筛选出目标基因所在局部区域的分子标记。②构建并筛选含有大插入片段的基因组文库：常用的载体有柯斯质粒，酵母人工染色体（YAC）以及 P1、BAC、PAC 等几种以细菌为寄主的载体系统。用于目标基因连锁的分子标记为探针筛选基因组文库，得到阳性克隆。③构建目的基因区域的连续克隆系（contig）：以阳性克隆的末端作为探针筛选基因组文库，并进行染色体步行，直到获得具有目标基因两侧分子标记的大片段克隆系。④目的基因区域的精细作图：通过整合已有的遗传图谱和寻找新的分子标记，提高目的基因区域遗传图谱和物理图谱的密度。⑤目的基因的精细定位和染色体登陆：利用侧翼分子标记分析和混合样品作图精确定位目的基因。接着以目标基因两侧的分子标记为探针通过染色体登陆获得含目标基因的阳性克隆。⑥外显子的分离、鉴定：阳性克隆中可能含有多个候选基因，用筛选 cDNA 文库、外显子捕捉和 cDNA 直选法等技术找到这些候选基因，再进行突变筛查，最终证实致病基因。随着人类基因组计划的进展，定位克隆技术的新版本一定位候选克隆技术正成为基因克隆的一种快捷高效的策略。这种方法是在目的基因初步定位后，从有关区域的一系列候选基因中直接寻找目标基因，从而免去了连续克隆系和精细物理图谱的构建，以及外显子鉴定和 cDNA 分离工作。由于这一技术充分应用人类基因组计划所带来的大量的基因信息，因而，大大减少了分离、鉴定目标基因的工作量。

通过定位克隆技术，我们已经找到了几个特殊类型的 2 型糖尿病的致病基因，即青少年发病的成年型糖尿病（MODY），这是一种起病年龄早、呈常染色体显性遗传的单基因疾病，

目前已明确致病基因的 MODY 有五种类型（MODY1 ~ MODY5），其致病基因分别为肝细胞核因子 4A（HNF4A）、葡萄糖激酶、肝细胞核因子 1A（HNFIA）、胰岛素启动因子 1（insulin promoter factor - 1）以及肝细胞核因子 IB（HNF1B）。但目前利用该技术对普通型 2 型糖尿病这样的多基因疾病进行易感基因克隆仍有不少问题，这主要是因为多基因疾病的易感基因数目较多，而每个基因在疾病的发生过程中所起的作用相对较小，因而很难通过基因组扫描和连锁分析对其进行精确的定位。近年来，随着人类基因组计划的快速进展，第三代遗传多态性标志 - SNP 又引起了人们越来越多的关注。SNP 覆盖整个基因组，密度大、数量多，为 0.5 ~ 10 个 11 000 碱基对，平均 1 个/500 碱基对，因而整个基因组中可有多达数百万个 SNPs，这种高密度的多态性标志可用来进行基于连锁不平衡的相关分析。连锁不平衡的发生除了与遗传距离有关之外，还可能由于具有不同等位基因频率的人群的混杂、不同等位基因的选择压力不同、遗传漂变以及瓶颈效应等因素所引起。但由于漂变或选择产生的连锁不平衡在不连锁的基因座位间将会很快消失，而紧密连锁的基因座位之间的连锁不平衡则消失很慢，因而通过研究标记位点与疾病相关基因位点之间的连锁不平衡将有助于多基因疾病易感基因的精细定位。但由于这种连锁不平衡会随着位点之间遗传距离的增加而迅速消失，只有当标记位点与疾病位点相距甚近时才会有连锁不平衡存在，因而需要有极高密度的遗传学标志才能完成。据估计用这种方法完成全基因组扫描约需 50 万个标志，目前这一设想在理论及技术上已经可行，但由于成本的问题，要完成这样大规模的基因分型在现阶段仍有很大困难。相信随着技术的进步，高通量、低成本的 SNP 分型手段的产生，我们将有可能通过以 SNP 为遗传标志的全基因组的连锁不平衡分析找到多基因疾病的易感基因。

十四、人类基因组计划对内分泌学的影响

1990 年启动的人类基因组计划已对生物医学研究产生了重大的影响。2001 年 2 月，人类基因组 DNA 序列框架图发表，精细图于 2003 年 4 月完成，标志着人类疾病基因研究又进入了一个新的发展阶段。人类基因组研究的重点在于识别人类全部基因、大规模测定蛋白质三维结构、研究蛋白质相互作用网络和阐明信号转导通路，从根本上深化对于细胞生命过程的理解。人类疾病基因研究主要集中在揭示基因与疾病的关系、研究遗传背景与环境因素综合作用对疾病发生发展造成的影响等方面，为疾病的预后、诊断、风险预测、预防和治疗提供依据。这一计划对内分泌研究也已显示出越来越深刻的影响，例如最近 10 年来，有大量的引起内分泌疾病的基因被发现和证实；此外，对于多基因疾病如糖尿病、肥胖、骨质疏松的研究也将随着人类基因组计划的完成、大量新基因被发现而获得突破件的讲展。

（王淑芳）

第五章　中医常用疗法

第一节　毫针疗法

一、毫针的构造、规格、检查

（一）毫针的构造

毫针分为针尖、针身、针根、针柄、针尾五个部分（图5－1）。

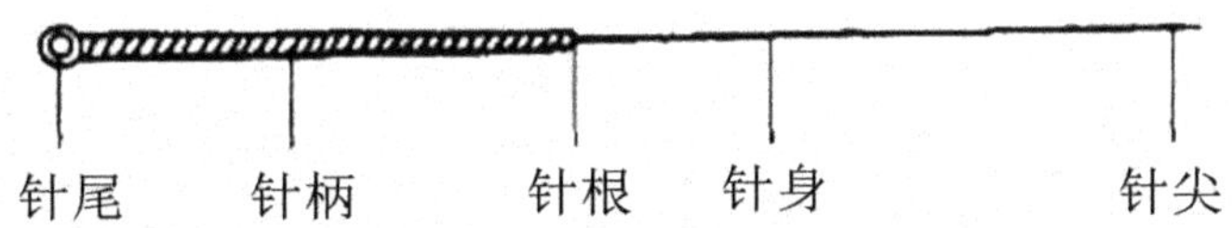

图5－1　毫针的构造

针尖亦称针芒，是针身的尖端锋锐部分；针身亦称针体，是针尖至针柄间的主体部分；针根是针身与针柄连接的部分；针柄是针根至针尾的部分；针尾亦称针顶，是针柄的末端部分。

（二）毫针的规格

毫针的规格，是以针身的直径和长度区分的（表5－1、表5－2）。

表5－1　毫针的长度规格表

规格（寸）		0.3	1	1.5	2	2.5	3	4	4.5	5	6
针身长度（mm）		15	25	40	50	65	75	100	115	125	150
针柄长	长柄（mm）	25	35	40	40	40	40	55	55	55	56
	中柄（mm）	—	30	35	35	-	-	-	-	-	-
	短柄（mm）	20	25	25	30	30	30	40	40	40	40

表5－2　毫针的粗细规格表

号数	26	27	28	29	30	31	32	33	34	35
直径（mm）	0.45	0.42	0.38	0.34	0.32	0.30	0.28	0.26	0.24	0.22

一般临床以粗细为28～32号（0.38～0.28mm），长短为1～3寸（25～75mm）的毫针最为常用。

（三）毫针的检查

1. 检查针尖　主要检查针尖有无卷毛或钩曲现象。
2. 检查针身　主要检查针身有无弯曲或斑剥现象。

二、针刺法的练习

针刺法的练习，主要包括指力练习、手法练习和实体练习。

（一）指力练习

用松软的纸张，折叠成长约8cm、宽约5cm、厚2～3cm的纸块，用线如“井”字形扎紧，做成纸垫。练针时，左手平执纸垫，右手拇、示、中三指持针柄，如持笔状地持1～1.5寸毫针，使针尖垂直地抵在纸块上，然后右手拇指与示、中指交替捻动针柄，并渐加一定的压力，待针穿透纸垫后另换一处，反复练习。纸垫练习主要是锻炼指力和捻转的基本手法（图5－2）。

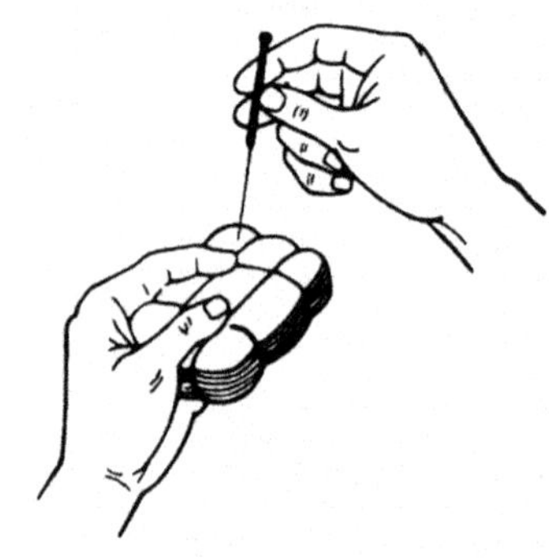

图5－2　纸垫练习法

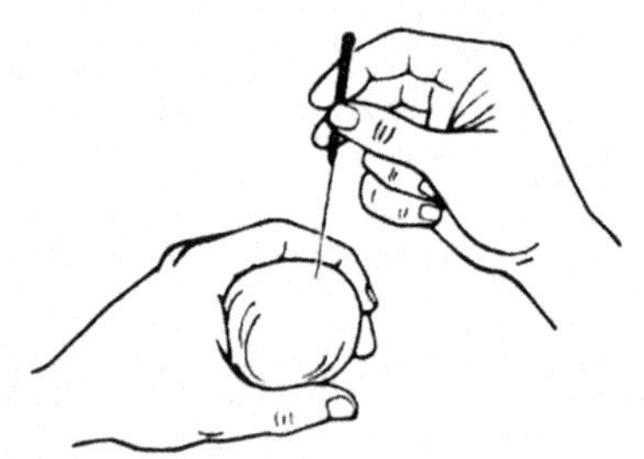

图5－3　棉团练习法

（二）手法练习

手法的练习主要在棉团上进行。

取棉团，用棉线缠绕，外紧内松，做成直径为6～7cm的圆球，外包白布一层缝制即可练针。可练习提插、捻转、进针、出针等各种毫针操作手法。做提插练针时，以执笔式持针，将针刺入棉球，在原处作上提下插的动作，要求深浅适宜，幅度均匀，针身垂直。在此基础上，可将提插与捻转动作配合练习，要求提插幅度上下一致，捻转角度来回一致，操作频率快慢一致，达到动作协调、得心应手、运用自如、手法熟练的程度（图5－3）。

（三）实体练习

通过纸垫、棉团练针掌握了一定的指力和手法后，可以在自己身上进行试针练习，亲身体会指力的强弱、针刺的感觉、行针的手法等。自身练针时，要求能逐渐做到进针无痛或微痛，针身挺直不弯，刺入顺利，提插、捻转自如，指力均匀，手法熟练。同时仔细体会指力与进针、手法与得气的关系以及持针手指的感觉和受刺部位的感觉。

三、针刺前的准备

（一）针具选择

选择针具时，应根据患者的性别、年龄、形体的肥瘦、体质的强弱、病情的虚实、病变部位的表里深浅和腧穴所在的部位，选择长短、粗细适宜的针具。《灵枢·官针》曰："九针之宜，各有所为，长短大小，各有所施也。"

（二）体位选择

针刺时，患者体位的选择原则是要有利于腧穴的正确定位，便于针灸的施术操作和较长时间的留针而不致疲劳。临床常用体位主要有以下几种。

1. 仰卧位　指患者身体平卧于床，头面、胸腹朝上的体位。适宜于取头、面、胸、腹部腧穴和上、下肢部腧穴（图 5 –4）。

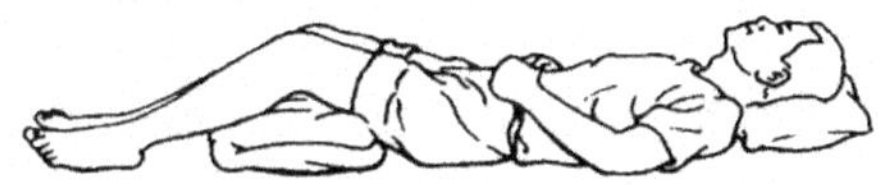

图 5 –4　仰卧位

2. 侧卧位　指患者身体一侧着床，头面、胸腹朝向一侧的体位。适宜于取身体侧面少阳经腧穴和上、下肢部分腧穴（图 5 –5）。

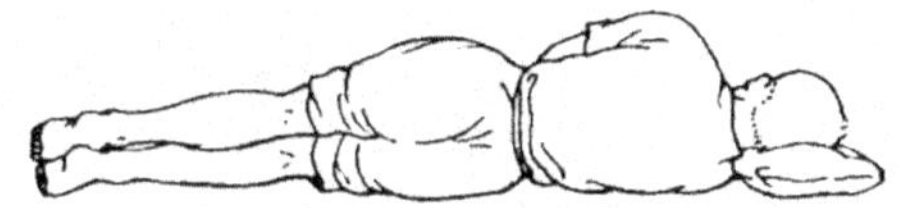

图 5 –5　侧卧住

3. 俯卧位　指患者身体俯伏于床，头面、胸腹朝下的体位。适宜于取头、项、脊背、腰骶部腧穴和下肢背侧及上肢部分腧穴（图 5 –6）。

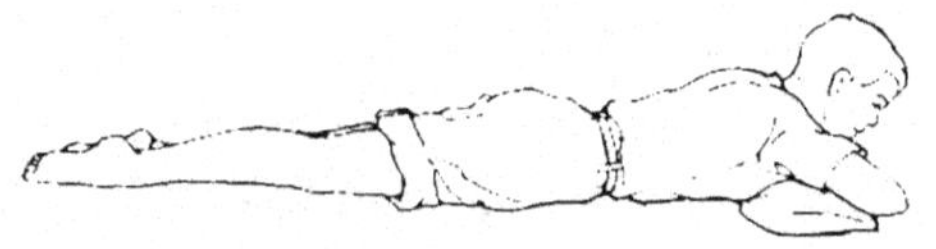

图 5 –6　俯卧位

4. 仰靠坐位　指患者身体正坐，背靠于椅，头后仰，面朝上的体位。适宜于取前头、颜面和颈前等部位的腧穴（图 5 –7）。

5. 俯伏坐位　指患者身体正坐，两臂屈伏于案上，头前倾或伏于臂上，面部朝下的体位。适宜于取后头和项、背部的腧穴（图 5 –8）。

6. 侧伏坐位　指患者身体正坐，两臂侧屈伏于案上，头侧伏于臂，面部朝向一侧的体位。适宜于取头部的一侧、面颊及耳前后部位的腧穴（图 5 –9）。

在临床上除上述常用体位外，对某些腧穴则应根据腧穴的具体不同要求采取不同的体位。同时也应注意根据处方所取腧穴的位置，尽可能用同一种体位针刺取穴。如因治疗要求和某些腧穴定位的特点而必须采用两种不同体位时，应根据患者的体质、病情等具体情况灵活掌握。对初诊、精神紧张或年老、体弱、病重的患者，有条件时应尽量采取卧位，以防患者感到疲劳或晕针等。

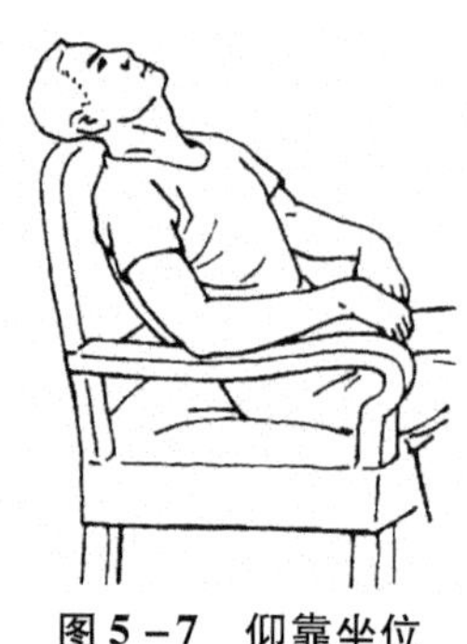

图5-7　仰靠坐位

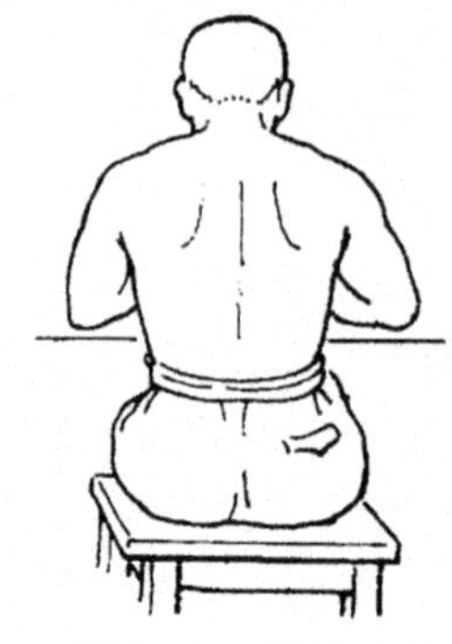

图5-8　俯伏坐位

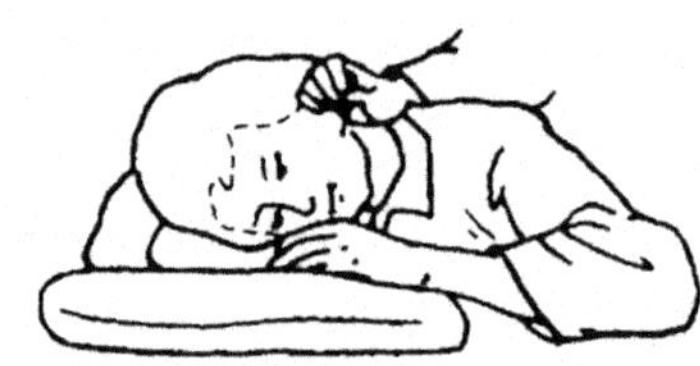

图5-9　侧伏坐位

（三）消毒

针刺治病要有严格的无菌观念，切实做好消毒工作。针刺前的消毒范围包括：针具器械、医者的双手、患者的施术部位、治疗室用具等。

1. 针具器械消毒　目前国内外在有条件的地区提倡使用一次性针具，对于普通针具、器械的消毒以高压蒸汽灭菌法较常用。

（1）高压蒸汽灭菌法：将毫针等针具用布包好，放在密闭的高压蒸汽锅内灭菌。一般在1～1.4kg/cm^{2}的压力，115～123℃的高温下，保持30min以上，可达到消毒灭菌的要求。

（2）药液浸泡消毒法：将针具放入75%乙醇内浸泡30～60min，取出用消毒巾或消毒棉球擦干后使用。也可置于器械消毒液内浸泡，如“84”消毒液，可按规定浓度和时间进行浸泡消毒。直接和毫针接触的针盘、针管、针盒、镊子等，可用2%戊二醛溶液浸泡15～20min后，达到消毒目的时才能使用。经过消毒的毫针，必须放在消毒过的针盘内，并用消毒巾或消毒纱布遮盖好。

（3）环氧乙烷气体消毒法：根据国际ISO标准，提倡使用环氧乙烷气体消毒。一般多采用小型环氧乙烷灭菌器。灭菌条件为：温度55～60℃，相对湿度60%～80%，浓度800mg/L，时间6h。

已消毒的毫针，应用时只能一针一穴，不能重复使用。

2. 医者手指消毒　针刺前，医者应先用肥皂水将手洗刷干净，待干，再用75%乙醇棉球擦拭后，方可持针操作。持针施术时，医者应尽量避免手指直接接触针身，如某些刺法需要触及针身时，必须用消毒干棉球作隔物，以确保针身无菌。

3. 针刺部位消毒　在患者需要针刺的穴位皮肤上用75%乙醇棉球擦拭消毒，或先用2%碘酊涂擦，稍干后，再用75%乙醇棉球擦拭脱碘。擦拭时应从腧穴部位的中心点向外绕圈消毒。当穴位皮肤消毒后，切忌接触污物，保持洁净，防止重新污染。

4. 治疗室内的消毒　针灸治疗室内的消毒，包括治疗台上的床垫、枕巾、毛毯、垫席等物品，要按时换洗晾晒，如采用一人一用的消毒垫布、垫纸、枕巾则更好。治疗室也应定期消毒净化，保持空气流通，环境卫生洁净。

四、进针法

针刺操作时，一般应双手协同操作，紧密配合。《难经·七十八难》说："知为针者信其左，不知为针信其右。"《标幽赋》更进一步阐述其义："左手重而多按，欲令气散；右手轻而徐入，不痛之因。"临床上一般用右手持针操作，主要是拇、示、中指夹持针柄，其状如持笔（图 5－10），故右手称为"刺手"。左手爪切按压所刺部位或辅助针身，故称左手为"押手"。

刺手的作用主要是掌握针具，施行手法操作；进针时，运指力于针尖，而使针刺入皮肤，行针时便于左右捻转、上下提插和弹震刮搓以及出针时的手法操作等。

押手的作用主要是固定腧穴的位置，夹持针身协助刺手进针，使针身有所依附，保持针垂直，力达针尖，以利于进针、减少疼痛和协助调节、控制针感。

临床常用进针方法有以下几种。

（一）单手进针法

多用于较短的毫针。右手拇、示指持针，中指端紧靠穴位，指腹抵住针体中部，当拇、示指向下用力时，中指也随之屈曲，将针刺入，直至所需的深度（图 5－11）。此法三指并用，尤适宜于双穴同时进针。此外，还有用拇、示指夹持针体，中指尖抵触穴位，拇、示指所夹持的针沿中指尖端迅速刺入，不施捻转。针入穴位后，中指即离开应针之穴，此时拇、示、中指可随意配合，施行补泻。

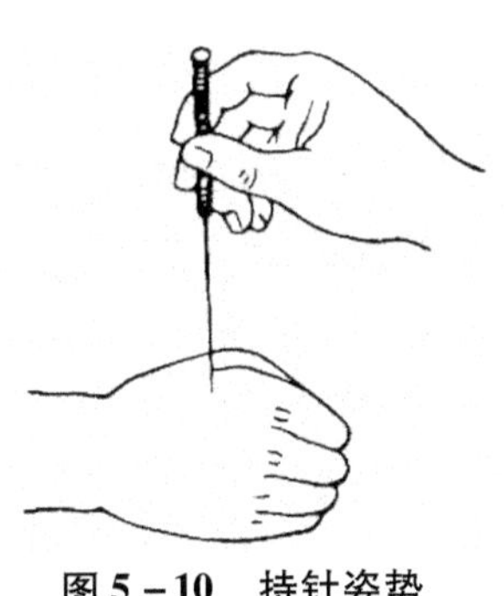

图 5－10　持针姿势

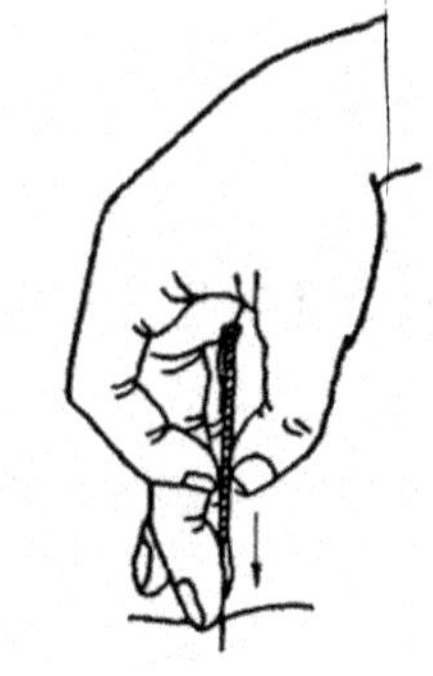

图 5－11　基本单手进针法

（二）双手进针法

1. 指切进针法　又称爪切进针法，用左手拇指或示指端切按在腧穴位置的旁边，右手持针，紧靠左手指甲面将针刺入腧穴（图 5－12）。此法适用于短针的进针。

2. 夹持进针法　或称骈指进针法，即用左手拇、示二指持捏消毒干棉球，夹住针身下端，将针尖固定在所刺腧穴的皮肤表面，右手捻动针柄，将针刺入腧穴（图 5－13）。此法适用于长针的进针。

临床上也有采用插刺进针的，即单用右手拇、示二指夹持消毒干棉球，夹住针身下端，使针尖露出 2～3 分，对准腧穴的位置，将针迅速刺入腧穴，然后将针捻转刺入一定深度，并根据需要适当配合押手行针。

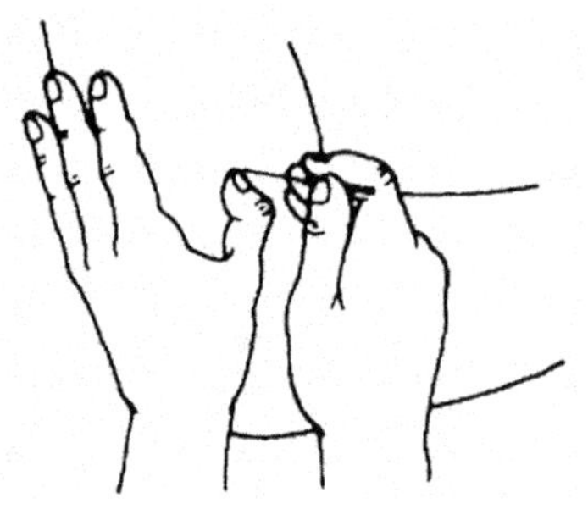

图5－12　指切进针法

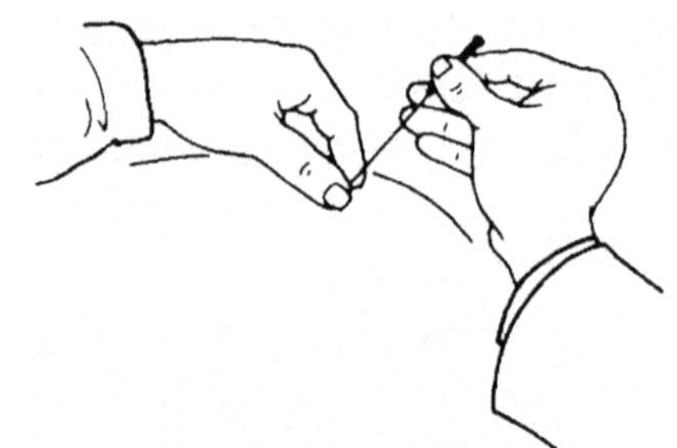

图5－13　夹持进针法

3. 舒张进针法　用左手拇、示二指将针刺入腧穴部位的皮肤向两侧撑开，使皮肤绷紧，右手持针，使针从左手拇、示二指的中间刺入。此法主要用于皮肤松弛部位的腧穴（图5－14）。

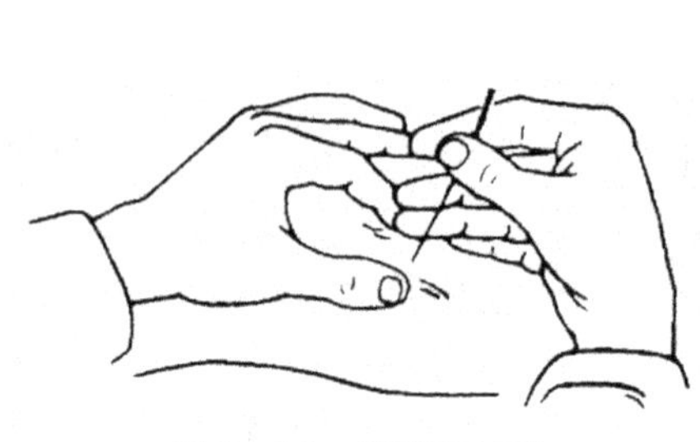

图5－14　舒张进针法

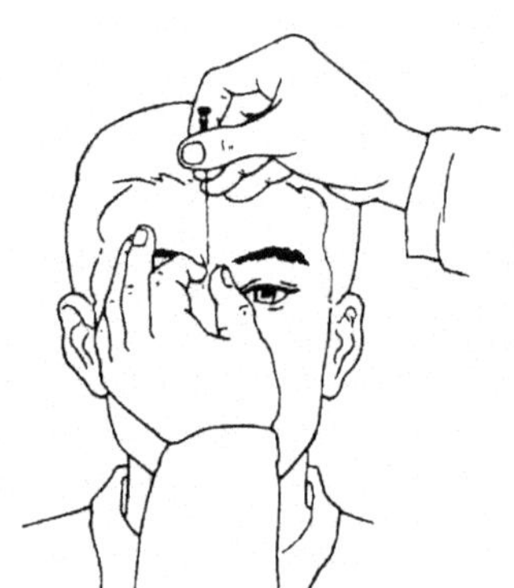

图5－15　提捏进针法

4. 提捏进针法　用左手拇、示二指将针刺入腧穴部位的皮肤提起，右手持针，从捏起的上端将针刺入，此法主要用于皮肉浅薄部位的腧穴，如印堂穴等（图5－15）。

（三）针管进针法

即备好塑料、玻璃或金属制成的针管，针管长度比毫针短2～3分，以便露出针柄。针管的直径，以能顺利通过针尾为宜。进针时左手持针管，将针装入管内，针尖与针管下端平齐，置于应刺的腧穴上，针管上端露出针柄2～3分，用右手示指叩打针尾或用中指弹击针尾，即可使针刺入，然后退出针管，再运用行针手法（图5－16）。

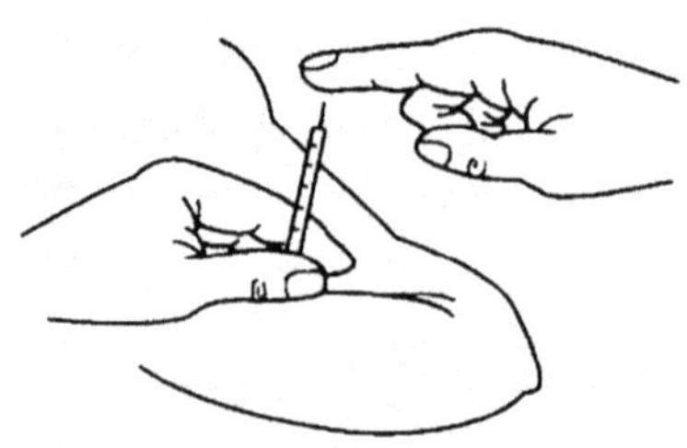

图5－16　针管进针法

五、针刺的方向、角度和深度

（一）针刺的方向

是指进针时针尖对准的某一方向或部位，一般依经脉循行的方向、腧穴的部位特点和治疗的需要而定。

1. 依循行定方向　即根据针刺补泻的需要，为达到“迎随补泻”的目的，在针刺时结合经脉循行的方向，或顺经而刺，或逆经而刺。一般认为，当行补法时，针尖与经脉循行的方向一致；行泻法时，针尖与经脉循行的方向相反。

2. 依腧穴定方向　为保证针刺安全。根据腧穴所在部位的特点。某些部位必须朝向某一特定方向或部位。如针刺哑门穴时，针尖应朝向下颌方向缓慢刺入；针刺廉泉穴时，针尖应朝向舌根方向缓慢刺入；针刺背部的某些腧穴，针尖要朝向脊柱等。

3. 依病情方向　即根据病情的治疗需要，为使针刺的感应到达病变所在的部位，针刺时针尖应朝向病所，以使“气至病所”。

（二）针刺的角度

是指进针时针身与皮肤表面所形成的夹角（图 5－17），一般分为以下三种。

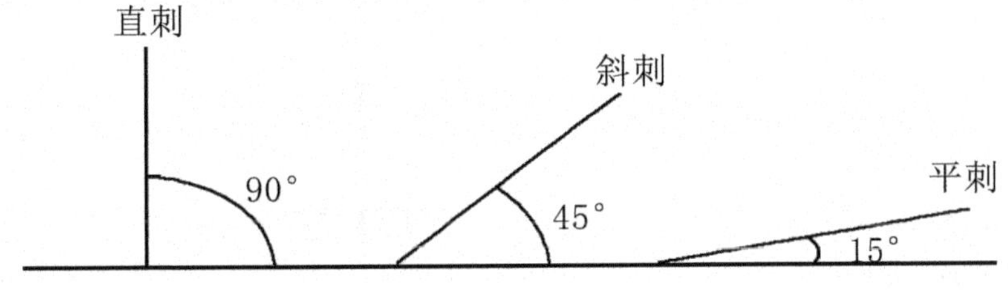

图 5－17　针刺的角度

1. 直刺　针身与皮肤表面呈 90°左右垂直刺入。此法适用于人体大部分腧穴。

2. 斜刺　针身与皮肤表面呈 45°左右倾斜刺。此法适用于肌肉浅薄处或内有重要脏器，或不宜直刺、深刺的腧穴。

3. 平刺　针身与皮肤表面呈 15°左右沿皮刺入，又称横刺、沿皮刺。此法适用于皮薄肉少部位的腧穴，如头部腧穴等。

（三）针刺的深度

临床常根据患者的体质、年龄、病情、部位等方面确定进针的深度。

（1）年龄：年老体弱，气血衰退；小儿娇嫩，稚阴稚阳，均不宜深刺。中青年身强体壮者，可适当深刺。

（2）体质：形瘦体弱者宜浅刺；形盛体强者宜深刺。

（3）病情：阳证、新病宜浅刺；阴证、久病宜深刺。

（4）部位：头面、胸腹及皮薄肉少处的腧穴宜浅刺；四肢、臀、腹及肌肉丰满处的腧穴宜深刺。

六、行针与得气

毫针进针后，为使患者产生针刺感应，或进一步调整针感的强弱以及使针感向某一方向扩散、传导而采取的操作方法，称为“行针”，亦称“运针”。行针手法包括基本手法和辅助手法两类。

（一）基本手法

行针的基本手法是毫针刺法的基本动作，古今临床常用的主要有提插法和捻转法两种。两种基本手法临床施术时既可单独应用，又可配合应用。

1. 提插法　将针刺入腧穴一定深度后，施以上提下插的操作手法。针由浅层向下刺入深层的操作谓之插，从深层向上引退至浅层的操作谓之提，如此反复地上下纵向运动的行针手法，称为提插法（图5－18）。提插幅度的大小、层次的变化、频率的快慢和操作时间的长短，应根据患者的体质、病情、腧穴部位和针刺目的等不同灵活掌握。使用提插法时，指力一定要均匀一致，幅度不宜过大，一般以3～5分为宜；频率不宜过快，每分钟60次左右，保持针身垂直，不改变针刺角度、方向和深度。一般认为行针时提插的幅度大，频率快，刺激量就大；反之，提插的幅度小，频率慢，刺激量就小。

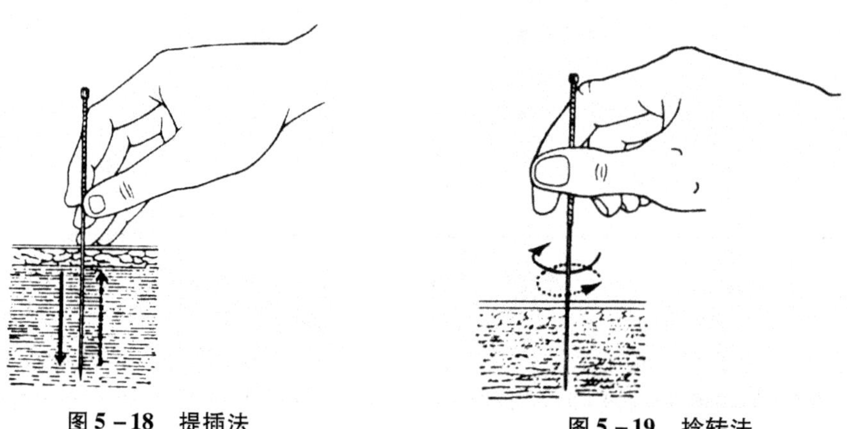

图5－18　提插法　　　图5－19　捻转法

2. 捻转法　将针刺入腧穴一定深度后，施以向前向后捻转动作的操作手法。这种使针在腧穴内反复前后来回旋转的行针手法，称为捻转法（图5－19）。捻转角度的大小、频率的快慢、时间的长短等，需根据患者的体质、病情、腧穴的部位、针刺目的等具体情况而定。使用捻转法时，指力要均匀，角度要适当，一般应掌握在180°左右，不能单向捻针，否则针身易被肌纤维等缠绕，引起局部疼痛和导致滞针而出针困难。一般认为捻转角度大，频率快，刺激量大；捻转角度小，频率慢，刺激量小。

（二）辅助手法

行针的辅助手法，是行针基本手法的补充，是为了促使得气和加强针刺感应的操作手法。临床常用的行针辅助手法有以下几种。

1. 循法　针刺不得气时，可以用循法催气。其法是医者用顺着经脉的循行径路，在腧穴的上下部轻柔地按揉或叩打（图5－20）。《针灸大成·三衢杨氏补泻》指出：“凡下针，若气不至，用指于所属部分经络之路，上下左右循之，使气血往来，上下均匀，针下自然气至沉紧。”说明此法能推动气血，激发经气，促使针后易于得气。

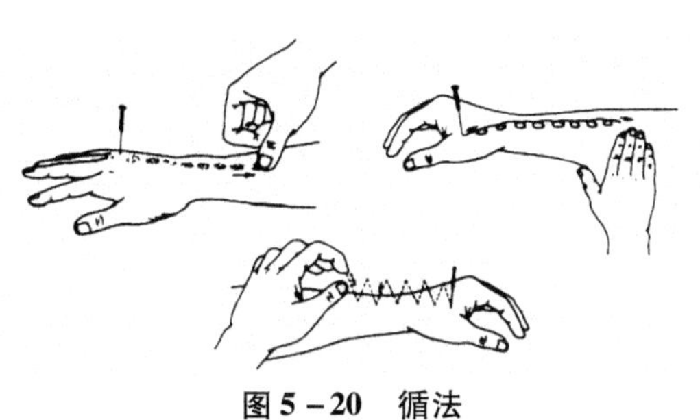
图 5－20 循法

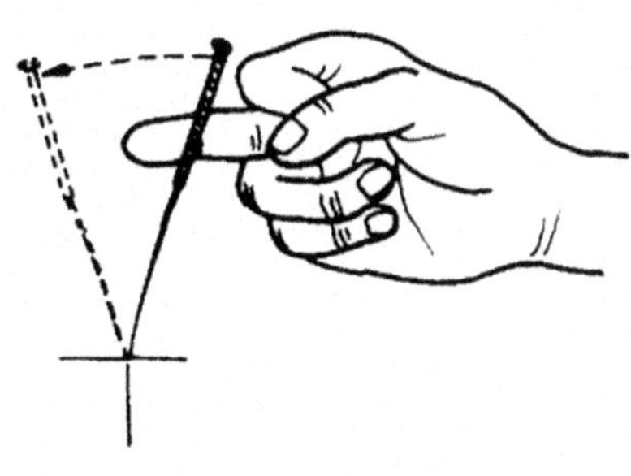
图 5－21 弹法

2. 弹法 是指在留针过程中，以手指轻弹针尾或针柄，使针体微微振动，以加强针感，助气运行的方法（图 5－21）。《针灸问对》曰：“如气不行，将针轻弹之，使气速行。”本法有催气、行气的作用。

3. 刮法 是指毫针刺入一定深度后，经气未至，以拇指或示指的指腹抵住针尾，用拇指或示指或中指指甲，由下而上或由上而下频频刮动针柄，促使得气的方法。本法在针刺不得气时用之可激发经气，如已得气者可以加强针刺感应的传导和扩散（图 5－22）。

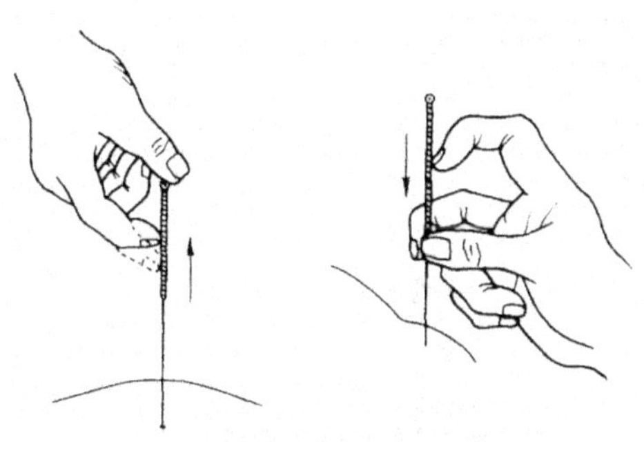
图 5－22 刮法

4. 摇法 是指毫针刺入一定深度后，手持针柄，将针轻轻摇动，以行经气的方法。《针灸问对》有“摇以行气”的记载。其法有二：一是直立针身而摇，以加强得气的感应；二是卧倒针身而摇，使经气向一定方向传导（图 5－23）。

5. 飞法 针后不得气者，用右手拇、示指执持针柄，细细捻搓数次，然后张开两指，一搓一放，反复数次，状如飞鸟展翅，故称飞法（图 5－24）。《医学入门·杂病穴法》载：“以大指次指捻针，连搓三下，如手颤之状，谓之飞。”本法的作用在于催气、行气，并使针刺感应增强。

6. 震颤法 是指针刺入一定深度后，右手持针柄，用小幅度、快频率的提插手法，使针身轻微震颤的方法。本法可促使针下得气，增强针刺感应（图 5－25）。

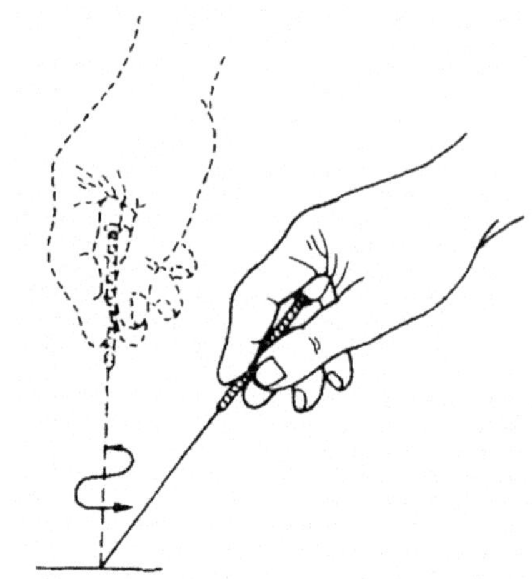

图 5－23　摇法

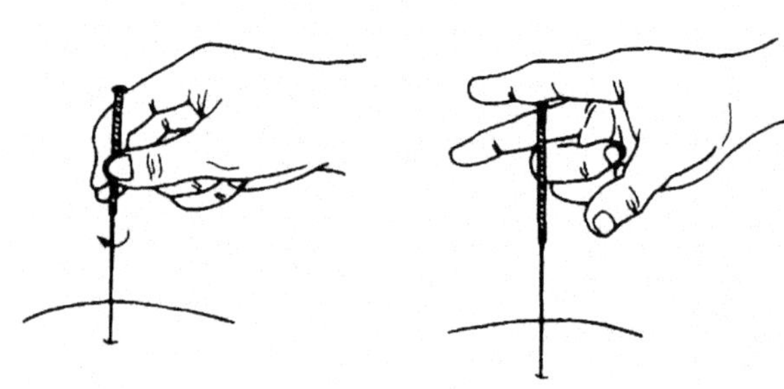

图 5－24　飞法

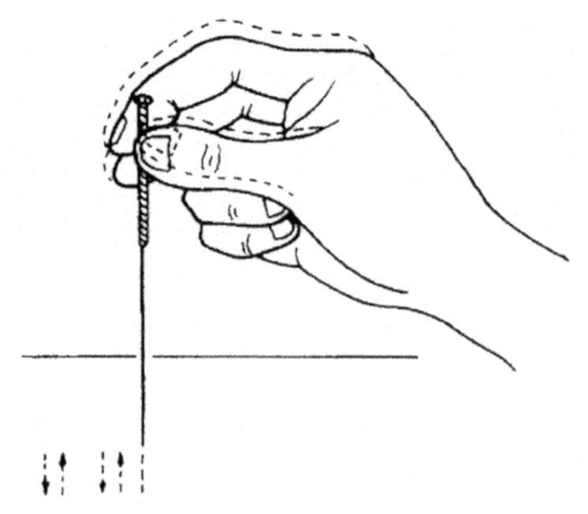

图 5－25　震颤法

（三）得气

古称“气至”，近称“针感”，是指毫针刺入腧穴一定深度后，施以提插或捻转等行针手法，使针刺部位获得“经气”感应，谓之得气。

针下是否得气，可以从两个方面分析判断。一是患者对针刺的感觉和反应，另一是医者对刺手指下的感觉。针刺腧穴得气时，患者的针刺部位有酸胀、麻重等自觉反应，有时出现热、凉、痒、痛、抽搐、蚁行等感觉，或呈现沿着一定的方向和部位传导、扩散现象。少数患者还会出现循经性肌肤震颤等反应，有的还可见到针刺腧穴部位的循经性皮疹带或红、白线等现象。当患者有自觉反应的同时，医者的刺手亦能体会到针下沉紧、涩滞或针体颤动等反应。若针刺后未得气，患者无任何特殊感觉或反应，医者刺手亦感觉针下空松、虚滑。正如窦汉卿《标幽赋》所说："轻滑慢而未来，沉涩紧而已至……气之至也，如鱼吞钩饵之浮沉；气未至也，如闲处幽堂之深邃。"这是对得气与否所作的最形象的描述。

得气与否以及气至的迟速，不仅直接关系针刺的治疗效果，而且可以借此推测疾病的预后。《灵枢·九针十二原》说："刺之要，气至而有效。"临床上一般是得气迅速时疗效较好，得气较慢时效果就差，若不得气时就可能无治疗效果。《金针赋》也说："气速效速，气迟效迟。"在临床上若刺之而不得气时，要分析经气不至的原因。或因取穴定位不准确，手法运用不当，或为针刺角度有误，深浅失度，对此就应重新调整腧穴的针刺部位、角度、深度，运用必要的针刺手法，以促使得气。如患者病久体虚，正气虚惫，以致经气不足；或因其他病理因素，感觉迟钝、丧失而不易得气时，可采用行针催气，或留针候气，或用温针，或加艾灸，以助经气的来复，而促使得气。若用上法而仍不得气者，多属正气衰竭，当考虑配合或改用其他治疗方法。临床上常可见到，初诊时针刺得气较迟或不得气者，经过针灸等方法治疗后，逐渐出现得气较速或有气至现象，说明机体正气渐复，疾病向愈。

七、针刺补泻

《灵枢·九针十二原》说："虚实之要，九针最妙，补泻之时，以针为之。"《备急千金要方·用针略例》指出："凡用针之法，以补泻为先。"可见针刺补泻是针刺治病的一个重要环节，也是毫针刺法的核心内容。

补法，泛指能鼓舞正气，使低下的功能恢复正常的针刺方法；泻法，泛指能疏泄邪气，使亢进的功能恢复正常的针刺方法。针刺补泻是通过针刺腧穴，采用适当的手法激发经气以补益正气、疏泄邪气，调节人体的脏腑经络功能，促使阴阳平衡而恢复健康的方法。古代医家在长期的医疗实践中，创造和总结出不少针刺补泻手法，现择要简述如下。

（一）单式补泻手法

1. 捻转补泻　针下得气后，捻转角度小，用力轻，频率慢，操作时间短者为补法；捻转角度大，用力重，频率快，操作时间长者为泻法。也有以左转时角度大，用力重者为补；右转时角度大，用力重者为泻。

2. 提插补泻　针下得气后，先浅后深，重插轻提，提插幅度小，频率慢，操作时间短者为补法；先深后浅，轻插重提，提插幅度大，频率快，操作时间长者为泻祛。

3. 疾徐补泻　进针时徐徐刺入，少捻转，疾速出针者为补法；进针时疾速刺入，多捻转，徐徐出针者为泻法。

4. 迎随补泻　进针时针尖随着经脉循行去的方向刺入为补法；针尖迎着经脉循行来的方向刺入为泻法。

5. 呼吸补泻　患者呼气时进针，吸气时出针为补法；吸气时进针，呼气时出针为泻法。

6. 开阖补泻　出针后迅速揉按针孔为补法；出针时摇大针孔而不揉按为泻法。

7. 平补平泻　进针得气后，施以均匀的提插、捻转手法，适用于虚实不明显或虚实夹杂的病证。

（二）复式补泻手法

1. 烧山火法　将针刺入腧穴应刺深度的上 1/3（天部），得气后行捻转补法或紧按慢提九数；再将针刺入中 1/3（人部），如上施术；然后将针刺入下 1/3（地部），如上施术；继之退至浅层，称为一度。如此反复操作数度，使针下产生热感。在操作过程中，可配合呼吸补法（图 5－26）。多用于治疗冷痹顽麻、虚寒性疾病等。

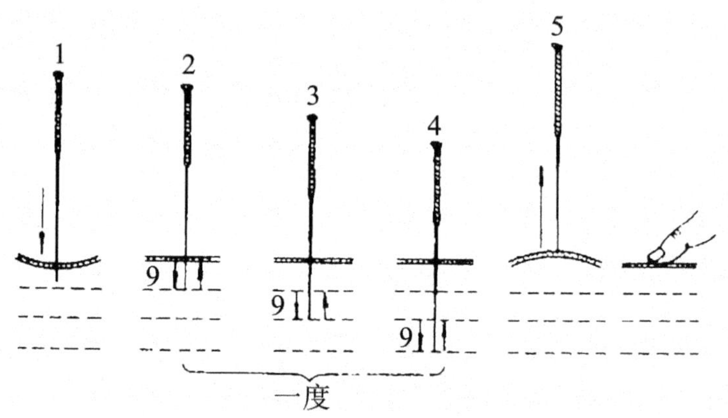

图 5－26　烧山火法

2. 透天凉法　先将针刺入腧穴应刺深度的下 1/3（地部），得气后行捻转泻法或紧提慢按六数；再将针紧提至中 1/3（人部），如上施术；然后将针紧提至上 1/3（天部），如上施术，称为一度。如此反复操作数度，使针下产生凉感。在操作过程中，可配合呼吸泻法（图 5－27）。多用于治疗热痹、急性痈肿等实热性疾病。

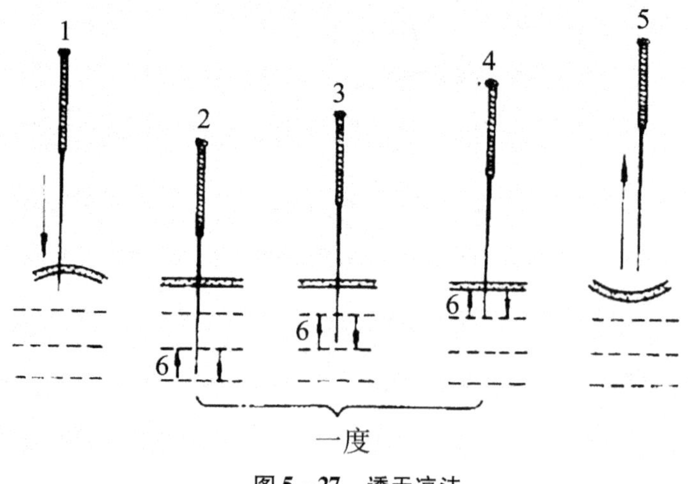

图 5－27　透天凉法

（三）影响针刺补泻效应的因素

1. 机体所处的功能状态　在不同的病理状态下，针刺可以产生不同的调整作用（即补泻效果）。当机体处于虚惫状态而呈虚证时，针刺可以起到扶正补虚的作用。若机体处于虚脱状态时，针刺还可以起到回阳固脱的作用；当机体处于邪盛状态而呈实热、邪闭的实证时，针刺可以起到清热启闭、祛邪泻实的作用。例如，胃肠功能亢进而痉挛疼痛时，针刺可解痉止痛；胃肠功能抑制而蠕动缓慢、腹胀纳呆时，针刺可加强胃肠蠕动，提高消化功能，消除腹胀、增进食欲。大量的临床实践和实验研究表明，针刺当时的机体功能状态，是产生针刺补泻效果的主要因素。

2. 腧穴作用的相对特异性　腧穴的主治功用不仅具有普遍性，而且具有相对特异性。人体不少腧穴，如关元、气海、命门、膏肓、背俞穴等，都能鼓舞人体正气，促使功能旺盛，具有强壮作用，适宜于补虚益损。此外，很多腧穴，如水沟、委中、十二井、十宣等穴，都能疏泄病邪，抑制人体功能亢进，具有祛邪作用，适宜于祛邪泻实。当施行针刺补泻时，必须结合腧穴作用的相对特异性，才能产生针刺补泻的效果。

3. 针具及手法轻重因素　影响针刺补泻因素与使用的针具粗细、长短，刺入的角度、深度，行针时的幅度、频率等有直接关系。一般来说，粗毫针的指力要重，刺激量大；细毫针用的指力较轻，刺激量就小。毫针刺入腧穴的角度、深度不同，其刺激的轻重程度也不同，一般直刺、深刺的刺激量要大些，平刺、浅刺的刺激量要小些。行针时的幅度、频率不同，与针刺手法轻重密切相关。提插幅度大、捻转角度大、频率快者，其刺激量就大。反之，其刺激量就小。

八、留针与出针

（一）留针法

留针指将针刺入腧穴施术后，使针留置穴内。留针的目的是为了加强针刺的作用和便于继续行针施术。留针的方法有静留针和动留针两种。静留针法指在留针过程中不再行针；动留针法指在留针过程中作间歇性行针。一般病证只要针下得气而施以适当的补泻手法后，即可出针或留针 10 ~ 20min。但对一些特殊病证，如急性腹痛，破伤风、角弓反张，寒性、顽固性疼痛或痉挛性病证，需适当延长留针时间，有时留针可达数小时，以便在留针过程中作间歇性行针，以增强、巩固疗效。在临床上留针与否或留针时间的长短，不可一概而论，应根据患者具体病情而定。

（二）出针法

出针又称起针、退针，指将针拔出的方法。在施行针刺手法或留针达到预定针刺目的和治疗要求后，即可出针。

出针的方法，一般以左手拇、示二指持消毒干棉球轻轻按压于针刺部位，右手持针作轻微地小幅度捻转，并将针缓慢提至皮下（不可单手用力过猛），静留片刻，然后出针。出针时，依补泻的不同要求，分别采取“疾出”或“徐出”以及“疾按针孔”或“摇大针孔”的方法出针。出针后，除特殊需要外，都要用消毒棉球轻压针孔片刻，以防出血或针孔疼痛。

当针退出后，要仔细查看针孔是否出血，询问针刺部位有无不适感，检查核对针数有否遗漏，还应注意有无晕针延迟反应现象。

（刘昊雯）

第二节　艾灸疗法

灸法是指以艾绒为主要燃烧材料，烧灼、熏熨体表的一定部位或腧穴，通过经络腧穴的作用，以达到防治疾病的一种方法。

一、灸法的材料

（一）艾

施灸的材料很多，但以艾叶制成的艾绒最为常用。因其气味芳香，辛温味苦，容易燃烧，火力温和，故为施灸佳料。《本草纲目·火部》载艾火“灸百病”。新制的艾绒含挥发油较多，灸时火力过强，故以陈久的艾绒为佳。

1. 艾炷　将纯净的艾绒放在平板之上，用拇、示、中三指边捏边旋转，把艾绒捏紧成规格大小不同的圆锥状物称为艾炷（图5－28）。有大、中、小之分，小者如麦粒大，中等如半截枣核大，大者如半截橄榄大。

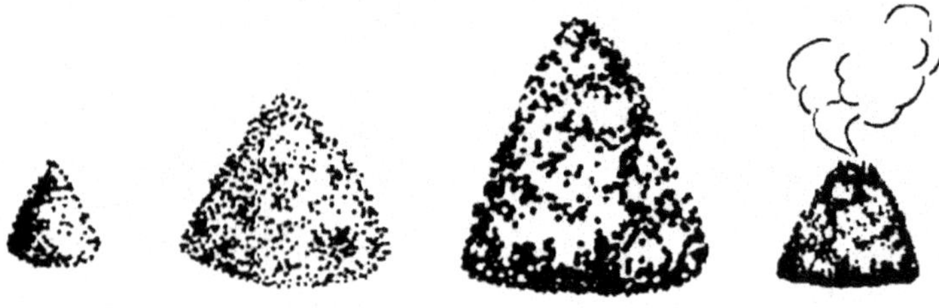

图5－28　艾炷

2. 艾条　又称艾卷，是用艾绒卷成的圆柱形长条。根据内含药物之有无，又分为纯艾条和药艾条两种。一般长20cm，直径1.5cm。具有使用简便，不起泡，不发疮，无痛苦，患者可以自灸等特点，临床应用十分广泛。

（二）其他灸材

1. 火热类灸材　主要有灯心草、黄蜡、桑枝、硫黄、桃枝、药锭、药捻等。

2. 非火热类（药物贴敷法）　主要有毛茛、斑蝥、旱莲草、白芥子、甘遂、天南星、细辛等。

二、灸法的作用

1. 防病保健　灸法可以激发人体正气，增强抗病能力，无病时施灸有防病保健的作用。《备急千金要方·灸例第六》记载：“凡入吴蜀地游宦，体上常须三两处灸之，勿令疮暂瘥，则瘴疠瘟疟毒气不能着人也。”《扁鹊心书·须识扶阳》也指出：“人于无病时，常灸关元、气海、命门、中脘，虽未得长生，亦可保百余年寿矣。”以增强人体抗病能力而达到强身保健目的的灸法称为保健灸，《诸病源候论·小儿杂病诸候》又称之为“逆灸”。

2. 温经散寒　灸火的温和热力具有直接的温通经络、驱散寒邪的功用，《素问·调经论篇》说："血气者，喜温而恶寒，寒则泣而不能流，温则消而去之。"灸法更适合治疗寒性病证，《素问·异法方宜论篇》说："藏寒生满病，其治宜灸焫。"临床上多用于治疗风寒湿痹和寒邪为患的胃脘痛、腹痛、泄泻、痢疾等病证。

3. 扶阳固脱　灸火的热力具有扶助阳气、举陷固脱的功能。《素问·生气通天论篇》说："阳气者，若天与日，失其所，则折寿而不彰。"说明了阳气的重要性。阳衰则阴盛，阴盛则为寒、为厥，甚则阳气欲脱，此时就可用艾灸来温补，以扶助虚脱之阳气。《扁鹊心书·须识扶阳》说："真气虚则人病，真气脱则人死，保命之法，灼艾第一。"《伤寒论·辨厥阴病脉证并治》也说："下利，手足逆冷，无脉者，灸之。"可见阳气下陷或欲脱的危证，可用灸法。临床上，各种虚寒证、寒厥证、虚脱证和中气不足、阳气下陷而引起的遗尿、脱肛、阴挺、崩漏、带下等病证皆可用灸法治疗。

4. 消瘀散结　艾灸具有行气活血、消瘀散结的作用。《灵枢·刺节真邪》说："脉中之血，凝而留止，弗之火调，弗能取之。"气为血之帅，血随气行，气得温则行，气行则血亦行。灸能使气机通调，营卫和畅，故瘀结自散。因此，临床也常用灸法治疗气血凝滞的疾患，如乳痈初起、瘰疬、瘿瘤等病证。

5. 引热外行　艾火的温热能使皮肤腠理开放，毛窍通畅，热有去路，从而引热外行。《医学入门·针灸》说："热者灸之，引郁热之气外发。"故灸法同样可用于某些热性病，如疖肿、带状疱疹、丹毒、甲沟炎等。对阴虚发热，也可使用灸法，可选用膏肓、四花穴等治疗骨蒸潮热、虚痨咳喘。

三、灸法的种类及其运用

（一）艾炷灸

将艾炷放在穴位上施灸称艾炷灸，艾炷灸可分为直接灸和间接灸两类。

1. 直接灸　又称明灸、着肤灸，即将艾炷直接置放在皮肤上施灸的一种方法（图5－29）。根据灸后对皮肤刺激的程度不同，又分为无瘢痕灸和瘢痕灸两种。

（1）无瘢痕灸：又称非化脓灸，施灸以温熨为度，灸后皮肤不致起泡，不留瘢痕，故名。临床上选用大小适宜的艾炷，施灸前先在施术部位涂以少量的凡士林，以增加黏附性。然后将艾炷放上，从上端点燃，当燃剩2/5左右，患者感到烫时，用镊子将艾炷挟去，换炷再灸，一般灸3~6壮，以局部皮肤充血、红晕为度。此法适用于慢性虚寒性疾病，如哮喘、慢性腹泻、风寒湿痹、风湿顽痹等。

（2）瘢痕灸：又称化脓灸，因施灸后局部组织烫伤化脓，结痂后留有瘢痕，故名。临床上选用大小适宜的艾炷，施灸前先在施术部位上涂以少量大蒜汁，以增加黏附性和刺激作用，然后放置艾炷，从上端点燃，烧近皮肤时患者有灼痛感，可用手在穴位四周拍打以减轻疼痛（图5－30）。应用此法一般每壮艾炷需燃尽后，除去灰烬，方可换炷，按前法再灸，可灸3~9壮。灸毕，在施灸穴位上贴敷消炎药膏，大约1星期可化脓（脓液色白清稀）形成灸疮。灸疮5~6星期愈合，留有瘢痕。在灸疮化脓期间，需注意局部清洁，每日换膏药1次，以避免继发感染（脓液黄稠）。《针灸资生经·治灸疮》说："凡着艾得灸疮，所患即瘥，若不发，其病不愈。"可见灸疮的发和不发与疗效有密切关系。因此，应叮嘱患者多吃羊肉、豆腐等营养丰富的食物以促进灸疮的透发。灸疮是局部组织经烫伤后引起的化脓现象，对穴位局部能产生一个持续的刺激，有保健治病作用。临床常用于治疗哮喘、慢性胃肠病、风湿顽痹、瘰疬等。由于这种方法灸后遗有瘢痕，故灸前必须征求患者的同意及合作。对身体过于虚弱，或有糖尿病、皮肤病的患者不宜使用此法。

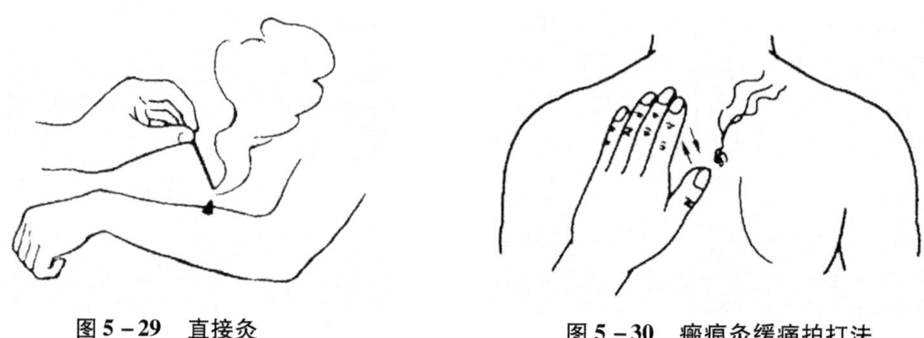

图 5－29　直接灸　　　　图 5－30　瘢痕灸缓痛拍打法

2. 间接灸　又称隔物灸、间隔灸，即在艾炷与皮肤之间垫上某种物品而施灸的一种方法（图 5－31）。

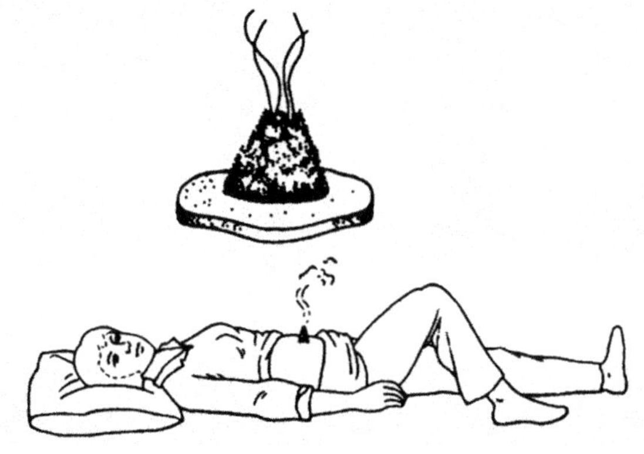

图 5－31　间接灸

古代的隔物灸法种类很多，广泛用于临床各种病证。所隔的物品主要为动物、植物和矿物类中药。药物因病证而异，既有单方又有复方，现将临床常用的几种介绍如下。

（1）隔姜灸：将鲜生姜切成直径为 2～3cm，厚 0.2～0.3cm 薄片，中间以针穿刺数孔，上置艾炷放在应灸的部位，然后点燃施灸，当艾炷燃尽后，可易炷再灸。一般灸 3～6 壮，以皮肤红晕而不起泡为度。在施灸过程中，若患者感觉灼热不可忍受时，可将姜片向上提起，或缓慢移动姜片。此法应用很广，多用于因寒而致的呕吐、腹痛、泄泻和风寒湿痹证、外感表证等。

（2）隔蒜灸：用鲜大蒜头切成 0.2～0.3cm 的薄片，中间以针穿刺数孔，上置艾炷放在应灸的腧穴部位或患处，然后点燃施灸，待艾炷燃尽，易炷再灸，一般灸 3～6 壮。因大蒜液对皮肤有刺激性，灸后容易起泡，若不使起泡，可将蒜片向上提起，或缓慢移动蒜片。此法多用于治疗瘰疬、肺结核、腹中积块及未溃疮疡等。此外，尚有一种铺灸法，自大椎穴起至腰俞穴之间的脊柱上，铺敷蒜泥一层，宽约 2cm，厚约 0.5cm，周围用棉皮纸封护，然后用艾炷在大椎及腰俞点火施灸。因所铺蒜泥形似长蛇，故又名长蛇灸。民间用于治疗虚劳、顽痹等证。

（3）隔盐灸：因本法只用于脐部，又称神阙灸。用纯净干燥的精制食盐填敷于脐部，使其与脐平，上置艾炷施灸，如患者稍感灼痛，即更换艾炷。也可于盐上放置姜片后再施灸，一般灸3～9壮。此法有回阳、救逆、固脱之功，但需连续施灸，不拘壮数，以待脉起、肢温、证候改善。临床上常用于治疗急性寒性腹痛、吐泻、痢疾、小便不利、中风脱证等。

（4）隔药饼灸：以隔附子片或隔附子饼灸最为常用。药饼的制法是将附子研成细末，以黄酒调和，制成直径约3cm、厚约0.8cm的附子饼，中间以针穿刺数孔，上置艾炷，放在应灸腧穴或患处，点燃施灸。一般灸3～9壮。由于附子辛温大热，有温肾补阳的作用，故多用于治疗命门火衰而致的阳痿、早泄、遗精、宫寒不孕和疮疡久溃不敛的病证。

（二）艾条灸

又称艾卷灸。即用细草纸或桑皮纸包裹艾绒，卷成圆筒形的艾卷（也称艾条），将其一端点燃，对准穴位或患处施灸的一种方法。有关艾卷灸的最早记载，见于明代朱权《寿域神方》。该书“卷三”有艾卷灸治阴证的记载：“用纸实卷艾，以纸隔之点穴，于隔纸上用力实按之，待腹内觉热，汗出即瘥。”后来发展为在艾绒内加进药物，再用纸卷成条状艾卷施灸，名为“雷火神针”和“太乙神针”。在此基础上又演变为现代的单纯艾卷灸和药物艾卷灸。

按操作方法艾卷灸可分为悬灸和实按灸两种，介绍如下。

1. 悬灸　按其操作方法又可分为温和灸、雀啄灸、回旋灸等。

（1）温和灸：将艾卷的一端点燃，对准应灸的腧穴或患处，距离皮肤2～3cm处进行熏烤（图5－32），使患者局部有温热感而无灼痛为宜。一般每穴灸10～15min，至皮肤红晕为度。如果是局部知觉减退或小儿患者，医者可将示、中二指置于施灸部位两侧，通过医者的手指测知患者局部受热程度，以便随时调节施灸时间和距离，防止烫伤。

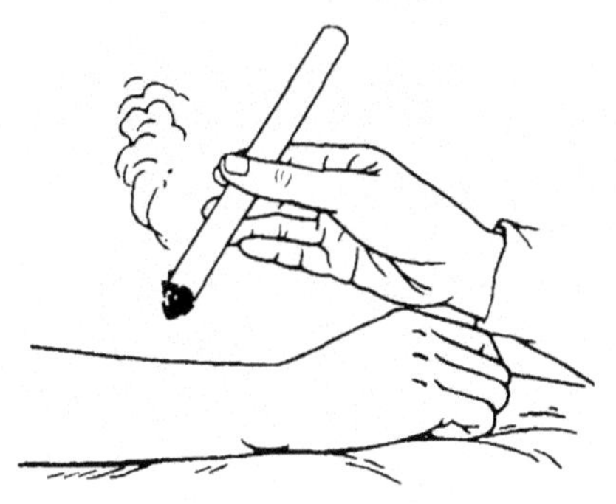

图5－32　温和灸

（2）雀啄灸：施灸时，艾卷点燃的一端与施灸部位的皮肤并不固定在一定的距离，而是像鸟啄食一样，一上一下施灸，以给施灸局部一个变量的刺激（图5－33），一般每穴灸5～10min，至皮肤红晕为度。

（3）回旋灸：施灸时，艾卷点燃的一端与施灸部位的皮肤虽保持一定的距离，但不固定，而是反复旋转地施灸或向左右方向移动（图5－34）。以上方法一般病证均可采用，但温和灸、回旋灸多用于治疗慢性病，雀啄灸多用于治疗急性病。

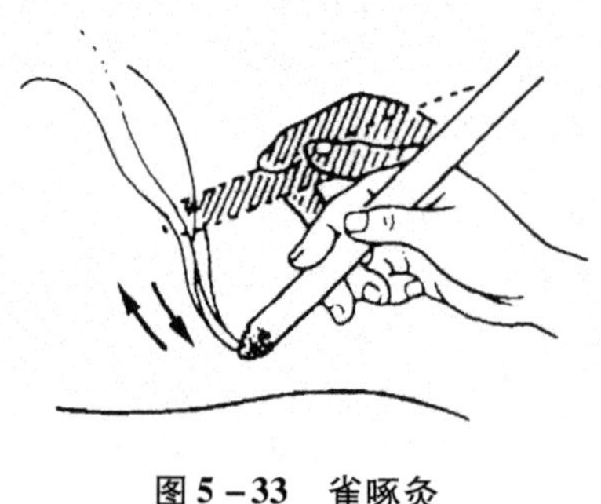

图 5－33　雀啄灸

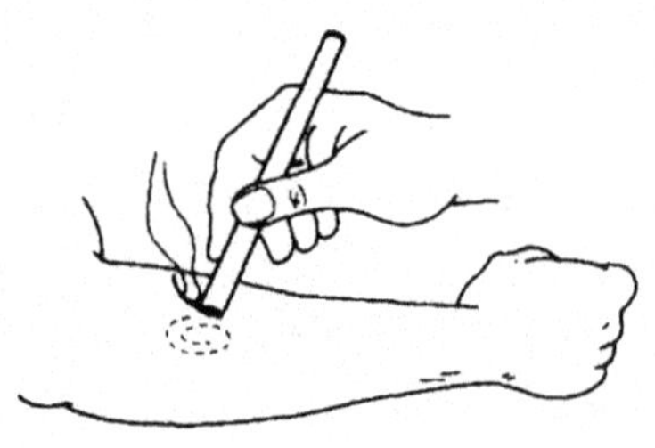

图 5－34　回旋灸

2. 实按灸　施灸时，先在施灸腧穴部位或患处垫上数层布或纸，然后将药物艾卷的一端点燃，趁热按在施术部位上，使热力透达深部，若艾火熄灭，再点再按（图 5－35）。或以布 6～7 层包裹艾火熨于穴位或患处，若火熄灭，再点再熨。最常用的为太乙针灸和雷火针灸，适用于风寒湿痹、痿证和虚寒证。

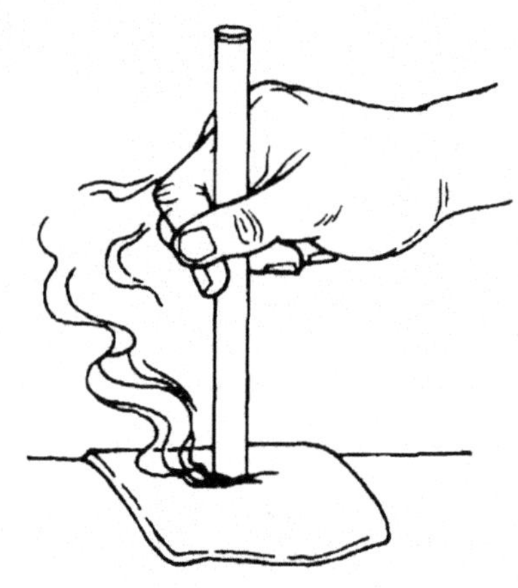

图 5－35　实按灸

太乙神针的药物处方（《太乙神针心法》）：艾绒三两，硫黄二钱，麝香、乳香、没药、松香、桂枝、杜仲、枳壳、皂角、细辛、川芎、独活、穿山甲、雄黄、白芷、全蝎各一钱。上药研成细末，和匀。以桑皮纸一张，宽约一尺见方，摊平，先取艾绒八钱，均匀铺在纸上，次取药末二钱，均匀掺在艾绒里，然后卷紧如爆竹状，再用木板搓捻卷紧，外用鸡蛋清涂抹，再糊上桑皮纸一层，两头留空一寸许，捻紧即成。

雷火神针的药物处方（《针灸大成》卷九）：艾绒二两，沉香、木香、乳香、茵陈、羌活、干姜、穿山甲各三钱，研为细末，加入麝香少许。其制法与太乙神针相同。

（三）温针灸

是针刺与艾灸相结合的一种方法，适用于既需要留针又需施灸的疾病。在针刺得气后，将针留在适当的深度，在针柄上穿置一段长约 2cm 的艾卷施灸，或在针尾上搓捏少许艾绒点燃施灸，直待燃尽，除去灰烬，每穴每次可施灸 1～3 壮，施灸完毕再将针取出。此法是一种简而易行的针灸并用的方法，其艾绒燃烧的热力可通过针身传入体内，使其发挥针和灸的作用，达到治疗目的（图 5－36）。应用此法更应注意防止艾火脱落烧伤皮肤和衣物。

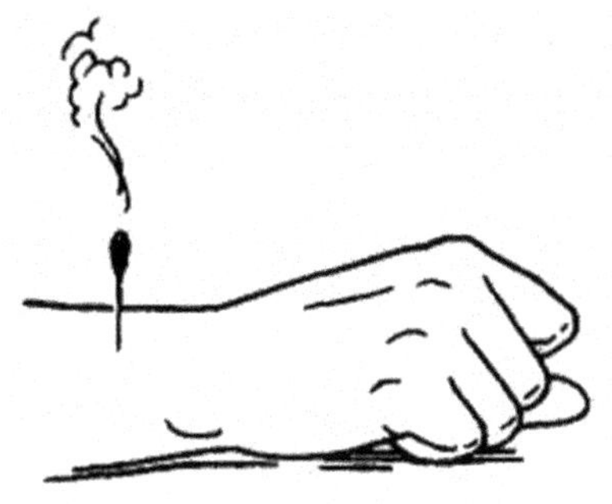

图5-36 温针灸

（四）温灸器灸

温灸器是一种专门用于施灸的器具，用温灸器施灸的方法称温灸器灸，临床常用的有温灸盒、灸架和温灸筒等。

1. 温灸盒灸 将适量的艾绒置于灸盒的金属网上，点燃后将灸盒放于施灸部位灸治即可。适用于腹、腰等面积较大部位的治疗（图5-37）。

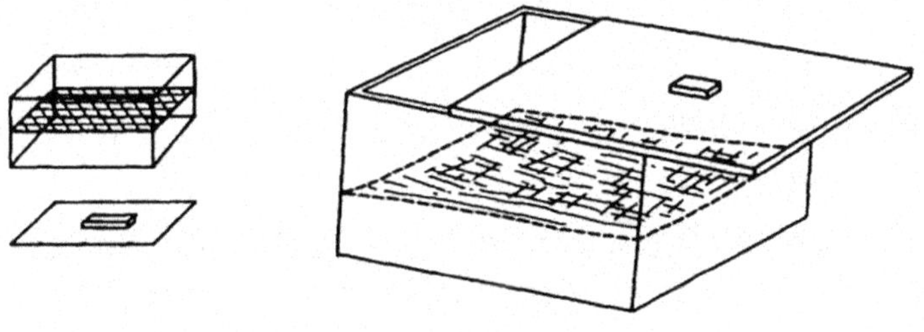

图5-37 灸盒

2. 灸架灸 将艾条点燃后，燃烧端插入灸架的顶孔中，对准选定穴位施灸，并用橡皮带给予固定，施灸完毕将剩余艾条插入灭火管中。适用于全身体表穴位的治疗（图5-38）。

3. 温灸筒灸 将适量的艾绒置于温灸筒内，点燃后盖上灸筒盖，执筒柄于患处施灸即可（图5-39）。

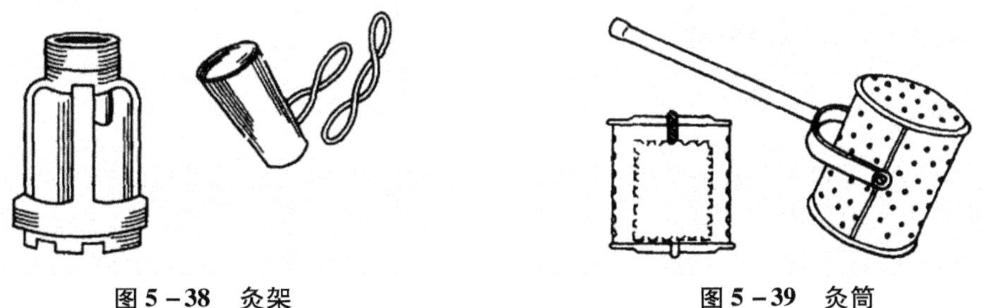

图5-38 灸架　　图5-39 灸筒

（五）其他灸法

又称非艾灸法，是指以艾绒以外的物品作为施灸材料的灸治方法，常用的有以下几种。

1. 灯火灸 又称灯草灸、灯草焠、打灯火、油捻灸，是民间沿用已久的简便灸法。取

10～15cm 长的灯心草或纸绳，蘸麻油或其他植物油，浸渍长 3～4cm，燃火前用软棉纸吸去灯草上的浮油，以防止点火后油滴下烫伤皮肤，医者以拇、示二指捏住灯芯草上 1/3 处，即可点火，火焰不要过大，将点火一端向穴位移动，垂直接触穴位，动作快速，一触即离，灯心草随即发出清脆的“啪”响，火亦随之熄灭（图 5－40）。如无爆焠之声可重复 1 次。灸后皮肤略有发黄，偶尔也会起小泡。此法主要用于治疗小儿痄腮、喉蛾、吐泻、麻疹、惊风等病证。

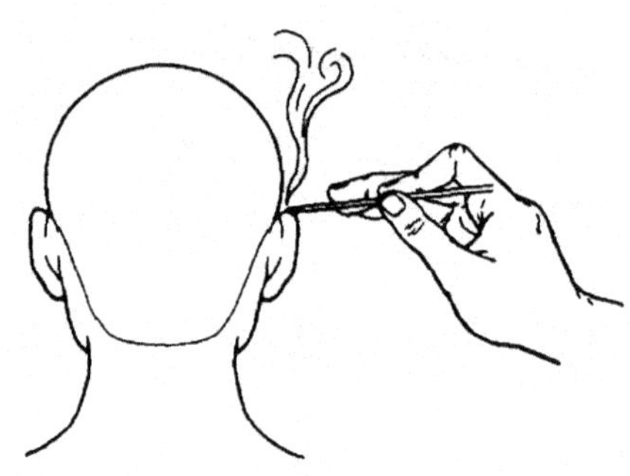

图 5－40　灯火灸

2. 天灸　又称药物灸、发泡灸。它是将一些具有刺激性的药物涂敷于穴位或患处，促使局部皮肤起泡的方法。所用药物多是单味中药，也有用复方，其常用的有白芥子灸、细辛灸、天南星灸、蒜泥灸等数十种。

（1）白芥子灸：取白芥子适量，研成细末，用水调和成糊状，敷贴于腧穴或患处。敷贴 1～3h，以局部皮肤灼热疼痛为度。一般可用于治疗咳喘、关节痹痛、口眼㖞斜等病证。

（2）细辛灸：取细辛适量，研为细末，加醋少许调和成糊状，敷于穴位上。敷贴 1～3h，以局部皮肤灼热疼痛为度。如敷涌泉或神阙穴治小儿口腔炎等。

（3）天南星灸：取天南星适量，研为细末，用生姜汁调和成糊状，敷于穴位上。敷贴 1～3h，以局部皮肤灼热疼痛为度。如敷颊车、颧髎穴治疗面神经麻痹等。

（4）蒜泥灸：将大蒜捣烂如泥，取 3～5g 贴敷于穴位上。敷贴 1～3h，以局部皮肤灼热疼痛为度。如敷涌泉穴治疗咯血、衄血，敷合谷穴治疗扁桃体炎，敷鱼际穴治疗喉痹等。

四、灸感及灸法补泻

（一）灸感

灸感是指施灸时患者的自我感觉。由于灸法主要是靠灸火直接或间接地在体表施以适当的温热刺激来达到治病和保健的作用，除瘢痕灸外，一般以患者感觉灸处局部皮肤及皮下温热或有灼热为主，温热刺激可直达深部，经久不消，或可出现循经感传现象。

（二）灸法补泻

艾灸的补泻，始载于《内经》。《灵枢·背腧》说：“气盛则泻之，虚则补之。以火补者，毋吹其火，须自灭也。以火泻者，疾吹其火，传其艾，须其火灭也。”灸法的补泻亦需根据辨证施治的原则，虚证用补法，实证用泻法。艾灸补法，无须吹其艾火，让其自然缓缓燃尽为止，以补其虚；艾灸泻法，应当快速吹艾火至燃尽，使艾火的热力迅速透达穴位深层，以泻邪气。

五、施灸的注意事项

（一）施灸的先后顺序

古人对于施灸的先后顺序有明确地论述，如《备急千金要方·灸例第六》说："凡灸，当先阳后阴……先上后下。"即：先灸阳经，后灸阴经；先灸上部，后灸下部。就壮数而言，一般先灸少而后灸多。就艾炷大小而言，先灸小而后灸大。上述施灸的顺序是指一般的规律，临床上需结合病情，灵活应用，不能拘泥不变。如脱肛的灸治，则应先灸长强以收肛，后灸百会以举陷。此外，施灸应注意在通风环境中进行。

（二）施灸的禁忌

（1）面部穴位、乳头、大血管等处均不宜使用直接灸，以免烫伤形成瘢痕。关节活动部位亦不适宜用化脓灸，以免化脓溃破，不易愈合，甚至影响功能活动。

（2）一般空腹、过饱、极度疲劳和对灸法恐惧者，应慎施灸。对于体弱患者，灸治时艾炷不宜过大，刺激量不可过强，以防晕灸。一旦发生晕灸，应立即停止施灸，并作出及时处理，处理方法同"晕针"。

（3）孕妇的腹部和腰骶部不宜施灸。

（4）施灸过程要防止燃烧的艾绒脱落烧伤皮肤和衣物。

（三）灸后的处理

施灸过量，时间过长，局部出现水疱，只要不擦破，可任其自然吸收，如水疱较大，可用消毒毫针刺破水疱，放出水液，再涂以龙胆紫。瘢痕灸者，在灸疮化脓期间，疮面局部勿用手搔，以保护痂皮，并保持清洁，防止感染。

（刘昊雯）

第三节　拔罐法

拔罐法是以罐或筒为工具，排除罐内空气，形成负压，使罐或筒吸附于穴位或应拔部位的体表上，使被拔部位的皮肤充血、瘀血，通过拔罐的刺激，作用于穴位和经络，产生舒筋活络、消肿止痛、祛湿散寒等作用，从而调节机体功能，达到防治疾病的目的。

一、罐的种类（图 5－41）

（1）竹罐：用竹子一端留节做底，另一端做罐口。此种罐取材容易，经济轻巧，不易破碎。

（2）瓷罐、陶罐：罐口光滑平正，口小肚圆而大，吸附力强，但易破碎。

（3）玻璃罐：用玻璃制成，由于质地透明，可以观察局部皮肤充血、瘀血程度，便于随时观察情况，但容易打碎或过热碎裂。

（4）负压吸附罐：用玻璃罐、塑料罐与气囊连接，用气囊挤压排出罐内空气，产生负压吸附在皮肤上。或用橡胶制成微型胶罐，利用负压直接吸附在皮肤上。

（5）代用罐：用杯子、小口碗以及罐头瓶，只要瓶口光滑，无破损，均可使用。

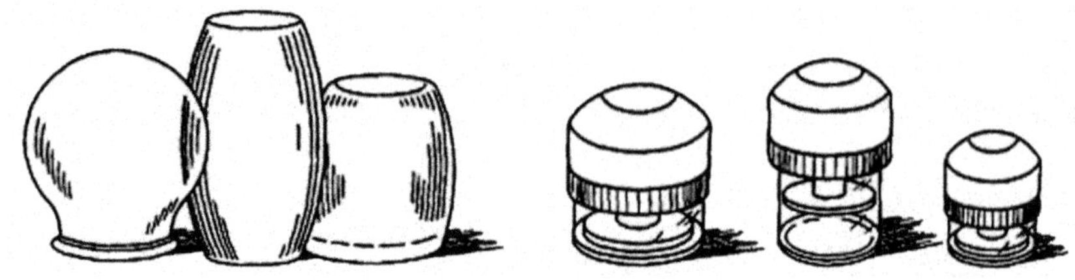

图5-41　各种罐

二、适应范围

拔罐法的临床适应范围广泛，多用于痛证、寒证。对不同的病证，可拔患处或选用相应的穴位。

（1）多种痛症：胃痛、腹痛、头痛、胸痛、风湿痛、腰背痛、肌肉劳损、扭伤、挫伤、痛经等可选痛处及相关穴位。

（2）皮肤病：痤疮、带状疱疹、荨麻疹等。

（3）消化系统疾病：消化不良、腹泻、呕吐、便秘等。

（4）外感疾病：感冒、咳嗽、哮喘等。

（5）疡肿初期：毒蛇、毒虫咬伤患处。

（6）其他：失眠、高血压、更年期综合征等。

三、拔火罐的禁忌证

（1）严重的心血管疾病、出血性疾病等。

（2）皮肤有过敏、溃疡、水肿、大血管部位。

（3）高热抽搐、失血。

（4）孕妇的腹部、腰骶部。

（5）过饥、过劳、过饱、过渴等。

四、操作方法

（一）用物准备

治疗盘内放罐，依据所拔部位准备大、中、小号罐及95%酒精、棉球、酒精灯、火柴、镊子或止血钳。

（二）拔罐方法

1. 点火方式

（1）闪火法：用镊子或止血钳夹住棉球，点燃后在罐内中心绕一圈后退出，迅速将罐扣放在所拔部位。

（2）投火法：将酒精棉球或纸片点燃，投入罐内，迅速将罐扣在所拔部位。

（3）贴棉法：将酒精棉球贴在罐壁内中部，点燃后迅速扣在所拔部位皮肤上。

2. 闪罐法　用闪火法反复拔罐，不留罐，直至局部皮肤潮红、充血、瘀血。适用于肺炎后期、肌肤麻木、体质虚弱者。

3. 走罐法　又称推罐法。在所拔部位的皮肤上或罐口上涂一层凡士林或其他润滑剂，将罐吸附住皮肤后，用手握罐，上下或左右往返推移，直到局部皮肤潮红、充血，或出现瘀血，再将罐起下。走罐适用于脊背、腰部、四肢等肌肉丰厚面积较大的部位，适用于肢体麻木、腰背疼痛等症。

4. 留罐法　将罐吸附后留置，直至出现皮下瘀血，此法镇痛效果较好。拔罐后一般留罐 10～15 分钟，起罐时一手持罐拔起，另一手以指按压皮肤，待空气进入罐内，即可取下。

5. 刺血拔罐法　在患处常规消毒后，用三棱针浅刺或梅花针叩打出血后再行拔罐。此法适用于急慢性扭伤、皮肤瘙痒、腰腿疼痛、疮疡初期，毒蛇咬伤等。

6. 留针拔罐法　在针刺得气后将罐拔在针的中心部位上，留罐于针 5～10 分钟，将罐与针同时起出。此法常用于治疗风湿痹证。

（刘昊雯）

第四节　刮痧法

刮痧法是用边缘光滑锐利的器具如铜钱、瓷匙、硬币、有机玻璃扣、小陶瓷酒盅或用牛角特制的刮痧板等物，在人体一定部位的皮肤上刮动，使局部皮肤出现痧斑或痧痕，使得脏腑秽浊之气经腠理通达于外，从而使周身气血迅速得到畅通，达到治疗目的。

一、适用范围

主要适用于夏秋之季的各种急性疾病。如中暑、霍乱、痢疾、感冒、胸闷、头痛等病证。

二、禁忌证

患者体形过于消瘦；有皮肤病变处，如溃烂、损伤、炎症；有出血倾向者均不宜使用此法。妇女月经期下腹部慎刮，妊娠期下腹部禁刮。

三、用物准备

治疗盘、刮痧板、润滑剂（麻油、红花油、清水、药油）和毛巾。

四、操作方法

（1）刮痧部位：①头部：眉心、太阳穴。②颈项部：颈部喉头左右两侧和颈部。③胸部：沿肋间隙方向及胸骨中线。④肩背部：两肩部、背部脊柱旁两侧。⑤上下肢：上臂肘内侧和下肢委中穴上下、大腿内侧，足跟后跟腱处。

（2）备齐用物，至病床边，向患者做好解释工作，说明操作中的反应，取得合作。

（3）根据病证准备舒适体位，协助患者暴露刮痧部位。

（4）用刮痧用具蘸清水、麻油或其他润滑剂，在刮痧部位 45°斜面角度由内向外，从上向下，以单一方向刮动，不宜来回刮动，每一部位刮 20 下左右。用力要均匀、适中，当刮痧具干涩时，再蘸再刮，直至皮肤显现红色或紫色充血瘀点即刮痕为止。

（5）刮痧结束，协助患者穿好衣裤，整理床单，安置舒适卧位，休息 20～30 分钟，刮痧部位恢复正常再进行第二次。

五、注意事项

（1）室内空气新鲜、流通，避免直接吹风，以免复感风寒，使病情加重。

（2）刮痧操作时，患者体位要保持舒适，如刮背部时可俯卧位或反骑坐椅位；刮胸部时可取仰卧位，为避免患者疲劳，操作过程中适当更换体位。

（3）刮痧时用力要均匀、适中，不可来回刮动，以患者能耐受为度。

（4）在刮痧过程中患者如果冷汗不止、脉沉伏、吐泻加重时，应停止操作，报告医生进行处理。

（5）刮痧后饮热水一杯，卧床静养，不可动怒急躁，或忧思郁结。禁食生冷、油腻之品。一般 3 小时左右可洗浴。

（刘昊雯）

第六章　中药基本知识

第一节　中药的性能

中药的性能是指药物在防治疾病过程中体现出来的性质和功能，主要包括四气、五味、归经、升降浮沉及毒性等内容，是中药药性理论的主要组成部分，是认识和使用中药的重要依据。

药物治病的基本作用是：扶正祛邪，消除病因，恢复脏腑功能的协调，纠正阴阳气血偏盛偏衰的病理现象，使之在最大程度上恢复到正常状态，达到治愈疾病，恢复健康的目的。药物之所以能够针对病情发挥上述基本作用，是由于各种药物本身各自具有若干特性和作用，前人将之称为药物的偏性。以药物的偏性来纠正疾病阴阳偏盛偏衰的病理现象，就是药物治病的基本原理。

一、四气

四气，是指药物寒、热、温、凉四种不同的药性，又称四性。它主要反映药物作用对人体寒热变化的影响。

寒凉与温热是相对立的两类药性，而寒与凉、温与热分别具有共性而又有程度上的差异，即凉次于寒，温次于热。此外，还有一类平性药，是指寒热界限不很明显、药性平和、作用较缓和的一类，但实际上也有偏温偏凉的不同，仍未超出四性的范围，因此仍称四气（性）而不称五气（性）。

药性的寒热温凉是根据药物作用于人体后所产生的不同调节效应总结出来的，它与所治疗疾病的性质是相对而言的。大凡能减轻或消除热证的药物，其药性属于寒凉；能减轻或消除寒证的，其药性属于温热。一般来讲，寒凉药分别具有清热、泻火、解毒等作用，温热药则分别具有温里、散寒、助阳等作用。如黄连对热毒证能发挥泻火解毒作用，附子对里寒证能发挥温里散寒作用，表明前者的药性为寒凉，后者的药性为温热。

《素问·至真要大论》云："寒者热之，热者寒之。"《神农本草经》指出："疗寒以热药，疗热以寒药。"即阳热证用寒凉药，阴寒证用温热药，这是临床必须遵循的基本用药原则。

二、五味

五味，是指药物酸、苦、甘、辛、咸五种基本的味道。此外，还有淡味或涩味。因"淡附于甘"，"涩乃酸之变味"，所以一直称为"五味"，而不称为"七味"。五味不仅是药物味道的真实反映，更重要的是对药物作用的高度概括，后者构成了五味理论的主要内容。现据前人的论述，结合临床实践，将五味所代表药物的作用及主治病证分述如下。

1. 辛　“能散能行”，即具有发散、行气、行血的作用，多用于表证或气血阻滞的病证，如苏叶发散风寒、木香行气除胀、川芎活血化瘀等。

2. 甘　“能补能和能缓”，即具有补益、和中、缓急止痛及调和药性的作用，多用于虚证、拘急疼痛及调和药性等。如人参大补元气、熟地黄滋补精血、饴糖缓急止痛、甘草调和药性等。

3. 酸（涩）　“能收能涩”，即具有收敛、固涩的作用，多用治体虚多汗、肺虚久咳、久泻肠滑、遗精滑精、遗尿尿频、崩带不止等滑脱证。如五味子固表止汗、乌梅敛肺止咳、五倍子涩肠止泻、山茱萸涩精止遗、赤石脂固崩止带等。

4. 苦　“能泄、能燥、能坚”，即具有清泄、降泄、通泄、燥湿、坚阴（泻火存阴）等作用，多用治热证、喘咳、呕恶、便秘、湿证、阴虚火旺证等。如黄芩清热泻火、杏仁降气平喘、半夏降逆止呕、大黄泻热通便、黄连清热燥湿、苍术苦温燥湿、黄柏泻火存阴等。

5. 咸　“能下、能软”，即具有泻下通便、软坚散结的作用，多用治大便燥结、瘰疬痰核、瘿瘤、瘕瘕痞块等。如芒硝泻热通便、鳖甲软坚散结等。

6. 淡　“能渗、能利”，即具有渗湿利水的作用，多用治水肿、小便不利之证。如猪苓、泽泻等利水渗湿。

四气五味是说明药物性能的主要依据。两者必须结合起来，综合考虑，才能准确地辨别药物的作用。一般来讲，气味相同的药物，作用相似；气味不同的药物，作用有别；气同味异或味同气异的药物，作用则同中有异。

三、升降浮沉

升降浮沉是指药物对人体作用的不同趋向性。升，即上升提举，趋向于上；降，即下达降逆，趋向于下；浮，即向外发散，趋向于外；沉，向内收敛，趋向于内。以上四种不同作用趋向，是与疾病所表现的趋向性相对而言的。其中，升与降，浮与沉是相对立的，而升与浮，沉与降，既有区别，又有交叉，难以截然分开。在实际应用中，升与浮，沉与降又常相提并论。

一般而言，升浮药主上升向外，有升阳、发表、散寒、涌吐等作用；沉降药主下行向内，有潜阳、降逆、泻下、渗湿等功效。但有些药物，升降浮沉的性能不明显或存在着二向性，如麻黄既能发汗，又可平喘、利水；川芎既“上行头目”，又“下行血海”。不过，这种情况毕竟是少数。

针对疾病发生部位有在上、下、表、里的区别，病势有上逆下陷的区别，根据药物有升降浮沉的不同特性，恰当选用药物，这是临床用药必须遵循的重要原则。大凡病变部位在上在表或病势下陷者，宜升浮不宜沉降；病变部位在下在里或病势上逆者，宜沉降不宜升浮。

药物升降浮沉的性能与四气五味、药物质地密切相关，并受到炮制和配伍的影响。

1. 气味　一般来讲，凡味属辛、甘，气属温、热的药物，大都是升浮药，如麻黄、升麻、黄芪等药；凡味属苦、酸、咸，性属寒、凉的药物，大都是沉降药，如大黄、芒硝、山楂等。

2. 质地　一般来讲，花、叶、皮、枝等质轻的药物大多为升浮药，如苏叶、菊花、蝉衣等；种子、果实、矿物、贝壳及质重者大多都是沉降药，如苏子、枳实、牡蛎、赭石等。除上述一般规律外，某些药也有特殊性，如旋覆花虽然是花，但功能降气消痰、止呕止噫，药性沉降而不升浮；苍耳子虽然是果实，但功能通窍发汗、散风除湿，药性升浮而不沉降，故有“诸花皆升，旋覆独降；诸子皆降，苍耳独升”之说。

3. 炮制　炮制可以影响或改变药物升降浮沉的性能。一般而言，酒制则升，姜炒则散，醋炒则收敛，盐炒则下行。

4. 配伍　药物的升降浮沉通过配伍也可发生转化，一般来讲，升浮药在大队沉降药中能随之下降；反之，沉降药在大队升浮药中能随之上升。某些药可引导其他药上行或下行，如桔梗可载药上行，牛膝可引药下行。这说明药物的升降浮沉，在一定条件下可以互相转化，而不是一成不变的，是可以加以人为控制而转化的。正如李时珍所说：“升降在物，亦在人也。”

四、归经

归经是指药物对于机体某部分的选择性作用，即某药对某些脏腑经络有特殊的亲和作用，因而对这些部位的病变起着主要或特殊的治疗作用。归经指明了药物治病的适用范围，也就是说明了药效所在，是药物作用的定性理论。

中药归经理论的形成是在中医基本理论指导下，以脏腑经络学说为基础，以药物所治疗的具体病证为依据，经过长期临床实践总结出来的用药理论。如心经病变多见心悸失眠；肺经病变常见胸闷喘咳；肝经病变每见胁痛抽搐等证。临床用朱砂、远志能治愈心悸失眠，说明它们归心经；用桔梗、苏子能治愈喘咳胸闷，说明它们归肺经；而选用白芍、钩藤能治愈胁痛抽搐则说明它们能归肝经。

在运用归经理论指导药物临床应用时，必须与四气、五味、升降浮沉等综合考虑。如同归肺经的药物，由于有四气的不同，其治疗作用也异。如紫苏温散肺经风寒、薄荷凉散肺经风热、干姜性热温肺化饮、黄芩性寒清肺泻火。同归肺经的药物，由于五味的不同，作用亦殊。如乌梅酸收固涩、敛肺止咳，麻黄辛以发表、宣肺平喘，党参甘以补虚、补肺益气，陈皮苦以下气、止咳化痰，蛤蚧咸以补肾、益肺平喘。同归肺经的药物，因其升降浮沉之性不同，作用迥异。如桔梗、麻黄药性升浮，故能开宣肺气、止咳平喘；杏仁、苏子药性降沉，故能降肺止咳平喘。四气、五味、升降浮沉、归经同是药性理论的重要组成部分，在应用时必须结合起来，全面分析，才能准确地指导临床用药。

五、毒性

古今对于中药毒性的认识，主要有两种观点。

一种认为，毒性就是药物的偏性。如《儒门事亲》指出：“凡药有毒也，非大毒小毒谓之毒。甘草、苦参不可不谓之毒，久服必有偏性。”《类经》中云：“药以治病，因毒为能，所谓毒者，因气味之偏也。”凡药皆有偏性，因此毒性具有普遍性，这是古代对中药毒性的认识，属于广义的毒性。

另一种认为，毒性是指有毒药物对机体的伤害性。如《诸病源候论》云：“凡药物云有毒及大毒者，皆能变乱，于人为害，亦能杀人。”这是少数有毒药物所特有的性能，因此毒性具有特殊性，这是现代对中药毒性的认识，属于狭义的毒性。

正确对待中药的毒性，是安全用药的保证。在使用有毒药物时要注意以下几点。

1. 防止两个误区　毒性是普遍存在的，不能将有毒与无毒绝对化。临床用药，既不能毫无顾忌，盲目加大剂量以求疗效，忽视安全，以致中毒，甚至死亡；又不能畏手畏脚，随意降低剂量以求安全，忽视疗效，以致无效，延误病情。要做到合理、安全、有效地使用药物。

2. 严格控制剂量　尤其是使用有毒药物时，可采取“小量渐增”的使用方法。同时，要注意中病即止，不可过服，以防止过量和蓄积中毒。

3. 采取防范措施　掌握药物的毒性及其中毒后的临床表现，便于诊断中毒原因，有利于及时采取合理、有效的抢救治疗手段，对搞好中药中毒抢救工作具有十分重要的意义。

附：1988 年国务委院颁布的《医疗用毒性药品管理办法》中所列的 28 种毒性中药品种如下。

砒石、砒霜、水银、生马钱子、生川乌、生草乌、生白附子、生附子、生半夏、生南星、生巴豆、斑蝥、青娘虫、红娘虫、生甘遂、生狼毒、生藤黄、生千金子、生天仙子、闹羊花、雪上一枝蒿、红升丹、白降丹、蟾酥、洋金花、红粉、轻粉、雄黄。

（韩　笑）

第二节　中药的用法

一、剂量

中药剂量是指临床应用时的分量。本教材中各药条下注明的剂量，系单味药的有效剂量。除特别注明以外，都是指干燥后生药在汤剂中成人一日内服量。

古代曾采用重量（如铢、两、钱、斤等）、度量（如寸、尺等）及容量（如合、升、斗等）等多种方法量取不同的药物。自明清以来，我国普遍采用 16 进位制的“市制”计量方法，即 1 市斤 =16 两 =160 钱。自 1979 年起我国对中药生产计量统一采用公制，即 1 公斤 =1 000克 =1 000 000 毫克。为了处方和调剂计算方便，按规定以如下的近似值进行换算：1 市两（16 进位制）=30 克；1 钱 =3 克；1 分 =0.3 克；1 厘 =0.03 克。

一般来讲，确定中药剂量的依据主要有以下几方面。

1. 药物方面　剧毒药或作用峻烈的药物，应严格控制剂量，开始时用量宜轻，逐渐加量，一旦病情好转后，应当立即减量或停服，中病即止，防止过量或蓄积中毒。花叶皮枝等量轻质松及性味浓厚、作用较强的药物用量宜小；矿物介壳质重沉坠及性味淡薄、作用温和的药物用量宜大；鲜品药材含水分较多用量宜大（一般为干品的 4 倍）。如羚羊角、麝香等贵重药材，在保证药效的前提下应尽量减少用量。

2. 应用方面　在一般情况下，同样的药物入汤剂比人丸散剂的用量要大些；单味药使用比复方中应用剂量要大些；在复方配伍使用时，主要药物比辅助药物用量要大些。

3. 患者方面　老年、小儿、妇女产后及体质虚弱的患者用量宜轻，成人及平素体质壮实的患者用量宜重。一般 5 岁以下的小儿用成人药量的 1/4。5 岁以上的儿童按成人用量减半服用。病情轻、病势缓、病程长者用量宜小；病情重、病势急、病程短者用量宜大。

4. 季节变化　夏季发汗解表药及辛温大热药不宜多用；冬季发汗解表药及辛热大热药可以多用；夏季苦寒降火药用量宜重；冬季苦寒降火药则用量宜轻。除了剧毒药、峻烈药、精制药及某些贵重药外，一般中药常用内服剂量约 5 ~ 10g；部分常用量较大剂量为 15 ~

30g；新鲜药物常用量 30 ~ 60g。

二、配伍

配伍，就是根据病情的不同需要和药物的不同特点，按照一定的原则将两种以上的药物合在一起应用。配伍是中药运用的基本形式，其目的在于协调药物的偏性，适应复杂的病情，使临床用药更加安全、有效。

前人通过长期的临床实践，把单味药的应用同药与药之间的配伍关系总结为七个方面，即相须、相使、相畏、相杀、相恶、相反，加上单行，合称“七情”。

1. 单行　单行是指单用一味药来治疗某种病情单一的疾病。如独参汤，即单用一味人参，治疗大失血所引起元气虚脱的危重病证。

2. 相须　相须是指两种性能功效类似的药物配合应用，可以增强其原有药物的疗效。如麻黄配桂枝，能增强发汗解表，祛风散寒的治疗效果。

3. 相使　相使是指以一种药物为主，另一种药物为辅，两药合用，辅药可以提高主药的疗效。如黄芪配茯苓治脾虚水肿，黄芪为健脾益气，利尿消肿的主药，茯苓淡渗利湿，可增强黄芪益气利尿的治疗效果。

4. 相畏　相畏是指一种药物的毒性或副作用能被另一种药物所抑制。如半夏畏生姜，即半夏的毒性或副作用能被生姜所抑制。

5. 相杀　相杀是指一种药物能够消除另一种药物的毒性或副作用。如生姜杀半夏毒，即生姜可以消除半夏的毒性或副作用。

6. 相恶　相恶是指一种药物与另一种药物合用，能使原有的疗效降低。如人参恶莱菔子，莱菔子能使人参的补气效果降低。

7. 相反　相反是指两种药物同用能产生剧烈的毒性或副作用。如甘草反甘遂；贝母反乌头等，详见用药禁忌“十八反”、“十九畏”中若干药物。

上述七类除单行外，相须、相使可以起到协同作用，能提高药效，是临床常用的配伍方法；相畏、相杀可以减轻或消除毒副作用，以保证安全用药，是使用毒副作用较强药物的配伍方法；相恶则是因为药物的拮抗作用，抵消或减弱其中一种药物的功效；相反则是药物相互作用，能产生毒性反应或强烈的副作用，故相恶、相反则是配伍禁忌的范畴。

三、用药禁忌

中药的用药禁忌主要包括配伍禁忌、证候禁忌、妊娠用药禁忌和服药饮食禁忌四个方面。

1. 配伍禁忌　配伍禁忌是指某些药物合用会产生剧烈的毒副作用或降低和破坏药效，因而应该避免配合应用。历代关于配伍禁忌的认识和发展，在古籍中说法并不一致，其中金元时期概括的“十八反”歌诀和明代概括的“十九畏”歌诀甚为流行。

“十八反歌”最早见于张子和《儒门事亲》：“本草明言十八反，半蒌贝蔹及攻乌，藻戟遂芫俱战草，诸参辛芍叛藜芦。”共载相反中药十八种，即：乌头反贝母、瓜蒌、半夏、白及、白蔹；甘草反甘遂、大戟、海藻、芫花；藜芦反人参、丹参、玄参、沙参、苦参、细辛、芍药。

“十九畏歌”首见于明·刘纯《医经小学》：“硫黄原是火中精，朴硝一见便相争，水银莫与砒霜见，狼毒最怕密陀僧，巴豆性烈最为上，偏与牵牛不顺情，丁香莫与郁金见，牙硝难合京三棱，川乌、草乌不顺犀，人参最怕五灵脂，官桂善能调冷气，若逢石脂便相欺，大凡修合看顺逆，炮爁炙煿莫相依。”共指出了十九种相畏（反）的药物：硫黄畏朴硝，狼毒畏密陀僧，巴豆畏牵牛，丁香畏郁金，川乌、草乌畏犀角，牙硝畏三棱，官桂畏赤石脂，人参畏五灵脂。

对于十八反、十九畏的认识，历来存在分歧。目前，无论从文献研究、临床报道和实验观察来看，均无一致的结论。因此，对待对十八反、十九畏的正确态度是：若无充分的根据和用药经验，一般不应盲目地使用十八反、十九畏所涉及的药对，也不应全盘否定十八反、十九畏。

2. 证候禁忌　某种或某类病证不宜使用某种或某类药物，称“证候禁忌”。如麻黄性味辛温，功能发散风寒、宣肺平喘，适宜于外感风寒表实证及风寒束肺、肺气不宣的喘咳。但对于表虚自汗及阴虚盗汗、肺肾虚喘则不宜使用。证候禁忌的内容涉及较广，详见各论中每味药物的“使用注意”部分。

3. 妊娠用药禁忌　妊娠用药禁忌是指妇女妊娠期治疗用药的禁忌。某些药物具有损害胎元以致堕胎的副作用，所以应作为妊娠禁忌的药物。根据药物对于胎元损害程度的不同，一般可分为慎用与禁用两大类。慎用的药物包括通经祛瘀，行气破滞及辛热滑利之品，如桃仁、红花、牛膝、大黄、枳实、附子、肉桂、干姜、木通、冬葵子、瞿麦等；而禁用的药物是指毒性较强或药性猛烈的药物，如巴豆、牵牛、大戟、商陆、麝香、三棱、莪术、水蛭、斑蝥、雄黄、砒霜等。凡禁用的药物绝对不能使用，慎用的药物可以根据病情的需要，斟酌使用。

4. 服药饮食禁忌　服药饮食禁忌是指服药期间对某些食物的禁忌，又称食忌，也就是通常所说的忌口。一般在服药期间，应忌食生冷、油腻、辛辣、不易消化及有特殊刺激性的食物。如寒性病者不宜吃生冷食物；热性病者不宜吃辛辣、油腻等食物；疮疡皮肤病患不宜吃鱼虾牛羊等腥膻及刺激性食物；经常头晕失眠、烦躁易怒的患者，不宜吃胡椒、辣椒、大蒜及饮酒等。

（韩　笑）

第二篇

西医治疗内分泌疾病

第七章　下丘脑-垂体疾病

第一节　垂体瘤

一、概述

垂体瘤（pituitary tumors）是一组起源于腺垂体和神经垂体以及颅咽管残余鳞状上皮细胞的肿瘤。垂体瘤是中枢神经系统和内分泌系统常见的肿瘤，临床有明显症状的垂体腺瘤占所有颅内肿瘤的10%，在尸解中，直径小于10mm的垂体意外瘤检出率高达四分之一，垂体影像学检查可在10%的正常个体中检出小的垂体病变。垂体瘤可发生于任何年龄，男性略多于女性。华山医院1982—2006年3 375例垂体瘤手术患者（华山组）年龄分布显示31～40岁组占26.3%，41～50岁及21～30岁组分别为24.2%、17.8%，>60岁及<10岁组分别占9.2%、0.5%。

垂体瘤绝大多数为良性肿瘤，垂体癌罕见。来源于腺垂体的垂体腺瘤占垂体瘤的绝大多数，是导致成人垂体激素分泌异常最常见的原因。

二、发病机制

迄今为止垂体瘤的确切发病机制尚未清楚。采用X染色体失活方法已证实垂体瘤系单克隆增殖，此提示垂体瘤是由于腺垂体单个细胞内的基因改变，从而导致细胞单克隆扩增所致。在生长激素（GH）瘤中大约40%的瘤组织存在刺激性G蛋白α亚基（Gsα）基因的突变，但对其他垂体瘤的发病机制了解甚少。一些研究发现，垂体瘤的发生主要与癌基因激活和抑癌基因缺失或失活有关。另外，垂体肿瘤转化基因（PTTG）及局部细胞生长因子异常也对垂体肿瘤的发生发展起重要作用。分别简述如下。

（一）癌基因

一些癌基因与垂体肿瘤发生有关，其中以gsp癌基因家族的研究最多。生长激素腺瘤存在膜结合刺激因子GTP结合蛋白的α亚单位（Gsα）基因突变，认为Gsα基因突变后导致其内在的GTPase丧失，持续激活腺苷酸环化酶，促进cAMP合成，增加细胞内Ca^{2+}和

cAMP 依赖蛋白激酶活性，促使调节 cAMP 转录作用的 cAMP 反应元件结合蛋白（CREB）磷酸化，造成细胞生长分化异常而引发肿瘤。垂体癌和 PRL 腺瘤存在 H－ras 基因突变，但在垂体肿瘤 ras 激活是一种晚期事件，大多数垂体肿瘤没有 ras 基因突变，认为 ras 基因突变只能作为垂体肿瘤具有高度侵袭性的一种生物学标记。

（二）抑癌基因

多发性内分泌腺瘤 1 型（MEN_1）基因，命名为 memn 基因，认为 memn 基因缺失与单克隆发生的垂体肿瘤有密切关系。随后许多研究证实它是大多数单克隆起源的垂体腺瘤的始发因素。p53 基因突变或缺失在人类肿瘤中十分常见，但在垂体肿瘤组织中 p53 基因异常的发生率低。此外观察到 p21、p27 及 p57 抑制细胞周期素依赖激酶（CDK）；p16、p18、p15 及 p19 则特异性抑制 CDK4 及 CDK6。其中 p16 基因主要作用是与细胞周期素 D（cyclin D）竞争性结合抑制 CDK 活性，阻止视网膜母细胞瘤易感基因（Rb 基因）磷酸化，防止细胞异常增殖。Rb 基因敲除会导致小鼠垂体中间部肿瘤发生，但在人垂体瘤的研究中并未经常发现 Rb 基因突变。

（三）垂体肿瘤转化基因（PTTG）

是一种强有力的肿瘤转化基因，在大鼠垂体瘤细胞、人垂体各种腺瘤尤其是泌乳素瘤中呈高水平表达，在侵袭性功能性垂体瘤中表达最高。作为一种转录启动子，能在体内和体外起到促进细胞转化的作用，功能涉及抑制细胞周期中的姐妹染色单体分离、染色体不稳定、通过调节基本成纤维细胞生长因子（bFGF，FGF－2）的生成进而促进血管的形成和有丝分裂等。

（四）其他促进因子

下丘脑激素如 GHRH 分泌过高会导致垂体生长激素细胞增殖，进而导致腺瘤的发生。但垂体瘤分泌激素常常呈自主性，不受下丘脑调控，手术全切肿瘤后往往可以治愈该疾病，此提示并不是由促进多克隆垂体细胞增殖的下丘脑激素刺激发生，不过下丘脑部分激素能促进并保持已转化的垂体细胞的增殖。能调节垂体细胞分泌和增殖的生长因子有成纤维细胞生长因子（FGF－2 和 FGF－4），在人垂体腺瘤组织中表达，参与了 PRL 的分泌、新生血管发生和泌乳素瘤的发生。受 hPTTG 调控的 FGF－2 是强有力的血管形成因子，与肿瘤的增长有关。转化生长因子－α（TGF－α）转基因小鼠会发生泌乳素瘤，反义抑制 TGF－α 的表达则抑制泌乳素细胞增殖，其机制可能与介导雌激素引起的泌乳素细胞增殖有关。雌激素能刺激泌乳素细胞和促性腺素细胞有丝分裂，其在泌乳素瘤细胞上的受体主要为 ERβ 基因所编码，表达丰富。大剂量的雌激素可以导致大鼠泌乳素细胞的增生和腺瘤的形成。泌乳素瘤在女性多见，且在怀孕期间瘤体积增大可以此来解释。此外，雌激素还能激活 PTTG、FGF－2 及其受体和 TGF－α、TGF－β。但使用大剂量雌激素的患者很少发生泌乳素瘤，因而雌激素与垂体瘤的关系尚需进一步研究。新近发现在垂体瘤组织中还富含 PPAR－γ，体外试验发现 PPAR－γ 的配体罗格列酮抑制垂体瘤细胞增殖，并促进其凋亡提示 PPAR－γ 参与了垂体瘤的发生。

三、病理

垂体瘤大多数为良性腺瘤，少数为增生，腺癌罕见。肿瘤的体积大小不一，嗜酸细胞性或嗜碱细胞性腺瘤体积往往较小，而嫌色细胞性腺瘤则常较大。小肿瘤生长在鞍内，大者往往向鞍外发展。小肿瘤常呈球形，表面有光滑的包膜，大者多数呈不规则的结节状，包膜完整，可压迫和侵蚀视交叉、下丘脑、第三脑室和附近的脑组织。第三脑室受压后可引起侧脑室扩大和积水。肿瘤偶尔也可侵蚀蝶骨并破坏骨质而长入鼻咽部。若为恶性肿瘤，则癌肿组织可浸润和破坏蝶鞍周围的结构。瘤内可出血、变性而形成囊肿。光镜下，嫌色细胞性腺瘤细胞呈多角形或梭形，呈片状或条索状排列，细胞核较小和轻度不规则，呈圆形或椭圆形，胞质染色淡，可含有细颗粒或不含颗粒而呈透亮状。间质为丰富的薄壁血窦，瘤细胞可沿血窦排列成假乳头状。常可见到出血、囊性和钙化等变化。嗜酸细胞性腺瘤的瘤细胞呈圆形或多角形，边界清楚，呈片状或丛状分布，细胞体积普遍较嫌色细胞者为大，核圆，有核仁，胞质丰富，内含许多较粗的颗粒，间质中血管较嫌色细胞者少。嗜碱细胞性腺瘤的瘤细胞为多角形或圆形，体积较大，细胞核圆形居中，胞质丰富，含有许多嗜碱性粗颗粒。间质中血管丰富，常呈玻璃样变性，部分腺瘤组织中可含一种以上的瘤细胞称为混合型腺瘤，常见的是嫌色细胞与嗜酸细胞的混合型。垂体腺癌或垂体瘤恶变时，常见瘤细胞较丰富、异形和核分裂，并见瘤细胞呈浸润性生长入蝶鞍周围组织，或有远处转移。电镜下发现生长激素腺瘤及泌乳素腺瘤细胞内颗粒较大，可分两种，一种为颗粒致密型，以泌乳素细胞内颗粒最大，平均直径大约600nm，最大可达1 200nm，伴错位胞溢，内质网明显，排列成同心轮（称nebenkem）状。生长激素细胞内颗粒次之，直径多数为350～450nm，两种细胞的粗面内质网与高尔基复合体均发达丰富。另一种为颗粒稀少型，颗粒小而稀，促肾上腺皮质激素腺瘤细胞呈球形或多角形，核圆形或卵圆形，胞质基质深，粗面内质网和核糖体皆丰富，高尔基复合体明显，内含致密型颗粒，圆形或不规则形，直径250～450nm。促甲状腺激素腺瘤及促性腺激素腺瘤极罕见。前者颗粒最小，直径约100～200nm，后者颗粒稀少，此两者以往均属嫌色细胞瘤。多形性腺瘤中以多种细胞同时存在为特征。用免疫组织化学法可识别不同细胞的分泌功能。

四、分类

Kovacs 五层次的分类法实用、经济、有效，并能促进病理与临床之间的相关性。主要内容如下：

（一）垂体腺瘤的功能分类

A. 内分泌功能亢进

1. 肢端肥大症/巨人症，生长激素浓度增高
2. 高泌乳素血症
3. 库欣病，促肾上腺皮质激素和可的松血浓度增高
4. 甲状腺功能亢进，伴不适当促甲状腺素过度分泌
5. 促卵泡激素、黄体生成素和（或）α－亚单位的明显增高
6. 多种激素过度产生

B. 临床无功能

C. 功能状态不确定

D. 异位性内分泌功能亢进

1. 继发于异位的生长素释放因子过度产生的临床肢端肥大症（增生/腺瘤）
2. 继发于异位的促皮质素释放因子过度产生的库欣病（增生/腺瘤）

（二）垂体腺瘤的影像，手术分类

A. 根据部位

1. 鞍内
2. 鞍外
3. 异位（罕见）

B. 根据大小

1. 微腺瘤（≤10mm）
2. 大腺瘤（>10mm）

C. 根据生长类型

1. 扩张型
2. 肉眼可见硬膜、骨、神经和脑的侵犯
3. 转移（脑、脊髓或全身）

（三）垂体腺瘤的组织学分类

A. 腺瘤

1. 典型
2. 不典型（多形性、核分裂多、高 MIB－1 标记指数）

B. 癌［转移和（或）侵犯脑］

C. 非腺瘤

1. 原发或继发于非腺垂体肿瘤
2. 类似腺瘤的垂体增生

五、临床表现

垂体瘤（尤其是微小腺瘤）早期临床表现很少，出现症状时主要有下列三大症群。

（一）腺垂体本身受压症群

由于腺瘤体积增大，瘤以外的垂体组织受压而萎缩，造成其他垂体促激素的减少和相应周围靶腺体的萎缩。临床表现大多系复合性，有时以性腺功能低下为主；有时以继发性甲状腺功能减退为主；偶有继发性肾上腺皮质功能低下；有时肿瘤压迫神经垂体或下丘脑而产生尿崩症。

（二）垂体周围组织压迫症群

肿瘤较大压迫垂体周围组织时发生，除头痛外多属晚期表现。

1. 头痛　69.1% 患者诉头痛，以前额及双颞侧隐痛或胀痛伴阵发性剧痛为特征。头痛多由于硬脑膜受压紧张所致，或鞍内肿瘤向上生长时由于蝶鞍隔膜膨胀引起，如肿瘤生长到鞍外时，因颅底部脑膜及血管外膜如颈内动脉、大脑动脉、Willis 动脉环等均有痛觉纤维存在，垂体肿瘤可累及上述神经血管组织而引起头痛。

2. 视力减退、视野缺损和眼底改变　肿瘤向前上方生长，往往压迫视神经、视交叉，华山组 66.7% 患者产生不同程度的视力减退，59% 患者视野缺损（偏盲）。视力减退可为单侧或双侧，甚至双目失明；视野改变可有单侧或双颞侧的偏盲。少数亦可产生鼻侧视野缺损，视野向心性缩小往往是功能性的，临床定位意义不大；眼底可见进行性视神经色泽变淡，视神经乳头呈原发性程度不等的萎缩，少数有视盘水肿。

3. 下丘脑症群 肿瘤向上生长可影响下丘脑功能和结构，发生下丘脑综合征。

4. 海绵窦综合征 眼球运动障碍和突眼是肿瘤向侧方发展压迫和侵入海绵窦的后果。可使第Ⅲ、Ⅳ和Ⅵ对脑神经受损，产生相应症状。肿瘤向蝶鞍外侧生长累及麦氏囊使第Ⅴ脑神经受损，引起继发性三叉神经痛或面部麻木等功能障碍。

5. 脑脊液鼻漏 少数患者肿瘤向下生长破坏鞍底及蝶窦，引起脑脊液鼻漏，还可并发脑膜炎，后果严重。

（三）腺垂体功能亢进症群

1. 巨人症与肢端肥大症 由于垂体腺瘤分泌过多的生长激素所致。

2. 皮质醇增多症 系垂体腺瘤分泌过多的促肾上腺皮质激素引起。

3. 溢乳－闭经症 系垂体分泌过多的泌乳素所致，女性高达60%。

4. 垂体性甲状腺功能亢进症 极少数垂体腺瘤分泌过多的促甲状腺激素而发生甲状腺功能亢进症，其特点为血 TT_3、TT_4、FT_3、FT_4 和血 TSH 均明显升高，且不受 TRH 兴奋，亦不被 T_3 所抑制。抗甲状腺自身抗体阴性。有甲状腺功能亢进症群，一般不伴眼征，有头痛、视野缺损等症。

5. Nelson 综合征 由于双侧肾上腺被全切除后，垂体失去了肾上腺皮质激素的反馈抑制，原已存在的垂体瘤进行性增大，分泌大量促肾上腺皮质激素和（或）黑色素细胞刺激素（为 ACTH 与 β－LPH 的片段）。全身皮肤往往呈进行性发黑，以及垂体瘤逐渐增大而产生垂体的压迫症群。血浆 ACTH 及 MSH 测定明显升高。

6. 促性腺激素腺瘤 并不少见，72%的患者并有性欲减退，促性腺激素腺瘤者达7%。瘤细胞一般呈嫌色性，少数为嗜酸性。患者年龄发病高峰在50～60岁，男性显著多于女性。大多数患者因巨大腺瘤造成压迫症群。男性常表现阳痿、不育。FSH 虽升高但无活性，LH 高于正常者少见，α－亚单位、FSH 或 LH 亚单位升高，血睾酮正常或低于正常。

（四）垂体卒中

垂体卒中是指垂体突然出血或梗死而引起的综合征。多见于垂体瘤较大、生长迅速、放疗或服用溴隐亭后。临床表现为突发剧烈头痛、高热、眼肌麻痹、视力减退、视野缺损、恶心、呕吐、颈强直、神志模糊，甚至死亡。

六、影像学检查

影像学检查是诊断垂体瘤的重要方法之一，包括头颅平片、蝶鞍分层、磁共振、CT 扫描、正电子发射计算机体层扫描（PET）检查等。

（一）头颅平片及分层摄片

垂体瘤在鞍内生长，早期体积小者并不影响蝶鞍。此后，肿瘤继续增大，引起轻度局限性的骨质改变，于薄层分层片上可发现蝶鞍一小段骨壁轻微膨隆、吸收或破坏。

继之则呈典型鞍内占位性改变，蝶鞍前后径、深径、宽径和体积超过正常，蝶鞍扩大呈杯形、球形或扁平形。向鞍旁生长则呈鞍旁占位改变，鞍底呈双重轮廓，肿瘤巨大者可破坏鞍背和鞍底。垂体瘤出现病理钙化斑的占1.2%～6.0%。

（二）磁共振检查

MRI 敏感性较 CT 高，可发现3mm 的微腺瘤。MRI 能提供肿瘤的确切形状、大小、生长方向、鞍上池、第三脑室受压及海绵窦侵犯情况。

（三）CT 扫描检查

平扫示一垂体瘤肿块的密度略高于脑质，周围脑池和脑室含低密度的脑脊液，均可被 CT 扫描所发现。肿瘤向上生长，突破鞍隔，则可见鞍上池变形乃至大部分闭塞，其中可见等密度或略高密度肿块，肿瘤中可见坏死或囊性低密度区；肿瘤可突入第三脑室前部和两侧脑室前角的下方，并有脑室积水表现；蝶鞍扩大，鞍背变薄、倾斜。肿瘤向下生长，膨入蝶窦内而于蝶窦内出现圆形软组织影。增强检查肿瘤呈均一或周边明显强化，边界更加清楚可见。

（四）正电子发射计算机体层扫描（PET）

PET 可以观察到垂体瘤的血流量、局部葡萄糖代谢、氨基酸代谢、蛋白质合成、受体密度和分布等生理和生化过程，能用于区别治疗中的肿瘤坏死和复发。^{18}氟代葡萄糖（^{18}F－FDG）PET 显像对垂体瘤的显示较 CT 好，与 MRI 相近，而 PET 与 CT 或 MRI 一起检查，可提高 15%～20% 的阳性率。但昂贵的价格限制了 PET 用于垂体瘤的诊断。

七、鉴别诊断

（一）颅咽管瘤

各年龄组均可发生，但以儿童及青少年多见。儿童期肿瘤发生于鞍内常引起垂体功能低下、侏儒、性发育不全，向鞍上生长时可产生下丘脑症群（如 Frohlich 综合征、尿崩症、嗜睡等）及视神经交叉压迫症状，X 线示蝶鞍扩大。鞍上型的主要症状为第三脑室室间孔堵塞所产生的颅内压增高症；蝶鞍侧位片示蝶鞍压扁。颅平片侧位常示钙化点阴影。

（二）脑膜瘤

鞍结节脑膜瘤多见于成年女性，蝶鞍扩大，鞍结节或蝶骨平面部可有骨质增生，内分泌症状不明显，主要为头痛及视神经受压症状如视力减退及视野改变。嗅沟脑膜瘤如向后发展可压迫视交叉，而产生视力及视野改变，同时可有嗅觉障碍，有时可伴有颅内压增高症。脑血管造影可示大脑前动脉受压抬高、移位及肿瘤染色等典型改变。

（三）动脉瘤

颈内动脉瘤可压迫一侧视神经致视神经萎缩、视力减退及单侧鼻侧偏盲。同时可有动眼神经及三叉神经第一支受压的症状。一般无内分泌症状和蝶鞍改变，偶有蝶鞍扩大，需作脑血管造影明确诊断。

（四）颅压增高所致蝶鞍改变

蝶鞍可呈球形扩大，可伴鞍背破坏吸收，但交叉沟多平坦低下，前床突无变形，鞍背多不向后竖起，此外常伴有颅内压增高的其他征象。临床上有时可有轻度内分泌症状。

（五）颅底蛛网膜炎

常有颅内炎症、外伤、梅毒或结核等病史，临床上可有视力下降及视野缺损，但视野改变往往不典型，不对称，有时呈不规则的向心性缩小。一般无内分泌症状及蝶鞍改变。

（六）空泡蝶鞍

可有视交叉压迫症和轻度垂体功能低下，蝶鞍常扩大呈球形，尤其不易和球形扩大的垂体瘤鉴别。头颅 CT 扫描或磁共振检查有助于鉴别。

八、治疗

治疗应根据患者的具体病情而定，方法有：①手术治疗。②放射治疗。③药物治疗。

（一）手术治疗

1. 手术目的　通过切除肿瘤以解除腺瘤对视交叉及鞍区周围组织的压迫及破坏，减少或制止有功能性腺瘤分泌垂体促激素过多所产生的症状，并解除无功能性腺瘤压迫垂体所造成的垂体促激素不足，及相应周围腺体功能低下或萎缩所引起的临床症状。

2. 手术方法　目前有经蝶窦及经颅两种途径。

（1）经蝶窦手术：目前已是治疗垂体瘤的首选方法。手术指征：①腺瘤向鞍下生长至蝶窦内者最宜用此手术入路。②肿瘤向上轻度生长未影响下丘脑及第三脑室者。③垂体腺瘤伴有脑脊液鼻漏者。④有或无功能性垂体小腺瘤可用此入路作选择性肿瘤切除。⑤垂体卒中。⑥视交叉前固定，肿瘤向交叉后生长，临床常有旁中央暗点。⑦患者全身状况较差，不能耐受开颅手术者。⑧药物抵抗、不耐受药物瘤者。⑨患者个人选择、大腺瘤希望短期内怀孕。⑩需要组织学诊断等。

疗效：据报道术后视力与视野恢复或改善者占 70% 左右，对有功能的垂体腺瘤术后内分泌症状有明显好转甚至消失。华山组对小于 3.5cm 垂体瘤的全切除率高达 93%。常见的手术并发症有短期和远期并发症，短期并发症为尿崩症、脑脊液漏、SIADH、蛛网膜炎、脑膜炎、术后精神异常、局部血肿、动脉壁损伤、鼻出血、局部脓肿、肺栓塞、发作性睡眠等；远期并发症（不到 10%）有尿崩症、全或部分垂体功能减退、视力受损、SIADH、血管闭塞、CNS 损伤、鼻中隔穿孔等，手术死亡率不到 1%。术中越来越多采用内窥镜、神经导航系统（无框架立体定向设备）帮助提高肿瘤全切概率和手术安全性。

（2）经颅手术：方法中最常应用者为经额下入路（硬膜内或硬膜外），少数可用颞侧入路及经额经蝶窦入路。经颅手术优点是手术野显露清楚，尤适用于肿瘤明显向鞍上及鞍外生长者，缺点是手术并发症及病死率较高。手术指征：①肿瘤向鞍上生长引起视交叉受压，下丘脑及第三脑室受压引起脑积水等症状者。②肿瘤向鞍前生长达到颅前窝额底者。③垂体卒中。④放射治疗效果不满意或有恶化者。⑤有功能性或无功能性腺瘤产生临床垂体功能亢进或减退症状者。以上情况均应采用经额下入路。⑥肿瘤向鞍旁或鞍后生长者宜采用经颞侧入路（鞍后生长者可切开天幕手术）。⑦有人认为巨大肿瘤向上生长影响下丘脑者适用经额经蝶窦手术以增加全切除的机会及减少手术危险性。

疗效：国内 305 例经手术治疗后，视力恢复正常或进步者占 62.2%，视野恢复或进步者占 58.3%。术后内分泌症状有改善的则为数不多。

（二）放射治疗

可分为外照射和内照射。外照射是国内常用的方法。近年来高能射线发展，已取代了常规 X 线治疗。内照射有放射性核素^{90}钇（^{90}YC）、^{198}金（^{198}Au）。

放射治疗指征：①诊断肯定而尚无手术指征者。②手术后辅助治疗。③手术后复发，肿瘤不大，暂不宜再行手术者。④单纯放射性治疗后复发病例，相隔至少一年后再放疗。但多次放疗可引起脑部并发症［累积剂量最好不超过100Gy（10 000rad）］。

1. 外照射

（1）高能射线治疗：国内外一般采用（^{60}Co）或加速器6MV－X外照射方法治疗垂体瘤。对小的肿瘤采用三野照射即两颞侧野加一前额野，大的肿瘤偶尔可用两颞侧野对穿照射。一般照射野5cm×5cm，较大肿瘤可适当放大。每周5次，每次200cGy，总剂量45～55Gy，4.5～5.5周完成。儿童照射总剂量40～45Gy/4～5周。照射可能发生的并发症有急性脑水肿、脑组织放射性损伤、肿瘤内出血、局部皮肤及骨骼损害、垂体恶变及空泡蝶鞍等。

（2）重粒子放射治疗：α粒子束、质子束、负π介子、快中子（fast neutron）等优点为发射出的照射剂量在射程过程中近于相同，而在达到末端时，照射剂量明显增高。①α粒子束照射：总剂量为35～80Gy（3 500～8 000rad），分4次照射，5d内完成。②质子束照射：总剂量35～100Gy（3 500～10 000rad），分12次照射，2周左右完成。

（3）立体定向放射神经外科治疗（γ－刀）：手术时先安装定位架行CT或MRI扫描，计算出靶点坐标，通过调整活动手术床位置，使靶点与射线聚焦点吻合，继而实施照射治疗。γ－刀有201个^{60}Co（^{60}钴）源，通过半球形头盔上的准直仪将射线集中到靶点上，使受照组织内达到较高剂量的射线，而周围组织射线剂量锐减，不至于产生损伤。通常照射剂量为20～50Gy，照射时间为10～20min，疗效约80%～90%。

2. 内照射　即通过开颅手术（额路）或经鼻腔穿过蝶窦途径将放射性物质植入蝶鞍当中进行放射。①^{198}Au：剂量需限制在15～20mCi。②^{90}YC：治疗剂量为5～10mCi（相当于50～100Gy）。

总体而言，放射治疗作为手术和药物治疗的辅助手段，针对手术无法全切或手术有禁忌的病例可以作为首选。伽马刀治疗的并发症主要有腺垂体功能减退，该情况多发生在放疗10年以后，故需要长期随访。放疗后可伴有持续性泌乳素升高，机制可能系放射线损伤下丘脑－垂体血管网络和部分损伤分泌多巴胺的神经元所致。照射剂量小于10Gy时极少对视神经产生影响，亦未见继发性脑瘤的发生。

（三）药物治疗

按腺垂体功能情况，治疗上可分为两组。

1. 腺垂体功能减退者　根据靶腺受损的情况，给以适当的替代补充治疗。

2. 腺垂体功能亢进者

（1）多巴胺激动剂：常见为溴隐亭（bromocriptine）、培高利特、喹尔利特（quinagolide）和卡麦角林。多巴胺激动剂不仅抑制PRL的合成，而且抑制PRL mRNA和DNA的合成以及细胞增殖、肿瘤的生长，同时减少胞浆体积、导致细胞空泡形成和细胞破碎以及细胞凋亡。可以治疗高泌乳素血症中泌乳素瘤。多巴胺兴奋剂对TSH腺瘤患者也有一定的疗效。溴隐亭虽能刺激正常垂体释放生长激素，但能抑制肢端肥大症中生长激素细胞分泌生长激素，可用于治疗，但剂量较大，约从7.5mg/d到60mg/d以上。近年来有多种新型的多巴胺兴奋剂如喹尔利特（诺果宁，quinagolide）及长效溴隐亭（parlodelLAR）用于临床，疗效较溴隐亭佳、作用时间长、副作用小。

（2）赛庚啶（cyproheptadine）：此药为血清素受体抑制剂，可抑制血清素刺激ACTH释放激素（CRH），对库欣病及Nelson病有效。一般每天24～32mg，有嗜睡、多食等副作用。

（3）生长抑素类似物：生长抑素（somatostatin）能抑制肢端肥大症GH分泌，但SS血中半衰期短，且有反跳现象，故无临床使用价值。近年来应用八肽类似物Sandostatin（SMS201－995，即SMS）又称奥曲肽（octreotide）及新长效型生长抑素类似物兰瑞肽治疗肢端肥大症获较好疗效。它对TSH腺瘤患者也有效，可使腺瘤缩小，视野缺损状况改善，TSH与T_4下降。一般用于腺瘤手术和（或）放疗后。

（4）其他：PPAR－γ配体罗格列酮能抑制垂体瘤细胞增殖并促进其凋亡，及显著抑制小鼠垂体瘤的生长。其机制为抑制细胞周期，阻止静止期细胞由G_0进入G_1期。因而罗格列酮可能成为治疗垂体瘤（尤其并发糖代谢紊乱）的一种新的方法。

（李　莉）

第二节　垂体生长激素瘤

垂体长期过多分泌生长激素，在患者成年前引起巨人症，成年后引起肢端肥大症。导致这些疾病的原因，95%以上是垂体生长激素瘤，仅极少数患者是由分泌生长激素释放激素的肿瘤，如肺部和胰腺的癌症，也有一些是其他疾病的一部分，如Carney综合征和多发性内分泌腺瘤病等。

一、病因

导致垂体生长激素细胞形成肿瘤的机制，如同其他大多数肿瘤一样，目前还不明确。肿瘤组织细胞内研究发现，40%的生长激素瘤的G蛋白α亚单位基因有突变。正常情况下，G蛋白α亚基与腺苷酸环化酶结合而使后者活化，利用ATP生成cAMP；由于α亚单位有结合三磷酸鸟苷酸（GTP）部位，并具有GTP酶的活性，一段时间后α亚基上的GTP酶活性使结合的GTP水解为GDP，亚基又恢复最初构象，从而与环化酶分离，环化酶活化终止。α亚单位基因突变后，GTP酶的活性丧失，因而细胞内cAMP生成过多，刺激细胞功能亢进。

二、临床表现

生长激素过多，导致患者出现比较明显的症状和（或）体征，一般需要多年的时间，患者就诊主诉主要还是肿瘤本身引起的症状如头痛、视野缺损，多伴有皮肤比较明显的异常，如手和足部类似海绵样肿胀、体毛增加、多汗、油性皮肤、皮赘数量增加、足跟下软组织垫增厚、指（趾）甲变硬变厚、面部特征较以往变粗、可以观察到粗大的毛孔、眼睑肿胀、鼻子增大、声音低沉有空谷回声、皮肤色素加深（尤其在臀间的区域）。

其他症状还包括乏力、背部和关节疼痛、手套和鞋子尺码不断增加、牙列逐渐稀疏，可伴下颌咬合为反颌，或咬合不足、性欲丧失和阳痿、多尿、多饮、虚弱、睡眠时严重打鼾、嗜睡、溢乳、女性月经不调或停经、抑郁、关节疼痛、肌肉无力和感觉异常。

体格检查：患者具有特殊的面容，称为肢端肥大症面容，典型情况下表现有头颅明显增大，头发粗黑，面容粗陋（眉弓前凸，鼻翼增厚肥大，嘴唇变厚，下颌骨前伸，形成反颌，耳朵肥大，牙列稀疏）。几乎所有的内脏都增大，但由于患者身体轮廓也增大，这些增大的内脏体格检查时不一定能发现。皮肤和手足部也都有比较特殊的临床表现。

肢端肥大症的主要体征：面部和四肢末端皮肤有揉面团样感觉，最早可能表现在足底和手掌部位；厚且硬的指（趾）甲；前额与鼻唇褶沟回加深；毛孔增大可见；眼睑肿厚；下唇肥大，鼻子增大呈三角架构；牙间隙增宽，下颌前突；回状头皮或称头皮松垂（头皮类似大脑沟回样改变）；皮肤表面小的有或无蒂纤维瘤，如皮赘；半数以上患者毛发增多，与多毛症不同，肢端肥大症患者前额毛发不增加；皮肤为油性，但痤疮少见；40%患者有皮肤色素沉着，一部分患者可有黑棘皮病样皮肤改变；外分泌腺功能旺盛，多汗；乳腺组织萎缩，少数患者可有溢乳；高血压；二尖瓣反流。

肢端肥大症可以与一些皮肤改变的综合征相关联，如 Carney 综合征、LAMB 综合征、McCune - Albright 综合征。另外，少数情况下，肢端肥大症可以单独是家族遗传性疾病。

由于骨和软组织增生，生长激素本身对抗胰岛素等作用，生长激素瘤常导致一系列并发症，如：10% ~20%患者患糖尿病；19% ~44%患者有高甘油三酯血症；患者肺活量男性增加 81%、女性增加 56%，小气道狭窄占 36%，上呼吸道狭窄占 26%；可发生急性呼吸困难和喘鸣；阻塞性睡眠呼吸暂停综合征；高血压；心肌肥厚，左心室体积增大，功能障碍；可以有高钙高磷血症；尿路结石；尽管肌肉容量增加，但患者仍感觉虚弱无力；神经根受压导致神经根病变；椎管狭窄；腕管综合征；结肠息肉和恶变（即结肠癌）。

三、辅助检查

（一）实验室检查

肢端肥大症患者在活动期的生长激素分泌过多，分泌节律异常。随机的生长激素测定的诊断价值有限，因为生长激素受生理和外界因素影响，分泌呈阵发性，并且它的半衰期短，一部分生长激素瘤患者随机血标本生长激素测定值与其他情况的数值有较多重叠。简单有效的诊断方法是在患者口服 100g 葡萄糖后 1h 采血测定生长激素。如果口服葡萄糖后生长激素明显升高（>10ng/ml），结合临床表现，可以明确肢端肥大症的诊断；如果口服葡萄糖后生长激素正常（<5ng/ml），则可以基本排除肢端肥大症。

只有很少一部分比例的怀疑肢端肥大症的患者，口服葡萄糖后的生长激素水平介于 5 ~ 10ng/ml，对这一部分患者需要进行其他检查以确定体内生长激素水平分泌是否异常。

人体内胰岛素样生长因子 - Ⅰ（IGF - Ⅰ）主要由生长激素刺激肝脏分泌，能反映生长激素分泌的整体水平，并且这种因子的半衰期长，因此它应该能较好地反映体内生长激素分泌水平。由于 IGF - Ⅰ随着年龄的变化在血液中的浓度有所不同，因此需要各实验室自己的各年龄段正常值进行判别；此外它还受饥饿、肥胖和糖尿病影响而减少，在妊娠时增加，这些在做结果分析时都应综合考虑到。

血液中 IGF - Ⅰ主要与胰岛素样因子结合球蛋白 -3 结合，它的测定值对肢端肥大症的诊断有较好的支持，同时也能反映在治疗过程中患者病情的活动性。

如果能测定生长激素释放激素，可能对一些特殊患者的诊断有帮助，如果血清中的浓度>300ng/ml，则高度提示是下丘脑之外来源的释放激素在发挥作用。如果是生长激素瘤，生长激素释放激素在血液中是正常或被抑制。

约 20%的生长激素瘤同时分泌泌乳素，因此生长激素瘤患者在测定生长激素的同时，也应测定血液中泌乳素水平。患者泌乳素水平升高，有可能是肿瘤同步分泌，也可能是垂体柄受压所致，诊断时的区分有时比较困难。

较大的垂体瘤还需要测定其他垂体分泌的激素，因为肿瘤可能破坏垂体导致垂体其他促激素分泌减少，为明确这些促激素对靶腺影响，多需要同步测定肾上腺、甲状腺和性腺功能状态。

（二）影像学检查

1. 垂体　无明显临床功能的肿瘤发生率较高，影像学检查结果只在临床有关生长激素过多分泌的证据充分的情况下有指导意义。首先应扫描蝶鞍部位，绝大部分生长激素瘤来自垂体。建议使用 MRI，对垂体软组织，MRI 的敏感性要高于 CT，并能提供更多的有关垂体周围软组织的解剖情况，如视放射和海绵窦。

如果 MRI 未发现明显的占位，建议 CT 检查胸部，观察是否有可能是支气管源性分泌生长激素或生长激素释放激素的类癌。

2. X 线检查　肢端肥大症患者有下列征象：下颌骨长度和厚度增加前突，导致反咬合；颅骨增厚，头颅畸形；骨边缘和肌肉附着处增大；鼻旁窦和乳突增大；由于软骨结合部增生，肋骨延长生长，可形成宽大的桶状胸；椎骨骨膜下骨形成，使椎骨的关节边缘骨刺形成；喉软骨增生肥大；长骨骨皮质增厚。

（三）病理检查

1. 生长激素瘤的肿瘤细胞可以有多种组织学改变　如：分泌生长激素细胞内有致密分泌颗粒的腺瘤；分泌生长激素细胞内有稀疏分泌颗粒的腺瘤；生长激素和泌乳素混合细胞腺瘤；嗜酸性干细胞腺瘤；生长激素泌乳素细胞的祖细胞腺瘤；多激素分泌性垂体腺瘤；生长激素细胞癌；生长激素细胞增生；形态学不能确定的变化。

2. 皮肤组织活检组织学改变　表皮轻度变薄；真皮层乳头和上层网状水肿或黏液性改变，可观察到致密的葡胺聚糖沉积；胶原纤维分离；成纤维细胞数量轻度增加。

四、鉴别诊断

生长激素瘤临床鉴别主要分 2 种情况：在青春发育期，主要与体质性生长过快鉴别，可以通过激素测定得到区分；成人的肢端肥大主要与假性肢端肥大症和厚皮性骨膜病综合征相鉴别。

假性肢端肥大症的患者有一定的肢端肥大的临床表现，但体内生长激素和 IGF－Ⅰ并不升高，这些患者往往有严重的胰岛素抵抗。

厚皮性骨膜病综合征可以表现杵状指、四肢末端增大、皮肤增生性改变和骨膜下骨形成导致相应的临床类似肢端肥大症的表现。此病病因尚不清楚，患者体内生长激素和 IGF－Ⅰ水平不增加。

五、治疗

到目前为止，生长激素瘤仍需要综合治疗，任何一种治疗方法都不能解决患者所有的问题。一般推荐先进行手术治疗，然后再针对残留的肿瘤进行内科药物治疗，放射治疗现在多只用于对所有治疗没有反应的患者。针对性治疗的药物现在包括生长抑素、生长激素受体抑制剂和长效多巴胺类似物如溴隐亭。

分泌生长激素的垂体腺瘤导致的是一种慢性致残性疾病，常首选经蝶窦垂体手术治疗。这种手术可以迅速缓解由肿瘤侵犯导致的症状，显著降低或恢复生长激素/IGF－Ⅰ到正常水平。对垂体微腺瘤，手术的治愈率达80%～85%，对大腺瘤达50%～65%。手术后需要仔细随访垂体占位体积变化，即使观察到肿瘤复发的征象。在观察到肿瘤复发前，很多患者基础生长激素水平正常，因此需要评估肿瘤的生化活性：生长激素肿瘤生化治愈是指IGF－Ⅰ水平正常，同时葡萄糖抑制后生长激素水平＜1ng/ml，由很大一部分生长激素瘤患者手术后长期随访存在这些异常，并且多在手术后1年内出现。如果患者口服葡萄糖后生长激素水平和IGF－Ⅰ水平异常，手术后复发的可能增大。

由于手术治愈率仅60%左右，放射和药物治疗目前仍是很重要的手段。现在生长抑素缓释制剂被广泛应用，已有的资料显示疗效可以达到50%～60%，没有发现严重的副作用。

由于生长抑素是生长激素的天然抑制剂，它的类似物奥曲肽现在在这方面应用最广泛。奥曲肽与生长抑素受体Ⅱ和Ⅴ结合，抑制生长激素分泌。持续用奥曲肽治疗能使65%的生长激素瘤患者血清生长激素水平降低到5ng/ml，使40%患者的降低到2ng/ml；使60%患者IGF－Ⅰ降低到正常水平；使20%～50%患者肿瘤体积缩小，这点对新诊断的生长激素瘤患者更明显。

溴隐亭能使75%的生长激素瘤患者血清生长激素水平下降，但只有20%的患者生长激素水平降低到正常值以内，后者在分泌生长激素和泌乳素混合瘤的患者中多见。溴隐亭治疗不能减小肿瘤体积。

随着时间的延长，生长激素瘤放射治疗后疗效增加，约60%的患者在10年后基础生长激素的水平＜5ng/ml，可惜发生全垂体功能低下的比例也与疗效相当。这些结果导致生长激素瘤放射治疗只作为肿瘤有较大范围侵犯的辅助治疗和有手术禁忌证时应用。还有研究显示放射治疗后继发肿瘤的可能性增大。

六、预后

早期诊断、早期治疗的预后良好，手术后对垂体的功能影响较小。由于肿瘤呈浸润性生长，手术范围应比肿瘤范围大，所以较大的垂体瘤手术多不易彻底切除，垂体前叶功能受损。生长抑素治疗疗效确切，但需要长期坚持治疗，停药后肿瘤可能会迅速复发。

（李　莉）

第三节　空泡蝶鞍综合征

空泡蝶鞍综合征（empty－sella syndrome，ESS）系因鞍隔缺损或垂体萎缩，蛛网膜下腔在脑脊液压力下疝入鞍内，其中为脑脊液填充，致蝶鞍扩大、变形，垂体受压变平而产生的一系列临床表现。临床表现主要包括头痛、高血压、肥胖、内分泌功能紊乱、视力减退和视野缺损。部分患者可有脑脊液鼻漏。可分两类：发生在鞍内或鞍旁手术或放射治疗后者为“继发性空泡蝶鞍综合征”；非手术或放射治疗引起而无明显病因可寻者为“原发性空泡蝶鞍综合征”。原发性ESS很常见，尸体解剖的发现率在5%～25%之间。

一、病因和发病机制

（一）原发性空泡蝶鞍综合征

病因至今尚未完全阐明，可有下列数种因素：

1. 鞍隔的先天性发育缺陷　Buoch 尸检788 例中，发现仅有41.5%鞍隔完整，21.5%鞍隔为2mm 宽的环，5.1%鞍隔完全缺如，而在该组中，因鞍隔缺损致原发性空泡蝶鞍的发病率为5.5%。鞍隔不完整或缺如，在搏动性脑脊液压力持续作用下使蛛网膜下腔疝入鞍内，以致蝶鞍扩大，骨质吸收、脱钙，垂体受压萎缩而成扁平状贴于鞍底。

2. 慢性颅内压增高　即使颅内压正常，也可因鞍隔缺损，正常搏动性脑脊液压力可传入鞍内，引起蝶鞍骨质的改变。Foley 认为慢性颅内压增高造成空泡蝶鞍的可能性最大。

3. 鞍区的蛛网膜粘连　是本病发生的重要因素之一，可能因鞍区局部粘连使脑脊液引流不畅，即在正常的搏动性脑脊液压力作用下，冲击鞍隔，逐渐使其下陷、变薄、开放，待鞍隔开放（缺损）达一定程度后，蛛网膜下腔及第三脑室的前下部可疝入鞍内。

4. 妊娠期垂体增生肥大　在妊娠期垂体呈生理性肥大，可增大2~3倍，多胎妊娠时垂体继续增大，妊娠中垂体变化有可能把鞍隔孔及垂体窝撑大，于分娩后哺乳期垂体逐渐回缩，使鞍隔孔及垂体窝留下较大的空间，有利于蛛网膜下腔疝入鞍内。原发性空泡蝶鞍多见于多胎妊娠的中年妇女可能与此有关。有内分泌靶腺（性腺、甲状腺、肾上腺）功能减退或衰竭者垂体可增生肥大，用相应靶腺激素替代治疗后，可使增生的垂体回缩，从而产生空泡蝶鞍。

5 垂体病变　因垂体供血不足而引起垂体梗死而致本病。垂体瘤或颅咽管瘤发生囊性变，此囊可破裂与蛛网膜下腔交通而致空泡蝶鞍。此外，垂体瘤自发变性坏死可致鞍旁粘连或引起蛛网膜下腔疝入鞍内。多数原发性 ESS 患者存在垂体抗体，提示淋巴细胞性垂体炎可使垂体萎缩而形成 ESS。

6. 鞍内非肿瘤性囊肿　可由垂体中间部位雷斯克袋（Rathke pouch）的残留部钙化而来。

（二）继发性空泡蝶鞍综合征

因鞍内或鞍旁肿瘤，经放射治疗或手术后发生。

二、临床表现

（一）头痛和视野缺损

多见于女性（约占90%），尤以中年以上较胖的多胎产妇为多。头痛是最常见的症状，有时剧烈，但缺乏特征性，可有轻、中度高血压。少数患者有视力减退和视野缺损，可呈向心性缩小或颞侧偏盲。少数患者有良性颅内压增高（假性脑肿瘤），可伴有视盘水肿及脑脊液压力增高。部分患者有脑脊液鼻漏，发生原因可能是脑脊液压力短暂升高，引起蝶鞍和口腔之间胚胎期留下的通道开放。少数患者伴有垂体功能低下，可呈轻度性腺和甲状腺功能减退及高泌乳素血症。神经垂体功能一般正常，但在个别小儿中可出现尿崩症。儿童中可伴有骨骼发育不良综合征。国内报告的原发性空泡蝶鞍综合征中男性略多于女性，年龄在15~63岁之间，以35岁以上者居多，常见有头痛、肥胖、视力减退和视野缺损，伴颅压增高，少数患者有内分泌失调，以性功能减退为主。偶有出现下丘脑综合征者。

（二）垂体功能异常

由于 ESS 时垂体受压，可有不同程度的垂体功能受损。近年来报道在空泡蝶鞍综合征中进行全面的垂体激素测定及垂体储备功能试验发现在部分患者中显示一种或多种的分泌激素异常，其中有 ACTH、皮质醇、TSH、T_4、LH、FSH、T 或 CH（尤其在小孩中）的降低，而 PRL 升高。腺垂体储备功能试验可呈现多种腺垂体激素对下丘脑释放激素的刺激无反应。提示他们的腺垂体激素储备功能有缺陷。

（三）其他表现

肥胖、高血压在女性患者中多见，少数患者有甲状腺功能减退、性功能低下、精神异常如焦虑或抑郁伴行为异常等表现。

三、诊断和鉴别诊断

病史中注意询问有关造成空泡蝶鞍综合征的病因资料，结合临床表现和鞍区 CT、MRI 检查可明确诊断。

（1）头颅平片显示蝶鞍扩大，呈球形或卵圆形。大部分患者的蝶鞍骨质示有吸收，蝶鞍背后床突可近于消失，颅骨其他结构可有轻度骨吸收，此与慢性颅内压增高有关。

（2）CT 扫描可显示扩大的垂体窝，鞍内充满低密度的脑脊液，受压变扁的垂体呈新月状位于鞍窝后下部或消失不见，形成特征性的“漏斗征”（infundibulum）。

（3）磁共振检查：垂体组织受压变扁，紧贴于鞍底，鞍内充满水样信号之物质，垂体柄居中，鞍底明显下陷。

鉴别诊断需除外垂体肿瘤等引起的慢性颅内压增高症。空蝶鞍的 X 线平片表现很易与鞍内肿瘤或慢性颅内压增高引起的蝶鞍扩大相混淆。鞍内肿瘤蝶鞍扩大伴变形，呈杯形、球形或扁平形，鞍结节前移，鞍底下陷，鞍背后竖，故典型的鞍内肿瘤不难与本病区别，部分球形扩大的病例，则鉴别较难；慢性颅内压增高引起的蝶鞍扩大，常伴骨质吸收，亦难与本病区别，最后需经 CT 及磁共振等检查确诊。近年来，有人用放射免疫法测定血浆和脑脊液中的腺垂体激素和靶腺激素以助诊断，原发性空泡蝶鞍综合征患者的腺垂体功能多较正常，脑脊液中不能测出垂体激素。但垂体瘤不同，因其常向鞍上扩展，破坏血脑屏障，使腺垂体激素从血管进入脑脊液，因此脑脊液中垂体激素浓度升高。

（4）放射性核素造影：伴脑脊液鼻漏时，可行放射性核素脑池造影检查。

四、治疗

主要根据临床表现确定。一般认为如症状轻微勿需特殊处理，但如有视力明显障碍者应行手术探查，若系视神经周围粘连，行粘连松解术，可使视力有一定程度的改善。有人提议用人造鞍隔治疗。并发脑脊液鼻漏者，经蝶窦入路手术，用肌肉和移植骨片填塞垂体窝。对非肿瘤性囊肿，可将囊肿打开，部分切除囊肿包膜。如伴有内分泌功能低下，则酌情予以替代治疗。如腺垂体激素储备功能有缺陷者，尽管这些患者临床上无腺垂体功能减退的表现，亦应加强随访并及时进行激素的替代治疗。如 PRL 增高者，可用溴隐亭治疗。

（李　莉）

第四节 巨人症和肢端肥大症

巨人症（gigantism）和肢端肥大症（acromegaly）系腺垂体生长激素细胞腺瘤或增生，分泌生长激素过多，引起软组织、骨骼及内脏的增生肥大及内分泌代谢紊乱。临床上以面貌粗陋、手足厚大、皮肤粗厚、头痛眩晕、蝶鞍增大、显著乏力等为特征。发病在青春期前，骺部未闭合者为巨人症；发病在青春期后，骺部已闭合者为肢端肥大症。巨人症患者有时在骨骺闭合后继续受生长激素过度刺激可发展为肢端肥大性巨人症。本病并不罕见，华山医院1982—2006年3 375例垂体瘤手术患者GH瘤占6%。男女之比为1.1 ：1。发病年龄在肢端肥大症中以31～40岁组最多，21～30岁、41～50岁组次之。

一、病因和病理

巨人症患者垂体大多为生长激素细胞增生，少数为腺瘤；肢端肥大症患者垂体内大多为生长激素细胞腺瘤，少数为增生，腺癌罕见。近年发现，在约40% GH腺瘤细胞中，介导跨膜信息传递的兴奋性三磷酸鸟苷（GTP）结合蛋白α亚单位（Gsα）发生突变，使GH的合成和分泌增加，导致GH细胞的增生，久之形成肿瘤，发生Gsα突变的基因被称为生长刺激蛋白（gsp）癌基因。也有人认为肢端肥大症可能系下丘脑生长激素释放抑制激素不足或生长激素释放激素过多，使垂体生长激素细胞受到持久的刺激，形成肿瘤。垂体常肿大，引起蝶鞍扩大变形，鞍壁及前后床突受压迫与侵蚀；毗邻组织亦受压迫，尤其是垂体本身、视交叉及第三脑室底部下丘脑更为显著。腺瘤直径一般在2cm左右，大者可达4～5cm，甚而引起颅内压增高。晚期肿瘤内有出血及囊样变化，使腺功能由亢进转为减退。

内分泌系统中，肾上腺、甲状腺、甲状旁腺都有增生和腺瘤，生殖腺早期增生，继以萎缩，晚期病例肾上腺和甲状腺亦萎缩，胸腺呈持久性增大。

内脏方面，心、肝、肺、胰、肾、脾皆巨大，肠增长，淋巴组织增生。

骨骼系统病变常颇明显，有下列特征：巨人症的长骨增长和增大，肢端肥大症的长骨骨骺部加宽，外生骨疣。颅骨方面的变化除两侧鼻窦皆增大外，巨人症患者仅见全面性增大；肢端肥大症患者头颅增大，骨板增厚，以板障为著，颧骨厚大，枕骨粗隆增粗突出，下颌骨向前下伸长，指（趾）端增粗而肥大。脊柱骨有多量软骨增生，骨膜骨化，骨质常明显疏松，引起脊柱骨楔状畸形，腰椎前凸与胸椎后凸而发生佝偻。

二、分类

根据临床表现及病理学特征可将垂体GH腺瘤分为两类：一类表现为瘤体小、生长慢、细胞分化好、细胞内颗粒多、临床过程隐匿，而对生长抑素的反应好，gsp癌基因检测阳性率高；第二类表现为瘤体大、进展快、分化差、仅有散在颗粒及较易复发，GH水平较高。

三、病理生理

本病主要病理由于生长激素分泌过多所致，正常成人血浆生长激素浓度基值为3～5μg/L，而本病患者可高达100～1 000μg/L。治疗后可下降至正常水平。过多的生长激素可促进机体蛋白质等合成性代谢，有氮、磷、钾的正平衡，钙的吸收增加，钠亦趋正平衡。表现为全身软组织、脏器及骨骼的增生肥大，其骨与软骨的改变主要由于 GH 诱导的类胰岛素生长因子 -1（IGF -1）所介导。血中的 IGF -1 主要来源于肝脏，GH 本身对各种组织的细胞分化也有刺激作用；糖代谢方面有致糖尿病倾向，降低胰岛素降血糖的敏感性，脂肪代谢方面有促进脂肪动员及分解作用以致血浆游离脂肪酸增高，生酮作用加强。此外，本症中尚有泌乳激素，促性腺激素等影响。早期垂体功能显著亢进，晚期部分激素分泌功能衰退，尤其是促性腺激素等衰退较明显，形成了本病的复杂症群。

四、临床表现

（一）巨人症

单纯的巨人症较少见，成年后半数以上继发肢端肥大症，临床表现可分两期。

1. 早期（形成期）　发病多在青少年期，可早至初生幼婴，本病特征为过度的生长发育，全身成比例地变得异常高大魁梧，远超过同年龄的身高与体重。躯干、内脏生长过速，发展至 10 岁左右已有成人样高大，且可继续生长达 30 岁左右，身高可达 210cm，肌肉发达、臂力过人，性器官发育较早，性欲强烈，此期基础代谢率较高，血糖偏高，糖耐量减低，少数患者有继发性糖尿病。

2. 晚期（衰退期）　当患者生长至最高峰后，逐渐开始衰退，表现精神不振，四肢无力，肌肉松弛，背部渐成佝偻，毛发渐渐脱落，性欲减退，外生殖器萎缩；患者常不生育，智力迟钝，体温下降，代谢率减低，心率缓慢，血糖降低，耐量增加。衰退期历时 4 ~5 年，患者一般早年夭折，平均寿限约 20 余岁。由于抵抗力降低，易死于继发感染。

（二）肢端肥大症

起病大多数缓慢，病程长。上海华山医院曾对 144 例本病患者进行临床分析，其中 98 例入院前病程平均 5. 68 年，最长者 27 年，症状亦分两期：

1. 形成期　一般始自 20 ~30 岁，最早表现大多为手足厚大，面貌粗陋，头痛疲乏，腰背酸痛等症状，患者常诉鞋帽手套变小，必须时常更换。当症状发展明显时，有典型面貌。由于头面部软组织增生，头皮及脸部皮肤增粗增厚，额部多皱折，嘴唇增厚，耳鼻长大，舌大而厚，言语常模糊，音调较低沉。加以头部骨骼变化，有脸部增长，下颌增大，眼眶上嵴、前额骨、颧骨及颧骨弓均增大、突出，牙齿稀疏，有时下切牙处于上切牙前，容貌趋丑陋。四肢长骨虽不能增长，但见加粗，手指足趾粗而短，手背足背厚而宽。脊柱骨增宽，且因骨质疏松发生楔形而引起背部佝偻后凸、腰部前凸的畸形，患者易感背痛。皮肤粗糙增厚，多色素沉着，多皮脂溢出，多汗，毛发增多，呈现男性分布。男性患者性欲旺盛，睾丸胀大；女性经少或经闭、乳房较发达，泌乳期可延长至停止哺乳后数年之久，有时虽无妊娠亦现持续性自发泌乳，甚至见于男性患者。神经肌肉系统方面有不能安静、易怒、暴躁、头痛、失眠、神经紧张、肌肉酸痛等表现。头痛以前额部及双侧颞部为主。嗜睡，睡眠时间延长。约 30% 患者因软组织肿胀，压迫正中神经，引起腕管综合征。常伴有多发性神经炎病变。心血管疾病是肢端肥大症致死的主要原因之一，可有高血压、心脏肥大、左心室功能不全、心力衰竭、冠状动脉硬化性心脏病及心律不齐等。由于患者气管受阻，临床上可表现呼吸睡眠暂停综合征。内脏普遍肥大，胃肠道息肉和癌症发生率增加。糖尿病症群为本症中重要表现，称为继发性糖尿病，144 例中有糖尿病者占 24%，其中少数病例对胰岛素有抵抗性。甲状腺呈弥漫性或结节性增大，基础代谢率可增高达＋20%～＋40%，但甲状腺功能大多正常，基础代谢率增高可能与生长激素分泌旺盛促进代谢有关。血胆固醇、游离脂肪酸常较高，血磷于活动期偏高，大多在1.45～1.78mmol/L之间，可能是生长激素加强肾小管对磷的重吸收所致，血钙与碱性磷酸酶常属正常。X线检查示颅骨蝶鞍扩大及指端丛毛状等病变，磁共振示垂体瘤。病程较长，大多迁延十余年或二三十年之久。

2. 衰退期　当病理发展至衰退期时患者表现精神萎靡，易感疲乏，早期多健忘，终期多精神变态。皮肤、毛发、肌肉均发生衰变。腺瘤增大可产生腺垂体本身受压症群如性腺、甲状腺或肾上腺皮质功能低下；垂体周围组织受压症群如头痛、视野缺损、视力减退和眼底改变、下丘脑综合征、海绵窦综合征、脑脊液鼻漏、颅内压增高症等。

一般病例晚期因周围靶腺功能减退，代谢紊乱，抵抗力低，大多死于继发感染以及糖尿病并发症、心力衰竭及颅内肿瘤之发展。

五、诊断和鉴别诊断

（一）诊断

根据特殊的外貌，随机GH水平＞0.4μg/L或口服葡萄糖抑制试验GH谷值＞1.0μg/L，影像学检查发现垂体占位，诊断本症并不困难。

1. 体征　典型面貌，肢端肥大等全身征象。

2. 内分泌检查

（1）血GH测定：明显升高，随机GH＞0.4μg/L。由于GH呈脉冲式分泌，波动范围大，可以低至测不出，或升高大于30μg/L，单次血GH测定对本症诊断价值有限。24小时血GH谱测定能很好地反映机体GH分泌情况，但测定复杂且患者难以接受，一般用于科研。

（2）血IGF－1测定：高于年龄和性别匹配的正常值范围。空腹血IGF－1与疾病活动度和24小时血GH整合值有很好的相关性，并较血GH测定更为稳定。临床怀疑肢端肥大症或巨人症的患者应首先测定血IGF－1。血IGF－1是目前肢端肥大症与巨人症诊断、疾病活动度及疗效观察的重要指标。

（3）血IGF结合蛋白（IGF－BP）测定：主要是IGF－BP_3，明显升高，但诊断价值有限。

（4）口服葡萄糖抑制试验：目前临床最常用诊断GH瘤的试验。一般采用口服75g葡萄糖，分别于0、30、60、90、120、180min采血测定血GH水平。口服葡萄糖后，血清GH谷值在1μg/L以下，本症患者口服葡萄糖不能抑制GH，GH水平可以升高，无变化，或约有1/3的患者可有轻度下降。

（5）GHRH兴奋实验和TRH兴奋试验：国外资料报道仅约50%患者有反应，临床很少使用。

（6）血GHRH测定：有助于诊断异位GHRH过度分泌导致的肢端肥大症和巨人症，准确性高。血浆GHRH水平在外周GHRH分泌肿瘤中升高，垂体瘤患者中则正常或偏低，下丘脑GHRH肿瘤患者血浆GHRH水平并不升高。此病因罕见，临床极少应用。

（7）钙磷测定：高血磷高尿钙提示疾病活动，高血钙低血磷须除外MEN_1。

（8）其他垂体激素测定：肿瘤压迫发生腺垂体功能减退时可有相应垂体激素及其靶腺激素的降低。肿瘤压迫垂体柄或自身分泌PRL时可有PRL升高。

3. 影像学检查

（1）颅骨 X 线检查：肿瘤较大者可有蝶鞍扩大、鞍床被侵蚀的表现。由于 CT 和 MRI 的普及，目前已较少使用。

（2）CT 检查：垂体大腺瘤一般头颅 CT 平扫即可有阳性发现，微腺瘤须作冠状位薄层平扫及增强。CT 对垂体微腺瘤诊断价值有限，阴性结果亦不能完全排除垂体微腺瘤。但 CT 对骨质破坏及钙化灶的显示优于 MRI。

（3）MRI 检查：对垂体的分辨率优于 CT，有助于微腺瘤的诊断，并有助于了解垂体邻近结构受累情况或与其他病变相鉴别。一般采用冠状面或矢状面薄层成像。

（4）生长抑素受体显像：不仅可以用于 GH 瘤的诊断，还可以预测患者对生长抑素的治疗反应。

（5）其他部位 CT 检查：有助于诊断或除外垂体外肿瘤。

（二）鉴别诊断

1. 类肢端肥大症　体质性或家族性，本病从幼婴时开始，有面貌改变，体形高大类似肢端肥大症，但程度较轻，蝶鞍不扩大，血中 GH 水平正常。

2. 手足皮肤骨膜肥厚症　以手、足、颈、脸皮肤肥厚而多皱纹为特征，脸部多皮脂溢出、多汗，胫骨与桡骨等远端骨膜增厚引起踝、腕关节部显著肥大症，但无内分泌代谢紊乱，血中 GH 水平正常。蝶鞍不扩大，颅骨等骨骼变化不显著为重要鉴别依据。

此外，如空泡蝶鞍、类无睾症及异位生长素瘤亦需加以鉴别。

六、治疗

治疗目标是要降低疾病相关的致残率，使死亡率恢复到正常人群水平。即通过安全的治疗手段，减轻肿瘤造成的不良影响或消除肿瘤，GH 和 IGF－1 恢复至正常，并避免垂体功能减退。目前公认的治愈标准为：①口服葡萄糖抑制试验 GH 谷值 $<1.0\mu g/L$；②IGF－1 恢复到与年龄和性别相匹配的正常范围内；③影像学检查肿瘤消失，无复发。目前主要治疗手段包括手术治疗、药物治疗和放疗。手术治疗是首选治疗，药物治疗与放疗一般作为辅助治疗。

（一）手术治疗

外科切除分泌 GH 的腺瘤是多数患者的首选治疗。主要包括经蝶垂体瘤摘除术和经额垂体瘤摘除术。微腺瘤的治愈率约 70%，大腺瘤的治愈率不到 50%。软组织肿胀在肿瘤切除后迅速得到改善。GH 水平在术后 1 小时内即降到正常水平，IGF－1 水平在 3～4 天内恢复正常。约 10% 的肢端肥大症患者在接受了成功的手术后数年后复发；垂体功能低下发生率高达 15%。术者的经验与手术的疗效和并发症的发生直接相关。手术并发症包括尿崩、脑脊液漏、出血、脑膜炎以及垂体功能减退。

（二）药物治疗

1. 生长抑素（SST）类似物　常用药物包括奥曲肽及其长效制剂以及兰瑞肽、SOM230 等。作用机制为结合 SST 受体（SSTR，以 SSTR2 和 SSTR5 为主），抑制细胞内腺苷酸环化酶，减少 cAMP 的产生，从而抑制 GH 的分泌和细胞增殖。其临床疗效包括抑制 GH 和 IGF－1 水平，改善头痛和肢端肥大症状及缩小瘤体等。对这种类似物无效的患者不到 10%。

疗效不佳（SST 抵抗）的原因可能是 SSTR 突变，有人发现在基因组和肿瘤 DNA 的 SSTR5 基因存在两处 C→T 突变，使 SST 无法发挥正常作用。

（1）奥曲肽长效制剂（octreotide LAR）：OctreotideLAR 作用时间较长，约4 周。每次肌肉注射 20mg，注射间隔一般为 28 天，6 个月后 GH 水平由 27.6μg/L 降到（5.03 ±5.38）μg/L，IGF－1 由（889.55 ±167.29）μg/L 降到（483.00 ±239.71）μg/L（n =9），66% 的患者肿瘤体积缩小。

（2）兰瑞肽：兰瑞肽作用时间稍短，约为 10d。每次 60mg，每月注射 3 次，如疗效不明显，可将注射间期缩短至 1 周。报道 92 例肢端肥大症患者应用兰瑞肽平均治疗 24 个月后，有 88% 患者的 GH、65% 患者的 IGF－1 降至正常范围，且 IGF－1 恢复正常的患者比例从第 1 年的 49% 逐渐增至第 3 年的 77%，近半数患者的瘤体积缩小。

（3）SOM230：SOM230 是一种新的 SST 类似物，半衰期 23 小时。其对 SSTR1、SSTR3、SSTR5 的结合力分别是奥曲肽的 30、5、40 倍，较奥曲肽对 GH/PRL 瘤和 PRL 细胞的抑制作用（主要通过 SSTR5 介导）更强。

生长抑素类似物在大多数患者耐受性良好。不良反应多是短期的，且多数与生长抑素抑制胃肠活动和分泌相关。恶心、腹部不适、脂肪吸收不良、腹泻和肠胃胀气发生于三分之一的患者，虽然这些症状多在 2 周内缓解。奥曲肽抑制餐后胆囊的收缩，延缓胆囊的排空，高达 30% 的患者长期治疗后发生胆囊泥沙样回声或无症状的胆囊胆固醇结石。

2. GH 受体拮抗剂　培维索孟（pegvisomant）是第一个用于临床的 GH 受体拮抗剂，它能阻断 GH 受体二聚体的形成，从而阻止 GH 的外周作用。还可使 IGF－1 水平降至正常，显著缓解症状和体征，纠正代谢紊乱，且副作用轻微。但对肿瘤体积没有减少作用，应使用 IGF－1 作为疗效衡量指标。该药适用于对 SST 类似物抵抗或不耐受的患者。

3. 多巴胺激动剂　多巴胺激动剂一般用于伴高分泌 PRL 的垂体瘤，但对于 GH 的分泌也有一定抑制作用，溴隐亭可以抑制部分肢端肥大症患者的 GH 过度分泌，但剂量大（≥20mg/d），每日分 3～4 次服用。约 20% 的患者 GH 水平抑制到 5μg/L 以下，仅有 10% 的患者 IGF－1 水平恢复正常。卡麦角林（0.5mg/d）也抑制 GH 分泌，缩小肿瘤体积。多巴胺激动剂与 SST 类似物联合使用效果较佳。

（三）放射治疗

包括常规放疗、质子刀、X 刀和 γ 刀，表 7－1 概括了不同方法的优缺点。放射治疗常作为辅助治疗手段。放射治疗起效慢，50% 的患者需要至少 8 年才能使 GH 水平降到 5μg/L 以下；18 年后有 90% 的患者能够抑制到此水平，但是 GH 抑制欠佳。在放疗效果达到最大之前，患者可能需要数年的药物治疗。多数患者还可发生下丘脑－垂体损害，在治疗后 10 年内发生促性腺激素，ACTH 和（或）TSH 不足。有生育要求的患者不适用放射治疗。放射治疗的并发症主要包括脱发、脑神经麻痹、肿瘤坏死出血，垂体功能减退，偶尔可发生失明、垂体卒中和继发性肿瘤。

表 7－1　几种不同的垂体放射治疗的比较

放射治疗名称	优点	缺点
常规放疗	可用于邻近视交叉的肿瘤 达到缓解的时间长，10～20 年	治疗次数多，需 20～30 次

续 表

放射治疗名称	优点	缺点
质子刀	单次或分次 肿瘤距视交叉必须大于5mm	配备的单位不多
X刀	单次或分次	肿瘤距视交叉必须大于5mm
γ刀	单次，起效较快，1~3年 肿瘤距视交叉必须大于5mm	配备的单位不多

本症患者须长期随访。手术治疗后，患者应每3个月一次接受随访直到生化水平得到控制。其后，每半年进行一次激素评估。达到治愈标准的患者，每1~2年进行一次MRI检查。对于未能达到治愈标准的患者或需要激素替代的患者，应每半年进行一次视野检查和垂体储备功能检查，每年进行一次MRI检查，并对临床表现、内分泌代谢表现进行评估。对年龄超过50岁的患者和患有息肉病的患者应进行乳房检查和结肠镜检查。

垂体生长激素瘤治疗流程见图7-1。

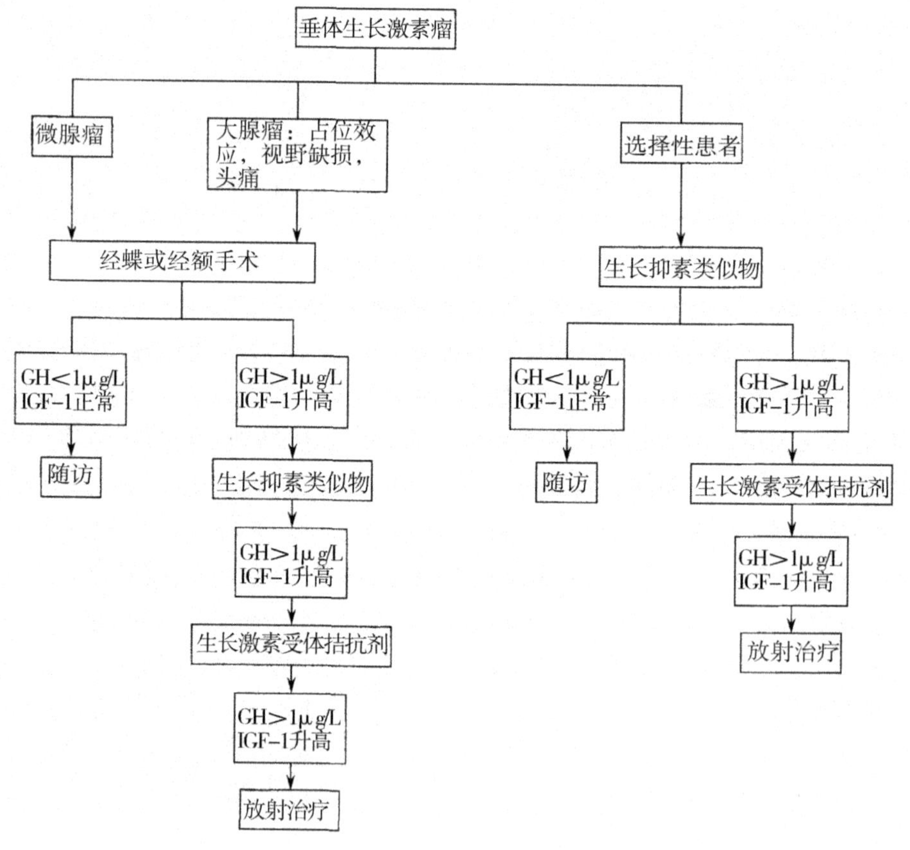

图7-1 垂体生长激素瘤治疗流程

（李　莉）

第五节 高泌乳素血症和泌乳素瘤

一、高泌乳素血症

高泌乳素血症（hyperprolactinemia，HPRL）系指各种原因引起血清泌乳素（prolactin，PRL）水平持续显著高于正常值，并出现以性腺功能减退、泌乳与不育为主要临床表现的综合征。自1971年首次报道使用放射免疫方法检测人血清PRL以来，标记免疫检测技术的发展以及分子生物学技术的应用，有关HPRL的研究有了很大的提高。HPRL是临床上最常见的一种下丘脑－垂体轴紊乱的内分泌系统疾病，明显多见于女性，育龄妇女HPRL的发生率高达5%～17%。PRL是应激激素，正常人血中PRL水平不恒定，其血清水平在各种生理情况及各种应激时变化甚大，可以说是腺垂体激素中影响因素最多、血清水平波动最大的激素。PRL受下丘脑产生的多巴胺（DA）的张力性抑制，故其释放呈脉冲性。与其他腺垂体激素一样，呈现昼夜节律，随睡眠觉醒而周期性改变，入睡后逐渐升高，觉醒前1小时左右达高峰，醒后渐渐下降，下午2点降至一天中谷值，所以白天分泌低于夜间。

应用标记免疫分析测定PRL，正常值：女性为1～25μg/L，男性1～20μg/L，不同的实验室略有差别。

（一）病因与发病机制

1. 病因　PRL分泌受下丘脑PRL释放因子（PRF）和PRL释放抑制因子（PIF）调节，正常时以下丘脑弓状核结节漏斗部肽能神经元DA释放为代表的PIF张力性抑制性调节占优势。任何干扰下丘脑DA合成与DA由垂体门脉系统向垂体输送，以及DA与PRL细胞DA受体（D_2）的结合（此种特异结合可抑制PRL的分泌与释放）的种种因素均可减弱抑制性调节而引起高PRL血症。其原因可归纳为生理性、病理性、药理性和特发性四类。

（1）生理性：很多生理因素可以引起PRL短暂升高：排卵期和妊娠时升高的雌激素水平抑制DA对PRL细胞的效应，妊娠后期再度增高的雌激素水平促使PRL细胞分泌大量泌乳素（可高于正常10倍以上），从而催乳；乳头神经受刺激（包括哺乳期）直接促使垂体PRL细胞分泌；此外，过度体力运动、低血糖、睡眠后期、精神创伤、新生儿期（出生后2～3月）等均可引起PRL生理性升高，大多数PRL轻度升高（≤100μg/L），并可恢复正常。

（2）药理性：增强PRF或拮抗PIF的物质可减弱DA的张力抑制，如雌激素（包括口服避孕药）（尤长期使用）、TRH与血管活性肠肽（VIP）；各种多巴胺拮抗剂如吩噻嗪类（如氯丙嗪、奋乃静）；丁酰苯类（如氟哌啶醇）等抗精神药；三环类（如丙米嗪、氯米帕明、阿米替林、阿莫沙平）与单胺氧化酶抑制剂（如苯乙肼）等抗抑郁药；西咪替丁等H_2受体阻断制剂静脉用药；维拉帕米（异搏停）、甲基多巴、利舍平（利血平）等心血管药，甘草、甲氧氯普胺（胃复安）与舒必利（sulpiride，即“止吐灵”）、阿片制剂以及某些影响PRL分泌尚不为人熟知的新药均可通过拮抗PIF与增强PRF或在DA受体水平加强DA类作用而促进PRL分泌。

（3）病理性：主要是各种引起下丘脑－垂体轴功能紊乱的疾病，包括下丘脑病变，各种垂体疾病如泌乳素瘤、GH瘤（肢端肥大症）、ATCH瘤（库欣氏病）、空蝶鞍综合征、垂体柄病变等，颅咽管瘤，脑脊髓辐射，原发性甲状腺功能减退，以及一些非内分泌疾病，如足以引起传入神经兴奋的胸壁病变与脊索疾病，慢性肾衰竭，严重肝病等。临床上在做出病理性高 PRL 血症诊断时必须除外引起 PRL 增高的其他原因。部分患者伴月经紊乱而 PRL 常高于 100μg/L，有的病程较长而临床症状不明显的患者，需警惕“潜隐性 PRL 微瘤”可能，经过随访可发现 PRL 渐升高，影像学复查出现阳性变化而得以明确诊断。

（4）特发性与巨 PRL 血症：不属于上述四类而原因未明者。有的患者经数年长期随访并无临床症状和影像学证据有可能为“特发性 HPRL”，PRL 多可下降。部分病例可能为巨 PRL 血症（macroprolactinemia）。人体血清中 PRL 存在多种形式，大量存在的是“小 PRL”（littlePRL），其分子量为 23kDa，并有少量“大 PRL”（big PRL）存在，分子量 50～60kDa，而 10%～26% HPRL 可为“大大 PRL”或“巨 PRL”（big big or macroprolactin），其分子量为 150～170kDa。巨 PRL 是由 PRL 单体与自身抗体形成的一种高分子量“PRL－IgG 免疫复合物”，其肾清除减少而在血中积聚形成巨泌乳素血症。这种复合物无 PRL 的生理活性，所以实际上是一种“假 HPRL”，其形成机制尚未完全明确。在临床上往往造成误诊和处理不当。当测定 PRL 水平增高而临床症状缺如（或不典型），怀疑巨泌乳素血症时，可同时测定聚乙醇处理前后的患者血清 PRL 水平，巨 PRL 血症标本经此处理后 PRL 水平下降达 40%。患者并无其他自身免疫表现，ANA、TPOAb、TGAb 等自身抗体在正常范围，但 CD_5^+ 淋巴细胞明显增高。日本学者报告用凝胶亲和层析和 SDS－PAGE 发现一种抗 PRL 的 IgG，后者可以和小 PRL 结合形成巨 PRL。

2. 发病机制　除上述药理部分已有阐述外，病理性 HPRL 发病机制可有下述数种：①下丘脑 PIF 不足或下达至垂体受阻，使垂体 PRL 细胞所受的正常性抑制性调节解除，见于下丘脑或垂体病变，常伴全腺垂体功能减退或垂体柄由于外伤或手术而受损。TRH 作为 PRF 在原发性甲状腺功能减退时可显著增高而消除多巴胺对 PRL 的抑制。②获得自主性高功能的 PRL 分泌细胞单克隆株，见于 PRL 瘤以及癌肿之异源 PRL 分泌，其分泌无脉冲性，正常的睡眠－觉醒周期、雌激素诱导等周期模式消失。③传入神经通过增强的刺激可加强 PRF 作用，见于各类胸壁炎症性、创伤性及肿瘤性疾病，以及脊索病变。④PRL 肾脏降解受损，或肝性脑病时，假神经递质形成，从而 PIF 作用减弱。

（二）临床表现

1. 溢乳、闭经/性腺功能减退与不育　HPRL 不管其病因如何，其典型的表现在育龄女性为溢乳、闭经（或少经）与不育。据统计，约 1/3 闭经病例是 HPRL 患者，闭经伴溢乳的患者中，HPRL 高达 70%，无排卵妇女 15% 为 HPRL，伴溢乳的无排卵者 43% 为 HPRL。高水平 PRL 可抑制卵巢颗粒细胞产生孕激素，同时也可促使下丘脑 DA 合成代偿性增加（特别是 PRL 瘤患者）而抑制 LRH 和 LH，从而抑制排卵。临床上轻度非持续性高 PRL 水平（PRL 常≤100μg/L）患者可因 LRH 的不同程度受抑制，虽有正常月经周期但无排卵；也可因黄体发育不良（黄体期短）而月经频繁（常无排卵，但偶有排卵）。随着 PRL 水平的显著升高，出现月经稀少与闭经。HPRL 除了能抑制 LH 和排卵，并竞争性抑制促性腺激素对卵巢 GnH 受体的作用，以致月经紊乱而闭经。PRL 瘤患者 90% 有溢乳，多为挤压性溢乳，可为暂时地或间歇地溢乳，少数为多量而自发溢出，可为双侧或单侧，乳汁呈白色或黄色。溢乳与闭经常是本症的主要表现和女性患者就诊的原因。溢乳需与乳腺管内乳头状瘤或癌所产生的乳头溢液鉴别。血 PRL 升高伴闭经但无溢乳者，则需考虑全腺垂体功能减退或长期

缺乏 E_2。垂体 PRL 瘤引起的 PRL 高度升高本身即可引起血清 E_2 低下，并可有相应症状（如阴道干燥、性交疼痛等）。少数（5%～7%）的 PRL 瘤患者表现为原发性闭经伴有血清去氢异雄酮（DHEA）增高的患者可有多毛症，水滞留，体重增加，焦虑与抑郁。其中 60% 患者有性欲减退或消失。

男性患者常有血清睾酮降低，精子数减低或消失而致不育，常有性欲减退或消失，可有不同程度的勃起功能障碍，常为患者与医生所忽略。1/3 男性患者可有少量挤压性溢乳。

青少年起病者可青春期延迟，如为大腺瘤则可影响生长。

2. 骨质疏松　不论男性或女性，HPRL 可使骨密度进行性减少，因而引起痛性骨质疏松，可随 PRL 与性激素水平正常而好转。

3. 占位征群　垂体大腺瘤引起的占位征群。

4. 相关的原发病症状与体征。

（三）诊断

1. 病史和体检　注意有关的特殊症状，如育龄女性出现闭经－溢乳不育三联症，青壮年男性出现性腺功能减退、勃起功能障碍和溢乳等，并需详细了解患者的月经史、生育史、哺乳史、药物服用史，以及神经系统症状（有无头痛、视力和视野改变）和疾病史；亦要注意除外生理性、药理性因素，以及其他现患病与 HPRL 的关系。体检要重点注意视野、视力、乳腺（是否有白色乳汁溢出，乳汁介于初乳与哺乳时乳汁之间，有时需挤压后才有乳汁溢出，少数患者可为单侧性）、胸壁、男性性腺等变化。

2. 内分泌学检查

（1）血清 PRL 测定及 PRL 动态试验：非泌乳素瘤所致的 HPRL，PRL 很少 $>100\mu g/L$，PRL $>100\mu g/L$ 者 PRL 瘤可能性很大，PRL 瘤越大，则 PRL 水平越高，$>200\mu g/L$ 者，常为大腺瘤（$>10mm$）。轻度 PRL 增高（$<60\mu g/L$）可能为应激或脉冲分泌峰值，为避免应激，可连续 3 天采血或同一天连续 3 次采血，每次相隔 1 小时，如此 3 次血清测定值可除外脉冲峰值，有利于 HPRL 的判断。兴奋 PRL 分泌的药物，如 TRH、甲氧氯普胺、氯丙嗪、西咪替丁、精氨酸、或抑制 PRL 分泌的药物，如左旋多巴、溴隐亭等。可选择性地用以观察 PRL 的动态变化，PRL 瘤对上述兴奋剂与抑制剂无明显反应或反应减弱，有助于鉴别特发性 HPRL、生长激素瘤、ACTH 瘤与 PRL 瘤，但对特发性 HPRL 引起的 HPRL，其鉴别价值较小。

（2）其他内分泌功能检查：甲状腺功能测定、促性腺激素与 E_2 和睾酮测定、GH 与 ACTH 测定、DHEA 测定等，在不同情况应选择进行，以助病因与病情判断。

3. 影像学检查　MRI 或 CT 检查以了解下丘脑或垂体的病变。

（四）治疗

针对不同病因制定不同治疗措施：

（1）原发性甲状腺功能减退者需用 L－甲状腺素替代治疗；异源 HPRL 应针对原发癌肿。

（2）药源性者停用相关药物。

（3）HRPL 且性腺功能已减退达 1～2 年，而影像学检查未能做出肯定垂体病变诊断者可应用溴隐亭等治疗以抑制 PRL 分泌与恢复性腺功能。

（4）垂体肿瘤与 PRL 瘤治疗参见相关章节，垂体大腺瘤患者常可引起腺垂体功能减退，需相应激素类制剂作替代治疗。

（5）其他女性患者怀疑 PRL 瘤者，禁用雌激素以免 PRL 瘤长大；口服避孕药后出现的 HPRL 如停药后仍然有临床症状，可使用促性腺素或氯米芬治疗，促使下丘脑－垂体－卵巢轴生理功能的完全恢复；产后泌乳伴闭经，而 PRL 有所增高者，可应用口服避孕药（按避孕用量，但不宜久服，以免口服避孕药本身的 PRL 释放作用）与维生素 B_6 口服（200～600mg/d）（后者为多巴胺脱羧酶的辅酶，可使下丘脑肽能神经元多巴转化为 DA 增加）治疗；部分 HPRL 患者伴有 PCOS，经溴隐亭治疗 PRL 水平下降至正常后，可恢复排卵，约 3%～10% 仍无排卵者，可使用氯米芬（克罗米芬）治疗。“巨 PRL 血症”无须治疗。

二、泌乳素瘤

泌乳素瘤（prolactinoma）即 PRL 瘤，是最常见的功能性垂体瘤（约占半数），也是病理性高 PRL 血症最主要的原因。美国 NIH 一项研究表明美国人口 1/4 有垂体微腺瘤，其中 40% 为 PRL 瘤。伴有临床症状的垂体瘤约为 14/10 万人，如以其 1/2 估计，PRL 瘤患病率约 7/10 万人。PRL 瘤的大小与 PRL 分泌有关，通常肿瘤越大，PRL 水平越高。PRL 水平仅中等量增高（50～100ng/ml）的垂体瘤可能为 PRL 混合瘤，其内分泌症状不同于单克隆 PRL 瘤。随着血清 PRL 的标记免疫法测定以及 CT、MRI 等高分辨率影像学检查的广泛使用，临床上微 PRL 瘤确诊率已大为提高。

PRL 瘤的发病机制至今仍未完全阐明，除了 PRF 与 PIF 调节紊乱外，PRL 分泌细胞本身尚有何种功能缺陷，其影响因素如何等尚待明确。临床和动物实验均已证实雌激素可促进 PRL 细胞增生及 PRL 的合成与分泌。正常女性妊娠后，随着雌激素水平升高，PRL 细胞可增大、增生、垂体变大，PRL 分泌增加，妊娠不仅使原有 PRL 瘤增大，而且也是 PRL 瘤形成的一个促发因素（据统计约 10% PRL 瘤发生于妊娠后）。至于口服避孕药（CCP），因其具有一定雌激素活性，可以引起高 PRL 血症。但研究表明口服避孕药，特别是低雌激素活性的 CCP，与 PRL 瘤的发生并无关联；此外，PRL 瘤细胞内在的缺陷也被证实：①鼠 PRL 瘤与人微 PRL 瘤分泌对溴隐亭及多巴胺的抑制作用有抵抗性；②大部分 PRL 瘤患者在手术后重复多巴胺促效剂或拮抗剂或非特异的胰岛素低血糖刺激，其 PRL 分泌功能可以恢复正常，说明大部分 PRL 瘤患者的自主分泌源自内在缺陷，下丘脑调节功能紊乱呈继发性；③溴隐亭疗效与 PRL 瘤大小及原有 PRL 水平无关，一部分患者虽剂量加倍疗效仍不满意，说明这些患者对溴隐亭有抵抗性；④20 世纪 90 年代对 PRL 瘤 DNA 克隆分析表明，PRL 瘤细胞起源于单克隆，瘤体周边细胞完好无增生。肿瘤切除后，PRL 即可降至正常。PRL 瘤根据大小可分为微腺瘤（＜10mm）与大腺瘤（≥10mm），两者的生物学行为有明显差别。

本病多见于 20～40 岁青壮年，女性显著多于男性。女性患者以微腺瘤常见，占 2/3，大腺瘤为 1/3，但绝经后女性患者以大腺瘤为主，男性患者几乎都是大腺瘤。PRL 瘤经长期药物治疗可明显钙化。PRL 瘤绝大多数为良性，PRL 细胞癌十分罕见，文献仅有数例报道。

（一）临床表现

可从毫无症状，偶然发现到垂体功能减退，甚至垂体卒中、失明等轻重不一。

1. 溢乳与性腺功能减退　育龄女性典型症状为闭经、溢乳、不育三联症，在男性则为性欲减退、阳痿与不育三联症。

2. 垂体瘤占位性症状　大 PRL 瘤可产生占位性神经症状与垂体功能减退症状。占位性神经症状主要为：①头痛：系肿瘤压迫鞍隔和血管所致。如持续头痛并伴恶心、呕吐，则表示有颅内压增高。②视野缺损、眼外肌麻痹、急性视力减退等，由于肿瘤自鞍隔孔向上扩展，压迫视交叉所致。③肿瘤从蝶鞍向两侧海绵窦方向扩展，可压迫第Ⅲ、Ⅳ、Ⅴ、Ⅵ脑神经，并产生上睑下垂、复视、面部疼痛、眼球运动障碍等相应症状。④瘤体偶有向大脑颞叶内侧扩展，引发癫痫。垂体功能减退系继发性，是肿瘤压迫垂体正常部分而引起，受累之靶腺功能减退症状较轻。

男性垂体 PRL 腺瘤患者，虽有 HPRL 相应症状，但常常被忽视，未能及时确诊，直至肿瘤体积增大，出现上述肿瘤压迫症状始获确诊者不在少数。

3. 其他症状

（1）急性垂体卒中：0.6% ~10% 垂体瘤可自发出血，一般见于大腺瘤，偶见于微腺瘤。主要表现为严重出血所致的脑膜刺激症状，以及周围组织的受压迫症状，以视力、视野损害及头痛为主，症状多不典型，头颅 CT、MRI 扫描有助于明确诊断。

（2）PRL 混合瘤的其他内分泌症状：PRL 瘤可与其他垂体激素腺瘤混合与同时发生，最常见为 GH 与 PRL 混合瘤，20% ~40% 肢端肥大病例血清 PRL 水平升高，可有闭经与溢乳（多为挤压性）。PRL 瘤与无功能性垂体瘤混合时，瘤体大而 PRL 仅轻微升高，溴隐亭治疗血清 PRL 很快下降而肿瘤无显著缩小。

（3）骨质疏松：慢性高 PRL 水平可促进骨质丢失，尤其 E_2 浓度极度降低的患者，其骨密度常低于绝经期妇女平均水平。

（4）青春期前 PRL 瘤：多为大腺瘤，患者发育停滞，身材矮小，溢乳，原发闭经。

（二）诊断

1. 除外生理性和药理性 HPRL。

2. PRL 测定、PRL 动态试验，其他内分泌功能检查　怀疑混合瘤时常须作相应内分泌功能检查。

3. 影像学检查　蝶鞍 X 线平片或断层摄片，因其本身的低分辨和间接的影像效果，目前已不常规应用于 PRL 瘤的诊断。但因费用低廉，可用以观察蝶鞍有否扩大，可选择性地应用于临床上有占位性神经症状者。CT 与 MRI 因其高分辨与直接的肿瘤影像效果可发现 3 ~4mm 的微小腺瘤，特别对于治疗后复查随访有其优越性。但 CT 对于微腺瘤仍有一定的假阳性和假阴性率，MRI 因其对软组织分辨力高、解剖结构显示清楚，并能够反映垂体肿瘤组织向各个方向的生长情况，提供垂体腺瘤全面的影像学特征，判断海绵窦有无受侵犯，为手术方式的制定、防止和减少术中大出血等并发症具有重要意义，已成为诊断垂体瘤常用有效的检查方法。术前 MRI 检查可用于评估垂体腺瘤生长范围与方式以及估计肿瘤的质地，对手术方案的制订具有指导意义。但 MRI 不能区别骨及钙化组织，对肿瘤侵蚀鞍壁与扩展到鞍外的显示效果不及 CT，此外 MRI 也有其应用禁忌。对于垂体微腺瘤的诊断要注意与鞍内小囊肿，以及青春期女性经期和妊娠期间表现的生理性垂体轻度增大和信号不均匀等鉴别，避免误诊，可结合 PRL 测定作出鉴别，必要时可作动态 MRI 增强扫描。鞍内的其他常见病变如鞍内蛛网膜囊肿和 Rathke's 囊肿、空泡蝶鞍综合征（患者除闭经外，泌乳素可正常或稍高，常伴有头痛）等也需注意鉴别。

（三）治疗

针对 PRL 瘤的高 PRL 分泌和占位性神经症状与腺垂体功能减退，可视病情使用多巴胺激动剂治疗，并同时或择期进行手术切除或放射治疗，以改善临床症状，缩小乃至消除肿瘤，求得最佳效果。与大腺瘤不同，95%微腺瘤不会进行性生长，故抑制肿瘤生长不是治疗指征，微腺瘤治疗两大要点是针对不育和恢复月经、消除溢乳。对于不育应首选溴隐亭；对于抑制大腺瘤的生长，各种多巴胺激动剂并无多大差异。

1. 药物治疗

（1）多巴胺促效剂治疗：

1）溴隐亭：是一种麦角类衍生物，作用为特异性多巴胺受体促效剂。溴隐亭抑制 PRL 分泌的作用是由于：直接兴奋垂体 PRL 细胞 D－2 受体而抑制 PRL 分泌，并间接兴奋下丘脑的 D－2 受体而增加 PIF 的释放。溴隐亭可特异性地抑制 PRL mRNA 和 PRL 的合成，导致胞质减少、细胞空泡形成、细胞破碎和凋亡，抑制 PRL 瘤生长，不损伤其他垂体细胞。并能抑制溢乳，恢复性腺功能和生育力。对于男性 PRL 大腺瘤患者，除肿瘤及其分泌受抑制外，血清睾酮水平与精子数可恢复正常。溴隐亭口服后迅速从肠中吸收，但吸收并不完全。半衰期约 3～4 小时，故每天剂量分 2～3 次服用。单一剂量摄入后，在 2～3 小时达血浆峰值。溴隐亭经肝代谢，90%自粪便排出，10%从尿中排泄。由于其非亲水性脑浓度明显高于血清浓度。有效剂量个体差异很大，自 2.5～60mg/d 不等，为确定有效剂量，可在开始治疗时作一敏感试验，服溴隐亭 2.5mg，多数患者 6～8h 后血清 PRL 水平可下降 50%以上，表示只需较小剂量（3.75～7.5mg/d）即可奏效；少数患者下降＜50%，需剂量加倍但也有无效者。此种剂量差异可能取决于垂体 PRL 细胞 DA 受体对药物的反应性。起始剂量可为 0.625mg/d，晚餐后服，以后每周递增 1.25mg/d，分早晚两次服用。对于耐受良好者每日剂量一次给予，疗效相同。药物治疗期间，每 1～2 个月测定 PRL 和随访，及时调整剂量。有效剂量（恢复月经和 PRL 水平）通常为 5.0～7.5mg/d，大腺瘤可用到 7.5～10mg/d。80%大腺瘤治疗后可缩小，可早在治疗 4～6 周后，或数月后见瘤体有所缩小。治疗 24 个月以上再停药，25%患者可在停药后一直维持正常。长期药物治疗后大腺瘤可明显钙化。

经验表明，溴隐亭治疗 82%患者 PRL 恢复正常，90%以上患者可恢复月经和生育力。故对于需要恢复排卵功能的患者溴隐亭为首选药物。希望怀孕的微腺瘤患者治疗开始初，应机械避孕 2～3 个月经周期，后停止避孕措施待出现停经时即停用溴隐亭，如经确定妊娠者应继续停止服药。如此可避免溴隐亭相关的流产、异位妊娠和婴儿生殖器官畸形。产后泌乳并不与微腺瘤生长相关，哺乳期需继续停药，一定时期哺乳后可作复查，如有必要应予溴隐亭继续治疗。女性大腺瘤患者妊娠期间瘤体长大概率为 15%～35%，所以需在妊娠前进行手术，术后乃至妊娠期间需服用溴隐亭以防止瘤体长大。男性患者根据有无症状而选择不同方案，对于无症状的微腺瘤，可不予处理，定期随访。溴隐亭治疗 PRL 瘤疗效好、并发症少、垂体功能恢复较佳，故主张对于垂体 PRL 微腺瘤或大腺瘤而无鞍上发展或无视野缺损者首选药物治疗。

溴隐亭的不良反应与其对于 D－1 和 D－3 受体、肾上腺素能受体及血清素受体的活性作用有关，常见为对胃肠黏膜的刺激，出现恶心、呕吐、腹痛等。较大剂量可因内脏平滑肌松弛及交感神经活动受抑制而出现眩晕、头痛、嗜睡、便秘、直立性低血压等反应。大剂量治疗者偶有严重不良反应，需予警惕。小剂量溴隐亭的副作用常短暂，餐后服用常可减轻。

耐药问题：约有 5%～18%患者对 DA 激动剂的治疗无反应，称为多巴胺抵抗，这与

PRL 瘤 DA 受体的异质性有关而与 PRL 水平或肿瘤大小无关。对溴隐亭耐药的腺瘤患者可试用喹高利特（诺果亭），因该药对 D－2 受体的亲和性更高。

2）卡麦角林（cabergoline）：是长效的麦角衍生物，最初用于治疗帕金森病。是 PRL 分泌细胞 D－2 受体高度选择性促效剂，因而比溴隐亭耐受性好。可降低 PRL 水平、恢复性功能和使肿瘤缩小。因其半衰期长达 62～115 小时，故可每周一次给药 0.5mg。也是治疗 PRL 瘤的二线药物，可用于对溴隐亭不耐受或抵抗者。严重心血管病、雷诺氏病、溃疡病、低血压等病患者须慎用，有报道报卡麦角林与病态赌博相关联的，此为其罕见不良反应。

3）喹高利特（quinagolides）：商品名有“诺果亭”（norprolac）等。这是一种新型非麦角类长效 D－2 受体选择性促效剂，其结构为八氢苄喹啉，对 PRL 的抑制作用是溴隐亭的 35 倍，消化道副作用则较少。剂量为 75～400μg/d（维持量为 75～150μg），可使 58%～91% 的患者 PRL 降低，半数以上患者的腺瘤可缩小 25% 以上。本类药物是治疗 PRL 瘤的二线药，常用于对溴隐亭有抵抗或不耐受者。治疗开始可能由于多巴胺兴奋作用，会引起直立性低血压。因此，要根据 PRL 降低的效果和患者的耐受性选择起始剂量。有精神病史者需慎用。

（2）PPARγ 促效剂：PPARγ（过氧化物酶体增殖激活受体 γ）可在所有垂体瘤细胞表达，细胞生物学研究证实 PPARγ 配体——罗格列酮能抑制垂体瘤细胞增殖并促进其凋亡，其机制为阻止静止期细胞由 G_0 进入 G_1 期，减少进入 S 期的细胞数量，并抑制瘤细胞激素的分泌。动物实验也发现罗格列酮能显著抑制小鼠垂体 GH、PRL 和 LH 瘤的生长。罗格列酮作为高选择性 PPARy 激动剂已在临床广泛应用于胰岛素抵抗，其抑制 PRL 瘤的作用可能成为治疗 PRL 瘤的一种新的选择。

2. 手术治疗　对于药物治疗不敏感（大瘤体缩减和 PRL 下降不明显），或不能坚持药物治疗者（如考虑妊娠等因素）可以选择手术治疗。已有鞍上累及者可予以药物和手术治疗同时进行。除传统的经额垂体瘤大部分切除视交叉减压术（适用于已向鞍上、鞍旁扩展的大腺瘤伴有视交叉或其他脑神经受压者）外，目前较多开展创伤较小的经蝶窦选择性垂体瘤切除术，除适于微腺瘤外，也应用于鞍上扩展视交叉受压不严重的病例。术后如有残余瘤存在，需继续药物治疗或辅以放射治疗。经蝶窦切除垂体瘤，肿瘤切除程度与肿瘤的质地关系密切。对于质地软的肿瘤，即使伴有鞍上、鞍旁发展，在切除鞍内肿瘤后，鞍上、鞍旁的肿瘤组织可以随脑血管搏动而逐渐降入鞍内，获得较满意的切除；但质地韧的肿瘤，鞍上、鞍旁部分难以降入鞍内。研究表明 MRI 可以粗略预测肿瘤的质地。外科手术术后可有感染、脑脊液漏和短暂的尿崩症等并发症。对微腺瘤的治愈率可达 70%～75%，死亡率为 0～1%。

3. 放射治疗　常用在手术治疗后 PRL 水平未能降至正常水平，瘤组织有残余时。也可以对应用药物治疗已妊娠的患者予以放射治疗，以抑制垂体瘤在妊娠时的进展，并减少药物长期应用的剂量。单纯放射治疗或辅助手术治疗的放射治疗，GnH 缺乏的发生率各为 47% 和 70%，普通放疗因其反应迟缓及继发垂体功能低下的潜在倾向，故已放弃。^{60}钴源的立体辐射即 γ 刀，优点为定位准确，对下丘脑与颅脑损伤少、疗程短。可选择性地用于边界清楚而不侵犯邻近结构的微腺瘤而不能耐受长期药物治疗者，以及手术有残留瘤组织或复发，或年老、有夹杂症等不能经受手术者均可考虑 γ 刀治疗。

治疗的选择：对于各种治疗方法的选择，应该根据患者病情、生育史和特殊的要求，依照循证医学原则作出计划，并充分尊重患者的意愿，作最后抉择。

女性泌乳素瘤治疗选择可参考表7-2。

表7-2 女性泌乳素瘤的处理纲要

高PRL血症——除外生理性和药理性后做MRI检查，区分微腺瘤与大腺瘤，根据不同情况予以不同处理	
微腺瘤	1. 闭经多巴胺促效剂或雌激素加黄体酮治疗 2. 不育溴隐亭治疗 3. 正常月经不予治疗，随访观察（Schlechte J A等报告经3~7年随访，此组患者PRL不增高，病情无进展）
大腺瘤	1. 鞍内 A. 闭经：予以多巴胺促效剂 B. 不育：首选溴隐亭治疗 2. 鞍上 A. 闭经：多巴胺促效剂，并结合手术 B. 不育：药物治疗（首选溴隐亭），并结合手术

（李 莉）

第六节 尿崩症

尿崩症（diabetes insipidus）是一种以尿量异常增多、烦渴、低渗尿和低比重尿为特征的临床综合征。其通常因为下丘脑和（或）垂体病变所致的抗利尿激素（又称精氨酸加压素或血管加压素）分泌减少，或者肾脏由于各种病因对抗利尿激素失去反应，集合管水通透性降低，水重吸收障碍，造成的肾脏尿液浓缩障碍。根据发病部位的不同，尿崩症分为中枢性尿崩症和肾性尿崩症。在内分泌系统中主要介绍中枢性尿崩症。

一、病因和分类

1. 先天性 罕见，为常染色体显性遗传，可由于抗利尿激素-神经垂体激素运载蛋白基因突变所致的下丘脑产生抗利尿激素的神经元减少。另有家族性中枢性尿崩症如DIDMOAD（diabetes insipidus，diabetes mellitus，opticatrophy，deafness）综合征，为常染色体隐性遗传，致病基因位于4p16.1，抗利尿激素前体不能转化为抗利尿激素。

2. 获得性 特发性、外伤性、头部创伤后、下丘脑-垂体手术后、肿瘤（颅咽管瘤、松果体瘤、生殖细胞瘤、脑膜瘤、向鞍上扩展的垂体瘤、转移性肿瘤）、缺血及血管性病变（Sheehan综合征、休克、血肿、动脉硬化、动脉瘤）、感染（结核性脑膜炎、病毒性脑膜炎、细菌性脑膜炎）、肉芽肿（结节病、嗜酸性肉芽肿、组织细胞病、Wegener肉芽肿、黄瘤）、化学毒物（河豚毒素、蛇毒）以及自身免疫等。

二、临床表现

中枢性尿崩症可见于任何年龄，以青年人居多，男女之比约为2∶1。

尿崩症的临床表现可分为两大症群：以抗利尿激素不足引起的多尿、多饮、烦渴，严重者多致高渗综合征；病因在颅内病变患者的头痛症状。临床上多以抗利尿激素不足症群为主。

最突出的症状为多尿，起病多为渐进性，也有发展较快，在数日到数周内症状逐渐明显，有时患者可诉出多尿发生的具体日期甚至具体时间点。尿量每日多在2.5～3L以上，或每天>50ml/kg，尿量多者可达18L。尿液清亮，尿比重低，多在1.001～1.005，尿渗透压一般在50～200mmol/L。患者不仅日尿增加，夜尿也增多，但通常较白天为轻。

残存的抗利尿激素量不同，临床表现不同，抗利尿激素残存量不足10%，表现为完全性尿崩症，患者尿量显著上升，每日尿量在5L以上，甚至达18L；抗利尿激素残存量较多时，患者表现为部分性尿崩症，每日尿量变化较大，多数在3～5L。根据患者精神控制力，尿量可以<2L或>5L。

大量低渗性尿排出，患者血浆渗透压可轻度升高，兴奋口渴中枢，产生烦渴，患者多喜冷饮。尿崩症患者若能得到足量的水，患者的健康一般不受威胁，仅影响睡眠，体格发育及智力均不受影响。

如患者因各种原因不能得到充足的水供应，有可能导致高渗综合征，表现为血容量不足、血浆渗透压升高和高钠血症。临床上患者出现心悸、血压下降、四肢厥冷等，严重者出现休克。若不能及时得到纠正，严重者引起高渗性脑病，出现精神症状，性格改变、烦躁、神志模糊甚至谵妄、昏迷。

下丘脑－神经垂体系统损伤或手术后所致的中枢性尿崩症可表现为典型的“三相变化”。第一相——多尿期，尿量增多及尿渗透压降低，术后立即发生，通常持续4～5d，是因为损伤所致的抗利尿激素释放减少；第二相——少尿期，尿量减少，尿渗透压升高，发生在损伤后5～6d，因为血管加压素从受损变性的神经元漏出至血液中；第三相——出现低渗性多尿，可持续数周或成为永久性尿崩症，为抗利尿激素耗竭所致。

下丘脑－垂体手术及外伤有时合并垂体前叶损伤，这时尿崩症症状可减轻，在纠正垂体前叶功能不足后尿崩症症状可明显加重。

三、辅助检查

1. 尿液检查　尿比重通常在1.001～1.005，尿渗透压为50～200mmol/L，尿钠、钾、钙浓度降低，但每日排出总量一般正常。

2. 血液检查　若有充足的水供应，患者的血浆渗透压应正常或轻度升高；血浆抗利尿激素水平降低，在禁水后也不能升高或不能达到正常值，完全性尿崩症患者较部分性尿崩症患者血浆抗利尿激素水平更低。

3. 功能试验

（1）禁水试验：完全性尿崩症患者禁水后尿液仍不能充分浓缩，尿量无明显减少，尿渗透压<300mmol/L，尿比重<1.010；部分性尿崩症患者禁水后尿量减少、尿渗透压升高、尿比重升高，但抗利尿激素水平有限，尿渗透压和比重升至一定水平后不再上升，尿渗透压<750mmol/L，尿比重<1.020。

（2）禁水加压素试验：正常人禁水后注射抗利尿激素，尿量不减少，尿渗透压及尿比重不上升。中枢性尿崩症患者在禁水试验后注射抗利尿激素，可以使尿量明显减少，尿渗透压升高，>750mmol/L，尿比重升高，多>1.020以上。

（3）高渗盐水试验：正常人滴注高渗盐水后血浆抗利尿激素明显上升，中枢性尿崩症患者在输注高渗盐水后血浆抗利尿激素水平上升不明显，对血浆渗透压水平升高反应差。

4. 影像学检查　MRI 较普通 X 线片或 CT 对于中枢性尿崩症检查更具诊断意义。正常人垂体后叶在头颅 MRI T_1 加权像中显示为高信号，在神经垂体病变的患者中高信号消失，另一特点为垂体柄增粗。

5. 其他检查　颅脑病变所致者应检查视野。对于遗传性中枢性尿崩症患者，可对抗利尿激素基因、抗利尿激素受体基因、AQP－2 基因等突变进行分析。

四、鉴别诊断

1. 精神性烦渴　表现为多饮、多尿、烦渴、低比重尿，多发生于中年及绝经期妇女，精神性因素所致过量饮水，致多尿，并抑制了体内抗利尿激素分泌。使用镇静剂常有效，禁水试验多正常，如用抗利尿激素替代治疗，尿量可减少，但精神性多饮不减少，有时可致水中毒。

2. 肾性尿崩症　为肾脏原因对抗利尿激素不敏感或发生抵抗，尿液浓缩障碍所致。发病通常较缓慢，亦主要表现为烦渴、多饮、多尿。先天性者为 X 性连锁隐性遗传病，几乎只见于男性，幼年起病者，重症可出现生长障碍和智力低下。患者血浆抗利尿激素水平上升，注射抗利尿激素后尿量、尿渗透压、尿比重均无变化，禁饮后血浆抗利尿激素水平有所上升，但尿量仍无改变，出现抗利尿激素水平和尿渗透压分离的表现。

五、治疗

1. 补充水分　中枢性尿崩症患者在水分供给充足的情况下，对身体的代谢影响较小。没有足够的水分，即使已经行激素替代治疗，在替代不足时也往往造成高渗，影响代谢。因此，不能禁止或限制患者饮水。口渴中枢障碍时还需要让患者定时定量饮水。

2. 激素替代疗法　由于抗利尿激素缺乏程度和个体对抗利尿激素需要量的不同，激素替代治疗应该个体化。

（1）1－去氨8－右旋精氨酸加压素（DDAVP）：首选药物，为加压素类似物，剂型多样，可静脉、肌内、皮下注射，也可经鼻给药、口服。DDAVP（片剂商品名为弥凝），成人起始剂量为每次 50μg，每日 2 次，根据情况调整剂量，口服用药方便且效果良好，被认为是理想的给药方式；皮下注射，每次 0.5～2μg，每日 1～2 次；鼻腔给药，每喷 10μg，每日 1～2 次。给药的同时应监测尿量，监测血浆渗透压、血钠水平。每种给药方式均应根据患者的症状改善情况进行调整，实现个体化。

（2）鞣酸加压素油制剂：肌注，疗效可维持 2～3d 或更久，每毫升含 60U。开始每次注射 0.1ml，每日注射 1 次。再根据疗效及持续时间调整剂量。应用时应注意水中毒。

3. 非抗利尿激素类口服药

（1）噻嗪类利尿剂：以氢氯噻嗪最常用，一般每日 2～3 次，每次 25～50mg，可使尿量减少一半。该药作用机制尚未明确。长期使用注意低钾血症。

（2）氯磺丙脲：通过增强肾脏对抗利尿激素的反应性改善尿崩症，可用于部分性尿崩症患者的治疗。一般每日 1 次，剂量从 100mg 开始，最大到 300mg。长期使用应注意低血糖的产生。

（3）卡马西平：可同时促进抗利尿激素的分泌及肾脏对抗利尿激素的敏感性。一般每次 0.1～0.2g，每日 2～3 次。应注意白细胞减少、肝损害、乏力、眩晕等不良反应。

（4）氯贝丁酯（安妥明）：可促进抗利尿激素分泌，主要用于治疗部分性尿崩症患者。一般每次 0.5～0.75g，每日 3 次。应注意胃肠道反应及肝损害。

（李　莉）

第七节　成年人腺垂体功能减退症

腺垂体功能减退症（pituitary deficiency）在 1914 年由西蒙氏首次描述，是指各种病因损伤下丘脑、下丘脑－垂体通路、垂体而引起单一（孤立）的、多种（部分）的或全部垂体激素［ACTH，TSH，FSH/LH（又称 Gn），GH，而 PRL 除外］分泌不足的疾病。它可见于儿童期和成年期。儿童期因产伤、发育不全引起者相对少见。成年期因肿瘤、创伤、手术而引起的，由于原发疾病的掩盖，垂体功能减退症易被疏忽，不仅影响了原发疾病的康复，而且容易在应激时出现危象而危及生命。近年来由于主动随访垂体激素水平，应用可靠的功能试验，发现了较少见的亚临床垂体功能减退症，尤其是在颅脑外伤、手术和放疗后。

一、病因及发病机制

正常人垂体约重 0.5g，腺垂体和神经垂体各有独立的血液供应。腺垂体主要由颈内动脉分支（垂体上动脉）供血，极少数还由垂体中动脉供血。垂体上动脉在下丘脑正中隆突区形成毛细血管丛，血流从这里经垂体门静脉穿过垂体柄到达腺垂体。神经垂体由垂体下动脉供血。正中隆突区无血脑屏障，腺垂体仅有正中隆突区内外静脉丛提供血液。完整的垂体柄才能保证 90% 腺垂体细胞的血供，切断垂体柄后 90% 腺垂体会坏死。垂体坏死 75% 以上才会出现临床症状，破坏 50% 以上仅处于无症状的亚临床期，破坏 95% 以上可危及生命。垂体激素不足，使靶腺体继发性萎缩，出现继发性靶腺体功能减退。下丘脑释放激素不足影响垂体，再影响靶腺体引起三相性靶腺体功能减退。常见的垂体功能减退症病因可分为。

（一）肿瘤

常见的有垂体瘤、鞍区肿瘤（脑膜瘤、生殖细胞瘤、室管膜瘤、胶质瘤）、Rathke's囊肿、颅咽管瘤、下丘脑神经节细胞瘤、垂体转移性肿瘤（乳房、肺、结肠癌）、淋巴瘤、白血病等。垂体瘤是成年人最常见的脑部肿瘤（约占 10%），直径大于 1cm 的称大腺瘤，小于 1cm 的称微腺瘤，瘤细胞根据有无分泌功能分为有分泌性腺瘤（可出现相应的内分泌症状）和无功能性腺瘤。大腺瘤可有占位效应，压迫视神经影响视力、视野；压迫垂体引起垂体功能减退（尤其是无功能性腺瘤）；牵引硬脑膜而增高颅内压出现头痛；压迫海绵窦引起第Ⅲ、Ⅳ、Ⅴ、Ⅵ脑神经损伤。除泌乳素瘤药物治疗有效外，首选手术（包括 γ 刀等）治疗。

（二）脑损伤

包括颅脑外伤（TBI）、蛛网膜下腔出血（SAH）、神经外科手术、放射治疗（RT）、脑卒中（出血和缺血）、希恩综合征等。

TBI 在发达国家中是 35 岁以下男性常见的致死、致残原因，近年来女性发病也在稳步增多。2007 年 A Agha 分析 107 例 TBI 者中，重度 TBI 格拉斯哥昏迷评分（GCS）在 3/15～13/15，结果示受伤 19 个月时有 11% GHD，13% ACTH 不足，12% Gn 不足，1% TSH 不足，13% 高 PRL，28% 是单种激素不足，仅 1% 是全垂体功能减退。Sceneider 等报道 77 例 TBI

中有些病例在受伤 3 月时发现 ACTH、TSH、FSH/LH 不足，在受伤 12 个月时已恢复，而 GHD 仍不变，也有少数病例在受伤 12 个月时才发现 ACTH 不足。有文献报道 3/4 创伤后垂体功能减退（PTHP）在外伤 1 年内起病，15% 在外伤后 5 年内确诊，还有 2 例分别在受伤 36 年和 46 年确诊。一般 GCS 评分低者 PTHP 发生率高。近年来文献报道 20% 退休拳击运动员也有慢性 TBI 并伴有运动认知和行为方面的异常。F. Tanriverdi 等在 2006 年报道 22 例在职拳击手，有 5 例（22.7%）有 GHD，2 例（9.9%）有 ACTH 不足。

垂体瘤手术后垂体功能减退症的发生率与肿瘤的大小、年龄、手术方式等因素有关。以往大腺瘤手术后暂时性尿崩症和垂体功能减退症发生率高达 20%，近年来，开展经蝶手术、经鼻三维内镜下手术后，该病的发生率明显减少。

鞍区放疗（RT）：以往报道手术后加常规放疗，放疗总量 50Gy（500rad），10 年内引起垂体功能减退（PD）的发生率高达 50%，主要表现为 GH、ACTH、TSH 和 Gn 一到多项的不足。近年来采用立体定向放射手术（SRS，即伽马刀），单剂量 9 ~ 30Gy（平均 25Gy），视交叉、晶状体等敏感区照射量分别为≤8Gy，≤0.6Gy，3 年内出现 PD 的发生率为 5.7%，5 年内为 27.3%，放疗数年后 PD 增加的原因尚未明确，除肿瘤复发外，可能与 RT 引起门脉血管炎及无菌性炎症损伤有关。损伤与剂量、年龄、组织的易损性有关，一般儿童、青春期敏感，血管等组织也较敏感。

卒中，尤其是垂体卒中多因无功能的大垂体瘤瘤体内梗死或出血所致，也可发生在正常垂体内如妊娠妇女增生肥大的垂体，而产后大出血、DIC、未控制的糖尿病、抗凝治疗、气脑造影、机械通气、寒冷、疲劳、感染、手术、手术麻醉等诱使垂体卒中出现 PD 危象。危象时患者可有剧烈头痛（眶后）、恶心、呕吐、视力减退、视野缺失、复视、上睑下垂、瞳孔散大（第Ⅲ、Ⅳ、Ⅵ和第Ⅴ脑神经第一分支麻痹）、发热、神志不清、抽搐、血压下降、低体温、低血压、低血钠，如血液进入蛛网膜下腔则出现脑膜刺激症状，颅内压增高，惊厥，半身不遂等半球症状。冠状面 CT 检查可见垂体内有高密度出血灶，MRI 示 T_1 加权高信号，宜立即钻洞减压，药物抢救。产后因垂体梗死或出血引起的 PD 又称希恩综合征，近年来已明显减少。

（三）浸润或炎症

淋巴细胞性垂体炎（lymphocytichypophysitis，LYH）、血色病、结节病、组织细胞增生症 X、肉芽肿病性垂体炎、组织胞质菌、寄生虫（弓形体病）、结核杆菌、卡氏肺孢子虫病等。LYH 又称自身免疫性垂体炎（AH），自 1962 年 Goudie 和 Pinkerton 首次报道 AH，到 2004 年为止，国外共报道 AH379 例，国内报道 11 例。女性较多见（女：男约为 6 ：1），女性好发于妊娠后期或产后 1 ~2 个月，也有报道在更年期发病及同时伴有空泡蝶鞍者。病变可累及腺垂体、垂体柄、神经垂体及下丘脑。组织学上以淋巴细胞、浆细胞浸润为主，个别出现淋巴滤泡生发中心、灶性坏死和纤维化。仅少数病例血清中找到垂体分泌细胞（ACTH、TSH、Gn、GH）的抗体。患者有突发性的头痛、视力减退。内分泌功能受损顺序是 ACTH、TSH、Gn，而 GH 及 PRL 受累较少，垂体柄受累可出现高泌素血症，神经垂体受损出现垂体性尿崩症，而垂体瘤、脑外伤、放疗引起的 PD 常有 GHD，因此测定 GH 也有助于鉴别 AH。AH 还可合并自身免疫性甲状腺炎、卵巢炎、肾上腺炎、萎缩性胃炎、系统性红斑狼疮等。影像学上 AH 不易与垂体瘤鉴别，AH 的特征是 MRI 上见均质增强肿大的腺体，Gd－DTPA 示信号增强（因早期弥漫性摄取 Gd－DTPA 之故），不同于垂体瘤内有出血或缺血、囊性变等不均匀病灶；T_1 加权神经垂体高密度亮点（富有磷脂）消失；垂体柄增粗等。糖皮质激素如甲泼尼龙 120mg/d 冲击后，改用泼尼松 20～60mg/d 既能替代 ACTH 不足所致的肾上腺皮质功能减退症，也有利于抗炎、降低颅内压等，疗效尚在研究中。其他免疫抑制剂如硫唑嘌呤、甲氨蝶呤、环孢霉素疗效更不肯定。如有视力减退，不能排除肿瘤可能者主张经蝶三维内镜下手术，尚可活检明确诊断。结节病、血色病、组织细胞增生症 X 等累及全身脏器的疾病，也可以 PD 为首发症状，结节病与组织细胞增生症 X 常伴垂体性尿崩症，血色病较早出现性功能减退，继而出现 TSH、GH、ACTH 的不足。

（四）发育不良

转录因子缺陷，垂体发育不良/不发育，先天性中枢性占位，脑膨出，原发性空蝶鞍，先天性下丘脑疾病（膈－眼发育不良，Prade－Will 综合征，Laurcnce－Moon－Biedl 综合征，Kallman 综合征），产伤等。垂体由胚胎时鼻咽部的 Rathke′s 袋发育而成，此袋有多能干细胞，pit－1 结合于 GH、PRL、TSH 基因的调节元件上，也即结合于这些启动子的识别位点上，它决定了这些细胞株的分化和定向发育。促甲状腺胚胎因子（TET）诱导 TSH 表达，促性腺素细胞受固醇类因子（SF－1）调控。胚胎发育最初 3 个月内基因突变，Rathke′s 袋中线细胞移行不全，透明隔、胼胝体发育不全。分娩时产伤，包括颅内出血、窒息、臀位产等均可能引起 PD。

（五）原因不明

包括心理障碍、极度营养不良（神经性厌食，不适当减肥）、大脑皮层功能改变可影响下丘脑神经介质和细胞因子的释放，从而改变下丘脑垂体轴。

二、临床表现及诊断

垂体功能减退症伴随肿瘤、创伤、感染等时，原发疾病常掩盖了 PD 的临床表现，除应激时出现垂体危象外，疾病常呈慢性隐匿性起病，垂体受累的激素有单一的、部分的、全部的，甚至影响到后叶。靶腺受损程度轻重不一，因此该病的临床表现可以是非特异的，多样化的（表 7－3）。

表 7－3　垂体功能减退症的临床特征及实验室发现

受累激素	临床表现	实验室发现
ACTH	慢性：乏力，苍白，厌食，消瘦	低血糖，低血压，贫血，低钠血症
	急性：衰弱，眩晕，恶心，呕吐，虚脱，发热，休克	淋巴细胞，嗜酸性细胞增多
	儿童：青春发育延迟，生长缓慢	
TSH	疲劳，畏寒，便秘，毛发脱落，皮肤干燥，声音嘶哑，认识迟钝	体重增加，窦性心动过缓，低血压
女性：骨质疏松	Gn	女性：闭经，性欲丧失，性交困难，不育
	男性：性欲丧失，阳痿，早泄，情绪低落，性毛、胡须脱落，不育	男性：骨质疏松，肌肉不发达，贫血
	儿童：青春发育延迟	
GH	肌肉减少，无力，腹型肥胖，易疲劳，生活质量降低，注意力及记忆力衰退	血脂异常，动脉硬化
PRL	女性：闭经，溢乳	PRL 升高

续 表

受累激素	临床表现	实验室发现
	男性：乳房发育	
ADH	尿量 > 40ml/（kg·d）	尿渗透压 < 300mOsm/kgH_2O，高钠血症

三、功能试验

垂体激素的分泌均有生理节奏（昼夜曲线），如 ACTH 清晨水平最高，半夜最低；GH 入睡后最高。因此测定清晨一次基础值并不能反映该激素分泌细胞的储备能力。ACTH，GH 尚需做激发试验来协助诊断。

（一）ACTH

清晨 8 时测定靶激素血皮质醇（F）> 500nmol/L 可除外继发性皮质功能减退，< 100nmol/L 时宜作胰岛素低血糖激发试验（它是测定垂体—肾上腺轴的金标准）。静注短效胰岛素 0.1 ~ 0.2U/kg，血糖 < 2.2mmol/L（即有出汗、手抖、乏力、饥饿、心悸）提示试验成功，血 F > 500nmol/L 可除外此症。有心脏病、惊厥者不宜做此试验。ACTH 250μg/次，30min 后测血 F > 600nmol/L 可除外继发性皮质功能减退，≤500nmol/L 疑有此症。

（二）GH

除同时在清晨测定 IGF - 1 外，也可做胰岛素低血糖激发试验。成年人低血糖时 GH ≤ 3μg/L，儿童≤10μg/L，青春前期≤5.0 ~ 6.1μg/L 为诊断 GH 不足的切割点。严重 PD 者不宜做此试验时可用 GHRH1μg/kg 加 30g 精氨酸（静滴 30min），GH 高峰 < 9μg/L（BMI < 25 时）、< 8μg/L（BMI 25 ~ 30 时）、< 4.2μg/L（BMI > 30 时）为诊断 GHD 切割点。

（三）TSH

正常或偏低，而 FT_3、FT_4 降低可确诊中枢性甲状腺功能减退，不需做 TRH 兴奋试验。

（四）LH/FSH 低

在除外高泌乳素血症时也可确诊继发性性功能减退。

四、影像学检查

（一）冠状面 CT

正常人垂体高度分别为：儿童≤6mm，成人≤8mm，孕期可达 10 ~ 12mm，垂体上缘扁平，如呈弧形要考虑垂体增大可能。大腺瘤有鞍背上翘，鞍底吸收。

（二）头颅 MRI

分辨率高，能更好显示软组织包括周围血管、视交叉、垂体柄。正常人垂体组织 T_1 加权信号同脑组织，也可稍有不均匀，小腺瘤直径小于 10mm，信号低，T_2 加权上腺瘤信号增强。大腺瘤可呈倒雪人状（肿瘤向鞍上生长）。

五、治疗

由垂体瘤引起的垂体功能减退症凡有视力减退及占位效应首先考虑手术。文献报道 720

例无功能垂体瘤经蝶经额手术后垂体功能恢复率分别为50%和11%，恶化的分别有2%和15%。泌乳素瘤多巴类药物治疗恢复垂体功能者有60%～75%。PD患者有应激时促发危象危及生命的危险，宜随身携带治疗卡。

（一）替代治疗（replacement therapy）

1. 肾上腺皮质激素　如遇全垂体功能减退者首先宜补充肾上腺皮质激素，因甲状腺素的应用会加速皮质激素的代谢，而加重其不足。放射性核素研究示正常成年人可的松的每天分泌量是5.7mg/m^2，而不是12～15mg/m^2，考虑到肝脏的首过效应及生物利用度的差异，通常给醋酸可的松25mg/d，或醋酸氢化可的松20mg/d，根据激素的昼夜节律宜在早晨8时给药，如需要量增加时，早晨8时可给全日量的2/3，下午2时给余下的1/3。测定24小时尿游离皮质醇（UFC）来调节替代剂量。一般不需补充盐类皮质激素，因醛固酮并不依赖ACTH。皮质激素能提高集合管分泌ADH的阈值，即有水利尿作用，如病变累及下丘脑、垂体柄，皮质激素的替代会激发或加重垂体性尿崩症。

2. 甲状腺激素　垂体性甲状腺功能减退症较原发性甲状腺功能减退症轻，所需替代剂量也低些，常用的制剂有甲状腺干制剂40mg/片，左甲状腺素50μg/片，成年人如无缺血性心脏病可从每天半片开始，逐渐增加至最适当剂量。并随访心电图，定期检测血清甲状腺激素浓度。一般需要量不超过每天2～3片。

3. 性腺激素　女性生育年龄可用人工周期疗法，雌激素应用21天，从月经第5天起，如无月经可从任何一天起，服药第16天或21天加用孕激素5天。常用的雌激素有乙烯雌酚0.2mg/d，炔雌醇25～50μg/d，结合雌激素（雌酮和马烯雌酮，倍美力）0.625～1.25mg/d，皮肤贴片有妇舒宁（17－β雌二醇）、得美素（雌二醇）等，分别有25μg/片、50μg/片、100μg/片。雌激素的不良反应有乳房胀痛、肝损害、抑郁、头痛、皮肤过敏、血栓性静脉炎和静脉血栓形成，长期单用有致乳腺癌、子宫内膜癌之虞。应定期（6个月1次）随访乳房钼靶摄片及子宫内膜厚度（阴道B超）。有文献提出更年期后不需替代雌激素。孕激素有甲羟孕酮（安宫黄体酮）2～4mg/d，甲地黄体酮5～10mg/d，不良反应有水钠潴留、倦怠等。垂体性闭经，促排卵可用喜美康（人绝经后尿促性腺激素，humegon，HMG），含FSH、LH各75IU/支，75～150IU/次，肌注，7～12d，然后肌注绒毛膜促性腺素（HCG）5 000～10 000U/d（国外剂量较大，国内3 000～5 000U/d）1～3d；或在B超监测卵泡成熟后用。不良反应有局部疼痛、皮疹、瘙痒，胃肠道反应如恶心、呕吐，头痛及多胎妊娠等。下丘脑性闭经如需生育者，有报道用戈那瑞林（gonadorelin），采用便携式输液泵模拟正常人GnRH脉冲式释放，每次25ng/kg（成人每次5～25μg），每2h 1次，静脉注射，昼夜不停，连续14d，治疗期间阴道B超监测卵泡发育情况，排卵后2d改用肌注HCG 1 000U/次，每周2次，共3～4次，支持黄体功能。用6个月或直至怀孕，排卵率约90%，妊娠率约50%～60%，也可用氯米芬（氯酚胺），含有顺式和反式旋光异构体，顺式有抗雌激素作用，反式保留部分雌激素作用，它与雌激素受体结合（下丘脑），使下丘脑释放GnRH，使FSH释放而促排卵，月经第5天起，每天50mg，共5d或逐渐增加到150mg/d，不良反应有多胎妊娠、卵巢囊肿、血管舒缩、视力减退（出现闪光盲点时应停药）。

男性患者应用雄性激素可促进蛋白质合成，肌肉有力，精力充沛，常用肌注睾酮50～100mg，每周1～2次；庚酸睾酮（巧理宝）250mg，每1～4周1次或口服十一酸睾酮（安雄，andriol）40～120mg/d，不良反应有痤疮、抑制精子形成、肝损害、前列腺增生等，后者因淋巴吸收肝损害少，对前列腺的影响亦小。睾酮的皮肤贴片（贴于阴囊皮肤或非阴囊皮肤），每天释出睾酮4～6mg，但价钱较贵。阳痿者可在性活动前0.5～1小时内服西地那非（万艾可）50mg/次，不良反应有头痛、鼻塞、面潮红、消化不良、视觉异常、皮疹等。不能与硝酸酯同时服用，有心绞痛、心力衰竭者禁用。

低促性腺激素的成年男性为维持正常的睾酮水平也可肌注HCG，每周1 000～3 000U。如需诱导生精可给HCG 2 000U/次，每周3次，待睾酮达正常水平，睾丸容积达8ml时，加给HMG 75IU/次，每周3次，需12个月以上。部分促性腺激素不足者因有FSH不需加用HMG，长时间应用HMG可产生抗体，影响疗效。氯米芬也有促使精子生成作用，适用于选择性FSH缺陷或特发性不育症，25～50mg/d，或100mg隔日1次，连服3个月，用药后应测定睾酮（T）和FSH，检查精液。他莫昔芬（tamoxifen）作用同上，更适用于男性不育，每次10～20mg，1日2次。戈那瑞林用法同上。青春期后发病，睾丸体积>8ml，疗效较好，无精原细胞者治疗无效。

4. 生长激素　成人生长激素缺乏可使肌肉无力，脂肪堆积，红细胞生成减少，抵抗力减弱，血容量不足而出现直立性低血压，易出现低血糖等。这些均是非特异性的症状，以往容易被忽视，近有报道每周r-hGH 0.125～0.25U/kg，肌注或皮下注射，1个月后已使血清IGF-1升高，体重增加，肌肉有力，腹部脂肪减少，伤口愈合加速，并有实验资料提示细胞免疫功能增强，如刺激单核细胞的移行，中性粒细胞和巨噬细胞产生超氧化离子、细胞因子等。GH可能增加心肌收缩力、心搏出量，降低外周血管阻力，增加骨密度。但价格昂贵，对于肿瘤术后患者应用的安全性尚待研究。

（二）危象处理

为防止危象发生，凡有腺垂体功能减退危险者，宜及时检测激素水平并加做垂体功能试验，防止遗漏亚临床PD。对于已确诊的PD患者在寒冷、感染、创伤、手术前需复查垂体功能，一般糖皮质激素的剂量宜加倍。感染发热时、手术前醋酸可的松25mg，每天3～4次，或肌注每6h 1次；地塞米松2mg，每12h 1次；或氢化可的松100mg/次，每天2次。危象时抢救：①快速静脉注射50%葡萄糖溶液40～60ml后，继以静脉滴注5%葡萄糖，每分钟20～40滴，不可骤停，宜防继发性低血糖。②补液中需加氢化可的松，每天300mg以上，或用地塞米松2～5mg静脉或肌肉注射，每天2～3次，亦可加入补液中滴入。③若有周围循环衰竭、感染者，治疗参见有关章节。④低温者，可用电热毯等将患者体温回升至35℃以上，并开始用小剂量甲状腺素制剂。⑤高热者，用物理和化学降温法，并及时去除诱发因素。⑥低钠血症，一般在补充糖皮质激素后能纠正，如系失盐性低钠血症补钠不宜过快，以防渗透压急剧升高引起脑桥脱髓鞘改变。水中毒者应记出入量，严格控制入液量，每天水平衡保持在负1L内。⑦去除诱因，如因垂体瘤卒中所致宜钻洞减压等。

（李　莉）

第八节　下丘脑内分泌综合征

一、下丘脑疾病的病理生理和临床表现特征

第一，下丘脑的体积很小，其内的神经核和神经纤维有密切联系。因此，各种不同的病

埋刺激造成的神经和下丘脑功能异常可导致同样的体征和症状。首先，肿瘤、感染、侵蚀性疾病均可导致反复呕吐、头痛、眼科的异常、锥体束或感觉神经的功能紊乱、锥体外系小脑症状等，另外还常表现为性腺功能的异常（功能低下或性早熟）、尿崩症、嗜睡、体温失调，以及食欲亢进、肥胖或厌食、消瘦等能量失衡的表现。

第二，一些全身性的疾病如组织细胞增多症、结核病、结节病、白血病常有下丘脑和中枢神经系统以外疾病的表现。

第三，下丘脑病损有时也会影响远处神经核，导致有关功能受损。因为从下丘脑神经核发出的或进入神经核的神经纤维都要穿越下丘脑和脑部，因此当这些神经纤维受损时可导致多个下丘脑神经核的功能受损。

第四，多数下丘脑的病损涉及一个以上的神经核，导致慢性的下丘脑综合征。大多数下丘脑的功能受一个以上神经核的调控，因此当一个神经核受损时，往往能得到其他神经核的某种程度的代偿。此外，由于大多数神经核是成对的，因此单独一个神经核受损往往不至于导致临床综合征。

第五，下丘脑病变的进展速度往往影响临床表现，发展慢的病损在影响范围没达足够大以前，患者可无临床症状；大范围的损害可造成认知能力的降低和内分泌功能的变化；而急性的、小的病损则可导致意识的变化、尿崩症及体温调节的失调等临床表现。

第六，病损的性质可为损伤性或兴奋性，涉及同样的下丘脑神经核或神经纤维的临床综合征可以是不同的，例如视前区的慢性、损伤性的病损可导致低体温和失眠症，而该部位急性、兴奋性的病损则导致高体温和嗜睡。

第七，下丘脑疾病的临床表现也与年龄有关。青春期前的促性腺激素不足导致性幼稚，然而青春期后的促性腺激素不足则造成性征的退化，但第二性征不会消失。青春期前由于下丘脑病损影响了生长激素释放激素（GHRH）功能，患者可因生长激素缺乏导致身材矮小，而在成人则仅仅表现为生长激素缺乏综合征。

二、下丘脑疾病的临床表现

（一）水代谢紊乱

1. 中枢性尿崩症（central diabetes insipidus，CDI） 下丘脑视上核、室旁核产生抗利尿激素（A/DH）的大细胞神经元受损或 ADH 的转运通路——下丘脑－神经垂体束的阻断均可导致完全性或部分性的中枢性尿崩症。尿崩症常见于慢性下丘脑疾患，约占其中的 35%，也常发生于下丘脑和垂体柄的急性伤害，如脑血管意外、神经外科手术及颅脑损伤等。鞍上的和松果体胚组织瘤、肉样瘤以及慢性、播散性朗格汉斯细胞组织细胞增多症常常并发中枢性尿崩症。由肿瘤或浸润性疾患导致的尿崩症常伴有肥胖和性腺功能减退症。多数中枢性尿崩症为特发性尿崩症或家族性尿崩症，这些患者常有视上核和室旁核的神经胶质增生。特发性尿崩症患者中，约有 1/3 可测得针对 ADH 细胞的自身抗体，提示病因可能与自身免疫有关。家族性中枢性尿崩症多为常染色体显性遗传的中枢尿崩症，该症与抗利尿激素原前体的基因突变有关。沃尔弗拉姆（Wolfram）综合征是一种罕见的常染色体隐性遗传病，患者表现为中枢性尿崩症、1 型糖尿病、视神经萎缩、双侧神经性耳聋，偶尔可伴有共济失调和膀胱自主神经功能紊乱。

2. 特发性高钠血症（essential hypernatreamia） 该症又称渴感缺乏性高钠血症（adipsic

hypernatreamia），或脑盐潴留综合征（cerebral salt retentian syndrome），通常发生于渗透压感受器受到损害时，该感受器位于视前区的前外侧和前中央部。患者有渴感障碍，尽管有高钠血症，仍摄水不足。多数患者有部分性尿崩症，但他们没有脱水的临床表现，细胞外液容量仍然正常。临床主要表现为血清钠升高，血压正常，脉率、血清肌酐及肌酐清除率也均正常。禁饮可导致 ADH 释放和尿液浓缩。研究表明，特发性高钠血症的发病与渗透压感受器的渗透压调节阈值升高有关。当血钠水平在 160mmol/L 以下时，很少出现临床症状；高血钠在 160～180mmol/L 时，患者表现为疲乏、软弱、昏睡、肌肉柔软、痉挛、厌食、抑郁及易怒等；血钠大于 180mmol/L 时，患者表现为神志恍惚，甚至昏迷。将近一半的患者有下丘脑性肥胖，近 3/4 的患者表现为不同程度的腺垂体激素缺乏。

许多疾病可导致特发性高血钠，包括颅咽管瘤、鞍上胚组织瘤、视神经胶质瘤、松果体瘤、朗格汉斯细胞组织细胞增多症、结节病、颅脑损伤、脑积水、囊肿、炎症、动脉瘤破裂以及接触甲苯等。HayekPeake 综合征表现为特发性高钠血症，渴感减退、肥胖、嗜睡、多汗、中枢性换气不足，高催乳素血症，甲状腺功能减退及高脂血症，但尚未证实该综合征存在下丘脑的结构缺损。

3. 不适当的抗利尿激素分泌综合征（syndrome ofinappropriate secretion of antidiuretic hormone，SIADH） SIADH 指在肾、肾上腺及甲状腺功能均正常，体液容量没有增加的情况下，患者表现低钠血症、低血浆渗透压和尿渗透压不适当升高的一种综合征。临床表现决定于血钠水平下降的速度及血钠的绝对水平。血钠在 120mmol/L 以上时，临床症状轻微而无特异性，表现为厌食、恶心、头痛、软弱及昏睡；血钠水平低于 120mmol/L 时，患者表现为恶心、呕吐、精神紊乱；严重的低钠血症导致惊厥和昏迷。SIADH 常见于：颅内异常，如头颅外伤、颅内出血、脑膜炎、脑炎、神经外科手术、脑积水、急性间歇血卟啉病、颅咽管瘤、胚组织瘤及松果体瘤。特发性的 SIADH 见于年轻妇女，表现为月经不规则，SIADH 周期性发生，结构上的缺损尚未被证实。

（二）体温调节障碍（dysthermia）

在下丘脑前部的视前区有中枢性体温感受器，包括温热感受器，受血液温度升高刺激而兴奋；以及冷感受器，对血液温度降低发生反应。在外周，机体有外周温热感受器和冷感受器，感受外界的温度，传入信号经中央前脑束到达后丘脑的外侧部分。当外界温度升高、血液温度升高时，经上述途径导致血管扩张和出汗以散发热量；而当外界温度降低、血液温度降低时，则经上述途径，兴奋骨骼肌收缩产热，刺激血管收缩以保存热量。

1. 高体温（hyperthermia） 下丘脑前部和视前区的急性损伤会导致患者的体温迅速升高，可达到 41℃，患者有心动过速和神志不清，此系由于产热仍然继续而散热机制丧失的缘故。结节漏斗区损伤的患者，临床上表现为长期的体温升高，与由炎症、感染引起的体温升高不同，通常这些患者没有不适，并有周围血管的收缩。

Wolff 等曾报道一种高体温综合征，患者周期性发生寒颤、发抖、发热、高血压、呕吐以及周围血管收缩，每次发作约间隔 3 周，有些患者高体温发作无周期性，下丘脑无病灶发现，此症可能是间歇性癫痫的一种变型。

抗精神病药恶性综合征（neuroleptic malignant syndrome，NMS）发生于服用精神抑制药物的患者，发生率约为 0.2%。该症的临床特征为高烧达 41℃ 以上，有严重的锥体外系症状，包括“铅管样”肌肉僵硬、颤抖以及交感神经功能紊乱，表现为面色苍白、心动过速、心律失常、血压不稳定、多汗。此外，患者有精神状态的变化，可表现为哑症、谵妄及昏迷。精神抑制药物诱发的多巴胺受体封闭，导致了多巴胺神经传导的阻断，为 NMS 的主要病理生理异常。一种精神抑制药物对多巴胺 D_2 受体的拮抗作用越强，NMS 发生的概率也越大。尸检证实，患者视前区的中间核和结节核受到了损伤，下丘脑去甲肾上腺素耗竭。NMS 通常发生在用抗精神药物 2 周内，发病后 24～72h 内病情进一步进展。常见的并发症有横纹肌溶解，可导致肌球蛋白尿和急性肾功能衰竭。各种多巴胺激动剂对 NMS 的治疗效果肯定，该症的病死率不到 10%。

2. 低体温　下丘脑前区和后部的大范围的破坏性损伤可造成肌肉收缩产热受阻，血管收缩保存热量功能受损。在各种原因导致的下丘脑损害中，有 10%～15% 的患者会发生低体温，尤其是下丘脑肿瘤、浸润性疾病和感染的患者易感。帕金森（Parkinson）病和韦尼克（Wernicke）脑病患者可发生低体温，它们分别伴有下丘脑后部和乳头体的损伤。

间脑自发性癫痫症（diencephalic autonomic epilepsy）系指一种发作性低体温的疾病，发作时患者的体温降到 32℃ 或更低，持续数分钟至数日，同时伴有交感神经系统功能紊乱，包括潮热、出汗、低血压、心动过缓、流涎、流泪、瞳孔扩大、潮式呼吸、恶心、呕吐、扑翼样震颤、共济失调和感觉迟钝。发作时患者有脑电图异常。尸检发现，一些患者有神经胶质增生以及弓状核和乳头前区的消失；而另一些患者则有位于第三脑室底部和 T 部的肿瘤。近半数发作性低体温的患者的胼胝体缺失，这些患者往往有尿崩症，体液渗透压调节阈值的变化，生长激素缺乏，性腺发育不良或性早熟（shapiro syndrome）。

3. 变温（poikilothermie）　当热量散发和热量保存所构成的热量内环境恒定机制受损时，体温会发生大幅度波动，而患者却适应这种体温波动，没有任何不适，这种情况称为变温。变温见于下丘脑前部和后部的病损，也见于涉及下丘脑后部和中脑的较大范围的病损。偶尔，Wernick 脑病患者也可发生变温。

（三）食欲调控和能量平衡异常

1. 下丘脑性肥胖（hypothalamic obesity）　在下丘脑结构受损的患者中，约有 25% 的患者有多食和肥胖。虽然仅仅损伤双侧腹正中核可能导致下丘脑性肥胖，但是临床患者通常有较大范围的下丘脑病损。大部分患者有潜在的肿瘤，尤其是颅咽管瘤；少数患者有炎症、肉芽肿、外伤史或浸润性疾病。常见的临床症状包括头痛、视觉障碍、性腺功能减退、尿崩症及嗜睡。此外，患者可表现为行为异常，如假怒（shamrage）、反社会的变态人格和癫痫。

2. 婴儿期中脑综合征（diencephalic syndrome of infancy）　婴儿期潜在的下丘脑或视神经低分化胶质瘤，或较少见的室管瘤、神经节神经胶质瘤或无性细胞瘤可能损伤腹正中核。患者通常在 1 岁左右发病，开始表现为皮下脂肪消失、体重减轻，但进食及生长均正常。患儿表现为活动和高兴的情感，常有眼球震颤、面色苍白、呕吐、震颤和视神经萎缩，内分泌系统通常正常。患儿如能活到 2 岁以上，体重会逐渐增加，变成肥胖。他们在情感上也发生变化，精神上愉快和高兴将为容易发怒所取代，嗜睡和青春期提前也可能发生。

3. 成人下丘脑性恶液质（hypothalamic cachexia in adults）　丘脑外侧的损伤可导致体重迅速减轻，患者活动减少，食量减少，肌肉萎缩，进而发展为恶病质，甚至死亡。通常的原因为肿瘤，恶性多发性硬化症（malignant mutiple sclerosis）也可能导致这种外侧丘脑综合征（lateral hypothalamic syndrome）。

4. 神经性厌食症（anorexia nervosa）　神经性厌食症常见于年轻女性，一般于 25 岁前发病。这种患者无下丘脑结构上的缺损，但下丘脑功能异常是显而易见的。患者呈特征性的失真体形；闭经、促性腺激素呈青春期前的水平；过度的运动会导致呕吐，基础生长激素水平升高，IGF－1 水平降低。下丘脑－垂体。肾上腺功能异常，皮质醇浓度升高，ACTH 水平降低，ACTH 对 CRH 的反应减弱。T_3、T_4 水平降低，反 T_3 升高，TSH 对 TRH 反应正常或呈高峰延迟的表现。同时，患者可有高催乳素血症，泌乳、体温调节异常表现及部分性尿崩症。一旦患者体重增加，神经内分泌及下丘脑功能的紊乱的临床表现即可缓解。

5. 间脑性糖尿（diencephalic glycosuria） 颅底骨折造成的结节漏斗区急性损伤、颅内出血或第三脑室周围神经外科手术的影响都可能导致暂时性高血糖和糖尿。这种糖代谢的异常与应激导致的血糖调节拮抗激素水平升高无关。

（四）睡眠觉醒周期和昼夜节律异常（sleep－wake cycle andcircadian abnormalities）

在下丘脑疾病的患者中，约有 10% 的患者有嗜睡的临床表现；而在病程中的某些时候有嗜睡表现的患者可占到 30% 左右。40% 的嗜睡症患者同时有下丘脑性肥胖。嗜睡常见于累及丘脑后部的病损，而且常伴有低体温，多数患者有肿瘤，特别是颅咽管瘤、松果体上皮瘤（epithelial pineal tumors）及鞍上胚组织瘤。脑炎及 Wernick 神经性脑病也可导致下丘脑性嗜睡。发作性睡病（narcolepsy）是指一种突然发生的发作性睡眠症，持续数分钟至数小时。该症有时可能与下丘脑病损有关，可见于下列疾病：第三脑室肿瘤、多发性硬化症、头颅外伤后以及脑炎。下丘脑前部和视前区的神经核病损时，患者可表现为活动过度和失眠，或者表现为更为常见的睡眠－觉醒周期（sleep－wake cycle）的变化，患者在白天睡眠、夜间活动过度，典型的病例见于囊性颅咽管瘤患者。下丘脑结节区前部的病损也可能导致睡眠－觉醒周期变化或运动不能性缄默症（akineticmutism）。运动不能性缄默症为该综合征的一种类型，患者尽管醒着，但不能对言词等刺激产生反应，几乎没有自发性运动。视交叉上核与昼夜节律维持功能有关，该部位的病损将会导致睡眠－觉醒周期、体温调控和认知的功能改变。

（五）情绪行为异常

下丘脑腹正中核的病损可导致情绪和行为的异常。患者表现伴有情绪不稳定的假怒，明显的激动和挑衅性，以及破坏性的习性。发作期，交感神经系统兴奋。相反，乳头体损坏或下丘脑中后部病损的患者则表现为冷漠、嗜睡、活动低下，对言词和声音无反应，运动不能性缄默症等。

性欲亢进见于下丘脑尾部受损患者。Kleine Levin 综合征是一种下丘脑功能异常的综合征，通常累及青春期男孩，表现为反复发作的嗜睡和周期性觉醒。在觉醒期，患者表现为易怒、异常的言语、健忘、贪食、手淫以及其他性活动。发作间歇为 3～6 个月，一般持续5～7d。在青春期后期和成人期早期，该症能自发缓解。

痴笑性癫痫（gelastic seizures）是间脑性癫痫的一种类型，通常由于乳头区和第三脑室底部的病损导致，尤其是灰结节部位的错构瘤。患儿开始发病时通常不丧失意识，但停止活动，然后开始傻笑，或得意洋洋地发出响声，同时面部肌肉变紧，做鬼脸。发作时脑电图异常。

（六）垂体前叶功能异常

1. 功能亢进综合征

（1）性早熟（precocious puberty）：女孩在 8 岁前，男孩在 9 岁前出现同性别的青春期发育为性早熟。通常的原因为下丘脑－垂体－性腺轴的提前成熟活动。大多数患该症的女孩无明显病损，通常将她们归为特发性中枢性性早熟。而在性早熟男孩，仅10%为特发性性早熟，将近一半性早熟男孩有下丘脑错构瘤，约1/3有位于下丘脑后部或近乳头体的良性或恶性肿瘤。这些病因可能导致颅内压增高，或刺激下丘脑导致下丘脑－垂体－性腺轴提前激活。影响灰结节的下丘脑错构瘤常有性早熟的临床表现。该部位的错构瘤一方面会导致正常的下丘脑促性腺释放激素（GnRH）分泌的机制提前活化，另一方面可能通过直接释放GnRH发挥作用，免疫组化已证实错构瘤神经元有GnRH。脑细胞瘤除导致颅内压增高外，它还能分泌人绒毛膜促性腺激素（HCG），两者都可能兴奋儿童的性腺分泌性激素，导致性早熟。此外，一些先天性肾上腺皮质增生患者或多发性骨纤维发育不良（polyostotic fibrous dysplasia）综合征（McCune－Albright综合征），也可有不完全性的性早熟，患者在幼年性激素升高，下丘脑－垂体－性腺轴提前活动、成熟。原发性甲状腺功能减退患者有泌乳和血催乳素升高，又称van Wyk－Grumbach综合征，机制不明，但纠正甲状腺功能减退，症状消失。

（2）肢端肥大症：由GHRH异位分泌导致的肢端肥大症少见，异位GHRH多数来源于支气管类癌、胰岛细胞瘤、肾上腺肿瘤或肺癌。此外，肢端肥大症也见于下丘脑错构瘤、神经节细胞瘤、神经胶质瘤、迷芽瘤（choristomas）。推测这些肿瘤释放某些因子，后者使生长激素分泌亢进，有些肿瘤含GHRH。

（3）库欣病：现有许多证据表明库欣病的病理生理与下丘脑有关。首先，库欣病起病通常在身心应激事件之后，长期受到来自下丘脑CRH的刺激可能导致产生垂体促肾上腺皮质激素细胞腺瘤和库欣病。此外，在成功切除ACTH腺瘤之后库欣病仍可复发，也提示病因在下丘脑。第二，大剂量的外源性糖皮质激素可以抑制该症患者的ACTH分泌，推测在库欣病患者的下丘脑，糖皮质激素负反馈抑制的阈值提高。第三，某些库欣病患者在应用赛庚啶、溴隐亭、丙戊酸钠等作用于下丘脑的药物后，ACTH和皮质醇的水平降低，症状减轻。导致垂体性库欣病（pituitary－dependent Cushing disease）的少见原因是由颅内肿瘤分泌CRH，如鞍内神经节细胞瘤。

（4）高催乳素血症：催乳素的分泌受下丘脑的多巴胺抑制性调控，因此各种下丘脑疾病可导致高催乳素血症。据统计，79%的鞍上胚组织瘤患者、36%颅咽管瘤患者及14%的松果体胚组织瘤患者都有高催乳素血症。多数患者的血PRL水平在70mg/ml以下，女性可出现闭经和泌乳，男性可出现阳痿，有时泌乳可不出现，可能与同时存在的性腺功能减退有关。

特发性高催乳素血症患者的下丘脑和垂体无结构异常，推测可能与下丘脑多巴胺缺乏有关。动态实验结果显示，这类患者的催乳素分泌对兴奋性和抑制性试剂的反应类似于催乳素瘤患者；有些特发性高催乳素血症患者经长期随访最终证实是催乳素微腺瘤。此外，一些垂体瘤的患者有催乳素分泌细胞的增生，垂体微腺瘤经手术成功切除，催乳素分泌恢复正常一段时间后，垂体催乳素瘤又可复发，提示垂体瘤的病因与下丘脑有关。

2. 低功能综合征

（1）下丘脑性性腺功能减退：Kallmann综合征（嗅觉－生殖功能发育不良综合征）为最常见的先天性单纯性促性腺激素缺乏症，可为散发性或家族性，遗传方式可为X－连锁性（主要男性患病）或为常染色体显性或隐形遗传。X连锁性患者系由位于Xp22.3的KAL基因突变所致。KAL 基因编码一称为 anosmin（意为“失嗅素”，源于嗅觉缺失，anosrma 一词），是一种细胞外基质糖蛋白，为神经细胞黏附因子，在胚胎发生过程中具有引导神经轴突生长的作用，为嗅神经束延伸、嗅球发育及促性腺激素释放素（GnRH）神经元由嗅基板移行至下丘脑所必需。KAL 基因突变有多种类型，所引起 Kallmann 综合征的临床表现可有差别。其他类型 Kallmann 综合征的发病机制尚未阐明。此综合征患者出生时有隐睾和小阴茎，反映了在胎儿期就有促性腺激素缺乏。青春期，患者的促性腺激素水平不能升高，睾丸不增大，第二性征不发育。单次注射 GnRH 不能兴奋促性腺激素分泌，如 GnRH 以每 90min 1 次的频率脉冲式给予，LH、FSH 水平可增高，显示该综合征患者的分泌促性腺激素的细胞是正常的，但缺少兴奋刺激，脉冲性 GnRH 治疗可使患者完全地男性化。该综合征的表现还有色盲、神经性耳聋、腭裂、外生骨疣和肾脏的异常。

FSH 分泌正常的单纯性 LH 缺乏症，又称有生育的阉人综合征（Ferile eunuch 综合征），患者主要表现为在青春期雄性化程度降低，第二性征发育较差。由于缺乏性类固醇激素诱导的长骨骨骺愈合，患者呈类无睾的临床表现，但患者的睾丸在青春期仍可增大，精子仍可生成，说明患者的 FSH 分泌是正常的。先天性促性腺激素缺乏也可能是全垂体功能减退的一种表现，基本病因也可能在下丘脑，该症也可伴随其他较复杂的下丘脑综合征同时发生，如 Prader - Willi 综合征、Bardet - Biedl 综合征及 Laurence - Moon 综合征等。

性腺功能低下是下丘脑的肿瘤及下丘脑浸润性疾病的常见表现，尤其在病损累及第三脑室底部和正中隆起时。此外，肥胖、尿崩症以及神经 - 眼科异常也常伴有性腺功能减退。

（2）生长激素缺乏：一些涉及下丘脑的先天性结构缺损也可能导致生长激素缺乏，如，无脑畸形（anencephaly）、前脑无裂畸形（holoprosencephaly）、脑膨出（encephalocele）及透明膈视觉发育不良等。生长激素缺乏可为单纯性，也可同时伴有腺垂体其他激素缺乏。单纯的生长激素缺乏可为散发或呈家族性，与 GHRH 的产生、分泌缺乏有关，GHRH 多次注射可导致该类患者的 GH 分泌增加。全垂体功能减退患者的生长激素缺乏非常常见。全垂体功能减退发病也与下丘脑有关，患者常有多种下丘脑释放激素的缺乏。出生时，先天性生长激素缺乏患者有正常身高和体重，但有小阴茎；出生后第一年，身高和骨龄发育都延迟；可有低血糖的临床表现，因为缺乏糖调节的拮抗激素——生长激素。儿童期，患者皮下脂肪增加，身材矮小。通常，患者的青春期延迟，即使促性腺激素细胞正常也是如此。生长激素治疗可使身高增加，皮下脂肪减少，糖耐量减退改善，兴奋青春期的发育。

生长激素缺乏往往是下丘脑肿瘤和浸润性疾病的最早的内分泌表现。一些下丘脑疾病患者往往临床上无生长延缓的表现，但兴奋试验显示相当一部分患者有生长激素分泌不足。

（3）下丘脑性肾上腺功能减退：先天性或获得性单纯性 ACTH 缺乏相当少见，下丘脑的病损，如颅咽管瘤、鞍上胚组织瘤和透明膈 - 视觉发育不良等导致的垂体前叶激素的缺乏，常伴 ACTH 缺乏。临床表现为恶心、呕吐、低血压、低血糖，但患者无原发性肾上腺皮质功能减退所导致的色素沉着和电解质紊乱。

（4）下丘脑性甲状腺功能减退：单纯性 TSH 缺乏少见。颅咽管瘤、鞍上胚组织瘤及透明膈 - 视觉发育不良患者中，约有 1/3 的患者有 TSH 缺乏。

临床上，患者表现为皮肤干燥、浮肿、苍白、嗜睡、心动过缓、低体温、体重增加及甲状腺萎缩。血清游离 T_4 和 TSH 水平均降低；有时血清 TSH 水平可以稍微升高，系由于 TSH 分子异常糖化导致的生物活性降低所致。TRH 兴奋试验显示，下丘脑性甲状腺功能减退患者血清 TSH 水平呈延迟的、延长的升高反应。

（七）下丘脑疾病的特殊类型

1. Prader－WiLli 综合征　该综合征首先报道于 1956 年，新生儿中的发生率为 1/15 000～1/10 000。1 岁前，患儿主要的临床表现为肌张力减退，喂养困难，生长迟缓；1～6 岁时，体重迅速增加。患者表现为特征性的面部畸形，双颞直径变窄、杏仁眼、睑裂、嘴下移、发育缓慢、智力发育延迟；性腺发育不良，男性表现为出生时隐睾、阴囊发育不良、小阴茎；女性表现为小阴唇、阴蒂发育不良；患者青春期发动延迟，性激素水平低下，促性腺激素降低，促性腺激素对 GnRH 的反应迟钝。此外，患者生长激素缺乏、身材矮小。行为异常通常在儿童时期出现，表现为脾气暴躁、攻击性行为及强迫观念和行为等。明显的饮食过量和中枢性肥胖为该综合征的一个主要特征，患者可表现为异常的搜取食物习性，常食用丢弃和腐败食物或者宠物的食物。患者可有睡眠障碍以及产热和体温调节的障碍，提示病因在下丘脑。

临床表现表明该征的病因在下丘脑，但尚未发现下丘脑存在解剖结构的异常。有证据表明该征的发病与来自父系的 5 号染色体的基因缺失有关。此外，少数患者存在母系单亲双染色体和 15 号染色体易位。

2. Bardet－Biedl 及其有关的综合征　下列各综合征有相似的临床表现，可能存在相似的遗传缺陷。

（1）BardetBiedl 综合征：为常染色体隐性遗传病，表现为色素沉着性视网膜萎缩（视网膜炎色素瘤），智力发育延迟，体躯性肥胖，多指畸形，各种肾脏异常及低促性激素性性腺功能减退。一些患者有进展性的强直性下身轻瘫及远端肌肉衰弱，但无多指。

（2）Laurence－Moon 综合征：临床表现为色素沉着性视网膜发育不良、智力发育迟缓、促性腺激素缺乏性性腺发育不良，但患者无多指畸形，有进行性、强直性下肢轻瘫，以及四肢肌肉软弱。

（3）Biemond 综合征：常染色体隐性遗传疾病，患者智力发育迟缓，多指、多趾畸形或手指、足趾过短，肥胖，促性腺激素缺乏性性腺发育不良。患者不出现色素沉着性视网膜发育不良，而表现为虹膜缺损。

（4）Alstrom－Hallgrem 综合征：常染色体隐性遗传，临床表现：不典型的色素沉着性视网膜发育不良，肥胖，神经性耳聋，糖尿病及黑棘皮症；原发性性腺发育不良，而不是由于下丘脑功能异常所致。

3. 透明膈－视神经垂体发育不全（septo－optic pituitarydysplasia）　该症的特点为胼胝体发育不全，透明膈缺失，单侧或双侧视神经发育不良；视上核、室旁核缺失，垂体后叶发育不全。非内分泌系统方面的表现包括视觉异常、智力障碍、眼球震颤、癫痫发作及各种类型的大脑麻痹。约有 2/3 的患者有生长激素缺乏，患者身材矮小；约 40% 的患者有 ACTH 分泌不足；20% 有 TSH 缺乏；1/4 的患者有促性腺激素缺乏；近 1/4 患者有尿崩症；20% 的患者有高催乳素血症。该症系由于发育同源序列－HESX1 基因隐性突变所致。

4. 环境剥夺综合征（environmental deprivation syndrome）　环境剥夺综合征是一种罕见的综合征，又称心理社会性矮小症（psychosocial dwarfism），发生于生活在木正常亲子关系环境中的儿童。患儿于 2 岁前发病，临床表现为身材矮小、骨龄延迟、生长激素兴奋试验异常、低体重；但患者食欲特好，时有暴食表现和呕吐，粪便恶臭，烦渴，习性怪僻，情绪或智力障碍，腹部隆凸。ACTH 兴奋试验证实患者反应低下。患者甲状腺功能和尿浓缩功能正常。当患儿处于良好的养育环境时，这些临床表现可以完全逆转。

5. 假孕（pseudocyesis） 假孕系由于下丘脑功能紊乱所致。患病女性自己认为怀孕，但事实却没有怀孕。患者表现为闭经、早晨呕吐、乳房增大、贪食以及由于结肠胀气导致的腹部膨隆，可有高催乳血症和泌乳，由于黄体持续活动，LH 水平升高。患者一旦获得确切的诊断，临床表现迅速消失。

6. 下丘脑错构瘤（hypothalamic hamartoma） 下丘脑错构瘤为一种良性增生性的畸形，瘤内包含神经节细胞、髓鞘神经纤维和由神经胶质组成的基质。错构瘤通常发生于灰结节和乳头体之间的部位。多数患者 2 岁前发病，主要的内分泌异常为同性性早熟，其他的临床表现有：癫痫发作、情绪波动多变、高反应性、神经发育迟缓等。这种患者往往在青少年期发生肥胖。性早熟采用长效 GnRH 激动剂治疗有效，该药有下调 GnRH 受体的作用。错构瘤一般无需手术治疗，颅内压增高或进展性生长并侵犯神经为手术指征。

PellisterHell 综合征表现为下丘脑错构瘤，全垂体功能减退，多指（趾），无孔肛门以及多发性颅面部和肢体异常。该综合征可为散发或呈常染色体显性遗传，已证实，家族性与 7 号染色体上的异常有关。

7. 胚细胞瘤（germ cell tumors） 约 65% 的颅内胚细胞瘤为胚生殖细胞瘤（germinomas），通常发生于鞍上区域。约 35% 为非生殖细胞性的胚细胞瘤，如畸胎瘤、胚胎细胞肿瘤、颅内内胚层窦道肿瘤和绒毛膜瘤，多数发生于松果体区域。

鞍上胚细胞瘤通常在儿童期或青少年期发病。表现为尿崩症、垂体全叶功能减退，累及视交叉者出现视野缺损。患者常出现头痛、衰弱、生长迟缓、性腺功能减退、高钠血症等。

非胚组织胚细胞瘤患者主要表现为神经系统症状，如脑积水、向上凝视、麻痹症、迟钝、锥体束体征和共济失调。非胚组织胚细胞肿瘤与鞍上胚组织瘤患者不同，前者发生尿崩症或下丘脑 - 垂体异常不到 20%，而后者则分别达到 90% 和 80%，但两者均可发生性早熟。胚组织瘤对放射线敏感，预后好，而非胚组织胚细胞瘤则用放疗或以顺铂为主的化疗，或者放疗、化疗同时结合应用。

8. 颅咽管瘤（craniopharyngioma） 在儿童，垂体和视交叉附近部位的肿瘤约有一半以上是颅咽管瘤。颅咽管瘤为来源于拉特克囊的良性肿瘤。多数位于鞍上区，可发生于咽和蝶鞍之间的任何部位。肿瘤通常生长缓慢并紧密地附着于周围组织。在儿童期，突出的临床表现是由颅内压增高所致，表现为恶心、呕吐、头痛、视神经乳头水肿、脑积水、视力下降及视野缺损。此外，患儿通常有嗜睡、睡眠 - 觉醒同期的异常，生长激素缺乏、尿崩症。儿童期的颅咽管瘤常有囊性变化，多数伴有钙化。成人患者的神经症状明显，包括视力异常、视野缺损、头痛、认知力减退、个性改变、肥胖和性腺功能减退。患者常有各种垂体前叶激素缺乏，肿瘤多为实质性，不到 1/4 的肿瘤有钙化表现。

颅咽管瘤的治疗，多主张外科根治术，大部切除加放疗或单用放疗。用显微外科技术实施根治术为非常常用的治疗措施。

9. 鞍上脑膜瘤（suprasellar meningioma） 位于扁平蝶骨水平及鞍结节的脑膜瘤可能压迫下丘脑。多数患者表现为神经 - 眼科学方面的异常和头痛，记忆力减退、神志迷乱、认知力下降，伴有性腺功能减退、甲减、偶有尿崩症。手术切除为该症首选的治疗方法。

10. 鞍上蛛网膜囊肿（suprasellar arachnoid cyst） 鞍上蛛网膜囊肿为少见的蛛网膜发

育异常，导致充满脑脊液的蛛网膜囊肿阻塞室间孔，致使脑脊液的流动受阻，造成脑积水和颅内压增高。临床表现有头痛、呕吐、嗜睡、头颅增大。囊肿也可压迫脑干、视神经、视交叉，导致强直状态、共济失调、震颤、视力下降和视野缺损。内分泌异常的表现有生长激素和 ACTH 缺乏、性早熟。外科减压或经皮脑室膀胱造口术以引流囊肿，降低颅内压。

11. 浸润性疾病（infiltrative disorders） 肉样瘤病（sarcoidosis）可影响下丘脑和第三脑室底部，导致患者视力减退，视野缺损、尿崩症、体温调节紊乱、嗜睡、个性改变、肥胖和下丘脑性垂体前叶功能减退。多数患者还有中枢神经系统以外的损害。

朗格汉斯细胞组织细胞增生症的慢性播散型，又称 Hand－Schuller－Christian 病，具有三个典型的特征性病损：膜状骨的病损、突眼和尿崩症。此外，患者可有生长延迟、高催乳素血症、性腺功能减退和渴感缺乏或减退。

12. 放射线照射后下丘脑功能障碍 为治疗头颅、脑或颈部的肿瘤而进行的颅脑全部或局部的放射线照射，常可导致迟发的下丘脑功能障碍。患者通常表现为生长激素分泌功能进行性降低及高催乳素血症。此外有 ACTH 和促性腺激素缺乏、个性改变、渴感异常、睡眠－觉醒周期的变化及食欲调节的异常。儿童下丘脑对射线较成人更为敏感。放射线照射剂量越大，照射间隔的时间越短，下丘脑功能障碍发生的概率越高。

13. 下丘脑神经胶质瘤（hypothalamic glioma） 低分化的神经胶质瘤可侵蚀视交叉、视神经束或下丘脑，临床表现有视野缺损、脑积水、尿崩症、婴儿间脑综合征、视神经萎缩及垂体前叶功能不良等，20% 的患者有多发性神经纤维瘤。神经胶质瘤生长缓慢，应随访，密切观察，对进行性发展的病损可行放疗。

（李 莉）

第九节 原发性生长延缓

一、身材矮小分类

所谓侏儒（dwarfism）或身材矮小（short stature）是指在相似环境下，同种族、同性别、同年龄患者身高低于正常人群平均身高 2 个标准差（－2SD）。成年男性身高低于 1.45m，女性身高低于 1.35m。

骨软骨发育障碍（osteochondrodysplasia）是一类先天性遗传性骨骼疾病，其特点为骨畸形和身材矮小，包括发育不良（hypoplastic）或发育异常（dysplasia）、骨发育障碍（dysostoses）和骨畸形（malformaton of the bone）、特发性骨质溶解（idiopathic osteolysis）、骨病理性吸收（pathologic resorption ofbone）、染色体畸变所致骨畸形等。

二、软骨发育不全

软骨发育不全（achondroplasia，ACH）是最常见的遗传性身材不成比例的骨骼发育不良，属常染色体显性遗传。男女两性均可发病。发病率为 1/20 000～1/2 600，80% 以上病例为散发性，为基因突变，20% 以下为家族性。现已确认绝大多数 ACH 致病基因为成纤维细胞生长因子受体 3（FGFR－3）基因编码序列的遗传或突变所致。该致病基因定位于第 4 号染色体短臂 1 区 6 带 3 亚带（4p16.3），FGFR－3 被认为是内源性软骨生长最重要的调节因素，介导碱性成纤维细胞生长因子促使软骨细胞分裂，对终末软骨细胞的分化和软骨基质钙化有抑制作用。FGFR－3 基因编码序列中有 2 个位点是突变位点，即 FGFR－3 基因（密码子 380，甘氨酸 380 精氨酸）1138 位的鸟嘌呤（G）被腺嘌呤（A）突变替代或 FGFR－3 基因 1138 位鸟嘌呤（G）被嘧啶（C）突变替代。此两突变位点可作为早期诊断依据。Semo 等报告日本 75 例 ACH 患者 FGFR－3 点突变分析结果，73 例为 1138A，3 例为 1138C。

（一）临床表现

妊娠期胎儿或出生时婴儿可发现肢体、躯干和头不成比例，并随年龄增长日益典型，表现为男性身高在 130～145cm，女性 112～136cm，头大塌鼻，臀部后突，走路摇摆、手指粗短呈棕榈树状散开，智力正常。X 线示头颅底短小，枕大孔变小；脊柱椎弓根间距从腰 1～5 逐渐变小，与正常逐渐增大相反；椎体发育差，其前缘可呈楔形而后缘可呈“C”形改变；骨盆髂翼呈方形；坐骨切迹变小，髋臼顶宽平，常伴髋内翻；四肢管状骨明显缩短，横径相对变宽，常伴弯曲，骨皮质变厚，长骨两端可见到较小的骺化骨核埋入于增宽的干骺内。

诊断根据临床表现和影像学检查大多数能确诊，必要时作分子水平检查。

流行病学资料显示：本症死亡率较正常人高出 2 倍，且多发生于婴儿。常见并发症有中耳感染导致听力缺失，牙齿闭合不全导致面部发育不良，枕大孔变小压迫颈髓，阻塞性睡眠呼吸困难等。

（二）治疗

至今尚无根治法，近来有人采用生长激素来增高，其依据为生长激素是线性骨骼生长的调节因子，是软骨细胞生长和分泌的重要因子，GH 依赖的 IGF－1 在体外能刺激人类软骨细胞克隆增殖。临床上应用 GH 治疗已有 10 年历史，结果表明 GH 治疗能增加生长速度，但存在个体差异；GH 治疗效果呈剂量依赖性，疗效呈时间依赖性，即治疗开始半年身高增加最快，1、2 年后疗效逐渐降低，5 年后已无明显效果。

Seino 等采用随机临床对照试验方法治疗 145 例 ACH，并比较了不同剂量疗效差别，结果治疗第一年能有效增加生长速度，改善身高 SDS，由 -4.83 ± 1.03 上升到 -4.57 ± 0.90，-5.15 ± 1.10 增加到 -4.72 ± 1.21，其疗效呈剂量依赖性。

三、染色体异常

21 三体综合征又称先天性愚形（Down 综合征），是人类最早认识的常染色体畸变疾病，其发病率平均约 1.5‰，新生儿期为 0.7‰～2.0‰，我国上海市统计为 0.6‰，在智力落后疾病中占 10%～15%，男女无显著差异。

（一）发病机制

本病由常染色体畸变引起，因亲代之一配子形成时或受精卵分裂时出现染色体不分离，导致一个配子含多余染色体，另一配子染色体有缺失，受精后形成三体型或单体型异常的子代。异常配子主要来源于母亲，约 1/5 来源于父亲。配子不分离与母亲年龄偏大、卵老化或受放射线、病毒感染、化学药物或口服避孕药有关。

（二）染色体核型常见表现

有三种。

1. 标准型　约占 90% 以上，所有细胞显示存在一个额外 21 号染色体，核型为 47XX

（XY）+21 型。

2. 易位型　多为罗伯逊易位，此型占 4.8%，即着丝点融合，其额外的 21 号染色体易位到另一端着丝染色体上，形成异常易位染色体。

3. 嵌合型　此型占 2.7%，患者体内具有两种以上细胞系，90% 嵌合为 47XY，+21/46XY 或 47XX+21/46XX，此两种细胞系可有不同的比例。

（三）临床表现

1. 有特殊面容　表现头小而圆，枕骨扁平，两眼距离宽，眼裂外上斜，鼻梁低，颈短，伸舌状。

2. 身材矮小　四肢短，肌张力低，手指短，第 5 指内弯，中节指骨短。

3. 精神运动发育障碍　有不同程度智力低下，语言发育落后。

4. 常见伴随症状　常见有先天性心脏病，如房室联合通道、室缺、法洛四联症等；胃肠道畸形，如气管食管瘘、膈疝、幽门狭窄等。

（四）实验室检查

1. 染色体检查　其诊断主要取决于染色体检查结果。

2. 酶改变　过氧化物歧化酶 1（SOD－1）、碱性磷酸酶（AKP）基因定位于 21 号染色体上，患者 SOD－1 和 AKP 含量较正常人高出 50% 左右。

3. 白细胞计数分类　白细胞计数正常，中性粒细胞呈核左移，易出现类白血病样反应，细胞核呈鼓槌状，血红蛋白 F 和血红蛋白 A_2 升高。

（五）治疗

至今尚无根治办法，适当训练使患者能生活自理或进行一些简单工作。由于该症白血病发生率较正常儿高出 20 倍，故不宜或慎用生长激素治疗矮小症。

四、先天性卵巢发育不良综合征

先天性卵巢发育不良综合征又称特纳综合征（Turnersyndrome，TS）。TS 最早由 Otto Ullrich 于德国报告，1938 年 Turner 报告本症表现为身材矮小、性发育不良、骨骼畸形和器官异常等特点。现已知，在所有女性胎儿中有 3% 存在这种综合征，而仅有 1/1 000 存在 45X 染色体缺失的胎儿可以存活降生。在流产的胎儿中有 15% 存在 45X 染色体缺失。活产女婴中 TS 的发生率国外为 1/5 000～1/2 000。

（一）发病机制

1959 年证实本症系因性染色体畸变所致。常见异常染色体核型有：①X 单体（45XO）；②嵌合体（45X/46XX）；③一条染色体短臂或长臂缺失 46，X del（XP）或 46，X deI（Xq）；④极少数为 45X/46XY 嵌合体。TS 患者身材矮小的原因不明，但 X 染色单体缺失可能对造成身材矮小负有责任，SHOX 基因突变可能是导致 TS 患者身材矮小的原因之一。SHOX 基因即矮小同源盒基因（short stature homeobox－containing gene，SHOX），位于灭活及激活的 X 和 Y 染色体短臂末端（Xp22，32 或 Xp11.3）为假常染色体区域（pseudoautosomal region 1，PARI）内，基因全长 35kb，包含 6 个外显子。SHOX 基因羧基端存在两种不同的剪接形式，分别编码 292 和 225 个氨基酸组成的两种蛋白质：SHOXa 和 SHOXb，SHOXa 广泛表达于人体各种组织，SHOXb 主要表达于骨成纤维细胞。SHOX 基因功能尚未完全明了，研究显示基因编码蛋白质具有转录激活作用，该活性的相关区域位于蛋白质的羧基末端，并在成骨细胞中已发现细胞特异性因子，具有协同 SHOX 蛋白发挥其转录激活作用。SHOX 基因功能可能与骨骼线性生长的启动子和骨骺融合的抑制因子相关。目前认为 SHOX 基因是 TS 骨骼异常的候选基因，但与颈蹼、淋巴水肿无关。

（二）临床表现

1. 新生儿期　表现出低体重，短颈，颈侧皮肤松弛，发际低和手足淋巴水肿。

2. 年长儿期　表现身材矮小，生长缓慢，盾形胸，指趾发育不良，乳头距离宽，关节松弛，弓形足，第二性征缺乏，色素痣多，肘外翻，第 4、5 掌骨短等，可伴心脏、肾、尿道畸形、白内障、心理障碍和慢性自身免疫性甲状腺炎。智力大多正常。

（三）实验室检查

对所有矮小的女性应考虑作染色体核型分析。

血液激素测定，血雌激素水平明显低下，血 FSH、LH 明显升高，部分 TS 患者可伴 GH 完全或部分缺乏。

作心脏、肾脏、卵巢超声检查。

手腕关节、膝、肘关节摄片，观察第 4 掌骨长短、膝、肘关节骨骼发育不良。

甲状腺功能、抗体测定。

（四）治疗

治疗包括①身材矮小的治疗；②性激素替代；③辅助生殖技术；④社会心理治疗；⑤相关疾病的防治。

1. 身材矮小的治疗　目前大多采用 GH 治疗。北京协和医院报告：<8 岁 TS11 例，生长速度治疗前为每年 4.2 ±1.0cm，治疗 1 年后为 8.2 ±0.8cm；8 ~12 岁 TS18 例，生长速度治疗前每年为 3.2 ±1.7cm，治疗 1 年后为 7.9 ±1.5cm； >12 岁 TS21 例，生长速度治疗前每年为 3.1 ±1.4cm，治疗 1 年后上升到 5.8 ±1.0cm。结论：年龄越小，效果越好。Sas 等报告 68 例 TS，采用不同剂量 GH 治疗 7 年结果显示：长期 GH 治疗后，约 85% 病例最终身高可达到正常范围，早期治疗，高剂量 GH 可达到较好最终身高。GH 治疗尚有协同促性腺激素作用，降低脂肪体块指数和改善心理状况。研究证实单独进行 GH 治疗与联合治疗（如联合使用氧雄龙或低剂量雌激素）间并未显示明显效果差异。

2. 性激素替代　雌激素替代应迟至 14 岁以后应用。开始小剂量，如倍美力（premarin）从每日 0.3mg 开始，6 个月改为 0.625mg/d，一般 12 个月后乳房发育可达 B3，继续 1 ~2 年，开始人工周期。应用雌激素诱导青春发育需遵循个体化原则，青春期前忌用。

3. 辅助生殖技术　基于 TS 患者的子宫完整性，性激素替代促使子宫发育，借助捐赠的卵子供体卵子试管内受精，再接种于 TS 患者子宫内，促进胚胎发育，目前已有成功报告。

4. 社会心理治疗　对 TS 女孩心理治疗是必不可少的组成部分，除医师给予支持以外，家庭和相关组织提供的支持亦非常重要。

五、宫内发育迟缓

宫内生长发育迟缓（intrauterine growth retardation，IUGR）又称小于胎龄儿或小样儿（small for gestational age，SGA），是产科重要并发症之一，也是造成围产儿死亡的重要原因，如新生儿窒息、颅内出血、肺出血和低血糖等。IUCR 亦是导致儿童和成年后身材矮小、智力障碍、行为心理异常、性发育迟缓、非胰岛素依赖性糖尿病、高血压和高血脂原因之一。欧美国家 IUGR 发生率约 2.5%，我国发生率 6.39% 左右。

IUGR 定义：根据体重与孕龄的相互关系，一般指出生体重低于同胎龄、同性别平均体重的第 10 百分位以下或同龄平均体重 2 个标准差以下的新生儿。

所有人类胎儿中约有 3% ~10% 出生时为 SGA，至 2 岁时，许多 SGA 新生儿身材将会正常化，但是，大约其中的 10% ~15% 的 SGA 儿童不出现充分的出生后追赶生长，这部分 SGA 儿在儿童期身材矮小，约有一半病儿至成年后身高仍会低于正常平均身高的 2 个标准差。

（一）SGA 病因

胎儿生长障碍可以由胎儿、母体、胎盘等因素引起，约 30% 的 SGA 病例被认为由基因异常所致，余 70% 的 SGA 婴儿由不确定母体或胎盘因素造成。15% ~20% 的 SGA 由于胎儿因素包括基因异常、先天缺陷、遗传代谢性问题、感染和多胎等。5% ~7% 病例由染色体畸变引起，其次胎盘功能不良，包括胎盘异常、胎盘断裂、梗死及血管异常。母体因素包括慢性全身性疾病，如糖尿病、系统性红斑狼疮、肾病、母亲吸烟、药物滥用、酗酒等。最后是感染，5% ~10% 病例系病毒、细菌、支原体或原虫感染。巨细胞病毒和风疹病毒感染是 SGA 发生最常见相关病毒。除严重的营养不良外，围产期营养对胎儿生长的影响较小。

SGA 出生后未能充分追赶生长的病因至今未能明了。DeWoal 等调查 40 例 SGA，身高低于第 3 百分位的青春前期儿童的 GH/IGF 轴，结果发现有 50% ~60% 儿童有 24hGH 分泌曲线异常和（或）精氨酸试验的不规则反应，血清 IGF－1 和 IGF－2 水平显著下降。Boguzewski 等发现不规则反应为 GH 低幅度的峰值，频率增加和 GH 分泌基值上升，IGF－1 和 IGFBP－3 水平显著降低。大多数出生 SGA 的矮小儿童表现为有正常的 GH 分泌，但对 GH 的敏感性下降，部分是由于 GH 受体基因突变减少了 GH 受体的亲和力而造成对 GH 不敏感。其他，SGA 与生长相关性内分泌异常有关，主要包括低水平的 GH、IGF－1 和 IGFBP－3，高水平 IGFBP－1 及 GH 分泌模式异常，C 肽水平低（p 细胞功能不良）。Ogilvy 和 Start 等通过对生后观察认为 SGA 生后低 IGF－1 和高 IGFBP－1 反映了其生长缓慢，并且持续的低 IGF－1 和高 IGFBP－1 可能决定 SGA 儿追赶生长的速度。矮小的 SGA 儿童青春期前和青春期的 GH 分泌与正常儿不同，表现为分泌基线高，幅度低和频率高。GH 分泌与年龄呈正相关，在 9 岁以后增加明显，但仍比正常儿低。Woods 等测定 2.5 ~3.0 岁的 SGA 儿的空腹血糖、胰岛素、胰岛素敏感性、GH、IGF－1 和胰岛素原裂解片段等指标，结果发现 SGA 儿夜间 GH 分泌量的最大值、最小值、平均值都比适于胎龄儿要高，胰岛素敏感性低，空腹血糖高；空腹胰岛素水平和胰岛素的敏感性与夜间 GH 分泌密切相关。推测夜间 GH 分泌的高水平可能直接引起胰岛素敏感性下降和空腹高血糖。

（二）临床表现

IUGR 的各器官发育比较完善，但因宫内生长发育障碍，出生后常有以下表现。①营养不良、消瘦、婴儿明显皮下脂肪薄、皮肤干燥；②低血糖，由于肝内糖原贮存不足，生后组织对糖的吸收和利用加快，约有 1/3IUGR 出生后 3d 内有低血糖发生；③宫内缺氧引起症状如羊水污染、黄疸、呼吸困难、脑病症状等；④酸中毒，由于组织缺氧、低氧代谢等引起代谢性酸中毒；⑤宫内感染症状：如肝脾肿大、黄疸期延长、视网膜脉络膜炎；⑥应激反应低下、肾上腺皮质功能低下等。

（三）治疗

除纠正营养不良和防治低血糖发生外，目前已证实，生长激素可加速 IUGR 的生长。Rochiccioli 等（1989 年）报告，用 GH 治疗 9 例小样儿，1 年生长速度从平均 3.5cm 增至 7.0cm，沈永年（1999 年）等治疗 6 例 IUGR，生长速度从平均 ≤0.3cm/月增至 1.0 ± 0.3cm/月，IGF－1 从治疗前 103 ±46μg/L 升至 173.0 ±75μg/L。Paul 报告 46 例 IUGR 用 GH 治疗 3 年，身高增长了 2 个标准差，评分从 －3.3 ±0.7SDS 到 －1.3 ±0.3SDS。Ranke 等分析 613 例矮小 SGA 儿用 GH 治疗反应的数据，认为 GH 治疗可明显增加 SGA 儿的身高，缩短落后身高的标准差，治疗的第一年内增长最快，生长反应与治疗剂量、体重、父母平均身高标准差呈正相关，与治疗年龄呈负相关，其中 GH 剂量关系最大，其次是治疗年龄。第二年的生长反应与三个参数有关：即治疗第一年的增长速度，开始治疗年龄、GH 剂量，其中第一项关系最大。Bogueszewsli 等观察 48 例 SGA 儿，用 GH 治疗 2～3 年反应，结论类似。

GH 治疗期间，血 IGF－1 和 IGFBP－3 浓度、胰岛素水平都有明显增加。SGA 儿有胰岛素敏感性的下降，GH 治疗可进一步降低胰岛素敏感性，对停药后胰岛素敏感性的变化情况有不同意见，De Zegher 和 van Pareren 认为长期连续或不连续治疗，在治疗期间都会有胰岛素敏感性的降低，但这种下降只是暂时的，多数在停药 3 个月后回升至治疗前水平。而 Cutficld 对 12 例 SGA 连续观察 15 个月，发现 GH 治疗可使胰岛素敏感性降低 44%，停药 3 个月后仍不能恢复。

六、家族性身材矮小

家族性身材矮小（familial short stature，FSS）亦称遗传性身材矮小（genetic short stature，GSS），是指身材矮小、生长速度正常，有矮小身材家族史的儿童。患儿自出生 6～18 个月起至成人期终身高始终处在矮小状态，身高增长速度正常，但在自身生长曲线百分位上，其生长曲线与正常儿童平行。面容无特殊，体态大多匀称，少数有轻度不匀称，实足年龄（chronologic age，CA）与骨龄（bone age，BA）一致。青春发育按正常年龄出现，家族成员中有身材低于第 3 百分位者。近年来有报告 FSS 患儿有管状骨的改变，包括：第 5 掌骨缩短，第 5 指趾骨缩短（thizomelia），手臂、肢体有不成比例短小，第 1 掌骨与第 5 掌骨缩短程度与身高有关，FSS 患者管状骨改变提示本症与遗传性软骨骨化障碍有关。本症大多数不需要治疗。如身高在第 3 百分位以下，或患儿、家长对身材矮小有较大精神负担和心理压力，可使用生长激素治疗，结果尚未肯定。

七、社会心理身材矮小

（一）病因和临床表现

社会心理身材矮小（psychosocial short stature，PSS 或 psychosocial dwarfism，PSD）是与自幼在生活、感情上遭受遗弃的状态相关的综合征，常发生在结构有严重缺陷的家庭中，如父母离异、患儿与监护人关系不正常、患儿父母有精神心理疾病等。患儿的食物常被剥夺，患儿严重被忽视和受虐待，尤其性虐待，身体受摧残。患儿出生时体重大多偏低，婴儿早期喂养较困难，睡眠不安，2～4 岁时表现生长速度明显减慢，其身高常在正常均值的第 3 百分位以下，吃喝行为古怪，如向他人乞讨食物，在垃圾堆中寻找食物，暴食，但体重指数常在正常范围，可有多饮、多尿。精神状态不正常，容易发脾气，不易集群、抑郁、冷漠、缄默、睡眠紊乱、痛觉差、语言和智商（IQ）发育延迟和青春发育延迟。本症特点：①患儿遗传的生长和精神发育能力是正常的；②由于恶劣环境影响患儿运动和心理正常发育；③当恶劣环境改善后，其症状逐一消失。

（二）实验室检查

常发现骨龄延迟，骨龄与身高龄相符，GH 药物刺激试验 GH 峰值可正常或低下，但 IGF－1 绝大多数低下。具有部分性和暂时性的可逆性 GH 缺乏，系下丘脑功能不全重要症状。随环境改善，GH 合成、分泌正常而出现生长追赶，血 IGF－1 水平升高。

（三）治疗

本症无特殊药物和激素治疗，GH 治疗身材矮小无明显效果，一旦环境改善，症状可逐渐消失。

八、特发性身材矮小

特发性身材矮小（idiopathic short stature，ISS）是指一种目前暂无可认识原因的矮小身材，是一种原因不明的多基因疾病，无生长激素缺乏和明显进行性病理改变的特发性矮小。它除外了器质性疾病、慢性系统性疾病、先天性遗传代谢疾病、先天性骨软骨关节性疾病、染色体畸变和严重精神心理障碍。它可能包括生长激素不敏感症、正常变异性身材矮小（normalvariant short stature）、生长激素神经分泌功能障碍（growthhormone neurosecretory dysfunction，GHND）、特发性生长障碍和非生长激素缺乏性身材矮小等。发病率在身高低于第 3 百分位的矮小儿童中，约占 20%。

（一）发病机制

随着分子生物学研究深入，发现 ISS 患者矮小与 GH 受体异源基因突变有关，已收集到证据表明 5% 以上 ISS 与 GH 受体基因突变有关。Sanchez 报道 1 个家族矮小成员显示 GH 受体基因外显子 6 缬氨酸被异亮氨酸替代突变。Garlsson 报道 573 例 ISS 血清生长激素结合蛋白水平，大约有 90% 病例的 GH 结合蛋白低于同年龄、同性别正常对照组的平均水平，20% 低于正常范围。Rappold 报道 75 例矮小患者有 9 人存在 SHOX（矮小身材同源框）编码的隐性、错义和无义突变和小的缺失。矮小身材患者中 SHOX 基因突变的发生率与生长激素缺乏症和 Turner 综合征相似。Salerno 报道 14 例 ISS 患者，其中 6 例 IGF－1 比基值增加 40%，GH 受体基因序列分析仅 1 例出现杂合性突变，GH 刺激后出现异常的酪氨酸磷酸化等。

（二）诊断依据

①身高低于同性别、同年龄、同地区、同种族 2SD；②出生时身高和体重正常，而且身材匀称；③无明显慢性器质性疾病（肝、肾、心肺、内分泌代谢病和骨骼发育障碍）；④无心理和严重的情感障碍，摄食正常；⑤生长速度稍慢或正常，一般每年生长速度 <5cm；⑥染色体检查正常；⑦两项标准 GH 激发试验，GH 峰值≥10ng/ml 和正常的 IGF－1 浓度；⑧骨龄正常或延迟。

（三）ISS 治疗的意义

随着世界卫生组织确立的精神－心理－社会这一医学模式不断深入人心，ISS 患儿的心理和社会影响也日益引起人们的关注，尤其以 1985 年基因重组 GH 问世以来，ISS 患儿是否需要接受 GH 治疗，也成为人们争议的焦点，Erling 等发现 ISS 与正常身高的儿童比较：矮身材患儿及其家长都对孩子的社会稳定性缺乏信心，且患儿身材越矮，心情越焦虑，更加抑制生理性 GH 的分泌，ISS 患儿可有行为异常，且可通过 GH 治疗改善此类缺陷。另外，在 GHD 患者中发现患儿自信心、社交能力、与异性接触方面均较正常人群差，寻找工作、受教育水平均有影响。但也有研究提出了不同的看法，通过比较 ISS 治疗组和对照组的患儿比较，在近 2 年的 GH 治疗后，ISS 治疗组患儿的自尊心及健康相关生活质量（health related qualityof life）未见有明显提高，这与孩子对身高的满意度有关。因此，目前尚不能克服 ISS 患儿的生理及心理困惑，故我们应该认识到 ISS 问题的特殊性，应从多方面着手寻找解决办法。

（四）ISS 的治疗

虽然已有报道称 GH 治疗 ISS 可在短期内改善身高，但对其最终身高的影响仍有意见分歧。另外，对于无明确的有内分泌障碍和相对健康的矮小儿童给予 GH 治疗的费用、风险和伦理问题尚有争论。Buchli 报告 36 例 ISS，年龄 11.9 ±2.8 岁，身高标准差评分 －2.9 ±0.6，Tanner 分期除 1 例外，均≤T2，其中 78% 为青春期前，GH 治疗剂量 0.3mg/（kg · 周），治疗持续 41 ±14 个月。结果治疗组成人身高标准差评分（－1.5 ±0.8）比非治疗组（－2.1 ±1.0）显著提高（P <0.01）。最终身高标准差评分治疗组提高 1.4，而非治疗组为 0.8。女性似乎从 GH 治疗中得益更多。GH 治疗的女孩比非治疗对照组高出 6.8cm，而男孩比非治疗对照组高出 3.0cm。治疗组与非治疗组的最终身高与基础身高、父母平均身高及预期身高呈正相关（P <0.01），治疗组男性最终身高比父母平均身高仅低 2cm，而非治疗男性最终身高比平均身高矮 7cm，而女孩治疗组最终身高比父母平均身高矮 2.4cm，而非治疗组女孩最终身高比父母平均身高矮 8.2cm。治疗组比非治疗组身高增加明显，但身高改善变异较大。

荷兰 Wit 报告 GH 治疗 ISS 最终身高的增长与剂量依赖性有关。第一组 24 例 GH 剂量按每周每平方体表面积 14u（4.6mg） ×1 年，如生长反应不充足，就给予双倍剂量；第二组 34 例，随机分三种剂量：①每周每平方体表面积 18u（6mg）；②每周每平方体表面积 27u（9mg）；③第三组在第一年剂量为每周每平方体表面积 18u，1 年后改成 27u，有 34 例来自同中心的未治疗的作为对照。结果：大剂量 GH 组患有 ISS 的青春期儿童平均最终身高大约能增加 7cm，而在开始应用低剂量的治疗方法效果很小。

西班牙 Lopez－Sogierp 报告 GH 治疗 30 例 ISS 男性患者，42 例对照，GH 剂量为 0.5 ~0.7u/（kg · 周），结果 GH 治疗组平均最终身高增加 4.5cm。

荷兰 Reker－Mombarg 报告 GH 治疗对 ISS 儿童青春期启动时间及青春期生长的影响，结果：GH 治疗组与非治疗组间比较发现，两组之间青春期身高增量、最大生长速度及青春期持续时间无明显差异，GH 治疗使男孩的最大生长速度年龄提前 0.7 岁，使女孩的青春期启动时间提前 1.1 岁，最终身高增长 2 ~3cm。结论 GH 治疗不影响 ISS 儿童的青春期生长，并且可轻微增加其最终身高。GH 治疗应早期开始，以便在青春开始前尽可能地增加身高。

美国 Hintz 报告 121 例矮小儿童，定期给予 GH 注射，疗程 2～10 年。研究结束时，在 80 名身高达到其成人标准的儿童中，男孩的身高平均超出预测值 5cm，女孩的身高平均超出预测值约 6cm，治疗组比对照组男孩高出 9.2cm，治疗组女孩的身高较对照组高出 5.7cm；同时指出 GH 治疗矮小儿童所面临的伦理和财政难题。

长期应用 GH 治疗 ISS 可提高最终身高已成为大多数临床医师的共识，但 GH 对最终身高的影响程度，尚因个体和治疗情况而异。

九、体质性青春发育延迟

体质性青春发育延迟（constitutional delay of growth andpuberty，CDGP）是指男孩或女孩达到正常青春发育年龄仍未见第二性征发育（男性睾丸增大、女性乳房增大等第二性征），但最终都能自发进入青春发育，一般在 18 岁后则很少产生体质性青春发育延迟。

正常青春发育的启动时间有一定年龄范围，我国少女初潮年龄，根据上海瑞金医院 1987—1990 年对 10～15 岁少女纵向跟踪 3 年调查结果，初潮年龄为 12.51±0.97，香港报告少女初潮年龄平均为 12.7 岁。黑人女孩 13 岁时全部进入青春发育。

（一）病因

CDGP 是青春期性发育延迟最常见原因之一，病因至今不十分明了。目前认为主要原因是下丘脑促性腺激素释放激素（GnRH）脉冲发生器激活延迟，导致进入青春期不能产生足够的促性腺激素（FSH、LH）以促使性腺发育和第二性征的产生。此外，动物实验提示可能与 Otx－1 基因受损有关，该基因对维持垂体发育和功能极其重要。另外，该病与遗传因素密切相关，该病发生常有家族史，常有母亲月经初潮年龄延迟或父亲、同胞兄弟姐妹有青春发育延迟史，然而呈现的常不符合孟德尔遗传方式。其他与营养、环境因素有关。

（二）临床表现

体质性青春发育延迟患者出生时，身高与体重一般正常，出生后最初几年生长发育速度相对较慢，常伴体质性矮小，身高常位于正常儿童身高的第 3 百分位或低于此值，但与骨龄相吻合，上下部量比例正常。骨龄、促性腺激素和性激素水平与年龄不相称，低于年龄的正常值。生长激素水平低下，甚至可达到生长激素缺乏症水平。当摄入小剂量性激素后可恢复到正常。男孩当骨龄达 12～14 岁，女孩骨龄达到 11～13 岁时会出现青春期的 LH 分泌增加，初期夜间出现，以后白天亦出现脉冲式 LH 分泌峰，对 LHRH 激发试验反应低于生活年龄，但与骨龄相符。

（三）治疗

CDGP 是正常生长变异，其青春期会自然产生，可以达到正常成人的最终身高，故绝大多数患者不需要治疗。对男性年龄达到 14～15 岁和女性年龄达到 12～13 岁时，仍无明显性征出现者，或者由于青春发育延迟，造成患者、家长严重精神负担、焦虑不安、影响学习、生活者可用小剂量性激素诱导性发育，多数病例经 2～6 个月治疗将会引起第二性征发育和轻度身高增长。小剂量短期性激素应用不会加速骨龄的进展，一旦激素停止治疗 3～6 个月，又发现发育终止，应寻找其他原因。

（刘　凤）

第十节　GH－IGF－1轴异常所致身材矮小症

一、GH－IGF－1轴异常引起儿童身材矮小病因

具有生物活性的GH分泌不足；IGF－1产生减少；外周组织对IGF－1产生抵抗。人体GH是垂体前叶生长素细胞（嗜酸细胞）分泌的。人类垂体的正常发育依赖于一系列的转录因子如甲状腺转录因子1、骨形态生成蛋白、成纤维细胞生长因子、LIM同源结构域转录因子LHX3和LHX4、HESX－1、Prop－1和垂体特异性转录因子（POUIF1）。遗传性单纯生长激素缺乏症可由生长激素释放激素（GHRH）受体突变或GH基因缺失或突变所致，联合垂体激素缺乏症除腺垂体特异的转录因子Pit－1突变引起外，近期发现Pit－1的祖先蛋白Prop－1基因突变是最常见病因之一，约50%的病例由Prop－1基因突变引起。遗传性IGF－1缺乏症常呈家族性生长障碍，明显地区性伴多种垂体激素缺乏和先天性下丘脑－垂体缺陷。GH信号主要通过Janus酪氨酸激酶（JAK2）信号转导和转录激动子5（STATs）途径发挥作用。曾报告因STAT5b基因纯合错义突变引起GH不敏感征。因IGF不稳定亚单位（IGFALS）基因移码突变引起宫内发育迟缓。总之，各种单基因异常导致身材矮小症非常少见，但它可以为研究人类生长调节的分子机制提供有用的信息。

（一）下丘脑、垂体结构损害引起GH缺乏

有许多因素可造成下丘脑、垂体结构异常，如肿瘤性损害破坏或压迫下丘脑、垂体，垂体柄受压可影响垂体血液供应，使下丘脑激素输入减少。近蝶鞍的肿瘤如颅咽管瘤可导致垂体功能减退。儿科新生婴儿中产伤、臀位产、足先露等亦可影响下丘脑、垂体结构。北京协和医院报告561例GH缺乏症中，围生期存在异常占59.1%，上海第二医科大学附属新华医院报告179例GH缺乏症中，有围生期异常77例，占43%；Bosch报告非头位产所致颅内出血及脑幕撕裂发生率比头位产高出10倍。

浸润性病变如结节病、结核、组织细胞增生症一般是对下丘脑和垂体柄损害，而不是对垂体本身的浸润引起。自身免疫性垂体炎系大量淋巴细胞和浆细胞浸润导致垂体实质性损害，可见于女性妊娠期间或产后。在妊娠期间可呈肿块性损害，有视野缺损、头痛伴催乳素升高。

放射治疗垂体腺瘤、颅咽管瘤、视神经胶质瘤、无性细胞瘤和脑膜瘤等可引起下丘脑功能减退，大剂量放射线照射也能直接损害垂体功能，放射线影响可在照射数年后出现，因此接受放射治疗患者应每年评估下丘脑、垂体功能。

空蝶鞍综合征（Empty sella）系因鞍膈缺损，蛛网膜突入垂体窝。原发性空蝶鞍多见于女性，常伴良性颅内压升高，垂体功能一般正常，约15%病例可伴轻度高催乳素血症。继发性空蝶鞍常见于手术、垂体梗死和放疗后。

（二）下丘脑、垂体激素合成或分泌异常

GH合成分泌异常原因很多，在儿科常与先天解剖异常和围生期异常密切相关，多见于臀先露、足先露、横位产、产后窒息等。成人多为获得性，如垂体、蝶鞍旁的肿瘤。垂体外科和放射损伤，垂体坏死，细菌、寄生虫、病毒等感染，白血病细胞或含铁血黄素浸润，自

身免疫性垂体炎及老年人器官功能退化性 GH 分泌功能下降等。

GH 的作用与 IGF 和 IGF 结合蛋白（IGFBPs）有关，其中 IGF－1 主要由肝脏合成分泌，机体很多组织都能合成和分泌 IGF－1，通过内分泌、旁分泌和自分泌方式作用于靶细胞而发挥作用。GH 刺激肝脏分泌 IGF－1，后者与高亲和力的 IGFBP 结合，控制 IGF－1 半寿期和与受体的结合。有人认为 IGFBP－3 是 IGF－1 的激活因子，IGFBP－1 是 IGF－1 的封闭因子。

二、特发性生长激素缺乏症

此类型在垂体性矮小症中最为常见，常见于男孩，与围生期异常关系密切，如臀位产、足先露、横位产、生后窒息和分娩损伤等，北京协和医院报道 561 例 GH 缺乏症患儿中，围生期存在异常者占 59.1%；上海第二医科大学附属新华医院报道 179 例 GH 缺乏症中，围生期出现异常的有 77 例，占 43%；Bosch 报道横位、臀位、足先露等非头位胎位占 62%，非头位生产所致的颅内出血及脑幕撕裂的出生率比头位生产的高出 10 倍左右。在胎先露异常中，以臀、足先露为主，而产后窒息其次，分别占 51.8% 和 35.9%，而产伤只占 4%。男性臀位、足先露、出生窒息史均明显高于女性。近十余年来，对非头位儿多数选择剖宫产，故臀位产的发生率明显下降，而正常人群围生期异常率仅 3.0%～4.0%。目前多数学者认为特发性生长激素缺乏症大多数是由于下丘脑合成或分泌 GHRH 缺陷所致，而非垂体本身病变引起。许多研究报道指出：特发性生长激素缺乏症中有 40%～80% 病例对 GHRH 有反应。根据上海市儿科医学研究所的研究，垂体性矮小症中约 70% 病例对 GHRH 有反应；在 25 例严重生长激素缺乏症中，单一生长激素缺乏占 3 例（12%），多种垂体前叶激素缺乏共 22 例（88%），包括促甲状腺素、卵泡刺激素和黄体生成素储存或分泌功能低下者 11 例（44%）。促甲状腺和促肾上腺皮质素储存或分泌功能低下者 2 例（8%），促肾上腺皮质激素、促甲状腺素和黄体生成素同时有储存或分泌功能低下者 1 例（5.4%）。以上资料提示，绝大多数生长激素缺乏症患者的病原为下丘脑性，常伴有多种垂体激素缺乏。有少数病理报道：特发性垂体性矮小症患儿显示脑垂体较小、腺垂体损伤较神经垂体严重；组织学上呈现嗜酸细胞数目明显减少，严重病例有结缔组织瘢痕形成。近年来，应用高分辨力的核磁共振影像（MRI）发现垂体前叶明显缩小，垂体柄断裂，神经垂体可消失或异位。

（一）临床表现

1. 生长障碍　出生时身长、体重与孕期大致平行。如有多种垂体激素缺乏，在新生儿期可出现顽固性低血糖，小阴茎，黄疸期延长。一般从出生后 5 个月起出现生长减慢，大多数在 1～2 岁时明显；随年龄增长。生长发育缓慢程度也增加。体型较实际年龄幼稚，皮下脂肪相对较多，脸圆、前额略突出，下颌小，上下部量比例正常，匀称。生长速度＜正常该年龄的生长速度的第 25 百分位数。

身材矮小，尤其严重的身材矮小，低于标准 3SD。低于双亲中值高度的 1.5SD 以上，低于标准身高 2SD 以上，而且生长速度低于同年龄正常均值 1SD 或 2 岁以上儿童生长速度较正常减少 0.5SD，常提示生长激素不足或缺乏。

2. 骨成熟发育延迟和骨代谢异常　身高增长决定于长骨生长，后者又取决于长骨骨骺变化，包括骨化中心的形态、生长和钙化，以及最后与骨干的融合等，所以可从骨骺发育来预测身高，常用骨龄测定作为指标。所谓骨龄是指骨骼发育年龄（BA），是人体成熟程度的良好指标，骨骼发育虽有一定种族、性别的差异，在正常儿童间也会有变异，但一般均有较为特异的规律。通常选用左侧手腕部进行 X 线摄片来观察骨化中心，有时还可以选择其他部位，如肩、肘、髋、膝和踝关节摄片来加以判断。生长激素缺乏症患儿的骨龄均延迟，一般均在 2 年或 2 年以上，另外表现为牙发育延迟和蝶鞍发育较正常同年龄者为小。GHD 患儿不仅骨骼生长缓慢，而且骨代谢率降低，骨更新低下，故表现为骨量明显减少，骨质疏松，骨密度降低。成人发病的 GHD 的骨折发病率比正常人高 3 倍。

3. 青春发育期延迟　青春发育期延迟系指达到发育期年龄而尚无第二性征出现。青春发育年龄在男孩一般为 12 ~ 14 岁，女孩为 10 ~ 12 岁。如男孩达 16 岁，女孩达 14 岁仍无第二性征出现；体形比例呈幼儿型，喉头不发育，声音高尖；外生殖器发育差，阴毛、腋毛不生长，乳房不发育，月经来潮延迟或不来潮，睾丸小、松软等。部分病例以后会造成不育症。

4. 代谢紊乱　①糖代谢：因肝和肌糖原合成降低，糖利用减少，糖耐量损害，周围组织对胰岛素敏感性降低，可出现高胰岛素血症和胰岛素抵抗；②脂代谢紊乱：可见血清胆固醇、甘油三酯、低密度脂蛋白（LDL）、载脂蛋白 B 水平升高，高密度脂蛋白（HDL）降低，游离脂肪酸减少和脂肪分解降低；③蛋白质代谢紊乱蛋白质合成、储存能力降低；④基础代谢率降低，患者体力活动减少和运动能力下降。

5. 神经、精神功能紊乱　由于体力和肌肉发育不如同年龄人，在精神心理方面常有自卑感，心情忧郁，精力不足，记忆力减退，对生活失去信心。如仅有 GH 缺乏者，智力一般正常，但如同时有促甲状腺素缺乏，则可有轻度智力低下。

6. 心血管功能紊乱　患者心脏体积缩小，心率减慢，心搏量、心输出量和心脏收缩力下降，外周阻力增加，循环血容量减少，血压下降，心肌耗氧量增加，可过早发生动脉硬化。近年有学者发现继发于垂体肿瘤放射治疗和手术以后的成年人 GHD 患者心血管疾病的发生率和死亡率明显高于正常对照组。叶氏报道 32 例垂体发育不良所致 GHD 的心功能有明显改变，总体射血分数和左心室舒张末期高峰充盈率明显低于正常，容易早期发生动脉硬化。

7. 肾功能变化　肾小球滤过率常降低，肾血流量减少。

8. 骨代谢紊乱　患者成骨细胞活性降低，骨骼矿物质含量减少，有骨质疏松和容易骨折倾向。

9. 身体构成成分异常　患者总体重增加，脂肪量增加，尤其腹部、内脏脂肪过多，肌肉量减少，肌肉强度减退。

10. 凝血机制异常　纤维蛋白原和纤维蛋白溶酶原激活抑制剂活性增强，有导致动脉血栓形成倾向。

（二）实验室检查

1. 血清生长激素浓度测定　因生长激素呈脉冲式释放分泌，其基础值常处于低值，而且波动亦较大，故随时取血测定生长激素浓度的意义较小，常不能区别正常与生长激素缺乏症。另一方面，目前生长激素测定大多采用放射免疫测定法，采用多克隆抗体，不同药物刺激生长激素释放的反应不同，故其特异性偏低，其正常与异常间的切割值各实验室有一定的差异，因此要求各实验室尽量采用单克隆抗体，建立本实验室的切割值。

药物激发试验是指使用某些药物促使 GH 分泌增加的方法，用以观察血液中 GH 动态变化，从而了解下丘脑、垂体合成和分泌 GH 的能力。药物刺激试验常用胰岛素低血糖激发试验（胰岛素耐量试验 insulin tolerance test，ITT），本法优点可同时测定 ACTH－肾上腺轴，正常与异常间的数值差异明显和中度低血糖足以刺激 GH 分泌。其缺点：本方法缺乏正常儿童标准和可能出现严重低血糖反应。

激发试验应在空腹的标准化后使用，上述实验必须在有经验的人员监控下进行，在儿童使用胰岛素时要特别小心。

生长激素峰值的评价：①如 GH 峰值＜5ng/ml，则为完全性 GH 缺乏；②如 GH 峰值在 5.1～9.9ng/ml，则为部分性 GH 缺乏；③如 GH 值≥10ng/ml，则为反应正常。

胰岛素低血糖激发试验 GH 峰值＜5～10ng/ml；可乐定激发 GH 峰值＜10ng/ml，精氨酸激发 GH 峰值＜7～10ng/ml，GHRH 激发 GH 峰值＜10ng/ml 时可诊断 GH 缺乏。当使用单克隆抗体来测定 22：00 时，GH 上述值应修正。

2. 胰岛素样生长因子 1（IGF－1）测定　胰岛素样生长因子（生长介质 somatomedm，SM）是一组结构上相关的多肽类生长因子。人类生长介质具有以下特点：①其血清中浓度受 GH 调节；②具有胰岛素样活性；③能促进软骨细胞的有丝分裂；④在血液中与一种或多种大分子携带蛋白质结合而被输送。IGF 对所有组织均有胰岛素样活性，可分为 IGF－1 和 IGF－2。IGF－1 和 IGF－2 与胰岛素来源一样，均是单链多肽，它们的分子序列大部分相似。IGF－1 的水平主要受 GH 的调节，IGF－1 的浓度在很大范围内与 GH 浓度一致；而 IGF－2 则只是轻度依赖于 GH。IGF－1 介导生长激素产生的生长效应，是反映 GH－IGF 功能的另一种重要指标，是 GH 缺乏症诊断重要指标。正常年轻成人 IGF－1 水平为 0.5～2.0u/ml，垂体功能低下时，常低于 0.2u/ml，正常婴儿常低于 0.2u/ml，随年龄增长而上升，在 10～12 岁时大约为 1.04u/ml，所以 IGF－1 浓度与年龄密切相关，而且尚受甲状腺素、催乳素、糖皮质激素和营养状态影响。另外，IGF－1 测定还具有一定的鉴别诊断意义。如一个矮小儿童，GH 激发试验中 GH 峰值正常，而 IGF－1 低下，但在注射外源性 GH 后，IGF－1 升高，生长速度加快，表明该儿童的生长激素分子有变异；如 IGF－1 不升高，生长不加速，则表明生长激素分子无变异，系生长激素受体缺陷。

3. 胰岛素样生长因子结合蛋白 3（IGFBP－3）的测定　人体内血循环中大部分的 IGF 是与特异性结合蛋白（IGF－binding proteins，IGFBPs）相结合的，人体中有 6 种不同性质的结合蛋白（IGFBP－1～6），其中 IGFBP－3 与生长激素关系密切，是诊断生长激素缺乏症有价值的指标。

IGFBP－3 主要由肝脏合成和分泌，在血循环中以两种复合体形式存在：①大分子量三聚体（150 000），它携带约 80% 的 IGF，该复合体难以通过毛细血管屏障，仅在 IGFBP－3 蛋白分解酶的作用下从复合体中释放出来的 IGF－1 才能通过血管内皮屏障到达组织血管发挥作用；②小分子量二聚体（40 000），该复合体能通过毛细血管屏障，转运 IGF－1 到达靶细胞。IGFBP－3 起着延长 IGF－1 半寿期的作用，可调整 IGF 对细胞的增殖、代谢和有丝分裂的作用。IGFBP－3 的产生受 GH 调节，其血中水平在日间无变化，但随着年龄而改变，健康儿童在青春期达到高峰，9～18 岁的女性比同年龄的男性高出 10%，在吸收不良、肥胖、糖尿病、肝功能异常等情况下 IGFBP－3 下降。生长激素缺乏症患儿的 IGFBP－3 水平下降，经生长激素治疗后会升高。在 GH 药物兴奋试验中 GH 峰值大于 10ng/ml 的身材矮小儿中，可发现有些病例的 IGF－1 和 IGFBP－3 水平下降，如应用 GH 治疗，可使部分患儿的

IGF－1和IGFBP－3水平恢复正常。上述结果表明血液IGFBP－3降低常提示生长激素缺乏症，其敏感性可达97%、特异性达95%，是筛查生长激素缺乏症良好的指标。有报道正常儿童的血清中，IGFBP－3水平与其24hGH分泌量关系密切，认为血中IGFBP－3能较好反映机体的GH分泌状态，但有人认为两者缺乏相关性。

Laron综合征是生长激素受体缺陷所致，所以患儿血中IGFBP－3水平下降，用GH治疗后亦不能使IGFBP－3水平升高。

4. 生长激素自然分泌量测定　由于生长激素药物激发试验有时与临床表现不一致，GH自然分泌量测定是确定GH神经分泌功能紊乱（GH neurosecretory dysfunction）的指标，GH总浓度的测定是反映GH实际分泌最客观的指标。根据上海市儿科医学研究所检测生长激素神经分泌功能障碍症患儿在夜间12时的生长激素分泌相结果表明：生长激素缺乏症与正常组夜间12时GH平均浓度差异显著，脉冲峰值和最高峰值之间也非常显著，但GH神经分泌功能紊乱组与GH缺乏组之间的GH平均浓度、脉冲峰值和最高峰值均无显著差异。

5. 生长激素释放激素（GHRH）刺激试验　用GHRH刺激垂体分泌GH可以鉴别下丘脑性和垂体性GH缺乏症，但在鉴别下丘脑性和垂体性时，需注意单次GHRH刺激可呈假阴性反应，但经预先补充GHRH 1周或1个月后即可出现阳性反应。

6. 颅脑磁共振显像　磁共振显像可清楚显示蝶鞍容积大小，腺垂体与神经垂体大小、异位等，对GHD诊断具有重要意义。据上海市儿科医学研究所、新华医院资料，在27例GHD中发现100%病例有垂体缩小，正常部位的神经垂体消失占96%，其中移位者占44.0%，垂体柄消失占37%，垂体柄中断占26%。

7. GH基因诊断　疑似GH基因异常引起的矮身材，可进行基因分子水平分析。

hGH－N基因全长约2kb，由5个外显子和4个内含子组成，其中外显子Ⅰ、外显子Ⅱ长度10bp，外显子Ⅲ长度120bp，外显子Ⅳ长度165bp及外显子Ⅴ长度195bp，中间有4个内含子A（256bp）、B（209bp）、C（93bp）、D（253bp）所分隔，hGH－N基因总共编码217个氨基酸肽链，其中氨基端26个氨基酸是信号肽，hGH－N基因5端侧翼区是基因调控区。－92～－65及－130～－105是生长因子（IGF－1）结合部位。IGF－1是GH基因转录必需因子。

正常人的DNA经限制性内切酶Bam HI酶切、与hGH－N基因cDNA探针杂交后可见到6个杂交片段，其长度为3.8、5.3、6.7和8.2kb，分别带有hGH－1、hCS－A、hCS－B和hCS－L基因，而2.9和1.1kb则带有hGH－2部分基因，用HindⅢ酶切与探针杂交可得到3个杂交片断，其长度分别为25、21.3和14.8kb，25kb片段包含有hGH－N和hCS－L基因，21.3kb带有hCS－A基因，而14.8kb包含hGH－2和hCS－B两个基因。单纯性GH缺乏症IA型IGHDIA患者的DNA经Bam HI酶解并与探针杂交，常发现3.8kb片段消失，用HindⅢ酶解杂交，可见一条新的杂交带17.9kb或18.3kb、17.4kb。这说明25kb片段缺失hGH－1基因部分。对杂合子诊断，因杂合子中一条染色体正常，另一长hGH－1基因缺失，所以杂合子DNA经Bam HI酶杂交，3.8kb片段较正常人淡一些。用HindⅢ酶切杂交，可得到正常人25kb片段，另外可得到17.9kb或18.3或17.4kb片段。

8. 染色体检查　对矮身材患儿具有体态发育异常者应进行核型分析，尤其是女性矮小伴青春期发育延迟者，应常规做染色体分析，排除常见的染色体疾病如Turner综合征等。

9. 其他垂体激素测定　特发性垂体性GH缺乏症中约有半数病例伴有其他垂体激素缺

乏，而此类激素缺乏临床表现较隐匿或渐进性呈现出 ACTH、TSH 和 LH、FSH 等缺乏症状。

（1）ACTH：可直接测血血清 ACTH 基础值（早晨 8~10 时）22pm/ml（4.0~50pm/ml）；间接试验常采用胰岛素耐量试验，用胰岛素诱发血糖下降至基值血糖的 50% 或在 40mg/dl 以下，可激发内源性 ACTH 释放，从而使血清皮质醇升高，注射前后 60min 取血测皮质醇，如皮质醇低于 137nmol/L（正常值 138~635nmol/L）为 ACTH 储备或分泌不足。上海市儿科医学研究所资料 25 例 GH 缺乏症中，有 3 例 ACTH 缺乏，其测定值分别为 63.3、101.8 和 129.3nmol/L，而正常对照组最低皮质醇为 256.6nmol/L。

（2）促甲状腺素释放激素：应用 TRH 激发试验促进腺垂体释放 TSH，正常健康儿童 TSH 基值为 1.5 ± 1.1mu/L，峰值为 13.2 ± 0.6mu/L，峰时为 20min，如峰时 > 90min，峰值 < 10mu/L，则表明垂体 TSH 储备或分泌功能不全。

（3）促性腺激素释放激素（LHRH）：外源性 LHRH 能激活垂体促性腺细胞，释放 FSH 和 LH。青春期前 LH 增加 3~4u/L，FSH 增加 3u/L；青春前期 LH 反应男孩较女孩强烈，FSH 反应则女孩较男孩强烈。该试验对儿童有较高的假阳性或假阴性，故有人建议与 HCG 试验同时进行。HCG 是由胎盘绒毛滋养层细胞合成分泌的糖蛋白，其结构与 LH 相似，是胎内刺激睾丸间质细胞分泌睾酮的主要激素，本试验广泛用于男性睾丸间质细胞功能的评价。如 HCG 试验中的睾酮水平和 LHRH 试验中的 LH 水平均低于正常，则可能有促性腺激素缺乏。青春期前男孩注射 HCG 后血睾酮浓度较基值高 2~3 倍；原发性睾丸发育不全者则无反应，而促性腺激素缺乏者有正常反应。

10. 其他　尿常规，观察肾脏浓缩和酸化能力，血清 T_3、T_4 和 TSH，血钙、磷和碱性磷酸酶、肝功能等，排除肾脏、甲状腺、肝脏疾病。

（三）诊断

1. 病史　①新生儿期有低血糖发作、黄疸延迟、小阴茎史；②有颅内照射史；③颅脑损伤史或中枢神经系统感染史；④有近亲家族史或家属受影响成员；⑤颅面中线异常史。

2. 身材矮小　较同民族、同年龄、同性别身高均值低 2SD 以上。

3. 生长速度　低于正常速度 1SD，2 岁以下生长速度减少 0.5SD，一般指 <2 岁，每年生长速度 <7cm，4.5 岁至青春期开始生长速度 <4.5cm/年，青春期生长速度低于 6.0cm/年。

4. 临床表现　体态匀称性矮小，幼稚，皮下脂肪较丰满、面痣较多，有些患者可伴有中枢性尿崩，但智力正常。成人表现运动能力降低，社会活动减少，情绪反应低下，性生活障碍，有提前退休倾向。

5. 血清 IGF-1 和 IGFBP-3 测定　GH 缺乏时两者均下降，但肝病和营养不良可影响 IGF-1 和 IGFBP-3 测定结果。

6. GH 激发试验　应用两种药物作生长激素激发试验，GH 峰值均 <5~10ng/ml。

7. MRI　磁共振显像，示垂体前叶缩小。

8. 骨龄测定　儿童患儿骨龄较正常实际年龄小于 2 岁以上。

9. 排除其他疾病　排除先天性甲状腺功能低下、染色体畸变和慢性肝、肾疾疾病。

（四）治疗

1. 生长激素　无论特发性或继发性生长激素缺乏症均可用生长激素治疗。最初使用动物生长激素，但证明对人无生物活性，1957 年采用人垂体提取生长激素获得成功，但后来发现能引起慢性脑部海绵样变性（Creutzfeldt - Jakob 症），可引起死亡，故此类药物现在已不再使用。20 世纪 70 年代末采用生物工程重组 DNA 技术将生长激素基因导入原核细胞或真核细胞内，这些细胞获得合成 hGH 信息后，产生大量生长激素。早期基因工程生产的 hGH 有 192 个氨基酸残基，比正常生长激素氨基末端多出一个蛋氨酸，治疗 GH 缺乏症有效，但接受治疗者易产生抗体。此后，经除去蛋氨酸，纯化及现今应用哺乳动物细胞的新的重组 DNA 技术，大大提高纯度，据推算每 4 个国际单位生长激素只含 2.5×10^{-3}pg 的鼠 DNA 和 1.5×10^{-6}pg 的病毒 DNA，这个数值比只及 WHO 对外源性 DNA 所规定的安全值的 1/1 000，而且二、三级结构与天然 GH 完全相同。

GH 缺乏症经生长激素治疗后患者可达到正常成人身高均值 -2SD 之内，但仍有 50% 左右患者不能达到应有成人期身高，其原因：①诊断、治疗延迟；②治疗时间过短；③生长激素治疗中产生抗体，使生长减慢；④有些患者在治疗过程中未能及时处理低甲状腺素水平；⑤原因不明，可能与 GH 受体或受体后缺陷有关。

（1）生长激素治疗剂量：估计正常人 GH 产生率（PR）可指导临床上 GH 替代治疗剂量。

PR = 代谢清除率 × 内源性 GH 浓度

根据 24h 平均 GH 水平和代谢清除率计算。

青春期前产生率 = 0.48mg/（24h · m^2）［1.44u/（24h · m^2）］。最近证明 PR 与年龄、身高和青春期发育状态呈正相关。目前多数学者推荐 GH 量每周为 0.5 ~ 0.7u/kg，每晚临睡前皮下注射，而且证明治疗效果与剂量、注射次数和疗程呈正相关。故有条件应每晚临睡前半小时皮下注射 0.1u/kg，最大效应是在开始治疗 6 ~ 12 个月；持续长期使用，生长速度会减慢，必要时可再加 0.05u/kg，但总量一般不超过 0.2u/（kg · d）。

（2）生长激素应用途径：肌内注射容易引起脂肪萎缩和抗体产生，皮下注射的上述反应减少，皮下注射达到峰值时间为 2 ~ 4h，血清清除时间为 20 ~ 40h。皮下注射 GH 的容量越小，峰值和血清 GH 的曲线面积越大。皮下注射容量一般应 0.5ml/次左右，现已证明，每日夜间临睡前 30min 皮下注射 GH 比白天更能增加生长速度，注射次数与生长效应呈正相关，每日注射比隔日注射更好，疗效不仅与脉冲数有关，而且与血清 GH 升高的时间有关。

（3）生长激素的疗程：生长激素替代治疗的目的是尽可能使患者的最终成人期身高达到正常范畴，因此以往常将患者的靶身高作为指标来决定疗程，也有将年身高增长率作为停药指征，即年增长率≤2.5cm 时停药，或以骨骺基本闭合时停用。GH 治疗在有效基础上疗程可持续数年至青春发育期，~般说来，治疗时间越长，疗效也越好。

近年研究表明：生长激素缺乏症在成人期停止治疗是不符合生理的，因成年人继续分泌 GH，后者在调节机体代谢方面具有重要作用。研究表明成人 GH 缺乏症替代治疗后，患者精神状态改善，肌肉容量增加，脂肪减少，蛋白质合成率增加，腰椎骨密度增加，血胆固醇水平降低，肾小球滤过率增加，T_4 向 T_3 转化增加，患者智力、体力和认知能力均有改善，这些变化可能与 T_3 增加有关。至今对成人期 GH 应用剂量和方法研究尚不多，一般推荐夜间睡前皮下注射，剂量 0.012 5 ~ 0.025u/（kg · d），从小剂量开始，逐渐增加。治疗期间可能有轻度不良反应，尤其在治疗第一周，常见的有感觉异常、眼眶周围水肿、关节疼痛等，这些不良反应可能与钠、水潴留有关。另外，血 IGF - 1 升高与骨刺形成有关，是骨、关节产生疼痛的因素。有作者回顾分析 333 例 GH 缺乏症，其心血管疾病发生率、死亡率高与 GH 缺乏有关。故成人 GH 缺乏症应用 GH 治疗有助于减少心血管疾病发生率。

Miller 等观察 10 例年龄 21～39 岁的 GH 缺乏症患者进行剂量与 GH 效应研究结果指出 1～2U/（m^2·d）的 GH 就足够了，该剂量比以前的 GH 替代剂量要小。GH 替代治疗的成年患者长期过量使用可增加肢端肥大症的发病率，故长期治疗者应定期体检。生长激素过多可造成软组织和骨增大，凸额，巨舌，面容丑陋，鼻窦增大，肌肉软弱，关节疼痛，脊柱后侧突等。

（4）GH 治疗的副作用：近年来，由于基因工程的迅速发展，基因工程生产的生长激素其纯度已非常之高，细菌蛋白污染极少。GH 以非脉冲方式给药后引起的局部和全身反应很少，但因 GH 制剂仍具有一定抗原性，故长期应用 thGH，仍需注意不良反应的发生。

1）局部反应：GH 皮下注射引起的局部皮肤反应与 GH 制剂纯度和个体反应性有关。一般在注射第 1 日出现局部皮肤红、肿，严重者可伴有局部热、痛，类似蜂窝织炎，第 2～3 日达高峰，以后逐渐减轻、消退，1 周后基本消失。绝大部分红肿直径小于 2cm。早期 GH 产品的局部反应发生率一般在 14%～20%，现已明显下降，局部反应很少见到。

2）抗体产生：抗体产生与制剂纯度关系密切。但亦曾发现极个别病例未曾注射过生长激素，但其 GH 抗体阳性，原因不明。国内生产的 thGH 应用后抗体发生率为 10.1%～25%，但其滴度均很低，一般不会影响其疗效。应用国外产品 Protropin、Somatonorn 及 Humatrope 的抗体产生率分别为 3.0%、6.6% 和 5.6%。文献报道 1%～4% 病例产生抗体可影响生长速度。

3）亚临床型甲状腺功能减低症（甲减）：指治疗前血 T_4 或 TSH 均在正常范围内，经 thGH 治疗后血 T_4 较基值下降 2/3 或 T_4 值低于 60μg/L，FT_4 低于 9.3pmol/L，而临床无明显甲减症状或只有轻度症状，如面部浮肿、乏力、嗜睡，经甲状腺素片补充治疗后，血 T_4 恢复正常，症状消失。据上海市儿科医学研究所资料指出：治疗 3 个月后的亚临床甲减发生率达 45%；6 个月后亚临床甲减可达 60%。有报道亚临床甲减发生率在 34%～36%。亚临床甲减发生原因尚未完全明了，可能与腺外组织将 T_4 脱碘转变成 T_3 增加，或因生长加速以致 T_4 消耗增加有关。

4）股骨头滑脱、坏死：用 thGH 治疗后，患儿骨骺生长加速，肌力增加，运动增多和体重增加，可使髂关节出现股骨头滑脱，无菌性坏死而致跛行，有时亦可产生髋部、膝部疼痛，呈外旋性的病理状态，其发生率可达 239/10 万左右。

5）特发性颅内压升高：由于 GH 可引起钠、水潴留，个别患者可引起特发性颅内压升高，外周水肿和血压升高。采用 thGH 治疗慢性肾功能衰竭导致的矮小症、生长激素缺乏症和 Turner 综合征，其特发性颅内压升高发生率分别为 31.1‰、1.6‰和 3.7‰，而肥胖和正在应用大剂量糖皮质激素治疗的成年人，出现颅内压增加的概率更大。有 0.2% 的儿童可出现暂时性水肿，血压升高。

6）诱发肿瘤可能性：由于 GH 可促进细胞有丝分裂，及 1988 年日本报道 GH 儿童发生白血病，因此临床上关注 GH 是否会促进肿瘤发生、肿瘤复发或肿瘤患儿发生另一类肿瘤。Fradkin 等对美国应用垂体抽提 GH 治疗 GH 缺乏症的 6 284 名患者进行调查，结果应用 GH 患儿白血病发生率与一般群体白血病发生率无差异，亦未发现颅内肿瘤、非白血病肿瘤发生率增加。至今未见报道 GH 治疗可增加肿瘤复发，但由于这些肿瘤自然史尚不十分了解，仍应仔细观察、随访。有人指出：有家族发生肿瘤倾向者和肿瘤患者继发性 GH 缺乏症，病情尚不稳定者和血液学异常者应非常谨慎应用 GH 或不用。

7）可能加速青春发育：有学者认为 hGH 可能加速青春发育速度、加快骨的成熟，较早地完成骨骺闭合。GH 应用后有极少数病例可出现骨骺闭合和加速骨龄现象。但绝大多数病例 GH 治疗后未见到发育加速现象。

GH 应用后，可使具有糖尿病危险因素的患者呈现糖耐量减低，或使隐性糖尿病发展为显性糖尿病。早期曾有部分报道称 GH 应用后可出现暂时性转氨酶升高或镜下血尿；上海市儿科医学研究所早期资料亦显示谷丙转氨酶（SGPT）升高并不少见，GH 应用 6 个月，SGPT >40u/L 占 95%，但绝大多数 SGPT <60u/L，个别患者可达 80u/L，谷草转氨酶（SGOT）均属正常，停药 3 个月后复查，大多数仍在高限，6 个月后逐渐恢复到正常，其产生原因不明。现今国内生产的生长激素和部分国外 GH 产品应用后转氨酶升高，镜下血尿已非常罕见。

2. 生长激素释放激素（GHRH）　1982 年，从人类下丘脑中提取和分离到 GHRH，同年又从 2 例肢端肥大症患者伴发的胰腺肿瘤中提取到不同分子量的 GHRH，如 GHRH1 ~44、GHRH1 ~40 和 GHRH1 ~27。许多研究报道指出：特发性 GH 缺乏症中，有 40% ~80% 病例对 GHRH 刺激有反应，1985 年生长激素释放因子（GRF）欧洲联合中心报道 70% 原发性 GH 缺乏症对 GHRH 激素试验有反应。上述事实表明：大多数 GH 缺乏症病例可以采用 GHRH 治疗。自 1985 年 GHRH 应用于临床以来，取得较满意结果。上海市儿科医学研究所应用生物工程合成 GHRH1 ~29（瑞典卡比公司产品），剂量分别为 60μg/（kg · d）和 30μg/（kg · d），脐周皮下连续注射（微泵注射器）6 个月。结果显示生长速度分别从原来的 3.4 ±0.8cm/年和 2.8 ±0.6cm/年增加到 9.1 ±2.9cm/年和 8.5 ±2.9cm/年，但低于 GH 应用组（生长速度由 3.4 ±0.7cm/年增加到 13.8 ±3.0cm/年）。各作者所用的 GHRH 剂量差异甚大，范围为 3 ~60μg/（kg · d），从剂量和效应的相关性来看，以 10 ~20μg/（kg · d）较为合理，但一般说，剂量与效果呈正相关。上海市儿科医学研究所临床观察结果未能证明 60μg/（kg · d）优于 30μg/（kg · d），且 GHRH 治疗效果略逊于 GH。但从目前获得的信息表明 GHRH 治疗 GH 缺乏症具有较好前景，其优点：①符合生理情况；②由于垂体存在保护性反馈机制，因此可避免给药过量引起的危险性；③持续性给药，可加强正常内源性 GH 释放并呈脉冲式释放；④由于 GHRH1 ~29 属于小分子物质，故今后有可能经鼻部给药，更有利于实际应用。GHRH 的副作用类似 GH，常见为低 T_4 血症。

3. 蛋白质同化剂应用　蛋白质同化类固醇的应用是由于 GH 或 GHRH 治疗费用昂贵，难以广泛应用，故可酌情使用雄激素衍生物，如氧甲氢龙（oxandrolone，1.25 ~2.5mg/d）、吡唑甲氢龙［0.05 mg/（kg · d）］等治疗，6 个月为一疗程，间隔半年，根据骨龄、第二性征发育情况考虑是否继续用药。应用上述药物，应注意：①用药年龄应大于 12 岁；②骨龄较实际年龄落后 3 岁以上；③用药期间如出现明显男性化、骨龄明显加速，应减量用药或停止用药。

4. 生长激素释放肽（GHRPs）和神经递质的应用　GHRPs 可明显持续地促使 GH 释放，临床研究显示 GHRPs 对健康正常男性、女性、儿童及老年人均能产生 GH 释放。10 例矮小儿童鼻吸入 Hexarelin 20μg/kg，结果血 GH 浓度平均升高 36 ±17μg/L；男性志愿者连续鼻吸入，每 8h1 次共 7 次，结果试验者均能很好耐受，血清 IGF －1 浓度从 94.5 ±5.8μg/L 上升到 125.5 ±6.0μg/L；5 例青春前儿童，鼻吸 Hexarelin60μg/kg，分 3 次给药，连续 3 个月，结果碱性磷酸酶、无机磷、IGF－1 升高；用 Hexarelin 治疗 8 例青春前矮小儿童，剂量 60μg/kg，分 3 次鼻吸，连续治疗 8 个月，结果 IGF－1 从 10.4 ± 3.9nmol/L 上升到 14.1 ± 4nmol/L，生长速度从 5.3 ± 0.8cm/年加速到 8.3 ± 1.7cm/年，而且皮下脂肪减少，血磷和碱性磷酸酶明显升高。总之，GHRP 和非肽类化合物可刺激矮小儿童释放 GH，所以它具有治疗作用。对成人的 GH 缺乏症、肥胖症等也可能具有治疗价值。GHRPs 的不良反应轻微，可有面颊潮红、轻度出汗、嗜睡；偶有血清皮质醇、ACTH、PRL 的改变。

5. 基因治疗　少数 GH 缺乏症发病与其基因缺陷有关，目前基因治疗的靶细胞多选用成纤维细胞和骨骼肌细胞，因为取材和再植较为方便，而且有较高的分泌性，能在较长时间内稳定表达，以肌肉特异性启动子的载体控制 GH 的过度表达。

基因治疗的实验研究表明，使用成肌细胞系有引发瘤形成的危险，成肌细胞培养时易融合分化为肌小管而停止分裂，为体外转染和大量扩增带来困难。成纤维细胞介导的基因治疗，系采用微囊包裹转染 hGH 基因的成纤维细胞后移植，移植后 hCH 持续表达 100d，但这种表达随着时间不断下降。由于体外基因转移的效率较高，目前应用较多，但不论采用非病毒或病毒转移方法，目的基因的随机整合都有可能启动原癌基因或激活抑癌基因；同源重组是理想方法，但效率太低，难以临床应用。

GHD 基因治疗是将重组基因以药物形式应用于临床，目前采用的微囊包裹技术和质粒 DNA 直接注射均不够成熟，仍需进一步研究。

三、家族性生长激素缺乏症

（一）家族性单纯 GH 缺乏症（familial isolated GHdeficiency，IGHD）

IGHD 包括 4 种孟德尔式遗传疾病：两种常染色体隐性遗传，即 IA 型与 IB 型 IGHD，一种常染色体显性遗传，即 IGHDⅡ型以及一种 X 连锁遗传，即 IGHDⅢ。

IGHDIA 型患者的 hGH 基因族缺乏片段的长短，各报告不一。正常人 DNA 用 HindⅢ酶解后与探针杂交，可得到 3 个杂交片段，其长度分别为 25kb（包含 hGH－N 和 hCS－L 基因）、21.3kb（带有 hCS－A 基因）和 14.8kb（包含 hGH－2 和 hCS－B 两个基因）；IHGD ⅠA 患者 DNA 用 HindⅢ酶解后进行 Southern 印迹分析可发现 hGH－1 基因的 25kb 片段缺失，而且多出一条较小的新的杂交带，这杂交带片段长度在不同国家中报道不一，有 18.3kb、17.4kb 和 17.9kb，这说明 25kb 片段丢失了部分 hGH－1 基因，剩下的就是新出现的片段，故 IGHD 患者至少缺失了长度为 6.7kb 的片段。

IGHDIA 型在临床上表现为出生后生长即严重落后，呈典型的垂体性侏儒状态，智力正常，不伴其他垂体功能缺陷。此类患者无内源性的 GH 合成，用外源性的 GH 补充初期可有效果，但治疗数月后，因产生 GH 抗体可使治疗失败。但国内曾报道 2 例，持续应用 thGH 7 年多，身高各增长 60cm 以上，该 2 例于治疗第一年即检测到抗体，以后每年均可测到抗体，但对身材增长无明显影响，其青春期发育及初潮年龄仅略有延迟。说明 GH 治疗本症效果与抗体产生有一定关系，但虽有抗体产生，其效果亦可能较好。

IGHDⅠB 型属常染色体隐性遗传，临床表现类似 IGHD ⅠA，但可测到微量的 GH，外源性 thGH 治疗不产生抗体，治疗有效。其基因突变主要在于 GH 基因第 4 内含子剪接位上的碱基颠换，形成新的激活剪接位点，并导致第 4、5 外显子编码改变，影响突变 GH 蛋白的稳定性和生物活性，亦常发现 GHI 两条等位基因上各有一个 6.7kb 或第 3 外显子处有 2bp

的丢失，导致阅读框架转移，终止提前。

IGHDⅡ型为常染色体显性遗传，临床表现轻重不一，对生长激素治疗有效。其基因缺陷常见于第3内含子剪接位有突变，导致GH蛋白产物缺失32～71位的氨基酸，破坏正常细胞内GH蛋白的转运；内含子3突变，改变GH转录物的剪接，导致外显子3的缺省。

IGHDⅢ型是X连锁遗传，但在不同的家族中有不同的临床表现，有些家族中患者除有IGHD特征外，尚有丙种球蛋白缺乏，有些则无。

（二）家族性多种垂体激素缺乏症

家族性多种垂体激素缺乏症（combined pituitary hormonedeficiency，CPHD）特点是：除GH缺乏外，尚有1种或多种垂体激素（ACTH、FSH、LH、TSH）缺乏，可呈常染色体隐性遗传或显性遗传或X连锁遗传。CPHD与Pit－1或Prop－1基因的突变有关，这两种基因是POU同源转换域（Pit－1、Oct－1、unc－86）转录因子家族成员，在垂体发育中有重要作用。Pit－1基因编码的蛋白质可结合并反式激活GHⅠ与PRL基因的启动子，控制GH、PRL和TSH细胞的分化和增殖，至今已报道有8种不同的Pit－1突变。

Prop－1编码一种垂体特异性同源转换域因子，Wei等研究4个家族性常染色体隐性遗传的CPHD家庭，发现3种人类Prop－1基因缺陷。除见于Pit－1缺陷的GH、PRL和TSH缺乏外，Prop－1缺陷患者还有LH和FSH缺乏，临床表现缺乏自发性青春发育。

四、生长激素不敏感或抵抗综合征，Laron综合征

生长激素不敏感综合征（GH insensitivity syndrome，GHIS）又称GH抵抗综合征（GH resistance syndrome），多数系GH受体（GHR）基因突变所致，少数由GH结合蛋白异常或受体后信号转导障碍所致。从GH－IGF轴来看，有4个潜在缺陷可引起GH不敏感：①GH受体或GH结合蛋白异常；②细胞内GH受体或GH受体后信号转导异常；③IGF合成缺陷；④IGF分泌缺陷。

GH受体是由638个氨基酸残基组成的跨膜蛋白质，包括含18个氨基酸信号肽，分子量为130 000。N端216个氨基酸残基位于细胞膜外，构成与GH结合的结构域，膜外部分生物活性和氨基酸顺序与GH结合蛋白相同，C端含350个氨基酸残基位于胞质膜内侧，构成信号转导结构域，247～270位氨基酸残基为强疏水性穿膜段。GHR基因定位于5p3.1～12，由9个外显子组成，外显子2编码信号肽，外显子3～7编码GHR细胞外区氨基酸，外显子9和外显子10一半编码跨膜区，外显子10另一半编码胞质部分。GHR遍分布于各组织，主要在肝、肾、心、肌肉和骨骼等。在胚胎期各组织GHR表达非常低，出生后逐渐明显。GHR表达调控有细胞和组织特异性。

（一）生长激素不敏感或抵抗综合征临床表现

1. 生长与发育　出生体重接近正常，身高略下降，出生后生长速度缓慢，较同龄同性别人群低1～2个标准差，体重增长慢于身高增长，有肥胖倾向。一般成年患者终身高男性在105～141cm，女性在95～142cm之间，上下部量常不成比例，四肢偏短更明显。外生殖器在儿童期常呈小阴茎，成年期可达正常，性功能和生育力正常。青春发育常延迟，骨龄亦延迟，但身高龄与骨龄常呈一致。

2. 面部特征　出生时即可见到面部特征：头发稀疏，前额突出隆起，鼻梁发育差，下

颌小，眼眶浅，巩膜呈蓝色素。

3. 骨骼肌、代谢和其他方面特点 婴儿期、儿童期常有低血糖发作，成人期偶见。走路运动发育延迟，可伴有髋关节发育不良，股骨头无菌性坏死，肘关节伸展受限，骨质疏松。其他可有第4指骨短、斜指（趾）、中指短、斜视、白内障、眼球震颤、先天性心脏病如主动脉狭窄、唇裂等。

（二）Laron 综合征

Laron 综合征系 1966 年 Laron 首先在以色列报道一组血 GH 水平正常或增高的家族性矮身材症，随后在厄瓜多尔、巴基斯坦、沙特阿拉伯、黎巴嫩、美国、法国、意大利和日本等 20 多个国家和地区相继有报道。

Laron 综合征（LS）即原发性 GH 不敏感综合征，是一种常染色体隐性遗传性疾病，主要由 GHR 基因缺陷所致，偶见常染色体显性遗传方式。

目前研究发现 GHR 基因突变的类型多种多样，包括无义突变、框移突变、剪接突变和缺失等。GHR 基因突变的位点主要见于外显子 4、5、6、7、9 和 10，故多导致 GHR 细胞外区功能缺陷，也可引起细胞内信号转导障碍。最早发现的 GHR 基因突变是外显子 3、5 和 6 的大片段缺失，此后检测到了多种点突变。基因纯合子突变和复合性杂合子突变常导致患者血循环中 GHBP 缺失或显著降低，并引起典型的严重 GHD 的临床表现。但有些突变，如 D125H 错义突变主要影响 GHR 的二聚体形成，导致 GHR 细胞内信号转导障碍，使 IGF－1 合成减少，所以患者虽有典型的 GHIS 临床表现，但血中 GHBP 水平正常。此外还有一些突变，如影响外显子 8 正确剪接的点突变 G223G 和 R274T，使成熟的 GHR 转录体被翻译成截短的蛋白质。这种截短的 GHR 保留了与 GH 结合的能力，但无法锁定在细胞膜表面，不能介导 GH 的生理作用。

1. Laron 综合征患者一般均符合 GHIS 的临床特点 ①身高比同龄人平均值低 3SD 以上；②蓝巩膜；③肘关节活动受限；④关节退行性变和骨质疏松；⑤其他有第 4 指骨短、斜指（趾）、斜视、白内障、眼球震颤、主动脉缩窄、睾丸不下降、髋关节脱位等。

经典的 Laron 综合征多由 GHR 基因纯合子突变所致。患儿存在严重的 GHR 功能障碍，约 80% 以上有 GHBP 水平降低或缺失，血中 IGF－1 和 lGFBP－3 水平显著降低。大多数患儿出生时身长较短，42～46cm，体重常超过 2 500g。婴儿期就表现出严重的生长障碍，出生后前 3 年中，与正常同龄儿相比每年身高平均落后 2～3SD。据 Laron 统计，未治疗者最终成人身高男性 116～142cm，女性 108～136cm。

2. 实验室检查包括 ①血浆 GH 水平升高或正常；②IGF－1、IGFBP－3 和 GHBP 降低；③IGF 生成试验：患者接受外源性 GH 0.1u/（kg·d），连续皮下注射 4d，注射前和注射结束后第 2 日抽血，测 IGF－1 和 IGFBP－3，GHR 缺乏者 IGF－1 增加＜8μg/L，IGFBP－3 增加＜0.2～0.4mg/L；④分子生物学技术可检出 GHR 基因突变，多用聚合酶链反应（PCR）和测序，选择适当引物，体外扩增 GHR 不同片段，然后再对每个片段进行直接测序，可检出点突变等基因缺陷；或先用单链构象多态性分析，然后再进行 PCR 扩增和测序，明确突变的类型，以便进一步分析其功能意义。

3. Laron 综合征需与以下疾病作鉴别诊断

（1）生长激素受体（GHR）信号转导障碍：这类患儿 GHR 基因正常，但由于细胞内 GH 受体后信号转导障碍导致靶细胞对 GH 不敏感。患儿有典型的严重 GH 缺乏症（GHleficiency，GHD）的临床表现，但矮身材程度较轻，无 Laron 综合征的其他畸形特征。生化检查示血中 GH 水平显著升高，JHBP 正常，IGF－1 和 IGFBP－3 水平降低。

（2）先天性 IGF－1 合成缺陷：GH 的许多生物学效应，特别是促生长作用，是通过其下游因子 IGF－1 实现的。因此 LGF－1 合成障碍可导致包括身材矮小在内的一系列生长发育异常和功能障碍。IGF－1 基因突变是引起先天性 IGF－1 合成缺陷的主要原因。人类 IGF－1 基因位于染色体 12q22～24.1 区，由 5 个外显子组成。1996 年 Woods 等报道了 1 例 IGF－1 基因纯合子缺失的患儿，表现为严重的宫内发育迟缓（intrauterine growth retardation，IUGR），出生后显著生长障碍，伴感觉神经性耳聋和智力发育迟缓。患儿无严重 GHD 或 Laron 综合征的典型头面部特征。血中 GH 和 GHBP 水平升高，IGFBP－3 水平正常，IGF－1 检测不到。

（3）先天性 IGF－1 受体缺陷：IGF－1 受体与胰岛素受体结构相似，都是酪氨酸激酶受体家族成员。人类 IGF－1 受体基因位于染色体 15q25～26 区，由 1 337 个氨基酸残基组成，可以和 IGF－1、IGF－2 和胰岛素结合。Abuazzahab 等对 38 例出生后 18 个月身高低于 2SD 的 IUGR 患儿进行 IGF－1 受体基因突变筛查，结果发现有 1 例患儿存在复合性基因杂合子突变，可导致 IGF－1 受体的配体结合区氨基酸改变。这例患儿有严重的 IUGR，出生体重（38 周）为 1420g。出生后生长障碍。生化检查示血中 GH 和 IGF－1 水平均明显增高，有 IGF－1 抵抗现象。

（4）继发性 GH 不敏感综合征：多种原因可引起继发性 GH 不敏感综合征。矮小症患儿使用重组人 GH（recombinanthuman GH，thGH）治疗后产生抗 GH 抗体，抑制 GH 的生物活性。血循中存在抗 GHR 抗体，影响 GH 与受体结合。此外，在营养不良、肝脏疾病、糖尿病控制不良和慢性肾病中，由于蛋白质代谢障碍也可导致继发性 GHIS，这些患儿生长障碍的程度不一，血中 GH 水平增高，GHBP 和 IGF－1 水平降低，IGFBP－3 水平正常或降低。

目前，治疗原发性 GH 不敏感综合征唯一有效的方法是应用重组人 IGF－1（thIGF－1）治疗。

Laron 综合征系先天性遗传性疾病，目前尚无根治的办法。自 1986 年开始，Laron 采用 thIGF－1 替代治疗，取得了较理想的治疗效果。据报道，thIGF－1 150μg/（kg·d）每日 1 次，早饭前皮下注射，治疗 2.5 年，可使患儿生长速度从治疗前的 4.6±1.3cm/年增加到 8.4±0.8cm/年。Wilton 用 thIGF－1 治疗 27 例 GH 不敏感综合征患者，年龄自 3.7～22.9 岁，剂量 40～120μg/（kg·d），每日 2 次皮下注射，结果，除 2 例年龄较大者外，其余患者的身高增长速度从治疗前平均 3.9cm/年增加到 7.4cm/年，但年龄较大者仅长 0.5cm 左右。持续应用 thIGF－1 还可促进患儿肢端生长，如手、脚、下颌和鼻子等。虽然 thIGF－1 可促进 Laron 综合征患儿的线性生长，但其效果不如 GHD 患儿使用 thGH 替代治疗。

在 thIGF－1 治疗期间，患儿头围增长加速，脑组织生长增加。此外，Laron 等最近发现，使用 thIGF－1 治疗可使患儿血中红细胞生长增加，使异常增高的单核细胞和血小板降至正常范围。thIGF－1 还可增加性激素结合蛋白，降低血清脂蛋白水平。

thIGF－1 注射后 2.6～6h 达血药浓度高峰，然后下降。注射后 5～8h IGF－1 水平仍比注射前水平高 4 倍，至第 7 日才降到注射前水平。通过检测血中碱性磷酸酶、前胶原－1、3 型前氨基末端多肽、血磷水平和肾小球滤过率可判断 IGF－1 在治疗期间的生物活性。

IGF－1 的主要副作用是低血糖，在 IGF－1 注射后 5h 发生，多数出现在治疗后第 2～5

日。此外还有电解质紊乱、注射局部疼痛、头痛、皮肤真菌感染、阴囊水肿、高钙血症、假性脑瘤、癫痫样抽搐、视乳头水肿、高血糖、酮血症、面神经麻痹、肝酶增高和心动过速等。

（刘　凤）

第十一节　低渗综合征

血浆渗透压的高低主要决定于血钠的浓度，血浆渗透压的异常即血钠浓度的异常。血浆渗透压的调控主要通过加压素介导的水的保存及渴感诱发的水的摄入来实现的。因此血浆渗透压的异常是水代谢的异常，而不是钠代谢的异常。

一、正常的水代谢平衡

（一）水的摄入与排泄

人体内水的含量约占体重的45%～75%，水占体重的比率与体内脂肪组织的多少有关。以成年男性为例，水约占体重的60%，其中细胞内液占体重的40%，细胞外液占体重的20%。细胞外液的1/4分布于循环系统，3/4在组织间液。

正常人摄水量与失水量相当，大部分的水是经由饮水摄入，饮水量因个人的生活习惯而不同，人体通过食物摄入的水量约为750ml/d，体内物质代谢产生的水为350ml/d左右。通常情况下，摄水量超过失水量，当失水增加并超过摄水量时，渴感将被兴奋，摄水量也增加。

机体经皮肤、呼吸道、消化道和肾脏排泄水分。正常情况下，成人经皮肤、呼吸道的不显性失水约为0.6ml/（kg·h），每日约为1L；水经消化道排泄为100～150ml/d。水主要经肾脏排泄，不同于皮肤和呼吸道的不显性失水，肾脏的排水功能受渗透压和体液容量的调节，即使达最大抗利尿水平，肾脏每日的排水量仍有1L左右。显然，单由肾脏调节水的排泄尚不足以防止水的丢失和体液高渗，渴感对于防止高钠血症有特别重要的意义。

（二）影响尿液浓缩和稀释功能的因素

成人每日经肾小球滤过的等渗液为150L左右，其中2/3在近曲肾小管被重吸收，当有效血容量降低时，80%的肾小球滤液在近曲管重吸收。在髓襻降支水被重吸收，溶质仍留在小管液中，最终导致小管液渗透压升高至1 200mmol/L；髓襻升支及远曲管对水的通透性差，而电解质被重吸收，致使小管液被逐渐稀释，最低可达50mmol/L，故称为肾单位的稀释段；在集合管，水的重吸收由抗利尿激素介导、调控，在抗利尿激素的作用下，尿量和尿渗透压被精确地调节，尿渗透压可在100～1 200mmol/L波动。

肾脏正常的浓缩、稀释功能还有赖于肾脏本身三个相互联系的过程：①近曲管的等渗液被输送至肾单位的稀释段；②在稀释段，小管液内的钠离子、氯离子被重吸收，水与电解质分离；③集合管对水重吸收的变化。

输送到稀释段的液体量受肾小球滤过率（GFR）及近曲管的功能影响。GFR降低及近曲管液体重吸收的增加，如在血容量缩减、充血性心力衰竭、肝硬化和肾病综合征等情况，导致近曲管液体输出减少，从而限制了稀释段游离水的产生；稀释段离子转运的障碍通常发生在间质性肾病及使用噻嗪类或襻利尿剂的情况下，小管液可达到的最低渗透压上升，同样地有碍游离水的产生；集合管对水的不透性的维持需要 AVP 分泌处于抑制状态，血流动力学介导的不适当的抗利尿激素（ADH）分泌与大多数低钠血症发生有关；此外，输送液体到集合管的速度变慢以及集合管内的液体流速过慢均能导致依赖 AVP 的水重吸收增加。

肾脏最大浓缩功能依赖于皮质乳头部间质的浓度梯度，位于皮质－髓质处的间质为等渗，到乳头的顶部渗透压增达 1 200mmol/L，这种浓度梯度由髓襻的逆流倍增系统来产生。逆流倍增系统的正常功能则有赖于足够的液体到达髓襻的厚壁升支，以及溶质在髓质间质的积聚。髓质间质的溶质积聚有赖于厚壁升支主动重吸收 Na^+、Cl^- 及髓质部的集合管对尿素的重吸收。髓质部的血液循环系统发挥逆流交换器的作用，水从集合管重吸收入循环系统，溶质则被留在髓质的间质组织中。间质性肾病、襻利尿剂、蛋白质营养不良、渗透性利尿及其他导致高尿量的情况都可能干扰肾间质组织的浓度梯度的产生和维持。

肾脏发挥最大浓缩功能必须有两个前提：①抗利尿激素分泌正常；②集合管对 AVP 的反应正常。抗利尿激素作用于集合管，集合管对水的通透性增加，水被重吸收，直至小管液的渗透压与肾乳头间质的渗透压相等（1 000～1 200mmol/L）。

（三）体液的渗透压及有效渗透压

渗透压（osmolality）为溶质与水之比率。钠为细胞外液中的主要阳离子，血浆渗透压主要由血浆钠离子的浓度决定，正常人体血浆渗透压稳定地维持在 280～295mmol/L。血钠浓度反映机体水代谢的变化，总体钠量决定细胞外液的容量。正常水、钠代谢平衡的维持分别通过不同的调节机制，但两者又有十分密切的联系。体钠量的变化虽不会直接导致血钠变化，但通过对水代谢的调节作用在低钠血症及高钠血症的发病起一定作用。

有效渗透压（effective osmolality）或称张力（tonicity）指能导致生物膜两侧水分移动的渗透活性物质所产生的渗透压。一些溶质如尿素能穿过生物膜自由弥散，虽然对体液的渗透压有影响，但不影响水的分布，因此有效渗透压的计算不包括尿素。

二、低钠血症

低钠血症指血浆（或血清）钠浓度低于 135mmol/L 的低渗性低血钠。血钠代表体液钠的浓度及渗透压，不反映体液容量的变化，体液容量决定于体内的总钠量。低血钠需与假性低血钠和稀释性低血钠相鉴别，后两种低血钠并不表示血浆低渗。

假性低血钠是由于血浆中的非水分增多导致的血钠浓度降低。血浆（血清）由水和非水分两部分组成，其中水占 90% 以上，钠含在水中。正常情况下，血浆钠浓度较水中钠的浓度略低，由于非水部分的量甚微，因此影响不大，可忽略不计。在某些情况，血浆非水成分大量增加，于是血浆（血清）钠下降。例如，高血脂症时甘油三酯的增高、多发性骨髓瘤及其他异常蛋白血症时血浆蛋白质的大量增加，此时血钠降低只不过是假象；实际上，水内钠量及水的渗透压都属正常，并非低渗，不需作任何处理。

稀释性低血钠系由于血浆中渗透活性物质增加所致，血钠降低，但渗透压正常或增高。葡萄糖、甘露醇等为渗透活性物质，血浆中这些物质增多时，如糖尿病血糖升高、甘露醇静脉滴注，细胞外液渗透压升高，细胞内水分外移，血钠被稀释、降低。但由于这些渗透活性物质的作用，细胞外液的渗透压并不降低，甚至可升高。临床上可根据经验来估计血钠降低的程度加以纠正：血糖每升高 5.6mmol/L，血钠约下降 1.6mmol/L，每增加 3mmol/L 葡萄糖或甘露醇，血钠下降 1mmol/L。

（一）低钠血症的分类及病因

低钠血症根据细胞外液的容量分为三类：低容量性低钠血症（hypovolemic hyponatremia）；高容量性低钠血症（hypervolemichyponatremia）及正常容量性低钠血症（euvolemichyponatremia）。

各型低钠血症发病的共同基础为肾脏稀释功能受限，最常见原因为非渗透性因素刺激下的抗利尿激素分泌。肾小球滤过率的降低、近曲管钠重吸收的增加以及稀释段氯化钠转运的缺陷都会阻碍肾脏的尿液稀释功能。

（二）低钠血症的病理生理

低钠血症导致的病理生理变化系由于体液的低张（或体液有效渗透压的降低）。由于细胞内的溶质没有变化，细胞外液的低张导致水向细胞内移动，细胞发生肿胀。因而低钠血症时整个体液都处于低渗状态。由于脑借助于脑膜固定于密闭的颅腔，低血钠导致的细胞肿胀对脑细胞会产生十分严重的影响。

1. 高容性低钠血症　充血性心力衰竭、肝硬化腹水、肾病综合征、低蛋白血症等疾病，尽管细胞外液总容量增加，但动脉血管仍充盈不足，有效血容量降低，肾小球滤过率降低，近曲管钠的重吸收增加，结果肾的稀释功能受阻；同时，低有效血容量使 AVP 分泌增加、肾素－血管紧张素系统活动加强，醛固酮分泌增加，肾脏大力潴钠、潴水；患者往往因低有效血容量使渴感增加，且因食欲减退而进食流质半流质，结果摄水量较多。因此，患者体内总钠量增加而体液容量增加更甚，导致高容性低血钠。

最近有研究证实，心衰大鼠模型的肾脏集合管水通道蛋白发生了上调，肝硬化大鼠模型的 AQP 基因表达增加。AVP 对 AQP 有特异的调节作用，快速调节的作用使 AQP 掺合到集合管管腔面，长期作用则使 AQP 的表达增加，上述动物研究的结果说明了 AVP 在高容性低钠血症的发病中的重要作用。

2. 低容性低钠血症　本型特点为：钠经肾或肾外途径损失，体内总钠量下降，细胞外液缩减伴排水障碍，血钠降低，渗透压下降。低容时，机体的容量调节系统被兴奋。肾素－血管紧张素－醛固酮系统被兴奋，ADH 分泌增加及低容时肾脏血流动力学的变化使钠保留，尿量减少，容量不会进一步缩减。当细胞外液缩减伴排水障碍时就会导致低血钠。经肾外途径失钠者，排水障碍与下列因素有关：①低容时，血管内血浆容量缩减，肾小球滤过率降低，输送到肾小管远端稀释部位的等渗液减少；②低容刺激左心房、主动脉弓、颈动脉窦受体使 ADH 分泌增加；③低容引起口渴，但饮水量中仅 1/12 进入血管内，不能补足血容量，患者往往渴感明显，饮水增加。因此，肾外失钠者如腹泻、大面积烧伤、第三间隙形成（如肠梗阻）等，表现为尿量减少，尿钠、尿氯降低（<20mmol/L）。呕吐伴代谢性碱中毒者，由于大量碳酸氢钠经尿排出，尿钠可大于 20mmol/L，此时尿氯仍低于 20mmol/L，有助于低容性低血钠的诊断。

经肾丢钠时，例如肾上腺皮质功能减退、失钠性肾脏疾病、大量应用利尿剂等，尿钠、尿氯排量一般均大于 20mmol/L。Ⅱ型肾小管酸中毒可发生尿氯、尿钠分离，这是由于近曲管钠的重吸收功能受损而氯的重吸收正常，氯化钠更多地重吸收，结果尿氯含量较尿钠低。

原发性肾上腺皮质功能不全时，往往低钠血症与高钾血症同时存在。水排泄的障碍除上述提及的细胞外液容量缩减之外，糖皮质激素不足也为原因之一。一般认为，低渗状态抑制ADH 释放必须有皮质醇参与。糖皮质激素缺乏，肾脏丧失稀释功能，排水受阻；补充生理剂量的糖皮质激素，排水障碍可完全纠正。

利尿剂引起的低容性低钠血症绝大多数由噻嗪类利尿剂引起，因为噻嗪类作用于远曲管仅干扰肾脏的稀释功能，而襻利尿剂对稀释和浓缩功能都有影响。此类低钠血症多发生于低体重的老年妇女，通常用药 14d 左右即发病。噻嗪类导致低钠血症的原因有：①低容兴奋 AVP 分泌；②干扰了肾单位稀释段的功能；③钾的丢失，严重失钾时由于渗透压感受器阈值降低，ADH 的释放对渗透压的变化过度敏感。此外，襻利尿剂也可能造成肾脏稀释部位电解质运转的阻碍，尤其当药物作用高峰时，如患者摄入过多的水，常可造成低血钠。

慢性间质性肾病如肾小管性酸中毒、肾髓质囊肿及多囊肾等常有严重失钠。患者因低容产生渴感而迅速大量饮水，同时低容又刺激 AVP 大量分泌，肾功能因低容又进一步恶化，因此水的排泄受阻。

3. 正常容量性低血钠

（1）急性水中毒：急性水中毒为急症，在很短时间（12h 内）即可发生严重的低渗，一般血钠低于 128mmol/L，病死率高达 50% 左右。由于急性低渗，脑组织水肿、颅内压升高，甚至可发生脑疝，胃肠道和肌肉细胞的肿胀可导致临床上各有关症状。常见的病因为，当患者有一种或数种严重的病理或药理原因造成排水障碍时，又摄入或注入大量的水。例如：给应用抗利尿药物的患者注入大量的水；术后患者及分娩产妇因疼痛、巴比妥药物等都可引起 AVP 的释放，此时如输液不当可造成水中毒；精神分裂症患者，在非渗透性因子的刺激下或由于精神因素，AVP 分泌周期性增加，如同时摄入大量的水也会导致水中毒；经尿道的前列腺切除术，可因大量低渗液被吸收而发生急性低血钠。

（2）抗利尿激素不适当分泌综合征：该征群的临床特点为细胞外液容量正常的慢性低血钠，主要病因是不适当的（过多的）抗利尿激素分泌，称为抗利尿激素不适当分泌综合征（syndrome of inappropriate secretion of ADH，SIADH），为住院患者中最常见的低钠血症类型。SIADH 特点为：细胞外液容量接近正常，临床上既无水肿又无细胞外液缩减的表现，主要的病理变化为非渗透压因素导致的持续地、过多地分泌 AVP。

（3）糖皮质激素缺乏、腺垂体功能减退：可导致正常容量性低钠血症。糖皮质激素缺乏时皮质醇对 AVP 分泌的张力性抑制作用消失，AVP 分泌增加。此外，AVP 的抗利尿作用需糖皮质激素的存在，糖皮质激素的缺乏对肾脏血液动力学及肾小管的功能都有直接的影响。补充糖皮质激素可促进排水，纠正低钠血症。

（4）严重甲状腺功能减退：也可能发生正常容量低钠血症，与心输出量减少导致的 AVP 分泌增加、输送至肾脏稀释段的液体减少有关，甲状腺激素替代可纠正低钠血症。

（5）外科手术后：低钠血症常常发生，与手术及麻醉剂等导致的高水平 AVP 有关，术后患者不能输注大量的低渗液体。

（三）低钠血症的临床表现

低钠血症的临床症状与血钠降低程度和下降的速度有关，一般当血钠低于 125mmol/L 或血钠短时间迅速下降时，才会出现症状。最早出现消化道及肌肉症状，包括食欲减退、恶心、呕吐，继而出现腹部绞痛、肌无力、肌阵挛等症状。神经系统症状一般在血钠低于 115mmol/L 时才出现，表现为烦躁不安、迷糊、精神状态异常等；严重者可出现抽搐、昏迷，最后可发生脑疝。低钠血症的不同类型，临床表现也有区别。

1. 高容性低钠血症　患者常有水肿及（或）腹水，血压无明显降低，心率变化不定。尿量减少，一般少于800ml/d；尿钠降低，一般低于10～20mmol/L。

2. 低容性低钠血症　主要表现为脱水和低血容量症状，低渗表现不严重。不伴肾失钠者，尿钠常低于10mmol/L；尿液浓缩，渗透压大于400mmol/L。由于肾小球滤过率降低，小管液流速减慢，血尿素氮及肌酐均升高，尿素氮的增高更为明显。

3. 正常容量性低钠血症　临床症状由低渗引起，实验室检查可发现血浆尿素氮偏低而肌酐正常，尿素氮/肌酐比值降低，而在其他类型的低血钠症，此比值升高。

（1）急性水中毒：急性水中毒，当血钠在几十分钟至数小时内由140mmol/L降低至130mmol/L时，可出现头痛、头胀、食欲减退、腹胀、恶心呕吐及肌肉抽搐等症状；当血钠降至125mmol/L时，出现严重的头痛、嗜睡、失去定向力、抽搐、意识障碍，甚至昏迷。体征出现病理反射，视神经乳头水肿，颅内压增高，直至出现脑疝。

（2）慢性低钠血症：临床表现与血钠降低的程度有关。临床症状的发展较慢，主要表现为消化道及肌肉症状，血钠低于125mmol/L，出现神经系统症状。长期的慢性低血钠常有神经系统功能异常，表现为共济失调，半身感觉丧失，反射异常和肌无力。

（四）低钠血症的诊断

通过血钠、血浆渗透压测定不难发现低钠血症。低血钠、血浆渗透压高提示存在渗透活性物质，如葡萄糖、甘露醇等，应积极寻找。对于低钠、低渗者，需根据体检判断容量状态。直立性低血压、心动过速、黏膜干燥、中心静脉压降低及皮肤弹性差等提示存在低血容量。水肿、腹水、中心静脉压增加、肺部湿啰音则表明高容性低钠血症，与心衰、肝硬化、肾病综合征等疾病有关。低钠血症伴有低尿渗透压（<100mmol/L）提示精神性烦渴或严重的肾功能衰竭。

（刘　凤）

第八章　甲状腺疾病

第一节　单纯性甲状腺肿

一、概述

由多种原因引起的不伴有临床甲状腺功能异常的非炎症、非肿瘤性甲状腺肿称为单纯性甲状腺肿。散发病例约占人群的5%，当患病率超过10%时，称为地方性甲状腺肿。单纯性甲状腺肿的常见病因包括碘缺乏、致甲状腺肿物质、碘过量及激素合成障碍等。

二、诊断步骤

（一）病史采集要点

（1）患者甲状腺轻、中度肿大时无明显症状，重度肿大者可引起压迫症状，出现咳嗽、气促、吞咽困难或声音嘶哑等不适，若甲状腺肿大位于胸骨后或胸腔内，可压迫上腔静脉，引起上肢、颈和颜面部瘀血水肿及浅表静脉曲张。若发生甲状腺囊肿出血，可有突然疼痛及腺体急骤增大。

（2）散发病例通常在青春期、妊娠期、哺乳期发生，甲状腺多呈弥漫性轻度肿大，部分患者或疾病晚期时可出现结节性甲状腺肿。

（3）部分患者在结节性甲状腺肿基础上可出现甲状腺功能亢进症，在严重缺碘地区，结节性甲状腺肿患者可出现程度不等的甲状腺功能减退，小儿可出现呆小病。

（二）体格检查要点

（1）甲状腺肿大可分为三度，视诊不能见到，触诊可以扪及者为Ⅰ度；视诊可见，触诊可扪及，但肿大腺体没有超过胸锁乳突肌者为Ⅱ度；肿大腺体超过胸锁乳突肌外缘者为Ⅲ度。

（2）多数患者甲状腺呈弥漫性肿大，质地较软，部分患者可呈结节性甲状腺肿。甲状腺区域多数无压痛，合并囊肿出血时可有压痛。

（3）甲状腺显著肿大压迫上腔静脉后可引起上肢、颈和颜面部瘀血水肿及浅表静脉曲张等，临床较少见。

（三）门诊资料分析

1. 甲状腺功能检查　血清 T_3、T_4 正常，T_3/T_4 比值常增高，血清 TSH 水平正常。

2. 甲状腺超声检查　可明确甲状腺大小、有无结节、血供及颈部淋巴结情况，亦有助于鉴别病灶的良恶性。

3. 甲状腺自身抗体　基本正常。

（四）进一步检查项目

1. 甲状腺扫描　甲状腺结节一般呈“温结节”。

2. 甲状腺摄^{131}I率　常高于正常，但高峰很少提前出现。

3. 细针穿刺活检　有助于结节性甲状腺肿与甲状腺肿瘤或甲状腺炎鉴别。

4. 尿碘测定　一般来说，尿碘＜100μg/L提示缺碘，有助于缺碘性甲状腺肿大的诊断。但是由于收集随意一次尿样测定尿碘含量常因被检者饮水、出汗等因素造成尿样稀释或浓缩而使尿碘浓度减低或增高，不能反应真实尿碘水平，为克服这一弊端，在判断个体碘营养水平时，建议必须考虑尿样筛选问题，可采用收集晨尿的办法，一般会避免尿稀释或尿浓缩；如果收集随意一次尿样则要事先测量尿比重进行尿样筛选，以保证检测结果的可靠性，标准方法要求事先采用尿比重计测量尿样比重，筛选比重在生理范围（即1.010～1.030）的尿样作为尿碘测定用，对比重＜1.010，或＞1.030的尿样应弃去不用，重新采尿。另外，用于判断个体碘营养水平，采集一次尿样很难作出正确判断，因为一次尿碘测定结果只能反应前一天的碘摄入水平，建议在采尿的前几天内避免食用含碘高的特殊饮食，要在通常饮食情况下收集尿样；有条件者最好间隔一定天数连续收集2～3次尿样进行测定，参考连续几次尿碘测定结果的波动范围进行综合判断，根据动态观察结果才能有把握做出正确判断。

当进行人群碘营养监测与评价时，在保证足够样本量的前提条件下，可不考虑尿样筛选问题，这要由防治监测人员根据工作目的和精度要求做出决定。目前全国统一病情监测采用PPS抽样法评价全省水平，推荐尿碘样本量为360份，可达到满意的可信区间及相对精度等。如果在较小范围内或对某一特定人群做点状抽查时，建议样本量至少50份以上（50～100）为宜。如果一个人群的尿碘中位数≥100 μg/L（孕妇及哺乳妇女应≥150μg/L），其中尿碘＜100μg/L的比率小于50%，而＜50μg/L的比率小于20%，则可判断该人群不存在碘缺乏。此时没有必要过份担心那些少数的低碘尿样，因为它们对整体评价没有实际意义，正因为尿碘水平受前一天碘摄入量的影响很大，在群体采样时必然存在一定数量的低碘尿样，但只要没有超出正常的分布频率就可以了，这当然要在足够的样本数量前提下。

5. 过氯酸排泄试验　过氯酸盐能阻滞甲状腺从血浆中摄取碘离子或促使碘离子从甲状腺内释出的作用。甲状腺内碘有机化缺陷患者，如作过氢酸盐试验，则进入甲状腺细胞内的高氯酸离子将置换细胞内未被有机化的碘离子，并促使后者排出。疑有甲状腺激素合成酶缺陷者可作该实验。甲状腺内碘有机化缺陷病的患者，口服过氯酸钾或静脉注射过氯酸钠后，^{131}I摄取率较服药或注射前明显下降，为阳性反应。碘化物致甲状腺肿患者为阳性反应。慢性淋巴性甲状腺炎，阳性率仅为50%～60%。甲状腺功能正常者，口服或静脉法所测第二次摄^{131}I率与第一次比较均无明显下降。现在已无此项检测。

三、诊断对策

（一）诊断要点

（1）甲状腺弥漫性或结节性肿大。

（2）甲状腺功能检查及自身抗体检查基本正常。

（3）排除甲状腺肿瘤及甲状腺炎症等。

（二）鉴别诊断要点

1. 桥本甲状腺炎　该病甲状腺质地坚硬，边界不规则，甲状腺功能正常时，血清存在高滴度甲状腺自身抗体。50%患者出现甲状腺功能减退，部分病例出现亚临床甲减。疾病晚期甲状腺摄^{131}I率减低。甲状腺扫描分布不均，可见冷结节。甲状腺细针穿刺活检有助于确诊。

2. Grave's病　若单纯性甲状腺肿患者伴有神经症，有心悸、多汗等症状时，需与Graves病鉴别。后者甲状腺功能检查示T_3、T_4升高，TSH降低；甲状腺自身抗体滴度升高；甲状腺扫描呈热结节；甲状腺摄^{131}I率明显增高，高峰前移；T_3抑制试验呈不可抑制反应，TRH兴奋试验呈不可兴奋反应。若Grave's病未处于活动的甲状腺毒症阶段和缺乏眼征、特征性胫前黏液性水肿表现时，需要借助甲状腺杂音、甲状腺影像学火海征、TRAb检测，以及甲状腺激素水平定期追踪复查等与单纯性甲状腺肿鉴别。

3. 甲状腺肿瘤　结节性甲状腺肿需与甲状腺肿瘤鉴别，主要依靠组织病理学检查，可行甲状腺细针穿刺活检明确。

（三）临床类型

根据甲状腺肿大特征可分为弥漫型、结节型及混合型。

四、治疗对策

（一）治疗原则

去除病因，维持甲状腺正常功能，缩小肿大腺体，出现压迫症状或怀疑恶变时手术治疗。

（二）治疗策略

1. 对有明确病因者，应首先针对病因治疗　如缺碘引起者可补充碘，致甲状腺肿物质引起者则需停用相关物质。

2. 弥漫性甲状腺肿　青春期患者甲状腺肿大多可自行消退，一般不需要治疗。若患者出现TSH水平增高，可使用甲状腺激素替代治疗，以补充内源性甲状腺激素不足，并使肿大甲状腺缩小。干甲状腺片常用量为40～160mg/d，$L-T_4$常用量为50～200μg/d，疗程3～6个月，孕妇患本病时可同样采用该方法，老年患者用量应减少。甲状腺肿大明显伴有压迫症状时应积极采取手术治疗。

3. 结节性甲状腺肿　多见于老年患者，首先需行血清TSH测定、TRH兴奋试验或甲状腺核素扫描等，以明确结节是否存在功能自主性。若排除功能自主性，可予甲状腺激素治疗，起始剂量应偏小，如$L-T_4$不宜超过50μg/d，逐渐增加剂量，以不出现甲状腺毒症而结节减小为宜。治疗过程中需监测血清TSH水平，血清TSH减低或处于正常下限时停用。对存在功能自主性者，不应予甲状腺激素治疗，可结合甲状腺细针穿刺活检及甲状腺摄^{131}I率结果，选择^{131}I治疗或手术治疗。无明确碘缺乏证据者，不宜补碘。

4. 地方性甲状腺肿的预防　在碘缺乏地区推行食盐加碘可有效防治碘缺乏病，预防地方性甲状腺肿发生。食盐加碘应根据地区自然碘环境有区别地推行，并定期监测居民的尿碘水平。理想的碘摄入量应当使尿碘中位数在100～200μg/L，甲状腺肿患病率控制在5%以下。

五、病程观察与处理

病程中应观察患者甲状腺大小或结节的变化情况，定期监测甲状腺功能。若患者甲状腺功能正常，肿大的甲状腺逐渐缩小，视为治疗有效；若患者甲状腺肿大无改善甚至恶化，且出现甲状腺功能异常，需结合患者病情调整治疗方案。

六、出院后随访

多数患者不需住院治疗，门诊定时复诊，必要时复查甲状腺功能及超声等检查。

（王淑芳）

第二节　毒性弥漫性甲状腺肿

甲状腺毒症（thyrotoxicosis）是指循环血中甲状腺激素过多，引起以神经、循环、消化等系统兴奋性增高和代谢亢进为主要表现的一组临床综合征。由于甲状腺被炎症（例如亚急性甲状腺炎、产后甲状腺炎等）破坏，滤泡内储存的甲状腺激素过量进入循环引起的甲状腺毒症称为破坏性甲状腺毒症（destructive thyrotoxicosis），该症的甲状腺本身的功能并不亢进。而由于甲状腺本身功能亢进，合成和分泌甲状腺激素增加所导致的甲状腺毒症称为甲状腺功能亢进症（hyperthyroidism，简称甲亢）。引起甲状腺功能亢进症的病因包括：毒性弥漫性甲状腺肿（Grave's 病）、多结节性甲状腺肿伴甲亢（毒性多结节性甲状腺肿）、甲状腺自主性高功能腺瘤、桥本甲状腺毒症、碘甲亢、垂体性甲亢、绒毛膜促性腺激素（HCG）相关性甲亢、滤泡状甲状腺癌。其中以 Grave's 病最为常见。

一、概述

Grave's 病，也称 Basedow 病、Parry 病，是引起甲状腺功能亢进的最常见病因，约占全部甲亢的 80% ~85%。本病有性别和年龄的差异，女性比男性多 4 ~6 倍，半数以上患者年龄在 20 ~40 岁之间，但儿童和老年人均可能发病。本病有显著的遗传倾向，遗传方式尚不清楚，可能为多基因遗传。目前发现本病的发生与自身免疫有关，为自身免疫性甲状腺病（AITD），可以与其他自身免疫病伴发。环境因素可能也参与了 Grave's 病的发生，如细菌感染、性激素、应激和锂剂等对本病的发生发展有重要影响。

二、诊断步骤

（一）病史采集要点

1. 主要临床表现　多数起病缓慢，少数患者可在精神创伤、感染等应激后急性起病。主要由循环中甲状腺激素过多引起，其主要症状和体征的严重程度与病史长短、激素升高的程度和患者的年龄有关。主要症状有：怕热多汗，多食易饥，体重显著下降，紧张焦躁，失眠不安，手和眼睑震颤，自觉心悸，气促，食欲亢进，多食易饥，大便次数增多或者腹泻，大便多含未消化食物。女性月经稀少，男性可阳痿或乳房发育。

2. 部分患者的症状比较轻微，仅有单个或极少系统受累的表现　在任何年龄的患者中出现了以下症状，均应考虑是否存在甲亢，包括：骨质疏松、高钙血症、心衰、心律不齐、气促，在已诊断的糖尿病患者突然出现血糖控制不佳等。

3. 特殊的临床表现

（1）甲状腺危象。

（2）甲状腺功能亢进性心脏病：约占甲亢的10%～20%。甲状腺功能亢进对心脏有三个作用：增强心脏β受体对儿茶酚胺的敏感性；直接作用于心肌收缩蛋白，增强心肌的正性肌力作用；继发于甲状腺激素的外周血管扩张，阻力下降，心脏输出量代偿性增加。主要表现为心动过速、心房纤颤和心力衰竭。甲状腺毒症10%～15%可发生心房纤颤，部分老年性甲亢患者可以心房颤动为首发临床表现。心力衰竭分为两种类型。一类是心动过速和心脏排出量增加导致的心力衰竭，主要发生在年轻甲亢患者，称为“高心脏排出量型心力衰竭”，随甲亢控制，心力衰竭恢复。另一类是诱发和加重已有的或潜在的缺血性心脏病发生的心力衰竭，多发生在老年患者，此类心力衰竭是心脏泵衰竭。

除了甲亢一般常见的典型的临床表现外，明显心悸、憋气、气促，这些是甲亢心脏病常见主诉，因为早搏，阵发性或持续性房颤而就诊也不少见。很多年龄较大患者，常常以心律失常为主诉就诊。早期心功能正常，严重者可发生心力衰竭，以右心衰多见，表现为浮肿、肝颈征阳性。少数患者可发生心绞痛、心肌梗塞。

（3）淡漠型甲状腺功能亢进症：多见于老年患者。起病隐袭，高代谢症状、眼征和甲状腺肿均不明显，相反表现为神情淡漠、精神抑郁，乏力少动，厌食，甚至呕吐、腹泻，体重明显减少，心率不快或稍快，可伴有心房颤动、震颤和肌病，称之为“淡漠型甲亢”。所以老年人原因不明的突然消瘦、新发生的心房颤动应考虑本病，易与冠心病及抑郁症相混淆。

（4）甲亢性周期性瘫痪：伴发于Grave's病和多结节性毒性甲状腺肿等，20～40岁亚洲男性多发，诱因包括剧烈运动、高碳水化合物饮食、大汗、注射胰岛素等。常在夜间发作，主要为双上、下肢及躯体发作性软瘫，以下肢瘫痪更为常见，严重者可发生呼吸肌麻痹，发作可持续十几分钟、数小时至数日，发作时有低钾血症，但尿钾不多。

（5）甲亢性肌病：少数患者以肢体的肌力减退为首发症状。大多数肌无力出现在上肢和/或下肢的近段，少数患者则表现为肢体的远段无力，仅个别患者表现有吞咽困难。肌电图异常，均有运动电位时限缩短，少数有电压降低。肌无力与血中FT_4浓度高低有关，而与血清肌酸激酶无关。在甲亢控制后，肌病逐渐治愈，在甲亢治疗后3～5个月，肌病可全部恢复正常。

（6）甲亢伴重症肌无力：Grave's病有1%伴发重症肌无力。两者同属自身免疫病。表现为骨骼肌受累，活动后加重，晨轻暮重，还有面部表情肌、舌肌受累，表现为眼睑下垂、眼肌活动障碍，面肌无力，咀嚼、吞咽、说话等功能障碍。部分人采用抗甲亢药物治疗已足够，有的患者随甲亢病情好转，可减轻重症肌无力症状，有的还需用治疗重症肌无力的药物，如新斯的明及免疫抑制剂。

（7）胫前黏液性水肿：也称局限性黏液性水肿，约5%的Grave's病患者伴发本症，白种人多见。常见于甲亢经手术或^{131}I治疗后5年左右患者。局部可用糖皮质类固醇激素软膏封包，口服治疗多无效；对于药物无效、皮损局限并很严重的患者，可考虑手术切除。

（8）Grave's眼病。

（二）体格检查要点

1. 一般情况　消瘦，可有低热，皮肤温暖、湿润。

2. 甲状腺检查　Grave's病大多数患者有不同程度的甲状腺肿大，为弥漫性、对称性，质地中等（病史较长可坚韧），无压痛，甲状腺上下极可触及震颤，可闻及血管杂音，也有少数病例甲状腺不肿大。甲状腺肿大的程度与甲亢病情轻重无明显平行关系。

3. 心血管系统表现　可有心率增快、心脏扩大、心律失常、心房纤颤、收缩压升高、舒张压降低、脉压差增大等。可出现周围血管征。甲亢心伴有右心衰时还有体循环淤血表现。

4. 眼部表现　甲亢的眼部表现分为两类，一类为单纯性突眼，病因与甲状腺毒症所导致的交感神经兴奋性增高有关，另一类为浸润性突眼，也称为 Grave's 眼病（Graves ophthalmopathy，GO）。近年来称为 Grave's 眶病（Graves orbitopathy，GO）。病因与眶周组织的自身免疫炎症反应有关。单纯性突眼包括下述表现：①轻度突眼：突眼度不超过 18 mm；②Stellwag 征：瞬目减少，炯炯发亮；③上睑挛缩，睑裂增宽；④Von Graefe 征：双眼向下看时，由于上眼睑不能随眼球下落，出现白色巩膜；⑤Joffroy 征：眼球向上看时，前额皮肤不能皱起；⑥Mobius 征：双眼看近物时，眼球辐辏不良。

5. 其他　少数患者下肢胫前皮肤可见黏液性水肿，表现为胫前局部皮肤增厚、变硬，早期发红，以后呈皮革或橘皮样，有褐色色素沉着，此病变也可见于踝关节、足背、手背等处。不少患者有手足甚至全身颤抖，肌腱反射亢进。可有皮肤紫癜。

（三）门诊资料分析

1. 血常规　因甲亢本身可导致白细胞减少，抗甲状腺药物也有导致白细胞减少的副作用，故甲亢治疗前必须检查血常规，以鉴别白细胞减少的原因是由于甲亢本身，还是抗甲状腺药物治疗引起的。有的 Graves 病者除白细胞总数减低，还可有周围血淋巴细胞比例增加，单核细胞增加，可伴发血小板减少性紫癜。服用抗甲亢药物可引起粒细胞减少，甚至粒细胞缺乏。

2. 甲状腺功能检查

（1）TSH：血清 TSH 测定方法已经历 4 个阶段改进，第一代以放射免疫分析法（RIA）为代表，灵敏度 1～2mU/L，TSH 正常范围为 0～10 mU/L，故不能单凭 TSH 测定鉴别甲亢和正常人，需要进行 TRH 兴奋试验和 T_3 抑制试验进行鉴别。第二代以免疫放射分析和 ELISA 法为代表，灵敏度 0.1～0.2mU/L，但仍不能诊断部分亚临床甲亢。第三代以免疫化学发光法（ICMA）和时间分辨荧光为代表，灵敏度 0.01～0.02mU/L，测定的是敏感 TSH，这种测定已基本可以取代 TRH 兴奋试验和 T_3 抑制试验。在甲亢诊断中，第三代成人正常值 0.3～4.8mIU/L，一般甲亢患者 TSH <0.1mIU/L。第四代为改进的免疫化学发光法，如化学发光与酶免疫分析联合，灵敏度超过 0.004，又称超敏 TSH。目前我国大多数实验室使用的是第二代和第三代测定方法，建议选择第三代及以上的测定方法。超敏和敏感 TSH 检测已是评价甲状腺功能的最佳单个检查指标。

（2）血清 TT_4、TT_3、FT_3、FT_4：总 T_4（TT_4）、总 T_3（TT_3）是反映甲状腺功能状态最佳的指标，在甲亢时，TT_3 的升高较 TT_4 的升高出现更早，对轻型甲亢、早期甲亢及甲亢治疗后复发更敏感。凡是能影响甲状腺结合球蛋白（TBG）的因素均可影响测定结果，如妊娠、肝炎、雌激素、口服避孕药等均可使 TBG 升高导致 TT_3 和 TT_4 假性升高，而低蛋白血症、雄激素、糖皮质激素等可引起 TBG 下降而使 TT_3、TT_4 假性降低。血清游离 T_4（FT_4）和游离 T_3（FT_3）水平不受甲状腺激素结合蛋白的影响，较总 T_4、总 T_3 测定能更准确的反映甲状腺的功能状态，但现在临床上实验室常用的 RIA、ICMA 等方法，测定 FT_3 和 FT_4 均不是直接测定游离激素水平，故其稳定性不如 TT_4 及 TT_3。在甲亢患者中，血清 TT_4、FT_4、TT_3、FT_3 增高，TSH 下降。

3. 甲状腺自身抗体　有两种主要的自身免疫性甲状腺病（AITD）- Graves 病（GD）和自身免疫甲状腺炎（AIT）。甲状腺过氧化物酶抗体（TPOAb）和甲状腺球蛋白抗体（TgAb）是 AIT 的标志性抗体和重要诊断指标。GD 患者的血清中存在 TSH 受体的特异性自身抗体，即 TSH 受体抗体（TRAb）。TRAb 分为三种类型，即 TSH 受体刺激性抗体（TSAb）、TSH 刺激阻断性抗体（TSBAb）和甲状腺生长免疫球蛋白（TGI）。

TSAb 具有刺激 TSH 受体、引起甲亢的功能，是 Grave's 病的直接致病原因，该抗体阳性说明甲亢病因是 Grave's 病。但是因为 TSAb 和 TSBAb 的测定是生物分析法，条件复杂，未能广泛应用。TRAb 测定的商业试剂盒可以在临床应用，但是不能反映 TRAb 的功能。85% ~ 100% Grave's 病新诊断患者 TSAb 阳性，75% ~96% TRAb 阳性。由于检测方法的灵敏性限制，TRAb 和 TSAb 不能作为 GD 诊断的必须指标。TSAb 是判断 Grave's 病预后和 ATD 停药的指标。TRAb 阳性对预测复发的特异性和敏感性在 50% 以上。

4. 甲状腺超声检查　彩色多普勒可以测量甲状腺的体积及组织的回声。特别对于发现结节和结节的性质有很大帮助。可见 Grave's 病的甲状腺腺体呈弥漫性或局灶性回声低减，在回声减低处，血流信号明显增加，甲状腺上动脉和腺体内动脉流速明显加快，阻力低减。对于回声弥漫性减低者，表现为整个腺体内布满搏动性彩色血流信号，呈五彩缤纷状，即“火海征”，火海征具有特征性；对于回声局灶性减低者，其减低区的血流丰富，即“火岛征”。

（四）进一步检查项目

1. 甲状腺摄 ^{131}I 功能试验　由于甲状腺激素测定的普遍开展及 TSH 检测敏感度的提高，甲状腺碘摄取率已不作为甲亢诊断的常规指标。正常值（盖革技术管测定）为 3 小时 5% ~ 25%，24 小时 20% ~45%，高峰于 24 小时出现。该检查可用于鉴别甲状腺毒症的原因，Grave's 病时，碘摄取率增高，摄取高峰前移；而非毒性甲状腺肿患者甲状腺摄碘率因缺碘也可升高，但高峰不前移；破坏性甲状腺毒症患者甲状腺摄碘能力明显降低。患者检查前需停食含碘丰富的食物，如海带、紫菜等 2 ~4 周，停用含碘药物 2 ~8 周，停用影响甲状腺功能的药物（如抗甲亢药物、左甲状腺素、甲状腺片等）2 ~4 周。妊娠及哺乳期妇女禁忌本项检查。

2. 眼眶计算机 X 线断层摄影（CT）和磁共振显象（MRI）　可清晰显示 Grave's 眼病患者球后组织，尤其是眼外肌肿胀情况，对于非对称性突眼（单侧突眼）的患者，本项检查有助于排除眶后肿瘤。

3. 促甲状腺激素释放激素（TRH）兴奋试验　TRH 400 ~600μg 静脉注射，分别于注射前、注射后 15、30、60、90、120 分钟采血测 TSH，正常人 TSH 水平较注射前升高 3 ~5 倍，高峰出现在 30 分钟，并且持续 2 ~3 小时；甲亢时，在注射后 TSH 无反应或者反应降低。

4. T_3 抑制试验　主要用于单纯性甲状腺肿与甲亢的鉴别诊断。试验前和用药后（用甲状腺片 60mg tid ×7 日或 L - T_3 20μg tid 6 日）分别测甲状腺摄碘率，Grave's 病患者用药后不被抑制，或抑制率小于 50%。在老年患者最好不作甲状腺抑制试验。

5. 甲状腺核素扫描　以了解甲状腺形态、大小，有无结节及结节性质。Graves 病的放射性核素扫描可见核素均质的分布增强。

6. 心电图　可显示窦性心动过速，阵发性室上性心动过速，传导阻滞，早搏，阵发性或持续性心房纤颤等。

7. 辅助检查　如胸部 X 光片、肝肾功能生化检查，心脏彩超，糖耐量，必要时头颅垂体 MRI，以利于了解是否存在相关并发症，并为下一步治疗作准备。

三、诊断对策

（一）诊断要点

（1）凡临床上有高代谢及循环、神经、消化等系统功能亢进的表现，尤其有甲状腺肿大或突眼者，要考虑本病存在。

（2）诊断时，要警惕症状轻，甲状腺肿大不明显或无肿大、无突眼，仅以个别系统或症状表现的不典型的甲亢。

（3）除了有完整详细的病史采集外，需要辅助相应的实验室检查。对少数轻型或临床表现不典型的病例，应尽早查甲状腺功能检查。必要时做 TRH 兴奋试验和甲状腺抑制试验；对于已经有明显甲亢表现患者，还应测定血中抗甲状腺抗体，肝功能及血常规；甲状腺有结节者，可做甲状腺 B 超和/或核素显像；有气管受压表现者，应作颈部正侧位 X 线，怀疑有胸骨后甲状腺肿者，可作食管吞钡检查，必要时行 CT 检查；怀疑有亚急性甲状腺炎引起的甲亢者，应及早做血沉测定，并需作甲状腺摄碘率。

（4）甲状腺功能亢进的诊断：

1）临床高代谢的症状及体征。

2）甲状腺体征：甲状腺肿和/或甲状腺结节。少数病例无甲状腺体征。

3）血清激素：TT_4、FT_4、TT_3、FT_3 增高，TSH 下降，一般 $<0.1mIU/L$，垂体性甲亢者，TSH 不降低或升高。

（5）Grave's 病诊断标准：

1）甲亢诊断成立。

2）甲状腺弥漫性肿大（触诊和 B 超证实），少数病例可无甲状腺肿大。

3）伴其他浸润性眼征。

4）胫前黏液性水肿。

5）甲状腺 TSH 受体抗体（TRAb 或 TSAb）阳性。

6）其他甲状腺自身抗体阳性。

以上标准中，具备（1）、（2）项者诊断即可成立，其他四项进一步支持诊断。

（6）甲亢性心脏病诊断要点：

1）甲亢明确诊断。

2）心脏增大（全心，左心或右心增大），心律失常（心房纤颤多见），充血性心力衰竭（全心衰或右心衰）。心绞痛或心肌梗死少见。

3）必须排除同时存在有其他原因引起的心脏改变。对于原来有心脏病而在对心脏病治疗效果不明显时，应当想到甲亢心脏病的可能。

4）甲亢病情好转以后，心脏的异常改变随之好转，或消失。

（二）鉴别诊断要点

1. 单纯性甲状腺肿　无甲亢症状，甲状腺摄碘率升高，但无高峰前移。T_3 抑制试验抑制率大于50%，血清 T_3、T_4 正常，TSH 正常或偏高，TRH 兴奋试验呈正常反应。

2. 神经官能症　常表现为心悸、脉速、失眠焦虑，但甲状腺功能正常。

3. 其他　有消瘦、低热、腹泻、心律失常者，应与结核、风湿热、癌肿、慢性肠炎、心肌炎、冠心病鉴别。

4. 老年甲亢患者　容易患甲亢心脏病，而老年患其他原因心脏病的机会也会比年轻人要多，所以，对年龄大的甲亢患者有心脏病征象时，必须明确是由甲亢引起的心脏改变，还是其他原因，或者是两者同时存在。

5. 甲状腺功能亢进所致的甲状腺毒症与多种原因甲状腺炎导致甲状腺激素漏出所致的甲状腺毒症的鉴别　两者均有临床甲状腺毒症表现、甲状腺肿和血清甲状腺激素水平升高。前者摄碘率升高，摄碘高峰前移，后者摄碘率降低，并呈动态变化。

6. 甲亢所致的甲状腺毒症的原因鉴别　Graves 病、结节性毒性甲状腺肿和甲状腺自主高功能腺瘤分别占病因的80%、10%和5%左右。鉴别手段主要甲状腺放射性核素扫描和甲状腺 B 超。

7. 单纯血清 TT_3、TT_4 升高或血清 TSH 降低的鉴别诊断　使用雌激素或妊娠可使血中甲状腺激素结合球蛋白升高从而使 TT_3、TT_4 水平升高，但其 FT_3、FT_4 及 TSH 水平不受影响；甲状腺激素抵抗综合征患者 TT_3、TT_4 水平升高，但 TSH 水平不降低；使用糖皮质激素、严重全身性疾病及垂体病变可引起 TSH 降低。

（三）临床类型

1. 亚临床甲状腺功能亢进　简称亚甲亢，是指血清中 TSH 水平低于正常值下限，而血清 T_3、T_4 正常，不伴或伴有轻微的甲亢症状。诊断时首先必须排除其他引起 TSH 降低的因素，例如糖皮质激素、严重全身性疾病，并且应在2～4个月内再次复查，以确定 TSH 降低为持续性而非一过性。

根据 TSH 减低的程度，分为 TSH 部分抑制（血清 TSH0.1～0.4mIU/L）。TSH 完全抑制（血清 TSH <0.1mIU/L），病因包括 Grave's 病、外源性甲状腺激素替代、甲状腺自主高功能腺瘤、结节性甲状腺肿，也可能是许多引起甲亢疾病在早期或恢复期的表现。我国报告的患病率3.2%。本病未接受治疗可发展临床甲亢，可维持亚临床甲亢，也可甲状腺功能转为正常。本症可导致心率加快、心输出量增加、心房纤颤等，加重骨质疏松和促进骨折发生，此外，亚临床甲亢患老年痴呆的危险性增加。

2. T_3 型甲状腺毒症　仅有血清中 T_3 增高的甲状腺毒症称为 T_3 型，发生机制尚不清楚。病因包括 GD、毒性结节性甲状腺肿和自主性高功能性腺瘤。碘缺乏地区甲亢的12%为 T_3 型甲亢。老年人多见。实验室检查 TT_4、FT_4 正常，TT_3、FT_3 升高，TSH 减低，^{131}I 摄取率增加。文献报告，T_3 型甲亢停用抗甲状腺药物后，缓解率高于典型甲亢患者。

3. T_4 型甲状腺毒症　仅有血清 T_4 升高的甲状腺毒症称为 T_4 型甲状腺毒症，主要发生在碘甲亢，在甲亢患者伴有严重全身性疾病时，由于外周组织，脱碘酶活性减低或者缺乏，T_4 转化为 T_3 减少，故 T_3 没有升高。本类型需与甲状腺功能正常的病态综合征引起的 T_4 升高和 T_3 降低相鉴别，T_4 型甲亢患者的血中 TSH 减低，而甲状腺功能正常的病态综合征者 TSH 正常。

4. 妊娠期甲亢 一般认为甲亢合并妊娠的发生率为0.2%，其中95%由Grave's病引起。原有甲亢的妇女在妊娠早期症状常加重恶化，至中、晚期常自行缓解，而产后又易复发或加重。妊娠甲亢时，血TSH<0.3mIU/L，同时FT_3及FT_4升高。妊娠期妇女有高代谢症候群和生理性甲状腺肿，这些均与Graves病相似，由于孕妇TBG升高，血TT_3、TT_4均升高，所以妊娠期甲亢诊断应依赖血清FT_3及FT_4和TSH。

如果体重不随妊娠月数相应增加、四肢近端肌肉消瘦、休息时心率在100次/分以上应考虑甲亢，血清FT_3及FT_4升高和TSH降低可诊断甲亢，如果同时伴有浸润性突眼、弥漫性甲状腺肿、甲状腺区震颤或血管杂音、血清TRAb或TSAb阳性，可诊断为Grave's病。产后由于免疫抑制的解除，Grave's病易于复发。

妊娠－过性甲状腺毒症：亦称妊娠剧吐－过性甲状腺功能亢进症，本病发生与人绒毛膜促性腺激素（HCG）的浓度增高有关。本症血清TSH水平减低，FT_4及FT_3增高，临床表现为甲亢症状，病情的程度与血清HCG水平增高程度有关，但是无突眼，甲状腺自身抗体阴性，严重病例出现剧烈恶心、呕吐，甚至出现脱水及酮症。多数病例仅需对症治疗，严重病例需短时抗甲状腺药物治疗。

四、治疗对策

（一）治疗原则

目前不能对Grave's病进行病因治疗。3种被普遍采用的疗法：①抗甲亢药物；②^{131}I治疗；③甲状腺次全切除手术。3种疗法各有利弊，应根据患者年龄、甲状腺情况、病情、经济、当地医疗水平选择最适合的方法。

（二）治疗计划

1. 一般治疗 注意休息，补充足够营养和热量，包括糖、蛋白质和B族维生素。可适当应用镇静剂和交感神经阻断药，减轻患者紧张、烦躁和失眠症状。

2. 戒碘饮食 应当食用无碘盐，忌用含碘药物。含碘高的食物包括：海带、紫菜、贻贝（淡菜）、虾皮、海藻等。

3. 抗甲状腺药物（ATD） 硫脲类：包括甲基硫氧嘧啶（MTU）和丙基硫氧嘧啶（PTU）；咪唑类：包括甲巯基咪唑（MMI，他巴唑），和卡比马唑（CM，甲亢平）。ATD的主要作用是抑制甲状腺合成甲状腺激素，也有免疫抑制作用，使血循环中的TRAb或TSI下降。ATD治疗Graves病缓解率30%～70%不等，平均50%。适用于甲状腺轻、中度肿大患者，妊娠甲亢、年老体弱或合并严重心、肝、肾疾病不能耐受手术者，甲状腺手术前或放射碘治疗前的准备，手术后复发且不适宜放射碘治疗者。PTU和MTU的药效较MM及CM约小10倍，使用时剂量应大10倍。此外，PTU影响脱碘酶，还减弱周围组织中T_4转变为T_3，故可使严重的甲状腺毒症较快的减轻并可用于甲状腺危象。一般情况下治疗方法分为控制症状、减量调节及巩固维持三阶段：MMI 30～45mg/d或PTU 300～450mg/d，分3次口服，MMI半衰期长，可以每天单次服用，患者依从性好。ATD开始发挥作用多在4周以后，此时神经症状、心悸、乏力减轻和体重增加。每4周复查血清甲状腺素水平一次。当症状消失，血中甲状腺激素接近正常后逐渐减量。减量时大约每2～4周减量一次，每次MMI约5～10mg/d（PTU 50～100mg/d），减至最低有效剂量时维持治疗，MMI约5～10mg/d，PTU

约 50 ~ 100mg/d，总疗程一般为 1 ~ 1.5 年。治疗时不能用 TSH 作为治疗目标，因为 TSH 变化滞后于甲状腺素水平 4 ~ 6 周。治疗期间，甲状腺的大小有 30% ~ 50% 的患者是缩小的，其余的可以保持不变或者增大。如果大剂量长时间用 ATD，可引起甲减，发生这种情况时，患者常述体重增加、迟钝、怕冷，女性患者可能出现月经频繁，有轻度甲减的体征，甲状腺腺体增大和血管杂音加重，此时可减少 ATD 剂量或酌情加用左甲状腺素。起始剂量、减量速度、维持剂量和总疗程有个体差异，需根据临床实际掌握。

近年来提倡 MMI 小量服法，即 MMI 15 ~ 30mg/天，PTU 150mg/d，认为增加剂量不一定能增加疗效，但对严重的甲亢患者，小剂量药物治疗效果不理想，仍以传统剂量为好。阻断一替代服药法是指启动治疗时即采用足量 ATD 和左甲状腺素并用，其优点是左甲状腺素维持循环中甲状腺素足够浓度，同时使足量 ATD 发挥其免疫抑制作用。该疗法是否可以提高 ATD 治疗的缓解率还有争议，故该服药法未被推荐使用。

停药主要依据临床症状和体征，目前认为 ATD 维持治疗 18 个月可以考虑停药。停药时甲状腺明显缩小及 TSAb 阴性者，停药后复发率低，甚至可预示甲亢治愈；停药时甲状腺仍肿大或 TSAb 阳性者停药后复发率高。复发多发生在停药后 3 ~ 6 个月内，疗程越短，复发越早，复发一般指的是停药 1 年内。

抗甲状腺药物的主要不良发应：MMI 的副作用是剂量依赖性的，PTU 的副作用是非剂量依赖性的。粒细胞减少：ATD 可引起白细胞减少，发生率为 10% 左右，严重者可发生粒细胞缺乏症，老年患者粒细胞减少发生率增加。若发生轻度白细胞减少时，通常不需要停药，可减少抗甲亢药物剂量，并加用生白药物，如鲨肝醇、维生素 B_4、生血宁等。粒细胞缺乏多发生在 ATD 最初治疗的 2 ~ 3 个月内，或再次用药的 1 ~ 2 个月内，但也可以发生在服药的任何时间，通常发病较突然，经常检测白细胞及粒细胞计数也不能预测某些粒细胞缺乏症的发生，并且费用增高。患者主要表现为发热、咽痛等，严重者出现败血症。此时应立即停用 ATD，选用适当的抗生素，并用粒细胞集落刺激因子（G - CSF）。在一些情况下，糖皮质激素也可以使用。碳酸锂也有升高白细胞的作用。服用 MMI 和 PTU 发生粒细胞缺乏的发生率相等，约 0.3%，两药有交叉反应，故一种药物引起本症，一般不换用另外一种药物治疗，如果换用另外一种药物治疗时，要密切监测血象。由于出现粒细胞缺乏之前，常先伴有发热和咽痛，在治疗开始时即应当告诉患者，如遇到上诉情况，应立即就诊，要立即检查白细胞，及时发现粒细胞缺乏，并及时停药。甲亢在病情未控制时也可引起白细胞减少，所以在 ATD 治疗前应常规检查血常规，以治疗前白细胞数目作为对照。如果在 ATD 治疗前白细胞已减少，应用 ATD 后，应当连续监测白细胞计数，如果显示减少，甚至是进行性减少及中性粒细胞比例下降，应停用 ATD。如在连续检测中白细胞计数保持恒定或回到正常，治疗不需中断。

ATD 致中毒性肝炎的发生率为 0.1% ~ 0.2%。多发生在用药后 3 周，可表现为变态反应性肝炎，转氨酶显著上升。另外甲亢本身也可导致转氨酶升高，故在用 ATD 前应检查基础肝功能。

ATD 致血管炎的副作用罕见。由 PTU 引起的多于 MMI。血清学检查符合药物性狼疮。抗中性粒细胞胞浆抗体（ANCA）阳性的血管炎主要发生在亚洲患者，多见于中年女性，临床表现为急性肾功能异常、关节炎、皮肤溃疡、血管炎性皮疹等，停药后多数病例可以恢复。少数严重病例需要大剂量糖皮质激素、环磷酰胺或血液透析治疗。故有条件者在使用

PTU 治疗前应检查 ANCA，对长期使用 PTU 治疗者定期检测尿常规（尿红细胞）和 ANCA。

ATD 致皮疹和皮肤瘙痒的发生率为 10%，用抗组胺药物多可纠正。如果皮疹严重应停药，以免发生剥脱性皮炎。

ATD 致关节疼痛者应当停药，否则会发展为“ATD 关节综合征”，即严重的一过性游走性多关节炎。

还有一些少见的副反应，如毛发色素脱失、淋巴结增大、结膜炎、水肿、腹泻等，有些反应在继续用药过程中可能消失。

4. 放射碘治疗　其机制是^{131}I 被甲状腺摄取后释放 β 射线，破坏甲状腺组织细胞，射线在组织内射程只有 2mm，不会累及毗邻组织。

^{131}I 治疗甲亢已有 60 多年历史，现已是美国及北美其他国家治疗成人甲亢的首选疗法。我国使用的频率明显低于欧美国家。我国对年龄的适应证比较慎重，在美国等北美国家对 20 岁以下的甲亢患者用^{131}I 治疗已屡有报告。英国对 10 岁以上甲亢儿童，特别是具有甲状腺肿大及对 ATD 治疗依从性差者，也用^{131}I 治疗。

中国甲状腺疾病诊治指南的适应证：成人 Grave's 病甲亢伴甲状腺肿大Ⅱ度以上；ATD 治疗失败或过敏；甲亢手术后复发；甲亢性心脏病或甲亢伴其他病因的心脏病；甲亢合并白细胞和/或血小板减少或全血细胞减少；老年甲亢；甲亢伴糖尿病；毒性多结节性甲状腺肿；自主功能性甲状腺结节合并甲亢。相对适应证：青少年甲亢和儿童甲亢，用 ATD 治疗失败、拒绝手术或有手术禁忌证；甲亢合并肝肾等脏器功能损害；对良性和稳定期的中、重度突眼可单用^{131}I 治疗，对进展期浸润性突眼患者，可在^{131}I 治疗前后加用泼尼松。禁忌证：妊娠和哺乳期妇女。

并发症^{131}I 治疗后的主要并发症为甲减。^{131}I 治疗后发生永久性甲状腺功能减退症的概率较高（10 年后高达 70%），一般在治疗后第一年的发生率为 4% ~5%，以后每年增加 1% ~2%。而国内的报告第一年的发生率为 4.58% ~5.4%，以后每年递增 1% ~2%，10 年约为 50% ~80%，甚至 90%。对接受放射碘治疗患者，应定期检测甲状腺功能。甲减是^{131}I 治疗甲亢难以避免的结果，选择放射碘治疗应权衡甲亢与甲减后果利弊。发生甲减后可用 $L-T_4$ 替代治疗。研究已明确，放射碘治疗甲亢简便价廉，总有效率达 95%，临床治愈率达 85% 以上，复发率小于 1%。第一次治疗后 3 ~6 个月，部分患者如病情需要可做第二次放射碘治疗。目前无确切证据显示^{131}I 治疗可增加甲状腺癌、白血病的危险及对生育和遗传产生不良影响。甲亢伴浸润性突眼过去是^{131}I 治疗的禁忌证之一，现在的观点有所改变，多数学者认为^{131}I 治疗 Grave's 眼病（GO）有较好的效果，戒烟和合理使用肾上腺糖皮质激素可防止突眼加重，对良性和稳定期的突眼患者可单用^{131}I 治疗；对于进展期的突眼患者，在^{131}I 治疗时加用肾上腺糖皮质激素可取得一定的效果。

5. 手术治疗　手术治疗的治愈率 95% 左右，复发率 0.6% ~9.8%。

手术治疗适应证：中、重度甲亢长期服药无效或停药后复发或不能坚持服药者；甲状腺肿大显著，有压迫症状者或胸骨后甲状腺肿；结节性甲状腺肿伴甲亢；疑似与甲状腺癌并存者；妊娠期甲亢药物控制不佳者，可以在妊娠中期（第 13 ~24 周）进行手术治疗。手术禁忌证：严重心、肝、肾、肺等并发症，或者全身情况不能耐受手术者；妊娠早期及晚期。

手术准备：用 ATD 药治疗，待临床症状消失，脉率下降至 90 次/分以下，体重增加后，术前准备用复方碘制剂，可以减少甲状腺的过度充血状态，抑制滤泡细胞膨胀，减少术中和术后的出血。复方碘溶液必须在应用抗甲状腺药物、甲状腺功能正常的基础上使用，否则可能加重病情。复方碘溶液，每天3次，每次3~5滴，4~5天增至每次10滴，每天3次，连续用2~3周，可使甲状腺质地变硬、血管杂音减轻或者消失，即可进行手术。应注意，凡不准备施行手术者，不要服用碘剂，口服碘剂最长不超过4周。对于术前应用碘剂或合并应用ATD药物不能耐受或者无效者，可单用普萘洛尔或与碘剂合用。

手术可行一侧甲状腺全切，另一侧次全切，保留4~6g甲状腺组织，也可行双侧甲状腺次全切除，每侧保留2~3g甲状腺组织。近年来随着^{131}I应用的增多，手术治疗较以前减少。

并发症：永久性甲减、甲亢复发、喉返神经损伤、甲状旁腺功能减退症等。

6. 甲状腺介入栓塞治疗　是20世纪90年代以来治疗Graves病的一种新方法。方法是在数字减影血管造影技术的透视监视下，经股动脉将导管送入甲状腺上动脉，缓慢注入与造影剂相混合的栓塞剂，栓塞的目的是造成靶血管供血范围内甲状腺组织的细胞坏死及功能缺失。根据甲状腺动脉增粗的程度、血流量和腺体肿大情况栓塞2~3支动脉。一般同时栓塞双侧的甲状腺上动脉，如果造影发现一侧的甲状腺上动脉供血不足该侧甲状腺体积的50%，需加栓同侧甲状腺下动脉。栓塞术后给予抗生素及泼尼松（15mg/d）3~7天，停用或减少ATD剂量。观察心率，颈围和颈部血管杂音的变化，定期复查甲状腺功能，必要时行甲状腺彩色多普勒复查。侧支循环可以使仍开放的细小动脉重新恢复对甲状腺的供血，从而导致治疗后病情复发。

甲状腺动脉栓塞治疗难治性Grave's病仍处于初步研究阶段，尚无明确的适应证。一般认为：经正规服用ATD疗效不佳或者过敏需立即停药者；甲状腺巨大者需手术才能达到长久的临床治愈，但药物难以使甲亢症状控制至应有水平，使手术难以进行者；治疗甲亢性心脏病不能进行手术及^{131}I治疗者；年轻未育或吸^{131}I率低，不易用放射碘治疗者。除了动脉造影的一般禁忌证外，甲状腺动脉栓塞无绝对的禁忌证。

并发症及处理　栓塞后出现轻、中度颈前区疼痛，可忍受或服用止痛药缓解。多数有体温升高或轻度声嘶，均在2~5天内恢复。未见有报告栓塞后发生甲状腺危象者。

疗效评价　文献报道，甲亢患者一经甲状腺动脉栓塞，临床症状均可消失或缓解，停用或减少服用抗甲亢药物而维持正常甲状腺功能。目前国内外报道的初步临床经验表明，介入性甲状腺动脉栓塞的体积可达70%~80%，达到手术次全切除甲状腺的量，并使甲亢得到临床治愈。有助于解决传统疗法难以解决的临床实际问题，近期和中期疗效肯定，同时又有安全、简便、创伤小、疗效好的优点。可以作为甲亢独立的治疗方法，尤其是对内外科治疗均有困难的病例。对甲亢的复发率，甲低和甲旁低下的发生率及远期疗效等，仍有待临床做进一步大样本的长期深入研究。

7. 碳酸锂　碳酸锂可以抑制甲状腺激素的分泌，还有升高白细胞的作用。主要用于对ATD及碘剂过敏患者，临时控制他们的甲状腺毒症，碳酸锂的这种抑制作用随时间延长而逐渐消失。常用剂量为250~500mg，每8小时一次，因为碳酸锂的毒副作用较大，不能作为甲亢治疗的常规药物，适用于ATD导致粒细胞缺乏时，而又需迅速控制甲亢时，短时间使用（一般不超过3个月）。

8. β受体阻断剂　作用机制　甲状腺素可以增加肾上腺能受体的敏感性，β受体阻断剂阻断儿茶酚胺的作用，减轻甲状腺毒症的症状，具有阻断外周组织T_4向T_3转化的作用，主要在ATD初治期使用，可较快控制甲亢的临床症状，也可用于甲亢危象甲亢手术前准备，甲亢性房颤，心动过速及放射碘治疗甲亢起效前的辅助治疗。常用普萘洛尔（心得安），20～80mg/天（6～8小时一次）。注意哮喘和慢性阻塞性肺病禁用；甲亢妊娠女性慎用；心脏传导阻滞和充血性心力衰竭慎用。

9. 碘剂　碘剂的主要作用是抑制甲状腺素从甲状腺释放，但作用不持久，长期使用（>3周）使人产生“逸脱”现象，此时甲亢症状加剧。适应证：甲状腺次全切除的准备；甲状腺危象；严重的甲状腺毒症心脏病；甲亢患者接受急诊外科手术。哺乳期妇女禁用，妊娠期间应避免长期使用。不能在放射性碘治疗前使用。

碘剂通常与ATD同时给予。控制甲状腺毒症的碘剂量大约为6mg/d，6mg相当于饱和碘化钾溶液（SSKI）1/8滴或复方碘溶液（Lugol，s液）0.8滴。有人使用上述一种碘溶液的量为5～10滴tid。尽管使用的剂量可以大于最低有效剂量，但是由于很大剂量易出现副作用，故建议最大量为SSKI 3滴tid。

10. 甲状腺制剂　在用ATD时，同时或先后加用甲状腺制剂（甲状腺片或左甲状腺素）的问题，仍有争议。有学者认为在给足量的ATD的同时，可加用甲状腺素来预防病情变为甲减。各项研究对ATD并用甲状腺制剂后的复发率报道不一。

11. 肾上腺糖皮质激素　自从认识到Graves病为自身免疫性疾病后就有人试用肾上腺糖皮质激素治疗甲亢。肾上腺糖皮质激素对Graves病有多方面的治疗作用，它可以迅速降低循环血中甲状腺激素水平，地塞米松2mg，每6小时一次，可以抑制甲状腺激素分泌和外周组织T_4转换为T_3，本药主要用于甲状腺危象的抢救。半个多世纪以来肾上腺糖皮质激素口服或静脉注射一直是治疗中、重度浸润性突眼的主要方法，还可以有效预防放射性碘治疗甲亢引起眼病加重的副作用。尽管近年来一些新的生物制剂如Rituximab（美罗华）试用于Graves眼病的治疗取得了较好的效果，但还需要更多的临床验证。糖皮质激素将仍然是Graves眼病的主要治疗手段。目前尚无证据表明糖皮质激素对Graves甲亢的长期预后有影响，它并不增加抗甲状腺药物的治愈率，由于它的副作用远远大于目前使用的抗甲状腺药物，所以不推荐用于甲亢的长程治疗。

12. 甲亢合并周期性麻痹的治疗　对于发作严重者，应静脉滴注氯化钾3～5g/d，在病情稳定以后，改用钾盐口服。最根本的是对甲亢本身的治疗，甲亢控制后可以自愈。避免过饱、高糖膳食、情绪激动、大汗、剧烈活动等诱因，对经常发作低血钾的患者，适量短时期补充钾盐是必要的。

13. 亚临床甲亢的治疗　对本病的治疗意见尚不一致。原则上是对完全TSH抑制者给予ATD或者病因治疗；对部分抑制者不予处理，观察TSH变化。绝经后妇女已有骨质疏松者应给予ATD治疗。有甲亢症状者，如心房纤颤或体重减轻也应考虑ATD治疗。甲状腺有单个或多结节者也需要治疗，因其转化为临床甲亢的危险较高。

14. 妊娠期甲亢的治疗

（1）孕前与孕期：目前是否适合妊娠主要取决于甲亢病情，若甲亢治疗不充分，病情仍未控制，即使妊娠也容易发生流产、早产、胎儿生长迟缓、足月小样儿、胎儿或新生儿甲亢等。建议已确诊甲亢的妇女，先进行甲亢治疗，甲亢未控制暂不怀孕。待血清FT_3及FT_4达到正常范围，停ATD或者ATD最小剂量时，可以怀孕。如果为妊娠期间发现甲亢，在告知妊娠及胎儿可能存在的风险后，如患者选择继续妊娠，则首选ATD治疗，或者在妊娠4～6个月期间行手术治疗。

（2）药物治疗：ATD 首选 PTU，因该药不易通过胎盘，且 MMI 治疗有致胎儿头皮缺损的报道。ATD 治疗的原则是使用最小有效剂量，尽快的使 FT_4 维持在正常范围的上 1/3。PTU 起始剂量 50～100mg q8h（MMI 20mg/d），治疗初期每 2～4 周检查甲状腺功能，以后延长至 4～6 周，血清 FT_4 下降至正常应及时减少药物剂量。当患者依赖最小剂量的 ATD（PTU 50mg/d 或 MMI 5mg/d）维持甲功正常持续数周后，可以停药，尤其是在妊娠后期时，应注意及时停药。ATD 过量会造成胎儿甲减和甲状腺肿大等。哺乳期母亲应该在哺乳完毕后服用 ATD，之后间隔 3～4 小时再进行下一次哺乳。甲状腺素不通过胎盘，不能防止胎儿甲减，反而增加母亲 PTU 用量，故妊娠期不主张合用 $L-T_4$。β 受体阻滞剂，如普萘洛尔，与自发性流产有关，还可能引起胎儿宫内生长迟缓、产程延长、新生儿心动过缓等并发症，故慎重使用。孕妇长期服用含碘药物，可能导致胎儿甲状腺肿大、气管阻塞、先天性甲减等，因此，在非缺碘地区禁用碘剂，除非在甲状腺手术及甲亢危象时。

（3）手术治疗：如果 ATD 治疗效果不佳，对 ATD 过敏，或者甲状腺肿大明显，需要大剂量药物才能控制甲亢时可考虑手术治疗。手术时机一般选在妊娠 4～6 月，一般采取次全甲状腺切除术。

（4）^{131}I 治疗：妊娠期及哺乳期妇女禁用 ^{131}I 治疗，育龄妇女行 ^{131}I 治疗前需确定未孕。如果选择 ^{131}I 治疗，治疗后的 6 个月应当避免怀孕。

15. 甲亢心的治疗　在治疗甲亢的同时，应根据心律紊乱、心力衰竭的性质采取针对性措施。

（1）处理甲亢本身：ATD 给药方法与无心脏病的甲亢患者无明显不同。应立即给予足量药物，控制甲状腺功能至正常。对于心力衰竭已被控制的患者，放射 ^{131}I 治疗是一种很好的选择。常先选用 ATD 治疗，待病情稳定后再选用放射碘治疗，以免放射碘治疗过程中大量甲状腺素释放而加重心脏负担引起心衰。经 ATD 控制甲状腺毒症症状后，尽早给予大剂量的 ^{131}I，破坏甲状腺组织。放射碘治疗后两周恢复 ATD 治疗，等待 ^{131}I 发挥其完全破坏作用；^{131}I 治疗后 12 个月内，调整 ATD 的剂量，严格控制甲状腺功能在正常范围；如果发生 ^{131}I治疗后甲减，应用尽量小剂量的左甲状腺素控制血清 TSH 在正常范围。避免过量左甲状腺素对心脏的副作用。甲亢有心脏病时是否能行甲状腺手术治疗，需视心脏病程度决定，ATD 控制甲亢，在心脏的异常稳定以后，如果选用手术，不是绝对不可以。

（2）对心脏方面做相应处理：对于心律失常的治疗，甲亢心脏病心律失常治疗基本同无甲亢心律失常患者。心房纤颤可以被普萘洛尔或/和洋地黄控制。控制甲亢后心房纤颤仍持续存在，可以施行电转率。对于心力衰竭治疗，与未合并甲亢者相同，但是纠正难度加大。一般治疗原则为减轻心脏负荷，增强心肌收缩力，减少水钠潴留，营养心肌。关于 β 受体阻断剂，根据病情，可选用普萘洛尔 40～60mg/d，每 6～8 小时分次使用，有时需要同时使用洋地黄制剂。

一般来说，多数甲亢心脏病患者，随着甲亢病情的被控制，心脏病本身会逐渐减轻或者消失，但也有少数患者在甲亢消失后相当长一段时间心脏情况才恢复，这与甲状腺激素对心脏的滞后影响可能有关。对于心房纤颤，60% 可自发的转为窦性心律，若房颤持续存在半年以上，虽然甲亢被控制，其自然恢复的可能性不大，必要时应行转复治疗。个别患者，随甲亢病情的再次复发，心脏病可能再现，此时仍要排除原来同时患有或者新近患心脏病可能。

（三）治疗方案的选择

治疗方案的选择取决于多方面的因素，包括疾病的性质及严重程度、医生的治疗习惯及水平、患者的意愿、当地的医疗条件、治疗费用等，治疗得当，三种方案均可获得满意的临床疗效。

因 GD 甲亢的确切发病机制不清，目前治疗仅能控制高代谢症候群，调节免疫监护功能，而不能针对病因，故而复发率高。抗甲亢药治疗无创伤性，费用少，对甲状腺不会造成永久性破坏，因而永久性甲状腺功能减退的危险性极少，对甲状腺较小（40g 以下）、年龄 40 岁以上、TSAb 水平较低的患者，可获较高的缓解率。但总体而言，抗甲亢药物的临床治愈率仍较低（平均 40% ~50%），且疗程长（至少 1 ~2 年），须定期复查，复发率高（可达到 60% ~80%），患者依从性较差，且偶可出现严重药物不良反应（白细胞减少或粒细胞缺乏，血管炎，肝功能损害等）。放射性 ^{131}I 治疗简单、方便、安全、经济，治愈率高达 90% 以上，甲状腺癌、白血病的危险及对生育和遗传无不良影响，但 ^{131}I 治疗后发生永久性甲状腺功能减退症的概率较高（10 年后高达 70%）。选择手术治疗，可快速、有效地控制甲亢，但创伤性最大。甲状腺次全切除术长期缓解率高，复发率低，但有一定的危险性，手术并发症，如损伤喉返神经致声嘶或失声，损伤或误切甲状旁腺可致永久性甲状旁腺功能减退，手术后永久性甲状腺功能减退的发生率也较高。甲亢的动脉栓塞疗法与手术及放射性碘治疗的原理相同，栓塞后使甲状腺约 70% ~80% 坏死，以减少功能异常旺盛的甲状腺滤泡细胞的数目而实现治疗目的。尽管栓塞疗效很好，由于是一种新的方法，尚缺乏大宗病例的长期随访统计资料研究，还无法确定其确切的远期疗效及复发率。在我国最常选用的治疗方法是 ATD，在美国，放射性碘是较常采用的治疗方法。

五、病程观察及处理

（一）病情观察要点

1. 临床症状及体格检查　包括各项症状有无改善，是否出现显著体重增加、反应迟钝、怕冷等甲减表现，服药过程中有无发热、咽痛等感染表现。体格检查包括心率、血压，甲状腺检查及相关眼征等。

2. 实验室检查　在 ATD 治疗开始或者更换剂量时，约每 4 周复查血清甲状腺素水平一次。达到维持剂量后，可间隔 2 ~4 个月定期检测，定期检测血象及肝功能。

（二）疗效判断及处理

评估疗效的检测指标包括患者主诉神经症状、心悸、乏力减轻，体重增加；查体甲状腺肿大缩小、血管杂音减轻；血中 FT_3 及 FT_4 应达到正常范围内，TSH 水平常在甲状腺功能恢复正常后数月方正常。

六、出院随访

（一）检查项目与间隔

（1）在 ATD 治疗开始或者更换剂量时，每 4 周复查血清甲状腺素水平一次。达到维持剂量后，可间隔 2 ~4 个月定期检测，定期检测血象及肝功能。

（2）手术及放射性碘治疗后，亦应定期检测甲状腺功能。

（3）少数甲亢心患者，心房纤颤很难消失，房颤可持续多年，这种患者需定期做心脏彩色多普勒和心功能测定，特别注意心脏有无附壁血栓，及早采取抗栓、溶栓治疗，以免发生心脑血管栓塞。

（二）定期门诊随访应当注意的问题

（1）在 ATD 治疗时，即应当告诉患者，当出现发热和咽痛等感染表现时，应停药并立即就诊。

（2）ATD 治疗甲亢疗程长，复发率高，应向患者解释病情，缓解其焦虑情绪，树立治疗的信心，并嘱患者坚持规则服药，戒含碘高的食物和药物，定期门诊复查。

（王淑芳）

第三节　多结节性甲状腺肿伴甲亢

一、概述

本病又称毒性多结节性甲状腺肿（toxic multinodular goiter），为单纯性甲状腺肿患者久病后出现甲亢症状，是否有一种特异致病因素使某些非毒性结节性甲状腺肿发展为甲亢尚不清楚。在病理上常不易区别毒性或非毒性多结节性甲状腺肿。许多结节功能自主的原因尚不明，在 60% 的毒性多结节性甲状腺肿的患者中有腺细胞 TSH 受体基因突变。不包括长期 Grave's 病后甲状腺多结节增生。

二、诊断步骤

（一）病史采集要点

1. 多发生于老年人或年龄较大者，常有多年的非毒性多结节甲状腺肿病史。

2. 症状一般较 Graves 病为轻，但常突出某一器官或系统，尤其是心血管系统，如心律失常、充血性心力衰竭。消耗和乏力较为明显，伴有厌食。

3. 神经系统的表现在年龄较轻的患者中不明显，但是情绪的不稳定较显著。

4. 严重的甲状腺肿可导致压迫症状，出现咳嗽、气促、吞咽困难及声音嘶哑。胸骨后甲状腺肿可压迫头颈部及上肢静脉导致回流受阻。

5. 突眼罕见，但可见眼睑挛缩。

（二）体格检查要点

甲状腺呈结节性肿大，质硬，可单发或多发有多个结节，血管杂音少见。

（三）门诊资料分析

甲状腺功能检查：一般甲状腺功能试验常在边缘范围，T_3、T_4 常轻微升高，血清 TSH 水平被抑制有时是唯一的异常。

（四）进一步检查项目

1. 甲状腺核素显像　有助于诊断，浓聚征象较明显；如果血清 TSH 低于正常且核素显像提示高功能结节时，该结节几乎都是良性。

2. T_3 抑制试验　T_3 抑制试验不被抑制，该试验受限制，因老年人常有心脏疾患或隐性疾患。

3. TRH 兴奋试验　在老年患者中较 T_3 抑制试验更为安全。TRH 兴奋试验反应降低，反映甲状腺至少有部分自主功能。如血清 TSH 值（超敏法）低下或测不出及对 TRH 兴奋试验无反应提示为甲状腺毒症。

三、诊断对策

（一）诊断要点

1. 既往存在结节性甲状腺肿病史。
2. 临床甲亢症状。
3. 甲状腺检查常可触及多个结节，质硬，血管杂音少见。
4. 甲状腺功能　T_3、T_4 常轻微升高，血清 TSH 水平被抑制有时是唯一的异常。

（二）鉴别诊断要点

Grave's 病　由于少数 Grave's 病患者的甲状腺可呈单结节或多结节性肿大，且不对称，有时甚至难以区分多结节性甲状腺肿和典型的 Grave's 病甲状腺肿，Grave's 病还伴有一些特异的与之密切相关的体征和自身免疫指标异常，如 Grave's 病多数甲状腺弥漫性肿大，伴眼征或胫前黏液性水肿，TSH 受体抗体（TRAb 或 TSAb）阳性。

四、治疗对策

（一）治疗计划

1. 本病首选疗法为放射性碘治疗　特别适用于有手术禁忌证、甲亢合并心脏病及结节小于 100g，显像“热结节”，周围甲状腺组织抑制的患者。因部分患者摄碘率较低，应用剂量较大，约为 20～30mCi。因为许多患者有心血管系统潜在的疾病，故放射性碘治疗前应先用抗甲状腺药物准备至甲状腺功能正常状态，同时也可以防止发生放射性甲状腺炎使甲状腺毒症加重。放射碘治疗前 3 天停用 ATD，治疗后的 7 天再次使用 ATD，这样在放射碘治疗产生效果之前甲亢的症状仍能受到控制，6～8 周后逐渐撤药。心得安常用于放射性碘治疗前后。放疗可致甲减，须予警惕。如果患者使用了 ATD 做准备，放射碘治疗的时机应在 TSH 即将达到正常时，在 TSH 正常偏低的情况下，减少周围正常组织对碘的吸收，减少治疗后甲减的机会。

2. 手术治疗　手术治疗首选于甲状腺肿大明显伴有阻塞症状或胸骨后甲状腺肿的患者。应行 MRI 检查以确定甲状腺肿的程度及气管有无受压或移位。呼吸功能方面的检查评价是否需要手术。

3. 药物治疗　MMI 及 PTU 适用于中重度甲亢症状患者、高龄、有潜在心血管病患者。MMI 除了在妊娠的情况以外为首选。与 Grave's 病不同，多结节性甲状腺肿伴甲亢和自主性功能亢进性甲状腺腺瘤在 ATD 长期治疗过程中不会自发的消退。自主性功能亢进性甲状腺腺瘤可能发生腺瘤出血或梗死使患者甲状腺功能恢复正常，但这种情况非常少见。所以，在这两种疾病中，ATD 治疗的目的是使甲亢得到基本控制，为手术或放射碘的治疗做好准备。

（二）治疗方案选择

1. 首选放射性碘治疗，妊娠期间禁止甲状腺核素显像检查和放射性^{131}I治疗。

2. 甲状腺肿大明显及胸骨后甲状腺肿、怀疑恶变者应手术治疗。

3. 选择放射碘或手术治疗需要医生和患者之间相互协商讨论。在进一步的治疗还没有确定的时候，有症状的患者通常使用ATD控制病情。当存在手术禁忌证时，应选择放射碘治疗。部分患者对手术麻醉、手术并发症或暴露于放射性物质存在恐惧，对于他们来说，只要他们能耐受并且甲亢能被控制，那么对他们来说，ATD的治疗也是可选的。

五、病程观察及处理

（一）病情观察要点

观察症状体征的变化，如出汗、胃纳、睡眠、心率、血压、体重、甲状腺的大小、甲状腺结节的大小，复查甲状腺功能，注意ATD药物可能出现的副反应。

（二）疗效判断与处理

甲状腺毒症症状是否消失，定期复查甲状腺影像学变化。治疗后可能引起甲减，应定期复查甲状腺功能，使TSH、T_3、T_4保持正常范围。

（王淑芳）

第四节　自主性功能亢进性甲状腺腺瘤病

一、概述

又称Plummer病或毒性甲状腺腺瘤，是甲状腺功能亢进一个比较少见的病因。多为甲状腺中可触及单个结节，自主分泌甲状腺素；偶尔可见两个或三个腺瘤。发病机制主要是腺瘤细胞TSH受体基因不同位点发生点突变，导致在没有TSH作用的情况下，受体持续性激活，产生过量的甲状腺激素，临床上出现甲亢症状。

二、诊断步骤

（一）病史采集要点

1. 多见于30岁左右患者，发病过程中，腺瘤表现为小结节，不能扪及，随病情发展，出现腺瘤进行性生长和功能增加，一般当腺瘤直径约2.5～3cm时，患者方才出现甲亢症状。腺瘤中心可能会出血、坏死，此时甲亢症状可能缓解，正常的甲状腺组织可能恢复功能。

2. 临床上常有颈部结节，结节逐渐增大，数年后出现甲亢症状，甲亢的程度一般较Graves病轻，浸润性突眼及肌病少见。心血管系统的表现较突出，患者可以心悸、心房纤颤、心力衰竭而就诊，还可以有腹泻、消瘦、乏力等表现。

（二）体格检查要点

体检发现颈部圆形或卵圆形结节，边界清楚，质地较硬，随吞咽活动，无血管杂音。

（三）门诊资料分析

甲状腺功能检查：血清 T_3、T_4 水平升高，尤以 T_3 明显，TSH 下降。

（四）进一步检查项目

1. 甲状腺彩色多普勒　甲状腺内可见圆形或椭圆形肿物，多为单发，有包膜，边界清楚、光滑。肿物内部回声均匀，一般为低回声。可合并囊性变、出血及坏死，从而表现为腺瘤内部无回声、钙化，此钙化常常是粗大的、不规则的，与甲状腺乳头状癌的斑点状的钙化有所不同。

2. 甲状腺核素显像　对本病的诊断和治疗有重要意义。部分患者在病程早期，腺瘤表现为放射性密集区，腺瘤以外的甲状腺组织正常。随病情发展，腺瘤区表现为摄 ^{131}I 浓度高于周围组织，形成"热结节"，也可为多个聚集成热结节团分布于单叶或双叶上，而周围萎缩组织不显影或仅部分显影，此时需与先天性单叶甲状腺鉴别。临床上需要 T_3、T_4 抑制试验或 TSH 兴奋试验后重复显像，如是高功能腺瘤，二次显像后，正常甲状腺组织显影，如为先天性甲状腺缺如，则前后无变化。

3. T_3 抑制试验　不被抑制。

4. TRH 兴奋试验　呈无反应。

三、诊断对策

（一）诊断要点

1. 临床甲亢症状。
2. 体检发现颈部圆形或卵圆形结节，边界清楚，质地较硬。
3. 血清 T_3、T_4 水平升高，尤以 T_3 明显，TSH 下降。
4. 甲状腺彩色多普勒：甲状腺内可见圆形或椭圆形肿物，多为单发，有包膜，边界清楚、光滑。
5. 甲状腺核素显像示"热结节"，而周围萎缩组织不显影或仅部分显影。

（二）鉴别诊断要点

1. Grave's 病　Grave's 病甲状腺弥漫性肿大，伴眼征或胫前黏液性水肿甲状腺，TSH 受体抗体（TRAb 或 TSAb）阳性。

2. 甲状腺恶性肿瘤　对于多数甲状腺癌患者，甲状腺功能正常，但滤泡癌时，部分患者可伴有甲亢。小孩或老人有结节时，恶性可能性增加，头部放射史、家族史以及有无癌肿转移表现有助于诊断。孤立、质硬、固定结节恶性可能性比较大，另外甲状腺影像学检查及甲状腺细针穿吸细胞学检查有助于鉴别诊断。

四、治疗对策

（一）治疗原则

尽管许多自主性功能亢进性甲状腺腺瘤最终引起临床甲亢表现，但有一部分发展的很慢。病程中亦偶有自发性退行性改变而缩小或消失。若患者无甲亢症状，则可根据患者意愿选择，可继续观察，随诊期间注意肿瘤大小的变化及临床表现。若患者有甲亢，T_3 和 T_4 升高，TSH 下降或腺瘤较大产生压迫症状，则需治疗。治疗方法主要包括^{131}I 治疗及手术治疗。

（二）治疗计划

1. ^{131}I 治疗　理论上，患者甲状腺中只有该腺瘤摄碘，因为 TSH 水平受抑制导致腺瘤周围正常组织不摄碘，但实际上这种抑制是不完全的，正常甲状腺组织摄碘导致治疗后若干年后出现甲状腺功低下。通常，^{131}I 治疗剂量较 Grave's 病剂量大，一般在 25 ~ 50mCi。因为发生甲减几率高，故长久的随访甲状腺功能是必要的。可在治疗期间，口服外源性 $T_3$25μg/d，连续 7 天，可抑制 TSH 水平从而减少正常甲状腺组织摄碘。^{131}I 治疗适用于年龄较大、腺瘤直径 3cm 或更小的患者。部分患者在初次治疗后甲状腺功能仍未正常，需要第 2 次治疗。

2. 手术治疗　甲状腺腺瘤较大伴有临床表现及体征适合和年轻的患者适合手术治疗。毒性甲状腺腺瘤并非广泛的血管丰富，故不需要使用碘剂作术前准备，手术中应注意避免过多挤压腺瘤而导致血循环中甲状腺素过高引起甲亢危象。如果患者有明显的甲状腺毒症表现，则需使用 ATD 或 β 受体阻滞剂使甲状腺功能基本正常。

3. 超声引导下经皮乙醇注射治疗　对体积小于 15ml 的结节，酒精硬化剂治疗的有效率为 90%，治疗后甲状腺功能保持正常，硬化剂注射必须在超声引导下进行。这是一项很有前途的良性甲状腺肿块的治疗方法，但更大量的病例及长期的副作用观察仍需大量的实验和临床研究。

4. ATD 治疗　MMI 及 PTU 适用于中重度甲亢症状患者、高龄、有潜在心血管病患者。MMI 除了在妊娠的情况以外为首选。与 Graves 病不同，自主性功能亢进性甲状腺腺瘤在 ATD 长期治疗过程中不会自发的消退。腺瘤可能发生腺瘤出血或梗死使患者甲状腺功能恢复正常，但这种情况非常少见。不是所有的患者需要在放射碘治疗前使用 ATD 的治疗，例如年龄较轻或者除甲亢外其他方面比较健康的患者就不需要事先使用 ATD。在年龄大的患者，伴发有心脏方面疾病、糖尿病或者其他伴随疾病时，可使用 MMI 10mg/d，若甲状腺肿大明显或甲亢症状非常严重的患者，可以从 20 ~ 30mg/天开始服用。如果患者不愿行放射碘或手术治疗，则 ATD 的治疗需要长期进行。每 4 ~ 6 周复查甲状腺功能，调整 MMI 剂量，直到甲状腺功能恢复并维持正常。

5. 激光治疗　超声引导下的激光光凝术也用于破坏自主性结节，在一个对比激光术及放射碘治疗的随机对照研究中发现，两种方法均能使腺瘤体积减小，但接收激光治疗的患者只有 47% 在 6 个月后甲状腺功能恢复正常，而放射碘治疗组有 87% 的患者甲状腺功能在 6 个月内恢复正常。

（三）治疗方案选择

放射碘及手术治疗均效果确切，经治疗后，周围萎缩的甲状腺组织逐渐重新恢复功能，这是因为腺瘤切除后，甲状腺素分泌正常，对 TSH 抑制作用解除。选择何种方法主要根据患者年龄及毒性甲状腺腺瘤大小，两种方法均可能引起甲状腺功能低下。ATD 药物治疗主要用于手术及放射碘治疗前的准备及不愿手术或放射治疗的患者。

五、病程观察及处理

病情观察要点：观察症状体征的变化，如出汗、胃纳、睡眠、心率、血压、体重、甲状腺瘤的影像学变化。在ATD使用期间，注意ATD药物可能出现的副反应。放射碘及手术治疗后可能引起甲减，注意定期复查甲状腺功能。

（王淑芳）

第五节 甲状腺功能正常性病变综合征

一、概述

甲状腺功能正常性病变综合征指机体在严重疾病、创伤或应激等情况下，由于下丘脑-垂体-甲状腺轴功能紊乱、甲状腺激素结合转运、组织摄取或代谢利用等障碍，导致甲状腺激素血浓度异常，但甲状腺本身无器质性病变。

二、临床类型

（一）低T_3综合征（正常T_4、低T_3）

由于机体组织的5’-单脱碘酶（5-MDI）作用受抑制，可导致T_4向T_3转化下降，T_3水平降低。rT_3的生成率正常，但清除延迟，血rT_3升高。在中等严重病情患者中，血TT_4在正常水平，TT_3降低。对某一疾病而言，TT_3血浓度的下降程度与疾病的严重程度相关。由于蛋白与激素的结合减弱对T_4的影响甚于T_3，FT_4的比例及血浓度常增加。TSH血浓度及其对TRH反应性一般正常。由于T_4及TSH血浓度正常，T_3的降低对诊断甲状腺功能减退并无价值。T_3血浓度降低可能是机体的一种保护性反应，有利于减少重症患者能量代谢，减少能量消耗。

（二）低T_4综合征（低T_4、低T_3）

病情更为严重的患者可出现血清T_3、T_4均降低，可能同患者蛋白与激素的结合降低及病情严重时患者TSH分泌减少等有关，患者血T_4降低程度与患者的预后有相关性。患者TT_4、FT_4降低，血TSH血浓度降低及对TRH反应迟钝，提示垂体性甲状腺功能减退。虽然T_4减少，rT_3产率降低，但由于病情严重时其降解减弱，rT_3血浓度仍然升高，这有助于与垂体性甲状腺功能减退症鉴别。基础疾病好转后，TSH水平可升高，直至T_4、T_3血浓度恢复正常。

（三）高T_4综合征

少数患者在疾病的急性期时，TT_3、FT_4血浓度升高，TT_3、FT_3水平正常或降低，rT_3血浓度仍然升高，患者多有服用含碘药物如胺碘酮或含碘胆囊造影剂。

三、诊断对策

（一）诊断要点

主要依据原发疾病的临床表现、病情严重程度及甲状腺激素水平变化作出诊断。

1. 若存在较严重的基础疾病，实验室检查示TT_3水平降低，FT_3水平正常或降低，rT_3升高。TSH及TT_4血浓度正常，FT_4增高或正常，可考虑诊断低T_3综合征。

2. 若患者存在严重的消耗性疾病，实验室检查示 TT_3、FT_3、TT_4、水平均降低，FT_4 及 TSH 水平正常或降低，rT_3 水平正常或升高，可诊断为低 T_4 综合征。

3. 若患者有服用含碘药物病史，在疾病急性期出现血清 TT_4 升高，FT_4 升高或正常，TT_3 正常，FT_3 正常或偏低，rT_3 升高可考虑诊断高 T_4 综合征。

（二）鉴别诊断要点

1. 甲状腺功能减退症　患者出现甲状腺功能减退时，血清 T_3、T_4 及 rT_3 水平降低，原发性甲减时血 TSH 明显增高，继发性甲减时血 TSH 水平降低，继发性甲减时可能还伴有垂体前叶其他激素水平低下的临床表现和实验室检测异常。

2. T_4 型甲亢　多见于过多碘摄入的老年患者。患者血清 T_4 明显升高，血清 T_3 水平大致正常，TSH 水平降低。

四、治疗对策

由于甲状腺功能正常性病变综合征多继发于其他基础疾病，因而治疗主要针对那些基础疾病。目前认为甲状腺激素水平的改变是机体的保护性反应，因而不建议甲状腺激素替代治疗。原发病恢复后，甲状腺激素水平一般可恢复正常，除非患者存在原发性甲状腺疾病。

（王淑芳）

第六节　甲状腺功能减退症

一、概述

甲状腺功能减退症（简称甲减）是由于甲状腺激素合成和分泌减少或组织利用不足，而表现的一组临床综合病征，包括机体代谢、各个系统的功能减低和水盐代谢等障碍。临床甲减患病率为 15% 左右，可以发生在各个年龄，以老年人多见，女性多见。

二、诊断步骤

（一）病史采集要点

1. 病史　如甲状腺手术、甲亢放射碘治疗、Graves 病、桥本甲状腺炎病史和家族史等。

2. 临床表现　本病发病隐匿，病程较长，不少患者缺乏特异症状及体征。主要表现以代谢减低和交感兴奋减低为突出，病情轻的早期患者可以没有症状。

（二）体格检查要点

1. 体温常偏低，肢体冷。

2. 皮肤干燥粗厚、脱屑、毛发干、稀、缺乏光泽，手掌足底常呈姜黄色。

3. 面部姜黄或苍白，肿胀但压之无凹陷，鼻宽、唇厚，舌肥大，言语不清，声调低沉。

4. 幼年发病者呈发育不良，矮小侏儒体型，上半身长度超过下半身，身高超过指距，智力低下或呈痴呆状。青春期发病者，生长缓慢，青春期延迟。呆小病除上述表现外，头颅较大，额宽而发际低，鼻塌，舌大常突出口外，出牙、换牙迟，颈短，腹部松弛膨出。

5. 长期甲减患者甲状腺可肿大，质地韧，亚临床甲减时甲状腺常肿大。

6. 脉搏常缓慢，血压偏低，心界可以全面扩大，心音低钝，偶有心律不齐，重症者有心包积液。

7. 腹部膨隆胀气，严重者可出现麻痹性肠梗阻或黏液性水肿巨结肠，也可有少量至大量腹水。

8. 四肢可有非凹陷性水肿，当有严重贫血、心衰、肾功能不全时也可以出现凹陷性水肿。

9. 肌力正常或减退，少数可有肌僵硬，也可有关节腔积液。

10. 严重甲减可出现昏迷，反射消失，体温可降至35℃以下，呼吸浅慢，脉弱无力，血压明显降低。

（三）门诊资料分析

血清 TSH 和 TT_4 和 FT_4 是甲减的第一线指标。①原发性甲减者血清 TSH 增高，TT_4 和 FT_4 降低。TSH 升高 TT_4 和 FT_4 降低的水平与病情程度有关。血清 TT_3、FT_3 早期正常，晚期降低，所以不作为诊断原发性甲减的必备指标。亚临床甲减仅有 TSH 增高，TT_4 和 FT_4、TT_3、FT_3 均正常。②继发性甲减者 TSH 降低或不升高，TT_4 和 FT_4 及 TT_3、FT_3 降低。③周围抵抗性甲减者 TT_4 和 FT_4 及 TT_3、FT_3 均升高，TSH 正常或者轻度升高。

（四）进一步检查项目

1. 血常规　轻、中度贫血。

2. 生化　血清总胆固醇、低密度脂蛋白可升高。

3. 甲状腺过氧化物酶抗体（TPOAb）、甲状腺球蛋白（TgAb）是确定原发性甲减病因的重要指标和诊断自身免疫甲状腺炎（包括桥本甲状腺炎、萎缩性甲状腺炎）的主要指标。

4. X 线检查　胸片可有心脏扩大、心包积液或胸腔积液。呆小病及未成年患者应摄骨片，了解骨龄。

5. 部分患者血清泌乳素升高，蝶鞍增大。

6. 心电图常见的改变为低电压、T 波低平或倒置。超声心动图可显示心肌肥厚或心包积液。

7. TRH 兴奋试验　典型的下丘脑性甲减，TRH 刺激后的 TSH 分泌曲线呈高峰延缓出现（注射后 60～90 分钟），并持续高分泌状态 120 分钟；垂体性甲减者，TSH 反应是迟钝的，呈现低平曲线。目前由于高敏感 TSH 测定药盒的出现，现已很少进行 TRH 试验。

8. 甲状腺摄^{131}I 率　由于甲减患者病情严重程度不同，发病早期和晚期不同，甲状腺摄^{131}I 率的表现是不同的，多数表现为低下，也可为正常或升高，所以该检测在甲减诊断中特殊意义不大。

三、诊断对策

（一）诊断要点

1. 病史和体征　甲减起病隐匿，详细的询问病史和体征检查有助于本病的诊断。

2. 血清 TSH 增高，FT_4 减低，原发性甲减即可成立。如血清 TSH 正常，FT_4 减低，考虑为垂体性甲减或下丘脑性甲减，需做 TRH 试验区分。周围抵抗性甲减 TT_4 和 FT_4 及 TT_3、

FT_3 均升高，TSH 正常或者轻度升高。

（二）鉴别诊断要点

1. 呆小病 应与其他原因引起的侏儒症与发育不良鉴别。

2. 黏液性水肿 常与肾病综合征、肾炎、特发性水肿、贫血及垂体前叶功能减退鉴别。

3. 伴蝶鞍增大，高泌乳素血症的甲减，应排除垂体肿瘤。

4. 心包积液 应与结核、恶性肿瘤、尿毒症、心包炎等鉴别。凡遇有不明原因的浆膜腔积液的患者，均应测定甲状腺激素水平。

5. 贫血 应与其他原因的贫血鉴别。

（三）临床类型

1. 根据病变部位分为原发性、继发性和甲状腺激素抵抗综合征

（1）原发性甲减：甲状腺本身发生病变，导致甲状腺激素合成、储存和分泌障碍，占甲减 90%。包括自身免疫损伤，如桥本甲状腺炎、萎缩性甲状腺炎、亚急性淋巴细胞性甲状腺炎和产后甲状腺炎等；甲状腺破坏，如手术和放射性碘或放射治疗后、晚期甲状腺癌和转移性肿瘤、淋巴癌、淀粉样变性等浸润性损害；碘过量；药物抑制，如锂盐、ATD、摄入碘化物（有机碘或无机碘）过多，使用阻碍碘化物进入甲状腺的药物（过氯酸钾、硫氰酸盐、对氨基水杨酸钠、保泰松、碘胺类药物、硝酸钴、碳酸锂等）；甲状腺激素合成障碍，如先天性酶缺乏，碘缺乏等；还有一些病因不明，又称特发性，可能与甲状腺自身免疫损伤有关。

（2）中枢性甲减：垂体或/和下丘脑的病变，包括肿瘤、出血、卒中、自身免疫、手术、外伤、放射治疗等原因，导致 TSH 及 TRH 减少。分为垂体性甲减（继发性甲减）及下丘脑性甲减（三发性甲减）。

（3）甲状腺激素抵抗综合征（RTH）：由于甲状腺激素在外周组织实现生物效应障碍引起的综合征。

2. 根据甲状腺功能减低的程度分型 即临床甲减和亚临床甲减。

3. 按发病年龄分型

（1）呆小病：发生在胎儿期或新生儿期内的甲减。

（2）幼年甲减：发育期或儿童期发生的甲减。

（3）成年甲减：发生于成人期。

四、治疗对策

（一）治疗原则

1. 明确病因，根据不同的病因选择不同的治疗方案，如药源性应及时停药。

2. 替代治疗的原则是从小剂量开始，逐渐增加剂量，直到最佳疗效，即临床甲减症状及体征消失，TSH、TT_4 和 FT_4 维持在正常范围内。治疗中敏感 TSH 测定是保证甲状腺激素替代治疗剂量合适的最佳指标，近年来一些学者提出应当将血清 TSH 的上限控制在 < 3.0mIU/L。继发于下丘脑和垂体的甲减，不能把 TSH 作为治疗目标，而是把血清 TT_4 和 FT_4 达到正常范围作为目标。

（二）治疗计划

1. 替代治疗　剂量取决于患者病情、年龄、体重和个体差异。

（1）左甲状腺素：成年患者 L－T_4 替代剂量 25～200μg/d，平均 125μg/d。按照体重计算剂量是 1.6～1.8μg/（kg·d）；儿童需要较高剂量，大约 2.0μg/（kg·d）；老年患者则需要较低剂量，大约 1.0μg/（kg·d）；妊娠时的剂量需增加 30%～50%；甲状腺癌术后患者需要剂量约 2.2μg/（kg·d），以抑制 TSH 在防止肿瘤复发需要的水平。L－T_4 的半衰期为 7 天，所以可以每天早晨服药一次。起始的剂量和达到完全替代剂量的需要时间要根据年龄、体重和心脏状态确定。小于 50 岁，既往无心脏病史患者可以尽快达到完全替代剂量。大于 50 岁患者，服用 L－T_4 前要常规检查心脏状态。患缺血性心脏病者起始剂量宜更小，调整剂量宜慢，防止诱发和加重心脏病。一般从 25μg/d 开始，每 1～2 周增加 25μg，直到达到治疗目标。甲减病情越重，发病病程越长，开始剂量需越小（12.5μg/d）。理想的 L－T_4 的服药方法是在饭前服用，与一些药物服用有一定间隔时间。

（2）干甲状腺片：是用动物的甲状腺制成。替代剂量 60～180 mg/d。

（3）三碘甲腺原氨酸（T_3）：人工合成的甲状腺激素制剂，吸收迅速（2～6 小时），作用强，一般不常规单独应用，偶尔用于甲减危象治疗。起始量 20～25μg/d，每日维持量 60～100μg。

2. 黏液性水肿昏迷的治疗

（1）去除或治疗诱因，如感染。

（2）补充甲状腺素：开始阶段，最好用 L－T_3 静脉注射，首次 40～120μg 以后每 4 小时静注 5～15μg，直至清醒后改口服。也可用 L－T_4，首次 200～500μg 静脉注射，以后静脉注射 25μg，每 6 小时一次，直到患者能口服后换用片剂。如果没有注射液，可将 L－T_4 片剂磨碎后由胃管鼻饲，首次 100～200μg，或干甲状腺片 40～60mg/次，每 4～6 小时一次。有心脏病者，起始量宜小（1/5～1/4）。

（3）保温：避免使用电热毯，可导致血管扩张，血容量不足。

（4）静脉滴注氢化可的松 200～400mg/d，患者清醒后逐渐减量、停药。

（5）伴发呼吸衰竭、低血压和贫血采取相应的抢救治疗措施。

（三）治疗方案选择

1. 替代治疗　主要选择 L－T_4。干甲状腺片只能经肠道吸收，效价不稳定，但制作方便，价格便宜。三碘甲腺原氨酸起效快，但持续时间短，一般不用于替代治疗。

2. 亚临床甲减治疗的问题一直存在争议，亚临床甲减的主要危害是①血脂代谢异常及其导致的动脉粥样硬化；②发展为临床甲减。故 TSH＞10mIU/L、高胆固醇血症、甲状腺自身抗体强阳性时主张给予 L－T_4 替代治疗。血清 TSH 5～10mIU/L 的患者若无甲减症状、甲状腺肿大、甲状腺抗体阳性、血脂升高等，则不主张对其进行积极的替代治疗，而应随访观察。积极行 L－T_4 替代治疗可阻止轻微甲减进展为临床甲减，尤其对那些有甲状腺肿大和甲状腺抗体阳性、轻微甲减症状及血低密度脂蛋白胆固醇及总胆固醇升高的患者应早期治疗。需要注意的是，轻微亚临床甲减的替代治疗如果过量时，则有潜在副作用，可导致甲亢、骨质疏松、房颤等，因此合理的 L－T_4 替代治疗亚临床甲减是非常重要的。

五、病程观察及处理

（一）病情观察要点

1. 补充甲状腺素，重新建立下丘脑－垂体－甲状腺轴的平衡一般需要4～6周时间，所以治疗初期，每间隔4～6周测定激素指标。然后根据检查结果调整剂量，直到达到治疗的目标。治疗达标后，每6－12个月复查一次激素指标。

2. 长期大剂量服用L－T_4引起心律失常、失眠或怕热等症状，老年人出现心绞痛或有心脏病史时需要适当减少剂量，患者治疗中出现心动过速、心律不齐、多汗、兴奋不眠时需要减少剂量。

（二）疗效判断与处理

临床甲减症状及体征消失，TSH、TT；和FT维持在正常范围内。

六、预后评估

本病多数需终身服药治疗。

七、出院随访

（一）出院时带药

嘱患者规律服药。

（二）定期检查项目与检查周期

更换剂量后6周TSH水平达到新的平衡，对长期服用合适剂量甲状腺激素的患者不需经常检查甲状腺激素，每半年至一年测定一次甲状腺功能。

（王淑芳）

第七节　亚急性甲状腺炎

一、概述

亚急性甲状腺炎又称为肉芽肿性甲状腺炎、巨细胞性甲状腺炎，是一种甲状腺炎性病变，一般认为与病毒感染产生变态反应有关，常见病毒包括腮腺炎病毒、柯萨奇病毒、腺病毒及流感病毒等。该病主要见于30～50岁的女性，通常于流感或感冒后1～2周发病，起病较急，临床主要表现为发热、甲状腺肿痛及甲状腺功能异常。本病为自限性疾病，病程长短不一，一般可持续2～3个月，少数患者可迁延至半年以上，患者甲状腺功能一般均能恢复正常，极少数发生永久性甲状腺功能减退。

二、诊断步骤

（一）病史采集要点

1. 发病前1～2周常有上呼吸道感染症状。

2. 起病多急聚，可出现发热、乏力、食欲减退、全身肌肉酸痛等不适。特征性表现为颈部甲状腺区疼痛或压痛，疼痛可向颈部、耳后、颌下放射，咀嚼和吞咽时疼痛加剧。

3. 急性期由于甲状腺滤泡破坏，甲状腺激素释放入血，多数患者有心悸、怕热、多汗等甲状腺功能亢进症状。随着甲状腺激素耗竭，临床上可出现甲状腺功能减退。待甲状腺滤泡逐渐修复后，甲状腺功能逐渐恢复正常，临床症状及体征逐渐消失。

（二）体格检查要点

1. 患者可有中低热，窦性心动过速，少数患者可有伸手震颤。

2. 颈部可扪及甲状腺肿大或结节，质地较硬，触痛明显。少数患者可有颈部淋巴结肿大。

（三）门诊资料分析

1. 甲状腺激素检查可因疾病不同阶段而呈现甲状腺功能亢进、减退或正常。少于5%的患者持续存在甲状腺功能减退。

2. 血常规　白细胞计数正常或稍高。血沉可明显加快，部分患者可达100mm/h以上。

（四）进一步检查项目

1. 甲状腺摄^{131}I率　早期甲状腺摄^{131}I率可降至5%～10%以下，这与血清T_3、T_4升高呈现分离，该分离现象是亚急性甲状腺炎的重要特征之一。由于目前食盐常规加碘，可影响甲状腺摄^{131}I率的测定，故目前临床上有时较少应用该分离的检测。

2. 影像学检查　B超检查可发现甲状腺肿大或结节。CT与MRI可发现甲状腺肿大，增强后组织呈不均匀改变。

3. 细针穿刺细胞学检查　可见巨核细胞或其他炎症细胞。

三、诊断对策

（一）诊断要点

1. 有上呼吸道感染史。

2. 有发热、颈部疼痛，可扪及甲状腺肿大或结节。

3. 血T_3、T_4升高，TSH降低，甲状腺摄^{131}I率降低。

（二）鉴别诊断要点

1. 急性化脓性甲状腺炎　可出现发热及甲状腺肿胀、疼痛，血白细胞及中性粒细胞增多，甲状腺激素测定正常，穿刺可抽得脓液，抗生素治疗或手术切开引流效果明显。

2. 亚急性淋巴细胞性甲状腺炎　发病与自身免疫功能异常有关，多发生在产后妇女，疾病早期表现为甲亢，甲状腺不痛，大多数患者甲状腺自身抗体血清TPO抗体、TG抗体升高。

3. 结节性甲状腺肿伴结节内出血　临床无甲亢等表现，结节内出血前无颈部疼痛及压痛，甲状腺功能、血沉等实验室检查正常，甲状腺超声波检查也有助于鉴别诊断。

4. 桥本甲状腺炎　血清甲状腺自身抗体明显增加，血沉正常。一般没有发热，血清TPO抗体、TG抗体明显升高，细针穿刺可见大量淋巴细胞。

5. Grave's病　甲状腺呈弥漫性肿大，无压痛。甲状腺摄碘率增高及高峰前移，血沉正常，Grave's 病还有其他特点，见相关章节。

四、治疗对策

1. 本病为自限性病程，治疗以缓解症状为主，预后良好。

2. 轻症患者可给予非甾体类抗炎药如阿司匹林、吲哚美辛等对症治疗。

3. 较重患者可应用糖皮质激素，强的松 20～40mg/d，症状改善后减量至 10～20mg/d 维持4～6 周，甲状腺摄 I 率正常后，血沉正常后可停药。过早停药后少数患者症状可以复发，复发后应用糖皮质激素仍然有效。

4. 其他对症治疗　包括 β 受体阻滞剂可改善甲亢症状，若出现甲状腺功能减退，可行甲状腺激素替代治疗，根据血清 T_3、T_4 及 TSH 水平调整剂量，永久性甲状腺功能减退者少见。

五、病程观察与处理

多数患者用药后 1～2 周内症状逐渐缓解，复查血沉逐渐恢复正常。注意观察病程中有无出现甲状腺功能减退，必要时给予甲状腺激素替代。

六、出院后随访

本病多数在门诊治疗即可，病情严重者可住院治疗。注意预防上呼吸道感染，坚持用药，每周或每两周复诊，据病情需要复查血沉，甲状腺功能等。

（王淑芳）

第八节　慢性自身免疫性甲状腺炎

一、概述

慢性自身免疫性甲状腺病（autoimmune thyroid disease，AITD）是器官特异性的自身免疫病，具有一定的遗传倾向，而碘摄入量是发病的重要环境因素。包括产后甲状腺炎和慢性淋巴细胞性甲状腺炎等。由于自身抗体的类型不同而产生不同的临床表现。慢性淋巴细胞性甲状腺炎分为两种：甲状腺肿型（Hashimoto 病，HT）和甲状腺萎缩型（萎缩性甲状腺炎，AT），其病理为淋巴细胞、浆细胞浸润和纤维化，伴有明显的淋巴滤泡增生。国外报道的发病率 3%～4%，女性的发病率是男性的 3 倍。本病是最常见的 AITD 之一。

二、诊断步骤

（一）病史采集要点

1. 起病情况　高发年龄 30～50 岁，90% 发生于女性，病程较长。

2. 主要临床表现　甲状腺呈弥漫性、质地韧硬的、无痛性甲状腺中度肿大。甲状腺的功能可以是正常、减退或亢进，多为这些“不典型”类型。

3. 既往病史　可伴有其他自身免疫性疾病：如 Grave's 病、Ⅰ型糖尿病、系统性红斑狼疮、恶性贫血、Addison 病等。

（二）体格检查要点

1. 一般情况　可表现为甲状腺功能正常、甲状腺功能减退、甲状腺功能亢进等，多数为“不典型”表现。

2. 甲状腺　多呈双侧对称性、无痛性中度肿大；触诊甲状腺其质地坚韧，表面光滑或细沙粒状，也可呈大小不等的结节状；一般与周围组织无粘连，可随吞咽上下移动；有时只能触及一个硬实的腺叶，或一个质地硬实的结节，为仅存的腺体残余。

（三）门诊资料分析

1. 甲状腺功能　甲状腺功能一般正常。约 20% 的患者表现为甲状腺功能降低，血清 FT_3、FT_4 减低，TSH 增高；部分仅发生亚临床甲减，即血清 FT_3、FT_4 正常，TSH 轻度增高；少部分患者出现轻度甲状腺功能亢进，血清 FT_3、FT_4 升高，TSH 低下。另一些患者早期往往有轻度甲亢的表现，一段时间后则表现为亚临床甲减，逐渐再发展出现明显的甲状腺功能减退。以上说明了本病的临床多样性。

2. 自身免疫性抗体

（1）甲状腺过氧化物酶抗体（TPOAb）：90% 的患者血中此抗体的滴度显著增高。

（2）甲状腺球蛋白抗体（TgAb）：50% 的患者血中的抗体明显升高。

（3）TSH 刺激阻断性抗体（TSBAb）：在 TSH 受体抗体（TRAb）中占优势。

3. B 超　甲状腺弥漫性肿或结节性肿，回声不均匀，常见低回声。

4. 甲状腺核素扫描　常显示甲状腺增大、摄碘减少，分布不均；较大结节可呈“冷结节”。

（四）进一步检查项目

1. 甲状腺细针穿刺组织活检（FNAB）　诊断准确率可达 90%，但不是一般的常规检查。多在桥本病出现以硬结的甲状腺与其他的甲状腺良性肿瘤或甲状腺癌的鉴别时进行。

2. ^{131}I 摄取率　一般晚期 ^{131}I 摄取率减低。

三、诊断对策

（一）诊断要点

中年女性，病程较长，甲状腺呈弥漫性、质地硬韧的、无痛的轻度或中度肿大，特别是伴峡部锥体叶肿大，不论甲状腺功能是否有改变，血清 TPOAb 和 TgAb 显著升高者，诊断即可成立。临床不典型者容易漏诊或误诊。

（二）鉴别诊断要点

1. Riedel 中状腺炎（慢性侵袭性甲状腺炎）　亦多发生于中年女性，有部分病例可能是 HT 发展的晚期阶段。起病隐袭，以甲状腺压迫症状为主诉，如吞咽不适（食管）、呼吸困难（气管）、声嘶、喉鸣（喉返神经）等。甲状腺常不对称肿大，质地坚硬。甲状腺自身抗体的滴度低于 HT，确诊需要病理诊断。

2. 弥漫性毒性甲状腺肿（Grave’s 病）　AT 与 Grave’s 病的关系密切，有观点认为两者是 AITD 的不同阶段。两者均有自身免疫性抗体，但 Grave’s 病的 TRAb 中 TSH 受体刺激性抗体（TSAb）占优势。

3. 甲状腺癌　多个报道HT合并甲状腺癌的发生率为11.5%～17.7%。若甲状腺肿大伴结节或肿块，质硬、增长快、颈淋巴结肿大，扫描呈冷结节，应警惕甲状腺癌。如HT出现明显的甲状腺疼痛，甲状腺素治疗无效时，应进行病理学检查。由于HT的癌发生率较高，对HT患者需要长期随访，谨防癌变的发生。

（三）临床类型

1. 根据病因分型

（1）甲状腺肿型，即桥本甲状腺炎（Hashimoto thyroiditis，HT）：质地硬韧的甲状腺肿大，特别是伴峡部锥体叶肿大者，TPOAb、TgAb显著增高。

（2）甲状腺萎缩型，即萎缩型甲状腺炎（atrophic thyroiditis，AT）：病程较长，甲状腺广泛的纤维化，表现为甲状腺萎缩、质地坚硬；TPOAb、TgAb可增高或正常，伴甲状腺功能减退。

2. 特殊类型　有观点认为Grave's病、HT和AT是AITD的不同阶段，因此，临床上可见有Grave's病患者未经破坏性治疗而自发发展为甲减的，也有甲状腺炎甲减的患者自发缓解，甲状腺功能恢复正常的，这几种不同的阶段之间是可以相互转化的。

（1）桥本甲亢：即Grave's病和HT合并存在，或相互转化，病理学同时有GD和HT特征性改变。

（2）浸润性突眼：以突眼为主，可伴有甲状腺肿。甲状腺功能正常，TPOAb和TgAb增高，部分患者可检测到TSAb及致突眼免疫球蛋白。

（3）儿童桥本病：甲状腺肿大往往甲状腺功能正常TPOAb和TgAb滴度较低，甲状腺组织内缺乏嗜酸细胞。

四、治疗对策

（一）治疗原则

本病属自身免疫性疾病，目前尚无针对病因的治疗方法。甲状腺激素治疗尽量使甲状腺功能达到正常的状态，并以不出现药源性甲亢为准。

（二）治疗计划

1. 早期无症状者可临床随访观察，不急于治疗。

2. 早期有过性甲亢者仅给普萘洛尔对症处理，不宜用抗甲状腺药物。

3. 发生临床甲减或亚临床甲减时，可给予甲状腺素替代治疗。

4. 压迫症状明显、药物治疗后不缓解者，可考虑手术治疗。

（三）治疗方案的选择

1. 左旋甲状腺素（$L-T_4$）首选药物　甲状腺肿大明显伴有压迫症状者，用甲状腺素治疗可减轻甲状腺肿，尤其是近期内发生的甲肿者效果较好。但对于病程较长的患者可能由于纤维化的产生，甲状腺难以缩小。

发生临床甲减者，以保证人体所需的甲状腺激素治疗，开始给$L-T_4$ 25～50μg/d，当1～2周递增25～50μg/d，因人而异逐渐调整到维持量，一般为每日100～200μg；对老年人、冠心病、心衰、快速型心律失常、肾上腺皮质功能不全的患者，从更小剂量开始，L－

T_4 12.5～25μg/d，增量的速度应放慢；多数患者需长期用药，部分需要终身治疗。

亚临床甲减：当 TSH＞10mIU/L 时，应予以甲状腺激素治疗，TSH 在 4.0～10mIU/L 之间者，则定期监测 TSH 的变化，酌情处理。如果是 TPOAb 阳性者容易发展成为临床甲减。

2. 糖皮质激素　对甲状腺迅速增大、伴明显疼痛、压迫症状者，可用泼尼松 20～30mg/d，症状缓解后逐渐递减，疗程 1～2 个月。

3. 手术　甲状腺肿大，有明显的压迫症状，使用甲状腺素治疗后无效者。手术后发生甲减者需要甲状腺激素替代治疗。

4. 注意事项　对桥本甲亢者一般不用放射性 ^{131}I 和手术治疗。确要用抗甲状腺药物者，使用药物的剂量不要大，用药的时间也应酌情缩短。

伴有肾上腺皮质功能减退的甲减者，甲状腺素的治疗应在皮质激素补充后开始，以免诱发肾上腺危象。

五、病程观察及处理

（一）病情观察要点

1. 甲状腺激素替代治疗的个体差异较大，单一个体也会因年龄、环境、疾病的变化而使治疗剂量的改变，故治疗期间定期检测甲状腺功能。对于甲状腺功能减退治疗初期，每间隔 1～2 个月检测血清 FT_3、FT_4 和 TSH 水平。治疗达标后，每年至少需要监测 2 次甲状腺功能。

2. 甲状腺功能减退的发展与以下因素有关①女性比男性进展快；②45 岁以后进展快；③甲状腺抗体滴度高的预示着进展较快；④TSH 明显升高者的进展快。

3. 过量替代容易诱发和加重冠心病、引起骨质疏松症，故替代治疗应从小剂量开始。

（二）疗效判断与处理

1. 甲状腺激素替代治疗的目标是将血清 TSH 和甲状腺激素水平维持在正常范围内，以血清 TSH 水平最为重要。尽量用能维持个体甲状腺功能正常的药量即可，以不出现药源性甲亢为准。

2. 有心血管疾病及老年人用甲状腺素替代治疗时应特别慎重，可能加重原有疾病的症状，急性心肌梗死患者禁用。一般初始剂量 12.5～25μg/d，每 2～4 周递增 12.5～25μg/d，直至适当的维持量。

3. $L-T_4$ 通过胎盘的剂量极小，妊娠期患者应增加 $L-T_4$ 剂量的 25%～50%，使血清 TSH 维持在正常范围的上限。

4. 虽然目前尚无针对病因的治疗，国内上海瑞金医院的临床研究表明：用百令胶囊（发酵虫草菌）对 AITD 患者进行辅助治疗，无论甲状腺功能状态如何，均可有效地降低 TPOAb 的滴度，可能与其调节患者的免疫功能有关系。

六、预后评估

本病发展为甲状腺功能减退的过程较缓慢，发生率在 70% 以上。应用甲状腺激素替代治疗使甲状腺功能恢复正常后，甲状腺的体积逐渐变小，这一变化与 TPOAb 的改变不相关。

（王淑芳）

第九节　甲状腺肿瘤

一、概述

甲状腺肿瘤是内分泌系统常见的肿瘤，狭义的甲状腺肿瘤指原发于甲状腺上皮细胞的肿瘤，广义的甲状腺肿瘤还包括甲状腺非甲状腺组织肿瘤（如甲状腺恶性淋巴瘤、血管内皮瘤等）、异位甲状腺组织肿瘤及甲状腺转移癌。临床上，根据其组织学发生、细胞分化程度和生物学特性等分为良性及恶性两大类。甲状腺肿瘤的发生与头颈部放射线照射、促甲状腺激素（TSH）水平、遗传和环境等因素有关。

二、诊断步骤

（一）病史采集要点

1. 一般资料　甲状腺肿瘤好发于20～40岁，青少年患者恶性比例高于成年人。甲状腺肿瘤女性患者常见，男女比例1 ∶ 1.2～4.3。

2. 临床表现　多数患者偶然发现颈部肿块，初期无临床症状，少部分患者可出现心悸多汗、易饥消瘦及焦躁易怒等毒性甲状腺肿的症状。肿块生长缓慢，绝大多数无压迫症状，无疼痛。少数较大肿块或肿瘤囊内出血突然增大时可出现疼痛及压迫症状如呼吸困难、吞咽障碍者、声音嘶哑等，压迫上腔静脉时可引起上肢、颈和颜面部瘀血水肿及浅表静脉曲张。甲状腺髓样癌患者可出现腹泻、心悸、面部潮红、血钙降低等表现。

3. 其他　了解患者有无头颈部放射线照射史，有无甲状腺疾病及多发性内分泌腺瘤病2型病史及家族史等。

（二）体格检查要点

重点是甲状腺肿块的数目、大小、质地、活动度、边界、压痛、血管杂音及颈部淋巴结有无肿大等。还需注意有无突眼、手颤等甲亢体征。甲状腺肿块显著肿大压迫上腔静脉后可引起上肢、颈和颜面部瘀血水肿及浅表静脉曲张等，临床较少见。

（三）门诊资料分析

1. 甲状腺激素及TSH检查　绝大多数甲状腺肿瘤患者甲状腺功能正常，血清甲状腺激素及TSH水平正常。如果血清T_3、T_4增高，TSH降低，提示存在甲状腺自主功能。

2. 甲状腺超声检查　可明确肿物的位置大小、形态、数目、边界情况、内部结构、是否钙化、回声、血供及颈部淋巴结情况，有助于鉴别病灶的良恶性，也可用于超声引导下甲状腺细针穿刺和细胞学检查。

（四）进一步检查项目

1. 甲状腺球蛋白（Tg）水平测定　这是反应甲状腺滤泡是否破坏的指标，不能用于甲状腺肿瘤良、恶性的鉴别诊断，但可根据Tg水平的动态变化，监测分化型甲状腺癌手术治疗是否彻底或者术后肿瘤是否复发，如甲状腺癌手术彻底，术后Tg较术前降低；在追踪过程中Tg进行性升高，意味着肿瘤复发。

2. 降钙素测定　主要用作甲状腺髓样癌的肿瘤标志物，对甲状腺髓样癌进行诊断和术后随访监测。

3. 甲状腺核素显像　热结节提示良性病变伴功能亢进，温结节多见于良性肿瘤，也可见于分化好的甲状腺癌，凉结节和冷结节多提示为甲状腺癌、甲状腺囊肿或甲状腺腺瘤伴囊性变、出血等。

4. 甲状腺摄^{131}I 率　有助于判断甲状腺及肿块的功能。

5. 甲状腺 CT 和 MRI 检查　能清楚显示甲状腺大小、位置、肿块与腺体及周围组织的关系、颈部淋巴结肿大等，有助于甲状腺良、恶性肿瘤的鉴别及甲状腺癌 TNM 分期。

6. 甲状腺细针穿刺细胞学检查（FNAC）　可以明确甲状腺肿瘤的病变性质，B 超引导下的细针穿刺活检可提高诊断敏感性及诊断效率。

三、诊断对策

（一）诊断

任何年龄出现甲状腺肿块均应提高警惕，体格检查发现甲状腺肿块后需行影像学检查证实其客观存在，同时行 TSH 及甲状腺激素水平检测明确其是否存在自主功能，然后根据影像学特点及细针穿刺细胞学检查等结果明确病变性质和分类。

（二）分类

根据其组织学发生、细胞分化程度和生物学特性等主要分为：

1. 甲状腺腺瘤　可发生于任何年龄，女性多见，一般有完整包膜。根据组织形态学特点可分三种主要类型：乳头状腺瘤、滤泡性腺瘤、Hurthle 细胞腺瘤。乳头状腺瘤较少见，多呈囊性，又称乳头状囊腺瘤。滤泡性腺瘤最常见，组织高度分化接近正常组织，临床上除触及颈部肿块外多无特殊表现，少数患者可伴有甲亢表现，称高功能腺瘤或毒性腺瘤。极少数较大腺瘤可压迫气管，喉返神经受累罕见。Hurthle 细胞腺瘤又称嗜酸粒细胞腺瘤，较少见。

2. 甲状腺癌　根据组织来源及形态学特点可分为：乳头状癌、滤泡性癌、未分化癌及髓样癌等。乳头状癌最常见，约占甲状腺癌 50% ~70%，肿瘤生长缓慢，可出现颈部淋巴结转移及血行转移，但恶性度轻，预后较好。滤泡性癌约占甲状腺癌 10% ~20%，多见于 40 岁以上患者，女性多见，肿瘤生长较快，有侵犯血管倾向。未分化癌约占甲状腺癌 10% ~15%，多见于老年人，生长快，早期发生淋巴结转移及血行转移，恶性程度高。髓样癌约占甲状腺癌 5% ~10%，任何年龄均可发病，一般可分为散发型和家族型两类，患者常有顽固性腹泻、头痛、心悸及面部潮红等症状，血清降钙素水平升高，可出现颈部淋巴结侵犯和血行转移，预后不如乳头状癌，但较未分化癌好。

四、治疗对策

（一）治疗原则

及时手术，防止肿瘤复发，维持甲状腺正常生理功能。

（二）治疗策略

1. 手术治疗　甲状腺腺瘤有引起甲亢及发生恶变的可能。一般早期行患侧甲状腺大部分或部分切除，术中切除标本立即行冰冻切片检查明确恶变。高度怀疑恶性或确诊的甲状腺癌患者，均应尽早手术治疗。手术治疗包括甲状腺切除及颈部淋巴结清扫。甲状腺的切除范围存在分歧，有学者认为年龄是划分高危、低危的重要因素，对高危患者选择患侧甲状腺全切及对侧次全切除术，对低危患者采用患侧甲状腺及峡部切除术。也可根据肿瘤临床特点选择手术切除范围，患侧甲状腺切除术适用于孤立性乳头状微小癌，甲状腺次全切除术适用于肿瘤较大、较广泛的一侧乳头状癌伴颈部淋巴结转移者，甲状腺全切术适用于高度恶性甲状腺癌、双侧淋巴结肿大、肿瘤侵犯周围组织或有远处转移者。对低危组患者，若术中未触及肿大淋巴结，可不做颈部淋巴结清扫，如发现肿大淋巴结并证实为转移者，可行中央区颈淋巴结清扫或改良颈淋巴结清扫。对高危组患者应作改良或传统颈淋巴结清扫。

2. 内分泌治疗　甲状腺癌患者行甲状腺次全或全切除术后应长期服用甲状腺激素以抑制 TSH 分泌，防治肿瘤复发，目前常用左旋甲状腺素片（$L-T_4$），平均用量约为 2.2μg/(kg·d)。低危患者（肿瘤切除完全，无局部浸润，手术及^{131}I 清除治疗后无局部或远处肿瘤转移）血清 TSH 目标值为 0.1～0.5mIU/L，高危患者（肿瘤切除不完全，肉眼可见肿瘤浸润，有远处转移，手术及^{131}I 清除治疗后^{131}I 全身扫描时可见甲状腺外^{131}I 摄取）血清 TSH 目标值为 <0.1mIU/L。甲状腺腺瘤患者不接受手术治疗，可试行 $L-T_4$ 治疗，对血清 TSH <1.0mIU/L、年龄 >60 岁的男性患者、绝经妇女及合并心血管疾病者应慎用。$L-T_4$ 治疗3～6 个月后肿瘤不缩小或反而增大者，需重新考虑 FNAC 检查及手术治疗。

3. 放射性^{131}I 治疗　主要用于术后残余癌灶或存在远处转移者。

4. 放射外照射治疗　主要用于未分化癌的治疗。

5. 化疗　用于晚期甲状腺癌或未分化癌的姑息性治疗。

五、病程观察与处理

病程中密切随访，定期行 B 超或 CT/MRI 检查明确有无肿瘤复发。对于复发病例应根据患者的病情选择合适的治疗方案。

六、出院后随访

门诊定时复诊，定期监测甲状腺功能及 Tg 水平，定期行 B 超或 CT/MRI 检查，若有肿瘤复发征象，可再行 FNAC 检查。

（王淑芳）

第十节　甲状腺结节

一、概述

甲状腺结节是指多种原因导致的甲状腺内出现的组织结构异常团块，常见病因包括单纯性甲状腺肿、甲状腺炎及甲状腺肿瘤。甲状腺结节十分常见，触诊发现一般人群甲状腺结节的患病率约为 4%，高分辨率超声检查中其患病率达 20%～70%，甲状腺结节多数为良性病变，恶性结节仅占 5% 左右。临床上关键是区分甲状腺结节的性质。

二、诊断步骤

（一）病史采集要点

1. 起病情况　大多数患者早期无任何临床症状，往往通过体检或自身触摸无意中发现，部分患者可有颈部疼痛或出现心悸、多汗、手抖等甲亢症状。

2. 临床表现　多数患者偶然发现颈部肿块，无临床症状，少部分患者可出现心悸多汗、易饥消瘦及焦躁易怒等甲状腺功能亢进症状。亚急性甲状腺炎致甲状腺结节患者可出现发热，咽痛，甲状腺区域疼痛等。慢性淋巴细胞性甲状腺炎患者可出现甲状腺功能减退症状。甲状腺肿瘤患者多数肿块生长缓慢，无压迫症状，无疼痛。少数较大肿块或肿瘤内出血突然增大时可出现疼痛及压迫症状如呼吸困难、吞咽障碍者、声音嘶哑等，压迫上腔静脉时可引起上肢、颈和颜面部瘀血水肿及浅表静脉曲张。

3. 其他　了解患者饮食中碘摄入情况。有无甲状腺疾病史及家族史，有无头颈部放射线照射史等。

（二）体格检查要点

重点是甲状腺肿块的数目、大小、质地、活动度、边界、压痛、血管杂音及颈部淋巴结有无肿大等。还需注意有无甲状腺结节引起的压迫、甲状腺功能亢进或减低而出现的体征。

（三）门诊资料分析

1. 红细胞沉降率检查和血细胞分类检查　用于辅助亚急性和急性甲状腺炎诊断，该两项检查的敏感性高、特异性低，要结合亚急性和急性甲状腺炎的症状、影像学特点、治疗反应、动态变化等特征作综合判断。

2. 甲状腺激素及 TSH 检查　绝大多数甲状腺肿瘤患者甲状腺功能正常，血清甲状腺激素及 TSH 水平正常。如果血清 T_3、T_4 增高，TSH 降低，提示存在甲状腺自主功能。

3. 甲状腺自身抗体　临床常用的甲状腺自身抗体包括甲状腺过氧化物酶抗体（TPO-Ab）、TSH 受体抗体（TRAb）和甲状腺球蛋白抗体（TgAb）。自身抗体阳性提示自身免疫性甲状腺疾病，在分化型甲状腺癌中，血清 TgAb 测定主要作为血清 Tg 测定的辅助检查。

4. 甲状腺球蛋白（Tg）水平测定　不能用于甲状腺肿瘤良、恶性的鉴别诊断，但可用于监测分化型甲状腺癌手术治疗是否彻底或者术后肿瘤是否复发。

5. 降钙素测定　主要用作甲状腺髓样癌的肿瘤标志物，对甲状腺髓样癌进行诊断和术后随访监测。

6. 甲状腺超声检查　可明确肿物的位置大小、形态、数目、边界情况、内部结构、是否钙化、回声、血供及颈部淋巴结情况，对鉴别结节的良恶性有一定的帮助。

（四）进一步检查项目

1. 甲状腺核素显像　热结节提示良性病变伴功能亢进，温结节多见于良性肿瘤，也可见于分化好的甲状腺癌，凉结节和冷结节多提示为甲状腺癌、甲状腺囊肿或甲状腺腺瘤伴囊性变、出血等。

2. 甲状腺摄 ^{131}I 率　有助于判断甲状腺及肿块的功能。

3. CT 和 MRI 检查　能清楚显示甲状腺及结节的大小、位置、结节与腺体及周围组织的关系、颈部淋巴结肿大等，有助于甲状腺结节性质的鉴别及甲状腺癌 TNM 分期。

4. 甲状腺细针穿刺细胞学检查（FNAC） 可以明确甲状腺结节的病变性质，B 超引导下的细针穿刺活检可提高诊断敏感性及诊断效率。通常 FNAC 结果有四种情况：良性病变约占 70%，恶性病变约占 5%，介于良、恶性之间病变约占 10%，不能诊断约占 15%。造成 FNAC 不能诊断的原因通常是操作者经验不足、抽吸物太少、结节太小或存在囊性病变，需重复检查或超声引导下进行。

三、诊断对策

（一）诊断

体格检查发现甲状腺结节后需行影像学检查证实其客观存在，然后结合患者的症状、体征、实验室检查、影像学特点及细胞学检查等结果明确甲状腺结节性质。甲状腺结节良、恶性的鉴别是诊断的关键，对指导治疗具有非常重要的意义。

（二）分类

按引起甲状腺结节的病因分类，常见有以下几种：

1. 单纯性甲状腺肿 为甲状腺结节的常见病因，病史一般较长，多无症状而偶然发现，结节是在腺体增生和代偿过程中发生，大多数呈多结节性，少数为单个结节。TSH 及甲状腺激素水平无异常，甲状腺核素扫描为温结节。

2. 甲状腺炎 亚急性甲状腺炎、慢性淋巴细胞性甲状腺炎均可出现甲状腺结节。前者多有发热、咽痛等上呼吸道感染病史及甲状腺区疼痛及压痛，急性期可出现血清甲状腺激素水平升高，甲状腺摄^{131}I 率降低，呈“分离现象”。后者起病缓慢，甲状腺及结节质地硬，多数患者出现甲状腺功能减低，TPOAb 和 TRAb 阳性，甲状腺细针穿刺细胞学检查有助于诊断。急性化脓性甲状腺炎也可出现结节。

3. 甲状腺囊肿 囊肿内含血液或清澈液体，可为结节性甲状腺肿、肿瘤退行性变和陈旧性出血伴囊性变、甲状腺癌囊性变或先天性甲状舌骨囊肿等。临床上除甲状腺肿大和结节外。大多无功能方面改变，B 超有助于诊断。

4. 甲状腺肿瘤 常见有甲状腺腺瘤和甲状腺癌两类。

四、治疗对策

（一）治疗原则

根据结节性质的不同选择不同的治疗手段。

（二）治疗策略

1. 甲状腺恶性结节的处理 绝大多数甲状腺恶性肿瘤首选手术治疗，甲状腺未分化癌恶性程度极高，容易早期出现远处转移，应选用综合治疗。

2. 甲状腺良性结节的处理 绝大多数甲状腺良性结节不需要处理，只需针对病因进行治疗，每 6～12 个月随诊一次，必要时复查甲状腺 B 超和 FNAC 检查。少数患者需要治疗。

（1）手术治疗：甲状腺结节伴有甲状腺功能亢进，结节进行性增大，结节巨大出现压迫症状或 FNAC 检查提示可疑癌变是需考虑外科手术治疗。

（2）左旋甲状腺素（$L-T_4$）抑制治疗治疗：目的是抑制 TSH 分泌，使结节缩小，研究发现仅20%患者有效，且停药后结节会增大，同时长期服用 $L-T_4$ 存在增加房颤发生率、绝经后妇女骨密度降低等副作用，故仅用于少数甲状腺良性结节患者，不适用于血清 TSH < 1.0mIU/L、年龄 >60 岁的男性患者、绝经妇女及合并心血管疾病者。$L-T_4$ 治疗 3 ~6 个月后肿瘤不缩小或反而增大者，需重新考虑 FNAC 检查及手术治疗。

（3）放射性 ^{131}I 治疗：目的是去除功能自主性结节，放射性 ^{131}I 治疗适用于自主性高功能腺瘤、毒性结节性甲状腺肿且体积小于 $100cm^3$ 或者不适于手术治疗或手术治疗后复发者。放射性 ^{131}I 治疗不适于巨大甲状腺结节者，妊娠和哺乳期妇女禁用。少数患者治疗后发生甲状腺功能减退。

（4）超声引导下经皮酒精注射治疗：主要用于治疗甲状腺囊肿或结节合并囊性变，对单发的实性结节不推荐使用该治疗。本治疗前需行 FNAC 检查，除外恶性变可能。

五、随访

门诊定时复诊，监测甲状腺功能及 Tg、降钙素水平等，发现结节复发或快速增大时行 B 超等影像学检查及 FNAC 检查等。

（王淑芳）

第九章　肾上腺疾病

第一节　肾上腺的一般情况

一、肾上腺的形态和位置

肾上腺为腹膜外的内分泌器官。位于腹膜和腹后壁之间、两肾的上内方，约与第11胸椎高度平齐，一般左肾上腺稍高于右肾上腺。肾上腺与肾共同包被于肾筋膜内，肾上腺依靠本身的筋膜固定其位置，左肾上腺固定于主动脉，右肾上腺固定于下腔静脉和肝脏，因此肾上腺不随肾脏上下移动而移位。肾上腺高4～6cm，宽2～3cm，厚0.5～1cm，重4～7g。一般认为，成人的肾上腺重量无性别、年龄和体重差异，但Holmes等报道200例尸检结果认为肾上腺重量、体积与个体的体重、体表面积有关，男性较女性重约11%。

左肾上腺前面的上部借网膜囊与胃后壁相隔，下部与胰尾、脾血管相邻，内侧缘接近腹主动脉。右肾上腺的前面为肝脏，其外上部无腹膜，直接与肝的裸区相邻，内侧缘紧邻下腔静脉。左、右肾上腺的后面均为膈。肾上腺外观呈浅黄色，腺体扁平，形态多变。一般左肾上腺为半月形（65%），右肾上腺为锥形（平面观为三角形，78%）。但在正常人群中，左、右肾上腺的形态均有较多变异。

迷走肾上腺（异位肾上腺，副肾上腺）：少数肾上腺细胞在胚胎期可迁移到异常位置并发育成迷走肾上腺。迷走皮质比迷走髓质多见，皮质－髓质复合型较少见。有迷走肾上腺者，一般正常肾上腺仍存在，偶可一侧缺如。迷走肾上腺的可能位置主要是在肾上腺周围的脂肪和结缔组织内、肾脏、腹主动脉旁、脾脏附近、胰腺、肝脏、盆腔、睾丸、卵巢、子宫阔韧带、阴囊、阴道壁，甚至颅内。

嗜铬细胞与交感神经细胞同源，后者分布更广，故异位性单纯髓质型嗜铬细胞可出现于机体的各部位。

二、肾上腺的胚胎学与组织学

（一）肾上腺的胚胎学

肾上腺由皮质和髓质组成，二者的起源不同。一般认为，皮质起源于中胚层，髓质起源于外胚层。

1. 肾上腺皮质　肾上腺皮质来自排列于生殖嵴附近的体腔内层的中胚层细胞。至妊娠2个月，神经外胚层细胞移行进入原始皮质而形成髓质，开始形成胎儿肾上腺。至妊娠中期，肾上腺体积随其血管增多而迅速增大，甚至暂时超过肾脏的体积。至妊娠4～6个月，肾上腺外表的一薄层皮质细胞的发育趋于成熟，形成永久性皮质。肾上腺内部的胚胎皮质含肾上腺细胞团的大部分，在出生时相当于整个肾上腺的3/4。出生后，胚胎皮质迅速退化，至出生2个月左右仅占1/4，1岁左右消失。胎儿出生后的胚胎肾上腺退化可分为两个时期：自出生时至2周龄时退化很快为快速退化期；从2周龄至1岁龄左右为缓慢退化期。在快速退化期，胚胎肾上腺从8 017mm^3（38例）降至248mm^3（从容量的70%降至3%），肾上腺实质细胞数从3×10^9降至0.15×10^9（从总数的40%降至5%）。退化过程实际上是实质细胞大量凋亡（凋亡指数约为0.20～0.30）和出血性变化的结果，而永久性皮质不断增殖，至出生时，已形成皮质球状带和束状带，胚胎皮质退化和永久性皮质增殖，使肾上腺的总重量在出生后迅速下降（1岁时降至3～4g），这可能与来自胎盘的雌激素和母体垂体ACTH的急促消失有关。此后肾上腺的生长与躯体的生长平行。肾上腺皮质网状带在出生后的第一年开始发育，至出生后第三年，永久性皮质的发育已完成，形成由外而内的球状带、束状带和网状带。青春期前，肾上腺发育极慢，整个变化以皮质最为明显。类固醇生成因子-1（steroidogenic factor-1），SF-1属一孤儿核受体（orphan nuclear receptor），为肾上腺皮质和性腺发育、类固醇生成调节所必需。胎儿的肾上腺发育主要受胎儿-胎盘自身的CRH-ACTH系统、GHRH-GH-IGF-1/IGF-2和细胞因子—生长因子系统（IGFs-TGFβ-bFGF等）的调节。

2. 肾上腺髓质　起源于神经嵴的外胚层细胞向两侧移行，分化成交感神经细胞和嗜铬细胞。交感神经细胞形成脊柱旁和主动脉前的交感神经节，节后交感神经元由此逐渐生长发育。嗜铬细胞则向发育中的肾上腺皮质移行并进入皮质内，形成肾上腺髓质。另一部分与交感神经系统的发生密切相关的外胚层细胞形成了肾上腺外的嗜铬细胞群或嗜铬体。肾上腺外嗜铬细胞大部分位于腹主动脉前交感神经丛或脊柱旁交感神经链处。在胚胎期，嗜铬细胞呈多处分布；到成年期保留的一般只有肾上腺髓质的嗜铬细胞：外胚层细胞-神经系统-嗜铬细胞间在发生学上密切相关，此为异位嗜铬细胞瘤发生的胚胎学原因。

（二）肾上腺的组织学

1. 肾上腺皮质　肾上腺皮质占肾上腺总体积的80%～90%，根据皮质细胞的形态结构、排列、血管和结缔组织结构等特征可将皮质分为球状带、束状带和网状带。

（1）球状带（zona glomerulosa）：位于被膜下，较薄，约占皮质总体积的15%。细胞较小，呈矮柱状或锥形，胞质与核的比例较小，胞质内脂滴量中等。与其他两个带比较，其核较小而染色质更浓密。球状带细胞排列呈球状，细胞团之间为窦状毛细血管和少量结缔组织。

（2）束状带（zona fasciculota）：是皮质中最厚的部分，约占皮质的78%：束状带细胞与球状带细胞可交错排列，在一些部位并向球状带内延伸，甚至可达被膜，使得两带的分界不清。束状带细胞的胞体比皮质其他两带的细胞大，呈多边形。胞质与核的比值大。由于胞质含大量脂滴，在常规切片标本中，因脂滴被溶解，染色浅而形成明亮的空泡，因而有“明亮细胞”之称。束状带细胞排列成单行或双行细胞索，呈放射状，索间为窦状毛细血管和结缔组织小梁。

（3）网状带（zona reticularis）：位于肾上腺皮质的最内层，约占皮质总体积的7%。细胞索相互吻合成网，网间为窦状毛细血管和少量结缔组织。网状带与束状带和肾上腺髓质的分界较清楚。网状带细胞较束状带小，胞质脂滴少。成人的网状带含大量脂褐质颗粒，因而染色较束状带深，与其他两带的细脆比较，胞质与核的比例中等。

在中央静脉的周围围绕着肾上腺皮质细胞，内层是球状带细胞，钋层为束状带细胞。

（4）肾上腺皮质细胞的超微结构：肾上腺皮质细胞分泌的激素为类固醇激素，细胞具有分泌类固醇激素细胞的超微结构特征。束状带细胞内含有大量脂滴，束状带和网状带细胞的滑面内质网非常发达，并含有较多脂褐质颗粒和微绒毛。在形态上，三个带的线粒体也有明显区别，球状带的线粒体细长，线粒体嵴呈薄片状；束状带细胞的线粒体呈卵圆形或球形，含有囊泡状嵴；而网状带细胞的线粒体为卵圆形，线粒体嵴呈管状。

2. 肾上腺髓质　肾上腺髓质由皮质所包围，两侧髓质的总重量约为1.0g，占双侧肾上腺体积的10%左右。髓质几乎全部由排列成索的髓质细胞组成，细胞索间含神经、结缔组织和血管。髓质细胞呈多边形，如用含铬盐的固定液固定标本，胞质内呈现出黄褐色的嗜铬颗粒，因而髓质细胞又称为嗜铬细胞。电镜下，髓质细胞最显著的特征是胞质内含有许多被电子密度较高的质膜所包被的分泌颗粒，直径为100～300nm，与交感神经末梢所含的颗粒类似。根据颗粒内所含物质的差别，髓质细胞被分为两类。一类为肾上腺素细胞，颗粒内含肾上腺素（adrenaline，epinephrine，E）。在人类，肾上腺髓质儿茶酚胺储备的85%左右是肾上腺素。另一类为NE细胞，颗粒内含NE。此外与交感神经末梢类似的颗粒内还含有非儿茶酚胺类活性介质（如嗜铬颗粒蛋白，ATP等）。

髓质细胞可与交感神经节前纤维形成突触，节前纤维末梢释放乙酰胆碱作用于髓质细胞，引起髓质细胞分泌颗粒释放E或NE。在体外培养中，肾上腺髓质的嗜铬细胞可出现四种形态不同的细胞：①Ⅰ型细胞（约49%）的胞质电子密度高，分泌颗粒致密；②Ⅱ型嗜铬细胞（21%）的胞质电子密度亦高，但颗粒较大；③Ⅲ型细胞（约25%）的胞质电子密度低，颗粒有空泡，但高尔基体发育良好；④Ⅳ型细胞（占极少数）的胞质电子密度中等，粗面内质网丰富。进一步的观察发现Ⅰ型、Ⅲ型细胞为肾上腺素分泌细胞，而Ⅱ型细胞（也可能包括Ⅳ型细胞）为NE分泌细胞。

肾上腺被膜下动脉丛经皮质呈向心性延伸进入髓质并延续成髓质毛细血管网。网状带的毛细血管聚合形成较大的静脉窦至髓质，与髓质毛细血管汇合，最后形成肾上腺静脉而回流至腔静脉（右）和肾静脉（左）。

在T_8～L_{12}脊髓节段中，有典型的胆碱能节前交感神经元支配髓质细胞。神经支配的主要部分来自同侧的内脏大神经（T_5～T_9）。此外，从交感链、交感神经节或肾上神经节发出的节后交感神经支配皮质血管。T_3横断面以上的脊髓通常与肾上腺素分泌减少有关，此断面以下部分则不影响肾上腺素的分泌。

三、肾上腺的血管、淋巴与神经

（一）肾上腺的血管

肾上腺的血液供应丰富，仅次于甲状腺，大约占心输出量的1%，每分钟流经肾上腺的血量相当于其自重的7倍。肾上腺的动脉可分为上、中、下三支，分布于肾上腺的上、中、下部，肾上腺上动脉起自膈下动脉；肾上腺中动脉起自腹主动脉；肾上腺下动脉起自肾动脉。肾上腺的上、中、下动脉均发出许多分支，形成被膜下动脉丛，进入肾上腺皮质后再逐步分支。

肾上腺静脉不与动脉伴行。皮质无通常的静脉回流，而是形成静脉窦，并延伸至髓质。髓质的毛细血管先汇集成小静脉，后者再汇入中央静脉，构成皮质与髓质之间的特殊的门脉系统，再穿出肾上腺，即肾上腺静脉。左肾上腺静脉汇入左肾静脉，通常仅一支（少数为二支），平均长度约2cm，外径约0.4cm；右肾上腺静脉汇入下腔静脉，少数汇入右膈下静脉、右肾静脉或副肝右静脉，右肾上腺静脉常为一支，较左侧肾上腺静脉短而细。

肾上腺内的毛细血管在皮质网状带形成环绕网状带的静脉窦。肾上腺髓质的血液供应有两种途径：一种为静脉血，静脉由皮质的静脉窦向髓质延伸形成，血流中含肾上腺皮质分泌的各种激素；另一种为动脉血，动脉由被膜下动脉丛的分支穿过皮质直达髓质。

肾上腺中央静脉有2~4根明显的纵向平滑肌束，其功能尚不清楚，但很可能与限制血液的流量有关，可能受血管紧张素、VIP、肾上腺髓质素（AM）及儿茶酚胺的调节。平滑肌收缩时，可增加ACTH等生物活性物质与皮质细胞和髓质细胞的接触时间。

灌注肾上腺的大部分血液先到达皮质，然后流入髓质，其中的糖皮质激素可增强肾上腺髓质细胞内N-甲基转移酶的活性，使NE甲基化为肾上腺素，肾上腺皮质的其他激素对髓质细胞的激素生成亦有明显影响。

肾上腺的血液供应有三点值得特别提出。一是任何原因所致的一侧的肾上腺动脉缺血可引起对侧的肾上腺功能及形态方面的变化（细胞核异质、线粒体退变、内质网池增宽、脂质小滴和溶酶体增多等）；长期缺血可造成对侧肾上腺的器质性损害。二是肾上腺血管内皮细胞表型的表达可能具有特殊性。将胚胎肾上腺组织移植到绒毛尿囊膜（chorioallantoic membrane，CAM）上，移植物和被移植的血管可互相向对方组织生长，肾上腺组织的血管既含有连续性内皮细胞（continuous endothelium）层又含有CAM的间充质。三是肾上腺髓质的肾上腺素合成必须以高浓度的皮质醇为前提。关于肾上腺皮质和髓质的功能调控关系仍未阐明，来源于肾上腺的神经递质、皮质和髓质激素的旁分泌作用和血管网络作用等均可能参与这一调控过程。质嗜铬细胞，这说明和调控肾上腺的血管张力一样，肾上腺皮质和髓质激素的分泌受NO的调节，而后者又直接受神经活动的控制。肾上腺血管旁的神经末梢含蛋白基因产物（proteingene product 9.5，PCP9.5）、神经特异性烯醇化酶（NSE）、2型小囊泡突触蛋白（small vesiclesynaptic protein type 2，SV_2）和酪氨酸羟化酶（TH），这些神经末梢也可见于肾上腺实质细胞处，终止于皮质的神经结构主要含P物质、NPY和VIP。肾上腺神经分布的另一特点是有不同类型的神经结构合并存在或交叉分布（如NES/VIP、TH/VIP、TH/NPY）。

（赵世莉）

第二节　肾上腺激素

肾上腺激素可分为肾上腺皮质激素和肾上腺髓质激素。肾上腺皮质分泌的是类固醇类激素，其中最重要的是皮质醇、醛固酮和雄性类固醇激素。肾上腺髓质为神经内分泌组织，主要分泌儿茶酚胺（肾上腺素、NE和DA）。髓质的细胞类型和神经支配如同体内的其他APUD细胞一样，可合成和分泌多种肽类激素、胺类激素、生长因子、细胞因子和免疫因子等，通过旁分泌/自分泌方式调节局部的细胞功能。此外，经典的肾上腺皮质和髓质激素不只是在肾上腺内合成和分泌，肾上腺外的许多组织和细胞也具有表达激素基因和合成激素的能力，并在各组织构成独立于肾上腺的局部调节系统，参与组织重建、创伤修复、细胞凋亡等过程的调节，当其调节异常时可导致高血压、胰岛素抵抗、肥胖、免疫功能紊乱、纤维性肌痛症（fibromyalgia）和慢性虚弱综合征（chronic fatigue syndrome）等。

一、肾上腺皮质激素

（一）皮质激素的结构和种类

肾上腺皮质激素为甾体类激素。在酶的催化下，肾上腺皮质以胆固醇为原料，合成肾上腺皮质激素，因此被统称为类固醇类激素，其基本结构是环戊烷多氢菲核，该核由3个环己烷和1个环戊烷组成，依次称为A、B、C、D环。因C10、C13、C17位的附加基团不同而形成不同种类的肾上腺皮质激素的母体结构，分别为18碳的雌烷（estrane），19碳的雄烷（androstane）和21碳的孕烷（pregnane）。

甾体激素主要根据国际化学联合会（Intemational Union of Pure and Applied Chemistry，I-UPAC）的系统和习惯命名法命名。系统命名法是用表示母体结构的字根加取代基（或功能基）的名称、数量、位置和构型，如皮质醇命名为：11，17α，21-三羟-Δ4-孕烯-3，20-二酮。习惯命名法在临床上常用，如皮质醇、醛固酮；有时亦可用简称，如皮质醇可称为化合物F，雌二醇被称为E_2等。

已知从肾上腺提取的类固醇物质超过50种，其中大部分不向腺外分泌。在肾上腺静脉血中可测到18种类固醇物质，即：①皮质醇（cortisol）；②皮质酮；③11-去氧皮质醇；④11-去氧皮质酮；⑤可的松（cortisone）；⑥醛固酮（aldosterone）；⑦18-羟-11-去氧皮质酮；⑧黄体酮；⑨17-羟-黄体酮；⑩11-羟-黄体酮；⑪11-酮-黄体酮；⑫孕烯醇酮；⑬17-羟-孕烯醇酮；⑭20α-羟孕烯-3-酮；⑮Δ4-雄烯二酮；⑯11β-羟-Δ4-雄烯二酮；⑰去氢异雄酮（DHEA）；⑱硫酸去氢异雄酮（DHEAS）。

在肾上腺皮质激素中，具有较明显活性的激素主要有皮质醇、可的松、皮质酮、醛固酮、11-去氧皮质醇和11-去氧皮质酮。

（二）皮质激素的生物合成

肾上腺富含胆固醇（主要为酯化胆固醇）。用于类固醇激素合成的胆固醇主要（80%）来源于血浆中的LDL或HDL，小部分在肾上腺皮质由乙酸或乙酸盐经甲基戊酸、鲨烯合成胆固醇，胆固醇酯在被用作合成类固醇激素的原料时，在细胞内再度被水解为游离胆固醇，然后进行转化。经一系列酶促反应，产生多种中间产物，最后形成皮质醇、醛固酮和少量性激素。反应在线粒体和滑面内质网中进行。

在人类，有两种细胞色素P450的同工酶具有11β-羟化酶活性，肾上腺皮质束状带主要表达11β-羟化酶（P450 C11，CYP11B1），催化皮质醇的合成，并主要受ACTH的调节。在球状带主要表达醛固酮合成酶（P450 C11Aldo，CYP11B2），催化醛固酮的合成，并主要受肾素-血管紧张素系统的调节；醛固酮合成酶包括11β-羟化酶、18-羟化酶和18-氧化酶。CYP11B1基因突变导致先天性肾上腺皮质增生（1β-羟化酶缺陷），CYP11B2基因突变导致先天性低醛固酮血症（醛固酮合成酶缺陷）。醛固酮合成酶缺陷分为两种，Ⅰ型是由于18-羟化酶缺陷所致，而Ⅱ型是由于18-氧化酶缺陷引起的。Mobus等在LLC-PK1细胞株中还发现存在第3种同工酶（亚型），其意义不明。

胆固醇在线粒体内经类固醇生成酶（细胞色素P450/P450scc的一种，P450scc因能在450nm处吸光而得名）作用，首先在C20和C22位羟化，在特异的碳链酶作用下，C22以后的侧链和C20以前的主体断开，生成含21个碳原子的孕烯醇酮。孕烯醇酮被转运至滑面内质网，进一步的转化有三条途径：①盐皮质激素途径在球状带进行，终产物是醛固酮；②糖皮质激素途径在束状带进行，终产物是皮质醇；③性激素途径在束状带和网状带进行，终产物是睾酮和雌二醇。第三条途径只产生微量的睾酮和雌二醇，而其中间产物——去氢异雄酮和雄烯二酮的分泌量相对较多。去氢异雄酮及其硫酸盐（硫酸去氢异雄酮）的分泌量为15～20mg/24h，近似于同一时间的皮质醇分泌量；Δ4－雄烯二酮为2mg/24h；11β－羟－Δ4－雄烯二酮约4.5mg/24h。肾上腺皮质生成雌激素（雌酮、雌二醇）的量与卵巢的分泌量相比甚微，肾上腺皮质分泌的雌激素的大部分在周围组织（主要是脂肪和肌肉）中转化为雄烯二酮。主要合成过程及酶见图9－1和图9－2。

在上述合成过程中，自孕烯醇酮到皮质醇有通过和不通过黄体酮的两条途径（前者是形成皮质醇的主要途径）。皮质醇在17α－羟化酶的作用下由17α－羟孕酮转化而成。球状带无17α－羟化酶，所以不产生皮质醇。束状带和网状带中均含高活性的17－裂链酶，在NADPH及O_2者的参与下，使17羟化后的皮质类固醇在17位碳上断去支链，形成第17位上有酮基的C19类固醇（17－酮类固醇）。17－酮类固醇具有雄激素的活性，小部分在肾上腺内转化为睾酮，17－酮类固醇也是雌激素的前身。从肾上腺静脉血中能测到4种17－酮类固醇（去氢异雄酮、硫酸去氢异雄酮、Δ4－雄烯二酮、11β－羟－Δ4－雄烯二酮）。睾丸、卵巢及胎盘都能产生性类固醇激素，但只有肾上腺皮质有11β－羟化酶，所以凡具有11β－羟基的类固醇物质都来源于肾上腺皮质。

肾上腺皮质激素的合成原始底物为胆固醇。醛固酮、皮质醇和性类固醇激素的合成主要涉及类固醇急性调节蛋白酶（StAR）、3β－羟化酶、17α－羟化酶、α_1－羟化酶和11β－羟化酶。

（三）分泌和转运

肾上腺皮质分泌的激素经肾上腺静脉进入血液循环而被输送到全身，进入相应的靶细胞而发挥其生理效应，同时也不断地被降解灭活而排出体外。因此，外周血中的激素浓度反映了分泌的和降解的激素间的动态平衡。

循环血液中的类固醇激素大部分与血浆蛋白结合。主要的结合蛋白有：①皮质类固醇结合球蛋白（corticosteroid binding globulin，CBG）或称皮质激素转运蛋白（transcortin）。②睾酮结合球蛋白（testosterone binding globulin，TeBG）或称性激素结合球蛋白（sex hormone bindingglobulin，SHBG）。③白蛋白。结合球蛋白具高亲和力和低结合容量特性，而白蛋白则相反。血浆白蛋白能结合各种类固醇激素，以皮质醇为例，白蛋白与之结合的亲和力低于CBG，但白蛋白的血浆浓度高，能结合皮质醇的最大容量远超过CBG。

除肝脏外，胎盘和卵巢黄体细胞亦可合成CBG。目前，在肝、肺、胰腺、肾上腺、垂体和肾脏均检测到CBG mRNA，卵巢CBG和SHBG的合成受雌激素和孕激素的调节。在应激和禁食情况下，CBG是调节到达免疫系统和创伤部位皮质醇浓度的主要调节因素，CBG为丝氨酸蛋白酶抑制剂及其底物（SERPINS）超家族的成员，故CBG可能参与了皮质醇靶细胞作用的调节过程，间接发挥着调节皮质醇效应的作用。当CBG－皮质醇复合物与细胞膜结合后，出现AC活性的变化，提示CBG还参与了糖皮质类固醇激素膜结合活性（非基因组作用）的调节过程。在垂体和下丘脑，CBG与皮质醇互相作用，维持着皮质醇对垂体ACTH和下丘脑CRH细胞的低水平的负反馈抑制作用。

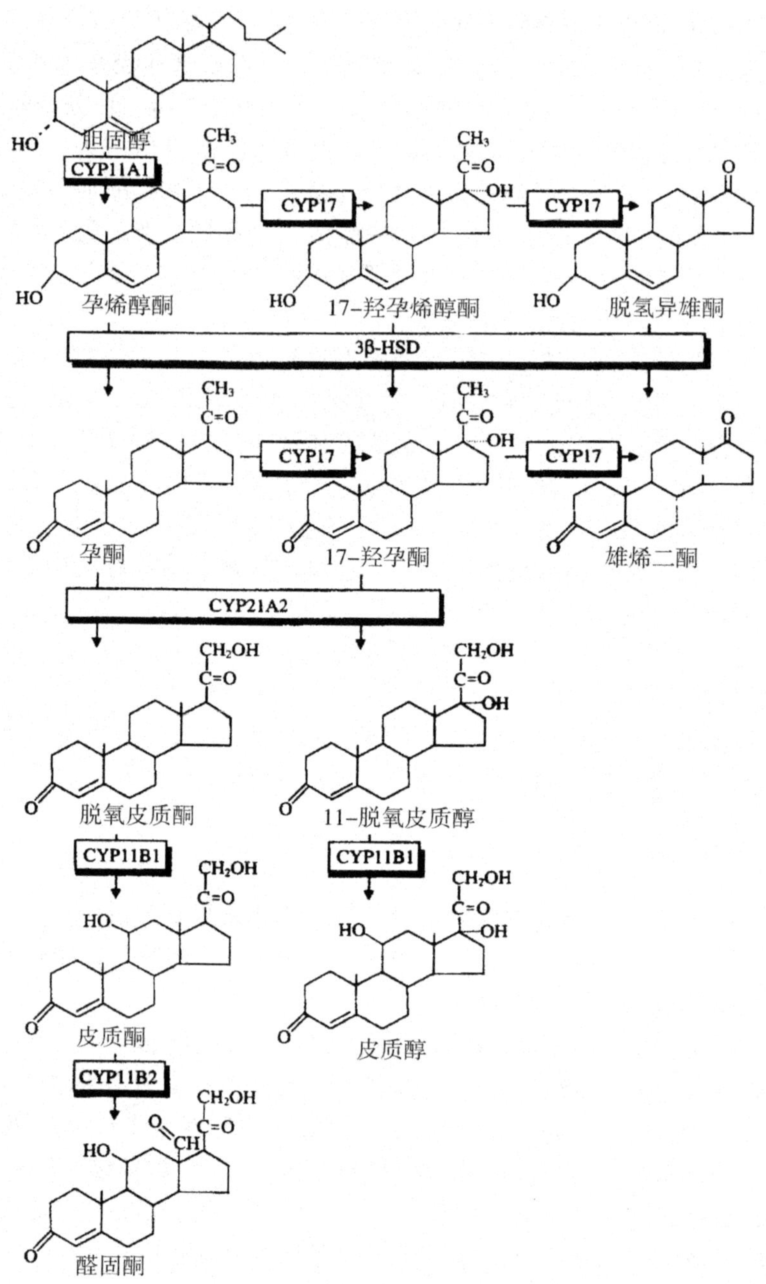

图 9-1　肾上腺皮质激素的合成途径

CYP11A1：11α1－羟化酶；CYP17：17－羟化酶；CYP11B2：$11\beta_2$－羟化酶；CYP11A2：$11\alpha_2$－羟化酶；CYP21A2：$21\alpha_2$－羟化酶；3β－HSD：3β－羟类固醇脱氢酶（引自廖二元，超楚生主编的《内分泌学》，人民卫生出版社，2001）

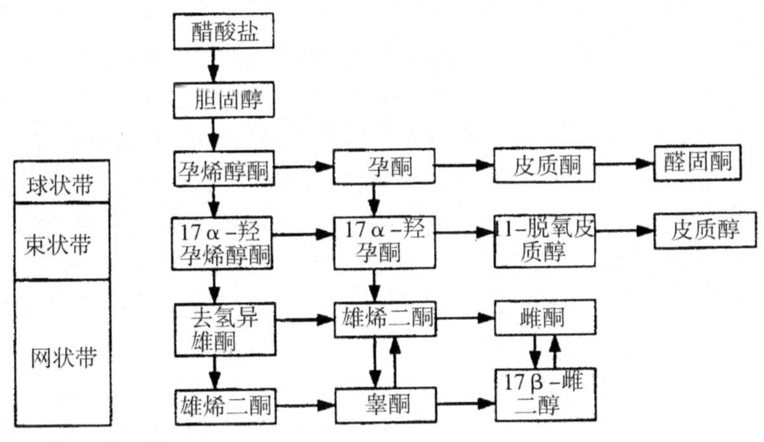

图9－2　肾上腺皮质激素合成部位及途径

在CBG分子中有6个N－糖苷结合位点，Asn238的糖基化是维持CBG结合类固醇活性所必需的，如糖苷链异常，可出现CBG分子的折叠与分子构象异常而影响其与糖皮质激素的结合活性。同样，CBG基因突变（如CBG－Lyon）使CBG的结合亲和力下降。

在生理状态下，89%以上的循环血中的皮质醇与CBG和白蛋白相结合，其中大部分与CBG结合，在能与CBG结合的类固醇激素中，以皮质醇与CBG的亲和力最高。结合达到动态平衡时，血浆游离皮质醇含量低于血浆皮质醇总量的8%（37℃）。若血皮质醇超出CBG的结合容量，就转与白蛋白结合。白蛋白结合的和游离的皮质醇相平衡后，游离皮质醇量相当于总皮质醇量的35%，即血浆总皮质醇浓度越高，游离皮质醇就上升越多。

不同肾上腺皮质激素的血浆浓度及其与血浆蛋白的结合情况各不相同，见表9－1。

表9－1　肾上腺皮质激素的血浆浓度及其与血浆蛋白的结合

血浓度（nmol/L）		游离组分（%）	结合组分（%）		
			CBG	白蛋白	SHBG
皮质醇（cortisol）	400	3.9	89.5	6.6	0.1
可的松（cortisone）	76	16.2	38.0	45.3	0.5
皮质酮（corticosterone）	12	3.4	77.5	19.0	0.1
11－脱氧皮质醇（11－deoxycortisol）	1.4	3.4	77.1	18.9	0.7
17α－羟孕酮（17α－hydroxyprogesterone）	5.4	2.5	41.3	55.9	0.3
黄体酮（progesterone）	0.57	2.4	17.2	80.1	0.3
去氧皮质酮（deoxycorticosterone）	0.2	2.7	36.4	60.1	0.8
醛固酮（aldosterone）	0.35	37.1	21.2	41.6	0.1
去氢异雄酮（dehydroepiandrosterone）	24	4.1	<0.1	92.4	3.4
雄烯二酮（androstenedione）	4.1	7.9	1.4	88.0	2.8
睾酮（testosterone）	23	2.2	3.6	49.9	44.3
二氢睾酮（dihydro testosterone）	1.7	0.9	0.2	39.2	59.7
雌酮（estrone）	0.08	4.0	<0.1	88.6	7.4
雌二醇（estradiol）	0.08	2.3	<0.1	78.0	19.6
雌三醇（estrol）	0.04	8.2	<0.2	91.3	0.4

CBG结合肾上腺皮质激素（主要是皮质醇）的作用相当于肾上腺皮质激素的流动储存库。CBG是由383个氨基酸残基组成的糖基化 α_2 球蛋白（59kD），含己糖、己糖胺、岩藻糖和唾液酸。其基团结构和氨基酸序列与甲状腺激素结合球蛋白（TBG）、血管紧张素原和卵清白蛋白的丝氨酸蛋白酶抑制物高度同源，但该家族与性激素结合球蛋白（TeBG）和糖皮质激素受体家族不同源。CBG主要由肝合成（但在肺、肾、睾丸和子宫内膜可检测到低水平的CBGmRNA）。CBC对内源性类固醇物质的四氢代谢产物几乎无亲和力，在正常血浆中，CBG与皮质醇结合能力约为690nmol/L（25mg/dl），正常血浆的CBG水平约为700nmol/L（35～40μg/L），循环半衰期约5d。血CBG水平无昼夜改变，无性别差异，不随月经周期而改变。

在通常血浆CBG浓度下，尽管血浆总皮质醇有所改变，游离皮质醇浓度仍能维持在正常范围内，例外的是在妊娠第7～9个月时血清游离皮质醇轻微升高。Cushing综合征的CBG降低，但短期用治疗剂量的糖皮质激素或ACTH对CBG无明显影响。过多的甲状腺激素使血清

CBC稍降低（同时伴TBG下降和SHBG升高）。

Panin等证明，皮质酮和氢可的松（皮质醇，氢化可的松）与血清脂蛋白（VLDL、LDL和HDL）可发生特异性结合，不同的脂蛋白所含的结合位点数目不等（3～300）。

遗传性CBG异常较遗传性TBG异常少见，三种类型的家族性CBG异常是：①部分性CBG缺乏；②完全性CBG缺乏；③高CBG血症。部分性和完全性CBG缺乏均伴有CBG亲和力的降低。

（四）盐皮质激素

肾上腺皮质分泌的盐皮质激素主要包括醛固酮、11－去氧皮质酮和11－去氧皮质醇。醛固酮对水、盐代谢的作用最强，其次为去氧皮质酮。醛固酮保 Na^+ 排 K^+ 的作用是皮质醇的500倍，而对糖代谢的作用仅为皮质醇的1/5－1/4。

1. 醛固酮的生物合成　醛固酮主要由肾上腺皮质的球状带细胞合成和分泌，属盐皮质激素。醛固酮的前体物质是黄体酮。胆固醇在线粒体内由胆固醇裂链酶（P450scc）催化转化为孕烯醇酮，新合成的孕烯醇酮转移到细胞质内，在内质网内一系列酶的作用下，经脱氢和双键移位而转化为黄体酮。在3β－羟类固醇脱氢酶（3β－HSD）的作用下，孕烯醇酮的3β－羟基脱氢，形成Δ5－孕烯－3β，20α－二酮；后在Δ5－异构酶作用下，双键由5，6位移至4，5位而形成黄体酮。在球状带细胞内，黄体酮在21－羟化酶（CYP21）作用下羟化形成11－脱氧皮质酮，再经11β－羟化酶（CYP11β）羟化形成皮质酮。由皮质酮氧化形成醛固酮是醛固酮合成过程的最后一步，此过程需皮质酮甲基氧化酶（CMO）的作用。CMO有Ⅰ型和Ⅱ型两种，CMO－Ⅰ即是18－羟化酶，先使皮质酮在第18位上羟化成为18－羟皮质酮，再由CMO－Ⅱ（18－氧化酶）将18－羟皮质酮在18位上氧化，最后合成醛固酮。人类肾上腺皮质有两种细胞色素P450的同工酶（CYP11B1即P450c11和CYP11B2即P450c11Aldo）具有11β－羟化酶活性，两种同工酶均能使11－去氧皮质酮和11－去氧皮质醇发生11β－羟化，分别催化皮质醇和皮质酮的合成。CYP11B1基因编码P450c11，其分子量约为51kD，在束状带呈高水平表达，主要参与皮质醇的合成，受ACTH调节。CYP11B2基因编码醛固酮合成酶（P450c11Aldo），其分子量为49kD，主要在球状带表达，受肾素－血管紧张素系统调控，CYP11B2具有11β－羟化酶的活性，同时有18－羟化酶和18－氧化

酶的活性，参与醛固酮的合成。CYP11B1 和 CYP11B2 均定位于 8 号染色体长臂 8q21 - 22 上，其氨基酸序列有 95% 的同源性。CYP11B1 基因突变导致皮质醇合成的缺陷，并由于去氧皮质酮（DOC）的增多引起高血压等表现；CYP11B2 基因突变导致醛固酮合成的缺陷并引起失盐表现，而 CYP11B1 基因的启动子与 CYP11B2 的结构基因融合后产生一嵌合基因，该基因可引起醛固酮合成调控的改变，使球状带变得对 ACTH 敏感而不再受肾素—血管紧张素的调节。在 ACTH 作用下分泌过量的醛固酮及其前体 18 - 羟皮质醇和 18 - 氧皮质醇，从而引起糖皮质激素可抑制性醛固酮增多症。

2. 醛固酮的代谢　与皮质醇一样，醛固酮主要被 5β - 还原酶和 3α - HSD 催化还原，还原产物是 3α，5β - 四氢醛固酮，占尿的全部醛固酮代谢产物的 35% ～40%。四氢醛固酮在 C21 脱氧，并进一步被还原成 20α 羟代谢物，20α 羟基与 C18 半醛缩醇聚合形成含双环的醛缩醇产物。

在肝脏，四氢醛固酮与葡萄糖醛酸结合，成为醛固酮在尿中的主要代谢物；另一种结合物是醛固酮 - 18 - 葡萄糖醛酸，由非还原的醛固酮与葡萄糖醛酸直接结合而成。因此葡萄糖醛酸的酸水解作用及菲极性溶剂可使尿中未发生结构改变的醛固酮复原。与葡萄糖醛酸结合的醛固酮占代谢产物总量的 10% 左右。

肝硬化腹水患者的醛固酮合成速率和血浆醛固酮增高，肝脏代谢血浆醛固酮的能力明显下降，因此大量的醛固酮在肝外代谢。充血性心衰由于肝血流灌注不足也减少了醛固酮的清除。

3. 醛固酮的生理作用和作用机制　醛固酮是人体内最主要的盐皮质激素，主要作用于肾脏远曲小管和肾皮质集合管，增加钠的重吸收和促进钾的排泄；也作用于髓质集合管，促进 H^+ 排泄，酸化尿液；另外，还可作用于多种肾外组织，调节细胞内、外的离子交换。醛固酮通过与醛固酮受体结合而发挥生理作用。用放射标记的醛固酮发现肾脏内有两种可结合醛固酮的受体：高亲和力的Ⅰ型受体和低亲和力的Ⅱ型受体，Ⅰ型受体是盐皮质激素受体，Ⅱ型受体是糖皮质激素受体。比较两者的氨基酸顺序发现，盐皮质激素受体的 DNA 结合区、激素结合区与糖皮质激素相应区域分别有 94% 及 50% 的同源性，氨基端几乎没有同源性。盐皮质激素受体与糖皮质激素受体之间的显著同源性提示糖皮质激素可与盐皮质激素受体结合。

肾脏中糖皮质激素浓度是盐皮质激素的 100 ~ 1 000 倍。在盐皮质激素受体丰富的组织（如肾脏、胎盘、唾液腺、结肠等），盐皮质激素能专一性地与其受体结合，并发挥生物学效应，这是由于有 11β - 羟类固醇脱氢酶（11β - HSD）的作用所致。11β - HSD 是一种微粒体酶，有 11β - HSD1 和 11β - HSD2 两种同工酶。在肾脏等组织器官有高度密集的 11β - HSD，它能使皮质醇转变成可的松，后者与盐皮质激素受体的亲和力仅为皮质醇的 0.30%，而醛固酮结构上的半乙酰基结构避免了 11β - HSD 的作用，从而保证了醛固酮与其受体结合的专一性，使醛固酮受体免于与糖皮质激素结合，因此 11β - HSD 抑制糖皮质激素结合盐皮质激素受体有重要的生理意义。甘草和甘珀酸钠（生胃酮，carbenoxolone sodium）是 11β - HSD 的强力抑制剂，它以竞争抑制方式或在转录水平抑制该酶活性，因而消除了 11β - HSD 抑制糖皮质激素结合盐皮质激素受体的作用，故有致醛固酮增多的作用，可用来治疗醛固酮缺乏症。

醛固酮与盐皮质激素受体（MR）结合后，MR 被激活，一般表现为单向性经上皮细胞的钠转运增加，表现保钠作用。非上皮细胞中的 MR 被激活后的作用尚未完全阐明，一般表现为血压升高（如中枢神经系统）、细胞肥大及纤维化（如心肌）。MR 与糖皮质激素可能存在交叉结合特点，故糖皮质激素亦具有一定的盐皮质激素作用。生理浓度的糖皮质激素（主要为皮质醇）在上皮细胞中具有盐皮质激素作用，但在心肌中，糖皮质激素却可拮抗醛固酮的作用。

除肾上腺皮质外，心肌细胞和血管内皮细胞及平滑肌细胞可表达 CYP11B1 和 CYP1182 基因，在局部分别合成 11β－羟化酶和醛固醇合成酶，因而可合成皮质醇和醛固酮，而且其调节方式与肾上腺皮质相似，可能参与了细胞肥大、增生、血管硬化及组织修复与重建的调节过程，在心肌病变、高血压和动脉硬化的发生中有重要作用：醛固酮还可调节 AT－2 的作用，调节凝血酶原活化抑制因子（PAI－1）的表达。

盐皮质激素对血管张力也有作用。血管平滑肌细胞（为主）和内皮细胞（次要）可表达Ⅰ型盐皮质激素受体（CYP11B2），AT－2 可促进其表达，醛固酮可增加 3H－亮氨酸掺入平滑肌细胞的量，而盐皮质激素受体拮抗剂（如 ZK91587）可抑制 CYP11B2 的表达，故有降压作用。

在普通人群中，有一部分人对摄入的氯化钠敏感（盐敏感性人群，salt－sensitive subjects，SSS），SSS 易于发生高血压；而另一部分人群对摄入的氯化钠存在一定的抵抗性（盐抵抗性人群，salt－resistant subjects，SRS），SRS 不易发生高血压。在肾脏 11β－HSD2 将 11－羟类固醇灭活，使肾小管上皮细胞的 MR 不与糖皮质激素结合。Lovati 等用多态微卫星标志技术鉴定 SSS 和 SRS 者的 HSD11B2 基因的第 3 号外显子的多态性，发现 SSS 者的糖皮质类固醇与 MR 的结合明显增多，并发现 12 个多态性位点，A7/A7 纯合子主要见于 SSS 人群（41% vs28%），并伴有 11β－HSD2 活性下降，提示后者可能是盐依赖性高血压的重要原因。

类固酮类激素除通过其核受体（通过调节基因和蛋白质表达的经典途径）作用外，还发现所有的甾体激素（包括醛固酮）均存在非核受体的快作用途径。醛固酮的非经典性膜受体（nonclassic membrane receptor）与醛固酮可进行高亲和性结合，使胞质［Ca^{2+}］急速升高，肌醇磷酸水解和 cAMP 生成。醛固酮的核受体拮抗剂 canrenone 不能阻滞醛固酮的膜受体活性作用。

4. 醛固酮分泌的调控

（1）肾素－血管紧张素系统：肾素－血管紧张素系统是醛固酮合成调控的最重要因素。肾素是由肾小球旁器分泌的蛋白酶，催化血管紧张素原的水解，形成血管紧张素－1（AT－1），后者在血管紧张素转换酶（ACE）的作用下，形成血管紧张素－2（AT－2）和血管紧张素－3（AT－3），两者在刺激醛固酮分泌方面作用相当。

肾素的分泌受多种因素的调节。肾小球旁器细胞本身是一压力感受器，可感知入球小动脉和肾实质的压力，调节肾素的分泌，致密斑则通过感受肾小管钠离子浓度来调节肾素的分泌。当血容量减低、肾动脉压下降、交感神经兴奋、致密斑的钠负荷减少、前列腺素增加以及低血钾时均可刺激肾小球旁器使肾素分泌增加，而 AT－2 通过短环负反馈直接抑制肾素分泌；醛固酮则通过增加钠重吸收，扩张血容量，间接抑制肾素的分泌。

（2）电解质：K^+是调控醛固酮合成的另一重要因素。K^+可直接作用于球状带，增加醛固酮的合成，醛固酮也可通过刺激肾排泄 K^+来调节血钾浓度。而 Na^+ 主要是通过调节肾小球旁器细胞合成肾素来影响醛固酮的合成。

(3) 其他：ACTII 可刺激醛固酮的分泌，但作用短暂。心房利钠肽（ANP）可直接抑制醛固酮的分泌。另外，AVP、DA、5-HT，SS 也有微弱的调节作用。

以上因素在两个生物合成步骤上调节醛固酮的分泌，第一步骤是胆固醇向孕烯醇酮转化，另一步是皮质酮向醛固酮转化，该转化由单一的线粒体酶 CYP11B2 催化。

二、肾上腺髓质激素——儿茶酚胺

肾上腺髓质嗜铬细胞分泌肾上腺素（epinephrine，E 或 adrenaline）和去甲肾上腺素（norepinephrine，NE 或 noradrenaline，NA），它们均属于儿茶酚胺（catecholamine）类化合物。生物体内最重要的儿茶酚胺有肾上腺素、NE 和 DA。

哺乳动物每公斤组织约含儿茶酚胺量为 mmol 级浓度（或每克组织含数毫克）。肾上腺素是第一个被阐明化学结构的激素，肾上腺素主要由肾上腺髓质产生，在中枢或交感神经节含量较少。NE 分布广，主要分布于周围交感神经和中枢神经系统，在肾上腺髓质和肾上腺外嗜铬细胞也有少量 NE。NE 在组织的含量能反映该组织受交感神经支配的程度，如在心脏，NE 的含量为 5～10μmol/kg 心肌组织（1～2μg/g）；神经末梢为 5～50mmol/kg 胞质（1～10mg/g）；在脑组织中，NE 在下丘脑中的浓度最高。DA 在脑组织特别是基底节和正中隆突的浓度高，DA 也存在于中枢神经系统以外的交感神经节、神经元、颈动脉体和一些肠嗜铬细胞中，DA 在周围神经含量少。

儿茶酚胺与靶细胞膜上的受体结合后发挥作用，其作用范围之广，与甲状腺激素和糖皮质激素类似。与其他激素相比，儿茶酚胺的特殊之处在于不论是从肾上腺髓质或是从交感神经末梢分泌，均受中枢神经系统的直接控制。

尽管交感神经活性随机体的整体状况而不断变化，交感-肾上腺系统的儿茶酚胺浓度仍保持相对稳定，这种状态取决于儿茶酚胺的生物合成、储存、释放和再摄取各步骤间的精细调节。

（一）儿茶酚胺的生物合成

肾上腺髓质嗜铬细胞合成肾上腺素和 NE 的过程，与交感神经节后纤维合成 NE 的过程是一致的，它们都是以酪氨酸为原料，在一系列酶的作用下，主要经过酪氨酸、多巴、DA、NE 几个环节，最终生成肾上腺素。与交感神经节后纤维合成 NE 不同，嗜铬细胞的胞质中存在大量的苯乙醇胺氮位甲基转移酶（phenylethanolamine N-methyl-transferase，PNMT）和较高浓度的肾上腺糖皮质激素，可使 NE 甲基化而生成肾上腺素。酪氨酸来自食物或在肝脏内由苯丙氨酸转换而来。

儿茶酚胺的合成过程有四种合成酶参与。酪氨酸转变为多巴是合成儿茶酚胺的限速步骤，由酪氨酸羟化酶（TH）催化。TH 可能有四种同工酶，脑组织中以 TH1 和 TH2 为主。除儿茶酚胺本身外，α-甲基酪氨酸也能抑制 TH。

多巴转变为 DA 由多巴脱羧酶（芳香族左旋氨基酸脱羧酶，AADC）催化，此酶在全身各组织中均有分布，以肝、肾、脑及输精管的活性较高。在 AADC 的催化下，组织中的酪氨酸可生成 DA、NE 和肾上腺素。DA 和 NE 为神经递质或神经调质，因此，AADC 被认为是组织中广泛存在的一种神经传递功能的内源性调节物。AADC 基因还是许多神经精神性疾病的易感基因，例如，AADC 基因突变可能与双相情感性精神病有关。另一方面，约 50% 的

I型自身免疫性多内分泌腺病综合征（APS）患者的血清中存在抗AADC自身抗体，而在其他自身免疫性内分泌疾病（如Ⅰ型糖尿病、慢性淋巴细胞性甲状腺炎、Graves病等）无AADC抗体。AADC抗体与APS患者的自身免疫性肝炎、白癜风及Addison病的发生有关。

一般认为，AADC为非限速酶，但大量的资料提示AADC的活性是可调节的。例如，单胺氧化酶抑制剂可增加AADC的表达而具有神经保护作用；神经生长因子（NGF）可抑制AADC表达，同时增加TH基因表达。NGF和AADC基因表达的相互作用及活性比例可能是调节神经元退变和再生的重要途径。

儿茶酚胺合成的第三步由多巴胺β-羟化酶（DBH）催化，使DA转变为NE，此酶的活化需要有维生素C和氧的存在。

NE在苯乙醇胺N-甲基转移酶（PNMT）的催化下，由S-腺苷蛋氨酸提供甲基，使NE甲基化而成为肾上腺素。PNMT的活化被高浓度的皮质醇（常需高于正常血浆的100倍以上）诱导，故凡能抑制PNMT本身或显著降低髓质皮质醇浓度的药物均有降压和降低血糖的作用。

催化NE转化为肾上腺素的PNMT需要高浓度的糖皮质激素使它激活。肾上腺素能神经元不同于肾上腺髓质，不具备较高浓度的肾上腺糖皮质激素。因此，肾上腺素能神经元的儿茶酚胺类终产物主要是NE。

（二）儿茶酚胺的储存和释放

交感神经末梢与肾上腺髓质的儿茶酚胺的储存和释放情况相似，其运作机制也与其他神经和内分泌细胞大同小异。

1. 嗜铬颗粒　人肾上腺约有6mg儿茶酚胺储存在细胞的嗜铬颗粒内，每个嗜铬细胞含10 000~30 000个嗜铬颗粒。嗜铬颗粒直径50~350nm，电子致密，囊泡有膜包裹，囊泡内含小分子物质和蛋白质。儿茶酚胺在囊泡内的含量最高，其次是ATP、维生素E和Ca^{2+}。90%以上的维生素E以还原形式存在，其功能是抗氧化以维护儿茶酚胺的储存，同时也作为DBH酶促反应的电子供体。

嗜铬颗粒的蛋白部分包括可溶性和非可溶性两种，其中80%为可溶性，其余参与构成嗜铬颗粒的膜结构。DBH是嗜铬颗粒膜的主要蛋白，分为可溶性和非可溶性两种状态。细胞色素b-561在膜蛋白中的量居第二位，与连接抗坏血酸环和DBH的膜电子传递有关。可溶性嗜铬颗粒蛋白还包括脑啡肽、嗜铬颗粒蛋白、NPY、神经降压素、P物质和甘丙肽等。

2. 儿茶酚胺的摄取和储存　儿茶酚胺在嗜铬颗粒内不断地合成，由胞质主动摄取，其运作中的关键物质是H^+-ATP酶。该酶能维持较高的电化学质子梯度，借助嗜铬颗粒膜所具有的低离子渗透性特征，由ATP获能，每个ATP分子水解则有两个质子发生易位，颗粒内的酸性环境（pH5.5）使儿茶酚胺保持离子化状态。嗜铬颗粒的胺摄取过程具空间特异性和可饱和性，且能被利舍平及其类似化合物抑制。除质子梯度外，胺摄取还取决于特异性转运蛋白，在大鼠已发现两种独特的囊泡单胺转运体，它们分别位于嗜铬颗粒（$VmAT_1$）和脑组织（$VmAT_2$）。在人类两种转运体基因定位于不同的染色体，但目前只证实与$VmAT_2$类似的转运囊泡的单胺转运体与在微生物中发现的转运蛋白的序列同源，而且具有多种抗药性，这些囊泡的转运体类似于胞质膜中的神经递质转运蛋白。囊泡摄取所需的能量由氢离子转运体和渗透压差的嗜铬颗粒膜建立的质子梯度提供，这与穿膜神经递质的转运相反，后者为钠依赖性。在嗜铬颗粒中，氢离子沿其浓度梯度外流，并与胺摄取耦联。

在由 DA 合成 NE 的过程中，嗜铬颗粒的膜起着重要作用。NE 的合成速率取决于还原抗坏血酸盐的局部浓度（还原抗坏血酸盐是 DBH 的必需辅助因子）。在合成 NE 时，它被氧化成半脱氢抗坏血酸盐，颗粒中的可溶性 DBH 的活性决定于颗粒内还原抗坏血酸盐的浓度，而囊泡膜结合的 DBH 的活性决定于其在胞质中的浓度，颗粒内的还原抗坏血酸盐依靠穿膜电子梭再生。嗜铬颗粒对抗高浓度梯度而维持 ATP 和钙的水平。

合成肾上腺素需将 NE 由嗜铬颗粒转运到含有 PNMT 的胞质，然后嗜铬颗粒再摄取肾上腺素。细胞质肾上腺素的合成提示可能存在某种交换机制，NE 溢出和肾上腺素被摄取，且二者是偶联的。

3. 儿茶酚胺的释放　使肾上腺髓质嗜铬细胞释放儿茶酚胺的主要生理刺激是节前交感神经末梢释放的乙酰胆碱，后者作用于 N 受体使嗜铬细胞对 Ca^{2+} 的通透性增加，细胞内 Ca^{2+} 增加是触发儿茶酚胺分泌的原动力，嗜铬颗粒内的可溶性成分则被挤至细胞间。支持这一机制的依据是：①嗜铬颗粒内的主要可溶性大分子成分、ATP、嗜铬颗粒蛋白、DBH 和脑啡肽与儿茶酚胺按嗜铬颗粒内可溶性部分的各自浓度等比例释放；②嗜铬颗粒内的不溶性成分（膜）被保留在嗜铬颗粒内；③颗粒内某些成分接受特定挤压作用的现象已被电镜所证实；颗粒内可溶性成分通过细胞膜上的暂时性缺口被挤压出细胞，而颗粒内的结构成分则被颗粒滞留。

嗜铬细胞分泌 NE 和肾上腺素的特点：①对不同的刺激物，肾上腺素和 NE 的分泌反应不同；②乙酰胆碱、K^+、钙霉素（calcimycin），组胺和 AT－2 诱导的儿茶酚胺分泌以 NE 为主；③在 β－七叶皂甙可透过的细胞，Ca^{2+} 诱导的 NE 和肾上腺素分泌依赖于 Mg^{2+} ATP 酶的存在；Mg^{2+}－ATP 酶存在时，以分泌 NE 为主；④非 ATP 依赖性、Ca^{2+} 依赖性胞溢与乙酰胆碱、K^+、组胺和 AT－2 等与促进 NE 的优先释放有关。

4. 去甲肾上腺素的摄取、储存和释放　NE 还存在于不含嗜铬细胞的组织（交感神经末梢），NE 在受交感神经支配较明显的心脏浓度较高，在受交感神经影响较小的肝脏和骨骼肌含量仅为心脏的 1/10 左右。

（1）储存颗粒：交感神经元内有小致密核囊泡（SDVs），大致密核囊泡（LDVs）和小突触囊泡（SSVs）。现认为 NE 主要储存在直径为 50nm 的 SDVs 内。

（2）摄取和储存：交感神经末梢的突触囊泡与肾上腺髓质细胞的嗜铬颗粒类似，以载体作为中介的方式收集胺类物质。LDVs 和 SDVs 都具有摄取单胺的能力，胺在转运过程中所需的能量由囊泡的 H^+－ATP 酶所建立的质子梯度提供，每转运一个单胺阳离子则有两个 H^+ 参与交换，这意味着 15 单位的 pH 梯度和囊泡膜 50mV 的电位差构成了 10 000 ：1（由膜内向膜外）的单胺梯度。虽然胞质膜转运蛋白对 NE、DA 和血清素有特异性，突触囊泡上转运单胺阳离子的转运体之间并无差异，故多种羟基化苯乙醇胺可能被储存于颗粒内，而利血平、胍乙啶和一些拟交感胺可阻止囊泡的摄取过程。突触囊泡与嗜铬颗粒不同，在嗜铬颗粒内的儿茶酚胺以复合物形式储存，形成颗粒内的高浓度而维持其渗透压；而在突触囊泡内儿茶酚胺参与形成的渗透压与胞质平衡。

（3）释放：在交感神经末梢，轴突囊泡表面蛋白质磷酸化、钙内流和突触膜去极化形成动作电位而使 NE 释放。

神经刺激频率增加，囊泡 NE 释放也增加。在交感神经末梢，从膜去极化到 NE 释放的间隔时间很短（<1ms），而在嗜铬细胞，这一间隔时间则长达 50ms。两种细胞的胞溢作用

存在差异：①交感神经释放 NE 的位置是突触前膜上的特定区域（动作区）；②NE 快速释放早期显示在动作区的释放部位，囊泡内的 NE 减少；③在持续刺激后 NE 进一步释放，很可能是储存囊泡向胞膜移动，然后发生胞溢作用。突触囊泡蛋白——突触素Ⅰ（synapsin Ⅰ）的磷酸化状态可能影响末梢近动作区的储存囊泡量。

（三）儿茶酚胺的代谢和灭活

1. 清除性摄取　交感神经末梢从细胞外液摄取胺有如下特点：①需耗能；②具有饱和性；③具有立体构型选择性（多为左旋同分异构体）；④依赖于钠、氯离子的存在；⑤能与多种胺类物质或药物竞争。

（1）神经元的再摄取：这种摄取方式至少具有两种重要的生理功能：①回收释放到局部的 NE。在神经冲动不断变化的情况下，维持一定量的储备递质；②从循环中或局部摄取的胺类物质由神经元储存或通过单胺氧化酶（MAO）代谢使之灭活。受神经支配越多的组织，这种再摄取的作用就越明显。可卡因、拟交感胺类物质、某些肾上腺素能拮抗剂（如苯氧基苯胺）、神经阻滞剂、三环类抗抑郁药等均可阻断神经元的再摄取过程。

（2）非神经元摄取：虽然儿茶酚胺的生理活性可因其本身与效应器官细胞膜上受体的相互作用而降低，儿茶酚胺在体内还能被神经细胞以外的多种细胞摄取。

2. 儿茶酚胺的代谢　NE 和肾上腺素的侧链在乙醛和乙醇脱氢酶的作用下，很快代谢成相应的酸和乙二醇，同时有酚的羟基与硫酸盐或葡萄糖醛酸结合。在左旋芳香氨基酸脱羧酶的作用下，多巴转变为 DA 或在儿茶酚 O－甲基转移酶（COMT）作用下转变为 3－O－甲基多巴。DA 脱氨基的产物是 3，4－二羟基苯基乙酸（DOPAC）。O－甲基化脱氨基代谢产物是 3－甲基－4－羟基苯乙酸。

3. 儿茶酚胺代谢酶

（1）单胺氧化酶（MAO）：MAO 主要有两种同工酶 MAO－A 和 MAO－B，它们主要存在于肝脏，但在肝、肾、肠、胃的活性相同。MAO－A 亚型还存在于中枢含儿茶酚胺的神经元，与 NE 有较高的亲和力，能催化多种胺类氧化脱氨基而生成相应的醛。储存于囊泡内的 NE 不被 MAO 代谢，但胞质内的 DA 和 NE 是 MAO 的底物。因此，MAO 参与神经末梢 NE 储存的调节，当 MAO 被抑制时，胞质和颗粒内的 NE 储存增加。此外，MAO 还参与摄入食物中的胺类、循环中的儿茶酚胺及其甲基化产物的代谢。MAO－A 和 MAO－B 存在一定的交叉反应，交叉反应的程度与同工酶的活性及底物浓度有关。

吲哚－2，3－二酮（isatin）为应急和焦虑的内源性标志物，可抑制 MAO 的活性，增加 NE、5－HT、乙酰胆碱和 DA 的释放（帕金森病患者的尿中 isatin 排出增多）。

（2）儿茶酚 O－甲基转移酶（COMT）：COMT 在肝、肾的含量高，膜结合形式的 COMT 与儿茶酚胺的亲和力最高。在肝、肾的 COMT 参与血液循环中儿茶酚胺代谢，使 NE 转化为去甲间肾上腺素；肾上腺素转化为间肾上腺素；3，4－二羟基杏仁酸转化成 3－甲氧基－4－羟基苯乙醇酸（VMA）/3－甲氧基－4－羟基苯乙二醇；DA 转化成 3－甲氧基酪胺；3，4－二羟基苯乙酸转化成高香草酸（HVA）。

4. 代谢产物的结合反应　儿茶酚胺的酚羟基能与硫酸盐或葡萄糖醛酸结合，在人类以与硫酸盐结合为主。催化儿茶酚胺硫酸化反应的酶是硫基转移酶，该酶在血小板、脑组织、肝和肠的浓度较高。

5. 儿茶酚胺及其代谢物的排泌　肾小管能分泌未结合的肾上腺素和 NE，肝脏也能通过胆汁排泌儿茶酚胺及其代谢物。大多数儿茶酚胺以 VMA、HVA 等形式排出，少部分以原形或间甲肾上腺素的形式排出。与儿茶酚胺代谢物的排泌比较，未被代谢的儿茶酚胺的排泌能较好地反映交感 - 肾上腺系统的活性。

(四）儿茶酚胺的作用

儿茶酚胺影响体内几乎所有组织的多种功能。在绝大多数情况下，儿茶酚胺与其他内分泌腺和神经系统一道共同调节机体的多种生理过程。儿茶酚胺的分泌量既能保证各组织、器官执行正常功能的不同需要，又能维持一定量的储备。在复杂的调节过程中，根据机体整体的需要，交感 - 肾上腺髓质作为一个系统而发挥调节作用。

1. 心血管作用　交感神经通过对周围血管阻力的调节，保证重要脏器的血液灌注，使机体适应于内、外环境的变化。交感神经对心脏和血管的作用突出，而来源于肾上腺髓质的儿茶酚胺在交感神经被抑制或有缺陷时，可发挥补偿作用。

(1）传出通路：低压容量血管和高压阻力血管的牵张感受器是循环状态的感受器。这些牵张感受器受刺激后，冲动经第 9、10 两对颅神经传入，以抑制中枢交感神经冲动的传出。容量和阻力血管感受器是交感神经系统对循环血容量或压力或两者的改变作出相应反应的效应器。高压压力感受器和低压压力感受器两者互相配合，共同维持血压和组织灌注，静脉回流稍有减少将兴奋交感神经而抑制血压的下降。

(2）中枢联系：高压压力感受器传入纤维终止于孤束核，压力感受器的兴奋能刺激由孤束核至脑干交感中枢的抑制反射。抑制通路的信号传递与 α_2 - 肾上腺素能突触有关，有降压作用的中枢肾上腺素能激动剂可能增强压力感受器的抑制效应。起源于下丘脑腹外侧髓质顶部的兴奋性延髓通路和腹外侧髓质尾部的抑制性通路通过肾上腺素、NE 和血清素等调节心血管功能，而 P 物质和 NPY 只起协同作用。

(3）传出神经对心血管的作用：交感神经传出冲动经压力感受器反射的传出支传导至动脉、心脏、肾脏和静脉。α 受体兴奋可致皮下、黏膜、内脏和肾脏的血管床收缩，周围血管阻力增加。交感神经收缩冠脉和脑血管的作用微弱，保证了对这些区域的血液供应优先于其他血管床。

(4）血管反应：α_1 和 α_2 受体介导血管、淋巴管的收缩，动脉的 α 受体调节组织灌注，而静脉 α 受体则控制血浆容量。很多动、静脉血管床都有 α_1 和 α_2 受体，但同一血管床有不同的受体亚型，通常在大动脉以 α_1 受体占优势，而在静脉则以 α_2 受体占优势；α_1 和 α_2 受体的兴奋引起阻力血管收缩，α_2 受体还能通过抑制交感神经释放 NE 而间接调整血管张力。此外，交感神经释放的其他介质和神经肽，包括 ATP、NPY，甘丙肽和阿片肽，也能引起血管收缩。儿茶酚胺释放及交感神经兴奋也能导致血管扩张，循环中少量的肾上腺素可通过兴奋 β_2 受体而引起血管扩张，特别是骨骼肌血管。但动脉硬化时，β 受体兴奋使血管扩张的效应受损可能导致这种血管内皮功能失调。胆碱能促进内皮细胞生成 NO 而促使血管扩张。与 α_1 受体的作用相比，α_2 受体介导的血管收缩更易被缺氧和内毒素血症等因素所抑制。这种微循环的缩血管反应敏感性的差异有利于改变局部血流而不致发生总的外周阻力和血压改变。

(5）心脏作用：儿茶酚胺对心脏的直接作用是兴奋 β 受体，加快心率，增加心肌收缩力和加速兴奋传导，结果是心输出量增加。儿茶酚胺使静脉收缩而增加静脉血的回流，也加强心房肌收缩，但儿茶酚胺导致的心脏兴奋也增加了心肌的耗氧量。

心衰时，交感神经对心肌的作用增强，由于 β－肾上腺素能神经兴奋可促进细胞凋亡，如 β_1 受体或 α_2 受体基因过度表达可使转基因小鼠心肌细胞凋亡增加，并发生扩张性心肌病。另一方面，心衰时的交感神经过度兴奋被认为是 β－肾上腺素能受体抵抗所致（β_1 受体下调及抑制性 G 蛋白 α 亚基增多，抑制 AC 等），如用儿茶酚胺治疗可导致受体数目的进一步下降。

2. 内脏效应

（1）平滑肌：儿茶酚胺通过兴奋 β 受体而使平滑肌松弛，兴奋 α 受体使平滑肌收缩。交感神经兴奋时，肠道和膀胱的平滑肌张力降低，而相应的括约肌紧张，非典型 β 受体（可能是 β_3）与胃肠道或支气管平滑肌松弛有关，多巴胺能受体也能介导肠管和血管平滑肌的松弛。儿茶酚胺对肠道动力的抑制可能由 β 受体介导，也可能是 β 受体介导的抑制 ACTH（或 NO）释放的结果。支气管的副交感神经分布密集，而在调节气道阻力方面，交感神经所起的作用较小。儿茶酚胺对肺功能的影响主要由 β_2 肾上腺素能受体介导。

（2）液体和电解质转运：儿茶酚胺影响多部位的水和电解质的跨膜移动，包括小肠、胆囊、气管、角膜和肾小管上皮细胞，也能改变房水的形成，所以在治疗青光眼方面，α－肾上腺素能激动剂和 β－肾上腺素能拮抗剂两者都有效。α 受体兴奋促进小肠吸收钠和水，而多巴胺能受体激活则拮抗肠吸收钠和水。儿茶酚胺在肠道对水和电解质代谢的作用有利于维持细胞外液的平衡。腋部和生殖器区域汗腺分泌受儿茶酚胺作用的支配，而涉及体温调节的其他部位的皮肤的汗腺分泌则由交感胆碱能神经的节后纤维支配。

（3）外分泌腺分泌：儿茶酚胺能刺激肽类物质分泌入眼泪、唾液、胰液和前列腺液，也能促进胃黏膜和支气管上皮分泌黏液。

（4）细胞生长和分化：儿茶酚胺能刺激一系列组织的细胞生长和分化，这些组织包括腮腺和一些增殖迅速的细胞群（如小肠上皮细胞、骨髓幼红细胞、精细胞等）。儿茶酚胺也使心肌、骨骼肌和血管平滑肌细胞发生适应性肥大。棕色脂肪和前列腺的增生也与交感活动有关。通常，儿茶酚胺和其他神经递质介导的细胞增殖是 AC 被抑制所致，而 cAMP 增加则使细胞分化减少。

（5）止血：肾上腺素可增加血小板的数量，并通过兴奋 α_2 受体促进血小板聚集。肾上腺素还能使循环中的Ⅷ因子和组织纤溶酶原激活物水平上升，使血浆纤溶酶原激活抑制物水平下降，阻断 β－肾上腺素能受体可减弱肾上腺素引起的Ⅷ因子增加。肾上腺素还促进肝纤维蛋白原的合成。

（6）免疫功能：交感神经纤维在脾和淋巴结分布密集，任何影响交感神经活性的因素（如情绪、营养状态和体力活动等）都可能影响免疫功能。

3. 代谢作用　儿茶酚胺使体内的储存能量物质分解成可利用的底物，儿茶酚胺的重要代谢功能之一是从肝脏、脂肪组织和骨骼肌快速动员产生能量的底物。底物的动员取决于底物的浓度、激素的水平、神经分布和储备组织的血流，儿茶酚胺、胰高血糖素和皮质醇的作用与胰岛素相拮抗。

自主神经通过直接作用和间接性体液因素调节糖和脂肪的代谢。交感神经兴奋释放 NE，促进骨骼肌和脂肪摄取葡萄糖，这种作用不依赖于胰岛素，在肝脏则以肾上腺素的作用为突出。肾上腺素增加肝糖异生，抑制胰岛素分泌和周围组织对糖的利用，儿茶酚胺有生热作用和脂解作用，中枢神经的活动和环境因素也改变胰岛、肝脏、肾上腺髓质和脂肪组织的糖代谢和脂肪代谢过程。另一方面，瘦素可提高中枢交感神经的兴奋性，瘦素和 β_3 受体作用障碍可引起肥胖和糖耐量异常。因此，肥胖和 2 型糖尿病的发生似乎也与交感神经系统的功能障碍有关。脂肪细胞的脂肪代谢功能由五种肾上腺素能受体亚型（β_1、β_2、β_3、α_2、α_1）调节，其中 α_2 受体拮抗 β_1、β_2 及 β_3 受体的脂解作用，α_1 受体主要调节糖原分解和乳酸生成。

（1）肝脏：儿茶酚胺通过激活肝糖原分解，促进糖异生和抑制糖原合成而使肝糖输出增加。β_2 受体兴奋，激活 AC，使 cAMP 增加，启动一系列 cAMP－依赖性级联反应，使糖原磷酸化酶由非活性形式转化为活性形式。在离体肝细胞实验中，通过非 cAMP 机制，α_1 受体兴奋也能激活磷酸化酶，从而增加糖原分解和葡萄糖异生。α 受体激动剂促进肝摄取氨基酸（包括乳酸），增加糖异生的底物。儿茶酚胺抑制胰岛素分泌，胰高血糖素增强它们对肝糖异生的作用。在肝葡萄糖异生方面，不同的物种有不同的 α 和 β 受体的作用机制，在同一物种也有所不同。在大鼠，以 α 肾上腺素能效应占优势；在人类，则以 β 肾上腺素能效应占优势，虽然 α 肾上腺素能兴奋也能增加肝葡萄糖的输出。

肾上腺素和 NE 可减少而 DA 可增加肝血流。胰高血糖素可能降低儿茶酚胺导致的肝动脉收缩。儿茶酚胺通过增加外周组织游离脂肪酸的释放而刺激酮体生成，肝交感神经和循环血中儿茶酚胺都能刺激肝脏葡萄糖的输出。

（2）脂肪组织：机体的脂肪由两类不同形式的脂肪组织组成，其中白色脂肪组织构成体内储存脂肪的大部分（健康年轻人约 10～15kg），主要发挥能量储存功能，在代谢方面相对静止。另一类为棕色脂肪，存在于婴儿和很多其他物种中，其主要功能是产热。两类脂肪组织的生理功能相适应，神经、血管对棕色脂肪的支配超过其对白色脂肪的支配，生理水平的循环儿茶酚胺主要影响白色脂肪的代谢过程。

儿茶酚胺通过激活激素敏感性脂肪酶而刺激脂肪分解，使甘油三酯分解成脂肪酸和甘油，介导此反应的细胞过程涉及儿茶酚胺与 β 受体间的相互作用，激活 AC、PKA 和脂肪酶磷酸化。由胰岛素激活产生的去磷酸化作用使脂肪酶失活。由儿茶酚胺引起的 PKA 的激活也能促进脂肪细胞内其他调节蛋白的磷酸化，包括磷酸化酶激酶、糖原合成酶、葡萄糖载体 4（$GLUT_4$）和 β_1、β_2 受体等。

除 β 受体介导的脂肪分解外，儿茶酚胺还通过 α_2 受体抑制 AC 而发挥其抑制脂肪分解的效应。α 肾上腺素能的抑制作用可能在儿茶酚胺处于低浓度时明显，而 β 受体介导的脂肪分解则在儿茶酚胺处于高水平时占优势。α_2 受体兴奋，通过抗脂肪分解作用使脂肪细胞肥大。脂肪组织 α_2 受体对儿茶酚胺脂解作用的敏感性因物种而异，即使在同一个体的不同部位的脂肪细胞上，α 和 β 受体的比例也不同，对儿茶酚胺的脂肪分解作用的反应也各异。环境因素和不同的激素也能影响脂肪组织对儿茶酚胺的反应，例如胰岛素对儿茶酚胺介导的脂肪分解有很强的拮抗作用。

（3）肌肉组织：儿茶酚胺通过激活 β_2 受体刺激肌糖原分解，与肝脏和脂肪组织的情况不同，α 受体不影响此过程。肌肉缺乏葡萄糖 6－磷酸，由糖原分解产生的 6－磷酸葡萄糖被代谢为乳酸。儿茶酚胺对肌糖原的代谢作用需要糖皮质激素的参与，而受胰岛素的拮抗。儿茶酚胺能通过 β 受体动员甘油三酯，增加血中的游离脂肪酸，肌肉收缩也能增加肌糖原分解和能量的消耗。

肌肉蛋白构成储存燃料的大部分，一般只在长时间饥饿或严重创伤后才出现肌蛋白分解。儿茶酚胺在调节肌蛋白代谢方面的作用复杂，与其促进脂质和糖原动员的作用相反，儿茶酚胺通过β肾上腺素能途径抑制骨骼肌释放氨基酸。缓慢给予β肾上腺素能激动剂（特别是β_2激动剂）能增加动物骨骼肌蛋白。相反，去除肾上腺髓质，机体蛋白质含量减少。β肾上腺素能激动剂的作用主要是减少蛋白质的分解，而不是增加蛋白质合成，其作用机制可能与ATP－泛肽依赖性蛋白质分解通路被抑制有关。

（4）肾脏：当血浆肾上腺素水平在正常高值时，由肾进入体循环的葡萄糖增加30%～40%。肾脏葡萄糖的生成主要反映肾近曲小管细胞的糖异生，在长时间禁食、糖尿病控制不佳及循环肾上腺素增加（如应激状态）时有重要意义。

由肾小管细胞生成的DA在调节肾脏的钠代谢中起着重要的作用。DA抑制Na^+－ATP酶和K^+－ATP酶活性及钠通道的流量，具有钠利尿作用（在高钠饮食时更突出），NE和AT－2可拮抗DA的这一作用。ANP通过DA作用途径也可拮抗NE的作用，导致钠利尿。AVP（ADH）除了增加水的渗透性，具有水利尿作用外，也与醛固酮一同增加钠的重吸收，而儿茶酚胺可抑制（通过α_2受体）钠的重吸收，故DA的钠利尿作用至少一部分是通过抑制AVP依赖性Na^+的重吸收所致，低肾素性钠依赖性高血压也可能与此有关。用核素平衡技术发现，肾脏的葡萄糖生成量占机体糖生成量的25%。肾脏的糖生成被肾上腺素所刺激（受胰岛素抑制），糖异生的底物主要是乳酸、谷氨酸和甘油醇。

（5）葡萄糖转运：高于生理水平的肾上腺素可减弱细胞外液葡萄糖的清除，儿茶酚胺也可抑制胰岛素介导的葡萄糖摄取，儿茶酚胺的快速抑制作用由受体介导。在胰岛素处于低水平时，儿茶酚胺通过β和α受体促进葡萄糖向白色脂肪组织、棕色脂肪组织、心肌和骨骼肌的转运。如果肾上腺素能神经兴奋维持较长时间，组织对胰岛素的敏感性增加。β受体效应对胰岛素作用的影响与受试者携带的β_3受体的等位基因对胰岛素的敏感性不同有关，长时间给予儿茶酚胺引起胰岛素敏感性增加可能是脂肪组织和骨骼肌中$GLUT_4$或己糖激酶Ⅱ表达增加的结果。

心肌缺血刺激GLUT“转位”，Egert等发现，缺血介导的GLUT－1和GLUT－4转位与α受体受刺激有关，α受体促进缺血细胞对葡萄糖的摄取，β受体无此作用或可拮抗此作用，但NE增加棕色脂肪组织的葡萄糖摄取不是GLUT转位引起的，可能是通过cAMP途径使GLUT活性增加所致。

（6）底物循环：储存燃料的分解使代谢底物向肝脏转运，而肝脏又生成葡萄糖再回到周围组织。儿茶酚胺加快葡萄糖在肝脏和周围组织之间的交换性循环，肾上腺素刺激肌肉释放乳酸，促进肝糖输出和葡萄糖－乳酸循环。一般由肾上腺素介导的葡萄糖－乳酸循环远超过肾上腺素增加葡萄糖或增加乳酸盐利用的单项效应。

（7）脂蛋白代谢：给动物输入儿茶酚胺，经β肾上腺素能途径使血浆总胆固醇增加。儿茶酚胺还兴奋肝脏3－羟基，3－甲基戊二酸单酰辅酶A（HMG－CoA）还原酶，使胆固醇转变成胆酸。此外，儿茶酚胺通过减少低密度脂蛋白受体而减少脂蛋白的更新。胆固醇－脂蛋白代谢的改变也影响交感神经系统，如家族性高胆固醇血症患者伴交感活动增加。儿茶酚胺通过这几种方式影响循环中甘油三酯的水平：儿茶酚胺动员游离脂肪酸，作为肝脏合成甘油三酯的底物。儿茶酚胺抑制肝释放甘油三酯。重复应用NE_2d以上，血浆甘油三酯、极低密度脂蛋白和低密度脂蛋白水平升高。儿茶酚胺降低脂肪组织中脂蛋白酯酶的活性，而增加肌肉中该酶的活性。由于儿茶酚胺在脂蛋白代谢中具有多种作用，肾上腺素能拮抗剂可能导致脂代谢紊乱。

（五）儿茶酚胺的作用机制——肾上腺素能受体

最初，Ahlquist 根据激动剂的作用不同，将其相应的受体分为 α 和 β 两种。Lands 等观察到胺类物质激发心跳加快和脂肪分解过程中的相应受体的结构与使支气管和血管扩张的受体不同，故又将 β 受体反应分为 β_1 和 β_2 两型。1974 年，Langer 提出交感神经末梢膜上有与突触前 NE 释放调节有关的 α_2 受体，以区别于突触后的 α_1 受体。20 世纪 80 年代初，用分子生物学技术证实有另一种 β_3 - 肾上腺素能反应。现证明，至少 BRL37344（或 CGP12177）的肠松弛作用是以 β_3 受体机制介导的，而脂肪细胞的 β_3 受体的作用是调节脂肪代谢。遗传性肥胖动物（包括人类）的病因与 β_3 受体缺陷有关。

DA 是 α 和 β 肾上腺素能受体的弱激动剂，DA 还能作用于某些独特的 DA 受体而发挥作用。中枢神经系统存在 D_{1A}、D5/D_{1B}、D_2S、D_{2L}、D_3 和 D_4 等 DA 受体，周围组织的 DA 受体为 DA_1（位于非神经元的周围组织）和 DA_2（位于自主神经节和神经元突触前膜）。

周围组织 DA_1 受体与中枢神经系统的 D_{1A}、D_5/D_{1B}受体大致相似；周围组织的 DA_2 受体则与中枢神经系统的 D_2 受体相似。在某些反应中，中枢和周围组织需要同时激活 DA_1 和 DA_2 两种受体。DA_1 受体介导肾、肠系膜、冠状动脉和脑血管床血管的扩张；DA_2 受体兴奋时，抑制交感神经节的传导、减少交感神经末梢 NE 的释放，抑制垂体释放 PRL，抑制肾上腺皮质分泌醛固酮，引起呕吐。

三、肾上腺的其他激素

（一）肾上腺性激素

体内肾上腺的类固醇物质的产生量最大，脱氢异雄酮（DHEA）和硫酸脱氢异雄酮（DHEAS）占 C19 雄激素类固醇的主要部分。大多数非结合类固醇由 3β - 羟基氧化和 Δ5 双键至 Δ4 位的同分异构化作用转化为雄烯二酮。雄烯二酮被代谢生成雄酮和胆烷醇酮，后二者被 17β - 还原，分别生成各自的乙二醇衍生物。DHEA 被直接排入尿液中，硫酸基团被水解后产生游离脱氢异雄酮。此外，这种全酯也可在 16 位或 7 位羟基化，或经可逆的 17β - 还原途径生成硫酸雄烯二酮。与非硫酸化的类似物比较，DHEA 及其代谢物经肾脏的清除较慢。DHEA 及其代谢物比其他肾上腺类固醇物质从粪便中排出的量要多，放射核素标记的 DHEA 注入静脉后，其代谢产物的 30% ~45% 可出现在大便中。由胆道排泄的 DHEA 及其代谢物仅占类固醇代谢物的 10% 以下。

（二）肾上腺髓质交感神经肽类激素

哺乳动物的肾上腺髓质存在多种肽类物质，它们存在于嗜铬细胞的嗜铬颗粒内和支配肾上腺髓质的神经元中。在肾上腺髓质功能方面，神经肽至少发挥三方面的作用：①刺激嗜铬细胞分泌儿茶酚胺；②间接调节肾上腺对乙酰胆碱的反应，如 NPY、脑啡肽能降低儿茶酚胺对 N 受体激活的反应，而 P 物质则能增加其反应性；③在少数情况下，由肾上腺髓质释放的肽类激素可发挥全身效应。如阿片肽可介导与应激有关的痛觉缺失，并调节脑组织血流和耗氧量。肾上腺髓质释放的 NPY 在内毒素血症时，有助于维持血压。

（三）肾上腺髓质素（adrenomedullin，AM）

AM 是 20 世纪 90 年代新发现的一种降压肽，由 52 个氨基酸残基组成。在其 16 ~21 位有一个由二硫键形成的6元环，N端和C端的氨基酸序列是AM发挥血管效应的活性部位，环状结构和C端序列与AM发挥抗盐皮质激素作用有关。AM的C端序列与AM结合到球状带细胞上相应受体有关，环状结构还与受体激活相关。

AM最早从嗜铬细胞瘤细胞中发现，后证明AM广泛存在于体内不同的组织和器官，特别是神经垂体、肾上腺髓质、心血管、肺、肾和血液。人肾上腺皮质球状带细胞有AM受体。现发现一种由20个氨基酸残基组成的降压肽（PAMP，proadrenomedullin N－termina 20 peptide、前肾上腺髓质素N端20肽）。AM和PAMP均来源于一个由185个氨基酸残基组成的前激素原（前肾上腺髓质素原）。除神经垂体、腺垂体中间叶含有AM外，垂体前叶还广泛分布有PAMP阳性物，但染色程度差异很大。有趣的是，AM和PAMP的分布并不完全重叠。超微结构分析表明，FSH细胞的分泌颗粒中含有大量的PAMP，并与FSH－同分泌，这提示PAMP可能还参与了性腺功能的调节。

PAMP铃蟾肽（bombesin）有同源序列，可与促胃液素释放肽受体（gastrin－releasing-peptide receptor）及neuromedin β受体结合，PAMP可引起高血糖，但可被α－肾上腺素能拮抗剂或胰高血糖素阻滞，提示PAMP参与了糖代谢的调节。

AM可激活ATP依赖性K^+通道，使细胞膜超极化，导致血管扩张，而PAMP具有加压作用，其机制未明。此外，PAMP12－20还有抑制TSH分泌的作用。

Ohta等用放射免疫分析法测得健康受试者血浆总AM值为9.00±2.13pmol/L。Elsasser等用放射配体印迹法对不同物种进行检测后，发现一种能影响AM的生物活性和清除的特异性AM结合蛋白（AMBPs，specific AM binding proteins），125I标记的AM与AMBPs结合形成140kD和（或）120kD的复合物。

AM具有多种生物学特性，其中对循环和体液容量调节的控制作用明显。快速大量输入AM引起血管扩张、心肌收缩减弱、利尿和醛固酮分泌抑制。持续小量输注（0.51μg/kg·h）引起血管扩张。在病理状态下（如充血性心衰、心肌梗死、高血压和肾脏疾病），AM可能主要由血管内皮细胞、平滑肌细胞和心肌细胞释放，以拮抗血容量增加、血压升高和被激活的某些体液因素（如儿茶酚胺和肾素－血管紧张素系统）的作用。心血管组织和循环血中的AM增加可抵制机体内体液和循环容量调节系统出现的病理性偏差。有报道在低血糖状态、心脏移植术后AM明显增高。急性心肌梗死后，AM的血浆浓度对判断患者预后有意义。由肾上腺髓质分泌的AM和血浆中的AM抑制肾上腺球状带醛固酮的分泌。

AM的降压作用主要出现在肺循环，是调节肺血管压力的重要激素之一。血液中主要存在成熟型AM和含甘氨酸扩展肽的无活性AM两种分子形式，而肺是清除成熟型AM的主要部位，同时也降低了肺动脉压。

（刘　凤）

第三节　皮质醇增多症

皮质醇增多症，也称库欣综合征（Cushing syndrome），是1912年由Cushing首先描述由于垂体肿瘤所致的肾上腺功能亢进患者的表现，并于1932年正式定名。1927年，Hartman对肾上腺皮质醇的产生进行研究，发展到现今，一直作为临床肾上腺疾病定位诊断的检测依据。皮质醇增多症是由于肾上腺皮质产生过量的糖皮质激素（主要是皮质醇）所致。皮质醇增多症可在任何年龄发病，但多发于20～45岁，女性多于男性，男女比例为1∶3～8。

一、病因

该病的病因分类，见表9－2。

表9－2　皮质醇增多症的病因

皮质醇增多症诊断	%
ACTH依赖的皮质醇增多症	
库欣病	68
异位ACTH综合征	12
异位CRH综合征	<1
ACTH不依赖的皮质醇增多症	
肾上腺皮质腺瘤	10
肾上腺皮质癌	8
双侧小节结增生	1
大节结增生	<1
假性皮质醇增多症	
抑郁型精神病	1
慢性酗酒	<1

1. ACTH依赖性皮质醇增多症　是由于下丘脑－垂体或垂体外的肿瘤组织分泌过量ACTH或促肾上腺皮质激素释放激素（CRH），刺激肾上腺皮质引起双侧肾上腺皮质增生并分泌过量的皮质醇。

（1）垂体ACTH瘤：经蝶行垂体探查手术发现，最常见的为垂体ACTH瘤，分泌过量ACTH引起的皮质醇分泌增多，又称为库欣病（Cushing disease），占皮质醇增多症的68%。其中80%以上的垂体ACTH瘤为微腺瘤，多数肿瘤的直径≤0.5cm。10%～20%为大腺瘤。极个别为恶性垂体ACTH癌。可向颅内邻近的组织，如海绵窦、蝶窦及鞍上池浸润，或向其他部位及远处转移。当ACTH腺瘤被切除后，80%以上的患者可获得临床和内分泌功能的完全缓解，但也有部分患者会出现一过性的垂体－肾上腺皮质功能减低。

（2）垂体ACTH细胞增生：垂体ACTH细胞增生占库欣病病因的8%～14%，增生可为弥漫性、簇状或多结节性，也可在增生的基础上形成腺瘤。垂体ACTH细胞增生的原因尚不清楚，可能为下丘脑自主分泌或为下丘脑以外的肿瘤异位分泌过量促肾上腺皮质激素释放激素（CRH）所致。

（3）异位ACTH综合征：Brown于1928年报道第一例异位ACTH综合征。近年来，此类病例报道逐渐增多，占库欣综合征病因的12%，该类型是由于腺垂体以外的肿瘤组织分泌有生物活性的ACTH，刺激肾上腺皮质细胞，使其增生并分泌过量的皮质醇。其最常见的原因为小细胞性肺癌、胰腺癌、胸腺瘤、支气管腺瘤、嗜铬细胞瘤、甲状腺癌、结肠癌、卵巢癌、肝癌等，类癌、胸腺瘤等。

异位ACTH分泌瘤分为两种情况，一种为瘤体大而容易被发现，恶性程度高、病情发展快，且由于病程太短，临床上很少见到典型的库欣综合征的临床症状时，患者就因病情危重而死亡。第二种情况因瘤体小而不易被影像学检查所发现，但因其恶性程度低、发展缓慢、因此可有较长的时间内逐渐出现库欣综合征的典型临床症状和体征，须与库欣病进行鉴别。

2. 非 ACTH 依赖性皮质醇增多症　原发于肾上腺皮质的腺瘤及腺癌均可自主分泌过量皮质醇，而不受 ACTH 的调节，故称为非 ACTH 依赖性库欣综合征。由于高浓度的血浆皮质醇反馈抑制下丘脑 CRH 及垂体 ACTH 的分泌，而使下丘脑分泌 CRH 及垂体分泌 ACTH 的细胞处于被抑制状态，故肾上腺肿瘤以外的同侧和对侧肾上腺组织可呈现萎缩。

（1）肾上腺皮质腺瘤：分泌皮质醇的肾上腺皮质肿瘤多为良性腺瘤，占库欣综合征的10%。腺瘤大多数直径为 2 ~ 4cm，呈圆形或椭圆形，有完整包膜，一般为单个，左右两侧的发病概率大致相等，偶有双侧腺瘤。

（2）肾上腺皮质腺癌：一般体积比较大，重量多超过 100g，最大可达 2 500g。腺癌的形状不规则，呈分叶状，可见出血、坏死及囊性变。肿瘤周围的包膜常有浸润，血管中常有瘤细胞栓子，并可有早期骨、肺、肝及淋巴结的转移。肾上腺癌在分泌大量的皮质激素外，同时还分泌雄性激素，也可能由于肾上腺癌不能将肾上腺类固醇前体充分转化为糖皮质激素所致。因此患者除皮质醇增多的症状外，还出现雄性激素增多的表现。这一特征成为库欣症腺癌与腺瘤的区别之一。

（3）双侧肾上腺皮质结节样增生：这种情况约占库欣综合征病因的 2%，又称腺瘤样增生，一般为双侧，从小结节到大节结不等，常为多结节融合，其病因可能是垂体过量分泌 ACTH，刺激肾上腺皮质增生，然后在增生的基础上形成结节。而这些结节又具有自主功能，所分泌的皮质醇，再反馈抑制垂体 ACTH 的分泌，自主的分泌也不能被外源性糖皮质激素的给予所抑制。

3. 假性肾上腺皮质增多症　80% 严重抑郁症患者和慢性酗酒者可引起假性库欣综合征，临床上应给予鉴别。

二、临床表现

本病的临床表现是由于体内皮质醇过多，引起糖、蛋白质、脂肪、电解质代谢紊乱及多种器官功能障碍所致。各系统的表现分述如下。

1. 外貌　患者大多呈特征性外貌：高皮质醇血症使体内脂肪重新分布，导致满月脸，向心性肥胖，颈背部脂肪堆积、隆起，锁骨上窝脂肪垫丰满，腹部膨出，而四肢较细。发生率约为 60%。有部分患者虽有不同程度的肥胖，但并不表现出典型的向心性，少数患者体态正常。

多血质貌，患者表现面部红润，皮脂溢出现象明显，这种现象出现的原因是由于蛋白质分解过度，皮肤变薄，血色易于显露。同时由于蛋白质分解导致毛细血管壁脆性增加，皮肤容易发生紫斑及瘀点。

紫纹是本病的特征性表现之一，发生在 60% 的患者，表现为中间宽、两端细，表皮变薄的紫红色或淡红色粗大裂纹，紫纹颜色越深、越宽，诊断意义越大。多发生于下腹部、大腿内外侧和臀部。形成的原因是局部脂肪沉淀后，皮肤受到机械性伸张，加上过度的蛋白质分解，弹力纤维变脆，在张力增高时发生撕裂，形成紫纹。

痤疮也是常见的表现，在患者面部、背部常出现痤疮，体毛增多增粗，女性会出现胡须。

2. 高血压及低血钾　本病约80%患者有高血压，收缩压与舒张压均增高。高血压的发生与患病年龄无关。长期的高血压会导致心、肾、眼部的病理变化，动脉硬化的发生及严重性与病程长短有关。发生高血压的原因可能由于：①皮质醇加强了去甲肾上腺素对小动脉的收缩作用；②大量皮质醇可产生潴水、钠作用，总钠量显著增加，血容量增多，血压上升；③皮质醇可加强心肌收缩力，提高心排血量等。同时可有尿钾排量增加，而致高尿钾和低血钾，也可出现氢离子排泄增加而致的碱中毒。库欣综合征的血压增高一般为轻至中度，低血钾、碱中毒的程度也较轻，而异位ACTH综合征及肾上腺皮质癌患者由于大量分泌皮质醇，可造成较严重的低血钾、碱中毒。在经过有效治疗后，血压一般可降低，或完全恢复正常。但也有部分患者，长期高血压导致动脉硬化或肾脏病变，手术后血压也不能降到正常。

3. 骨骼系统改变　蛋白质的过度消耗，血钾的丢失，患者会感到明显乏力，甚者不能进行体力劳动。骨骼系统的改变主要为骨质疏松，脱钙。约有70%的患者常诉腰背部疼痛，少数可出现脊椎压缩性骨折或其他部位的病理性骨折。骨质疏松的严重程度与病史的长短有关。其原因主要是糖皮质激素促进了蛋白质的分解代谢，使骨基质中蛋白质形成困难，钙盐不能向骨基质沉积，成骨障碍。

4. 葡萄糖代谢障碍　糖代谢紊乱为本病重要表现之一，约有70%的患者有不同程度的糖代谢紊乱，表现为糖耐量减低。20%的库欣综合征患者有糖尿病。高皮质醇血症可增强糖原异生，并对抗胰岛素的作用，使细胞对葡萄糖的利用减少，血糖升高。而这类糖尿病的特点是，无论糖尿病有多么严重，发生酮症者非常少。其次在治疗时，对胰岛素不敏感。但是在本病被控制后，糖尿病及糖代谢紊乱可自行缓解。

5. 其他

（1）容易感染：由于皮质醇可抑制吞噬细胞的游走和吞噬作用，溶解淋巴细胞和抑制淋巴细胞增生和减少抗体产生等作用，使受伤创面不易愈合，同时易受感染，而感染一旦发生不易局限，扩散至全身，导致严重败血症和毒血症。

（2）血液改变：皮质醇可刺激骨髓，使红细胞生成轻度增加。白细胞总数略有增多，主要是中性多形核细胞增多，而淋巴细胞及嗜酸细胞在大多数患者反见减少。凝血功能无异常，容易出血的倾向主要是因为血管壁抵抗力减弱之故。

（3）性激素紊乱表现：由于肾上腺雄性激素分泌过多，女性可表现为月经紊乱、痤疮、多毛、乳房萎缩等。在男性，可能还由于大量的皮质醇抑制了垂体促性腺激素分泌。患者表现有性欲减退、阳痿、不育、睾丸变软、前列腺小于正常等症状。

（4）精神情绪：皮质醇对大脑皮质有明显的兴奋作用，故患者表现为情绪不稳定。可有失眠、欣快感、神经过敏、烦躁不安等。

（5）眼部表现：少数患者有眼部的症状，如视物模糊、复视、眼球疼痛。还常有眼部结膜水肿，有的还可能有轻度突眼。

三、实验室检查

1. 定性诊断　确定是否有高皮质醇血症。

（1）血浆促肾上腺皮质激素及血浆皮质醇水平测定：由于ACTH及皮质醇呈脉冲式分泌，且血浆ACTH及皮质醇水平的测定极易受情绪、应激状态、静脉穿刺是否顺利等因素影响，故单次测定血浆ACTH及皮质醇水平对本病诊断的价值不大。而测定ACTH及皮质醇昼夜分泌节律的消失比清晨单次测定血浆皮质醇水平有意义。方法：于 8：00、16：00、24：00分别抽血查血浆 ACTH 及皮质醇水平。

判断：①正常人皮质醇分泌节律为晨 8：00 最高，午夜最低。而库欣综合征的患者血浆皮质醇水平增高，昼夜节律变化消失。ACTH 水平正常或减低。②库欣病的患者 ACTH 水平从轻度到重度增高，昼夜节律消失。③异位 ACTH 综合征的患者 ACTH 水平明显增高。血浆 ACTH 水平测定对鉴别 ACTH 的依赖性和非依赖性有肯定的诊断意义，但对鉴别是来源于垂体性还是异位的 ACTH 分泌增多却仅能作为参考。

（2）尿游离皮质醇测定（UFC）：体内结合型和游离型皮质激素以及代谢产物，90% 以上从尿排出，其次是粪便，有微量自腺体和涎液排出。未被蛋白结合的部分包括葡萄糖醛酸苷、硫酸酯和游离的皮质醇都从尿中排出，即为尿游离皮质醇。测定 UFC 可避免血皮质醇的瞬时变化，也可避免受血中皮质类固醇结合球蛋白（CBG）浓度的影响，对库欣综合征的诊断有较大的价值，诊断符合率约为 98%。

方法：准确留取 24h 尿量，记总量，混匀，留 40ml 送检。并且避免服用影响尿皮质醇测定的药物。

（3）24h 尿液 17－羟和 17－酮、血浆去氢异雄酮（DHEA）和去氢异雄酮的硫酸盐衍生物（DHEA－S）。肾上腺引起的男性化可测定血清肾上腺雄激素（DHEA 和 DHEA－S）和 24h 尿 17－酮，以明确临床诊断。

2. 病因诊断

（1）地塞米松抑制试验：小剂量地塞米松抑制试验：这是确诊库欣综合征的必需实验。不论是经典的 Liddle 法，还是简化的过夜法，其诊断符合率都在 90% 以上。也有不少文献报道用过夜法作为筛选试验。

方法：第 1 日留 24h 尿测定 UFC，并于晨 8：00 采血测定血浆 ACTH 和皮质醇作为对照。

午夜一片法：第 2 日 23：00～24：00 口服地塞米松 0.75mg。

小剂量法：第 2 日开始口服地塞米松 0.5mg。每 6h1 次，连服 2d。

午夜一片法在第 3 日 8：00 采血测定 ACTH 和皮质醇。小剂量法在第 3 日再次留 24h 尿测定 UFC，第 4 日 8：00 采血测定 ACTH 和皮质醇。

判断：正常人及单纯性肥胖人，试验呈阳性反应，即 ACTHA 及皮质醇血浆水平被抑制超过 50%，而库欣综合征及库欣病患者呈阴性反应，即两种物质的血浆水平被抑制＜50%；假性库欣综合征抑制试验呈阴性反应。

大剂量地塞米松抑制试验：如小剂量抑制试验呈阳性结果的患者应继续大剂量地塞米松抑制试验。

方法：在留取尿 UFC 及和对照 ACTH、皮质醇水平的基础上进行。

第 2 日开始口服地塞米松 2mg，每 6h 1 次，连服 2d。第 3 天开始留取 24h 尿测定 UFC，第 4 日 8：00 采血测定 ACTH 和皮质醇。

判断：皮质醇能够被抑制 50% 以上，可诊为垂体性库欣病；如不能够被抑制 50%，则为肾上腺腺瘤、皮质癌或异位 ACTH 肿瘤。但须注意的是，血浆皮质醇值越高者对大剂量地塞米松试验反应越差，极少数患者对地塞米松抑制试验产生矛盾反应。

（2）甲吡酮（SU4885）试验：凡垂体－肾上腺皮质功能正常者，试验后 24h 尿17－生酮17－羟皮质类固醇比试验前增高2倍以上；肾上腺皮质增生者仍可有2倍于基值的增长以上；肾上腺皮质肿瘤为自主性，一般无反应；异源性ACTH综合征者部分可稍升高。

（3）CRH兴奋试验：给垂体性库欣病患者静脉注射羊CRH1－41（100μg或1μg/kg体重）后，血ACTH及皮质醇水平均显著上升，其增高幅度较正常人明显；而大多数异位ACTH综合征患者却无反应。所以，对鉴别诊断有重要价值。

四、影像学检查

1. 肾上腺　近年来肾上腺CT扫描及B型超声波检查，已作为首选的肾上腺定位检查方法。肾上腺增生的CT表现为肾上腺内外支弥漫性增厚和拉长，10%～20%皮质结节增生表现为双侧肾上腺多发性结节。肾上腺腺瘤则表现为界限清晰、质地均匀的直径2cm的圆形实质肿块，常伴对侧肾上腺萎缩。应用CT对肾上腺部位行薄层扫描，其灵敏度很高，可发现肾上腺肿瘤、增生或大结节样增生。肾上腺皮质癌CT表现：①肾上腺区巨大分叶状肿块，＞8cm；②等密度或低密度，中心坏死液化区呈更低密度；③少数瘤周或中心有散在钙化，呈高密度影。B超可有效识别肾上腺肿块，但与超声专家的技术和患者身体状况有关。诊断率可达87%，假阴性率为12%。

2. 垂体　由于80%～90%的垂体ACTH瘤为微腺瘤，应首选蝶鞍磁共振（MRI）检查，目前认为此检查优于CT。而使用蝶鞍CT薄层扫描、冠状位、矢状位和（或）冠状位重建及注射造影剂进行增强扫描等方法，也可以提高垂体微腺瘤的检查发现率。但对垂体微腺瘤的发现率仅为60%。

3. 其他　为发现异位ACTH分泌瘤，均应常规拍摄胸部X线片，如有可疑，则进一步做胸部体层像或CT扫描。为了解患者骨质疏松的情况，应做腰椎和肋骨等X线检查。如为恶性的肾上腺肿瘤或异位ACTH分泌瘤，还应注意是否有其他脏器的转移。

五、治疗

目前常用的治疗方法有手术、放疗和药物三方面。视不同的病因采取不同的治疗手段。皮质醇增多症治疗的目标有四个，首先是降低每天皮质醇分泌量至正常范围；二是治疗后尽可能的不导致永久性内分泌缺陷；三是切除任何有害健康的肿瘤；最后是避免长期用激素。

（1）术前准备：目标是有效纠正糖皮质激素过量分泌所致的损害，对重要脏器进行功能评估，调整机体内环境的恒定。术前准备主要注意以下几个方面。

1）术前应对心脏代偿功能进行确切的评估：及时应用有效降压药物，拮抗糖皮质激素，缩减血容量，减少心脏负荷，改善营养状况。

2）有效控制糖代谢异常：采取严格饮食控制、应用降糖药物或胰岛素，将血糖控制在良好的范围中，有效减少术后并发症。

3）预防感染：高皮质醇血症使机体免疫力低下，组织愈合能力差，术后易发生感染。因此，术前1～2d应常规预防性应用广谱抗生素。对体内已存在的感染灶必须彻底治愈后才能行肾上腺手术。

4）纠正水、电解质紊乱：术前应予纠正低钾、碱中毒、电解质失调和酸碱失衡，尤其是肾上腺皮质腺癌。

5）补充皮质激素：双侧肾上腺手术（腺体切除或腺瘤摘除术）后，会不可避免地出现短暂或永久的肾上腺皮质功能减退和不足。因此，术前1d就应该开始补充糖皮质激素，如果是双侧肾上腺全切除者，应终身补充。

（2）手术方法

1）肾上腺腺瘤：如系单个肿瘤，一般行单侧手术，双侧腺瘤或多发性细小腺瘤必须行双侧切除。腺瘤手术后大多预后良好，在手术后6～12个月，萎缩的肾上腺功能可得到功能上的补偿，如果患者虽经ACTH兴奋，仍不能恢复其必需的功能，则需长期用激素替代治疗。

2）肾上腺皮质腺癌：必须争取及早根治手术切除，一般情况下行肿瘤、肾上腺、同侧淋巴结切除。但多数患者在诊断时即有转移，难以根治，可采用化学疗法。

3）双侧肾上腺增生：一般原则为严重的一侧做全切除，另一侧部分切除。

目前对肾上腺增生或腺瘤的切除，可行腹腔镜下手术，这种手术具有创伤小、出血少、显露清晰、并发症低、恢复快等优点，已逐步代替开放手术。但对于肾上腺巨大原发肿瘤、转移性肿瘤、有粘连浸润的肿瘤仍需开放手术。

（3）术后处理：手术后应注意的情况。①术后要密切观察生命体征，尤其是呼吸、循环系统的监护；②注意肾上腺危象的发生，及时增加皮质激素的用量；③补充营养，预防感染，确保切口的愈合；④激素的使用。

（4）手术前后皮质激素的使用（表9－3）：对双侧肾上腺全切除的患者需要终身用激素替代治疗。

表9－3　皮质醇增多症患者肾上腺切除术前、后激素的应用

日序	肾上腺皮质激素	剂量（mg）	用法
手术前12h	氢化可的松注射液	50.0	加入液体中静滴
手术前2h	氢化可的松注射液	50.0	加入液体中静滴
术中	氢化可的松注射液	100～200	加入5%葡萄糖溶液500～1 000ml中缓慢滴注至肿瘤切除后加快滴注
术后第1天	氢化可的松注射液	100～200	加入液体中静滴
术后第2～4天	氢化可的松注射液	50～100	加入液体中静滴
术后第5～9天	可的松或泼尼松	25.5	口服，每日3次
以后	可的松或泼尼松	25.5	口服，每日3次

2. 药物治疗　库欣综合征的药物治疗主要包括两大类：一类是作用于下丘脑－垂体的神经递质，如赛庚啶、溴隐亭、奥曲肽等；另一类作用于肾上腺皮质，通过阻断皮质醇合成的一些酶以减少皮质醇的生成，可用于术前准备或联合治疗。分述如下：

（1）影响神经递质的药物：

1）血清素拮抗药：如赛庚啶、甲麦角林。

赛庚啶：为5－羟色胺拮抗药，有抗组胺、抗胆碱及抗多巴胺作用，对下丘脑－垂体功能紊乱所致的皮质醇增多症患者部分有效。剂量6mg，每日3～4次口服。

2）多巴胺受体激动药：如溴隐亭、甲麦角林（兼血清素拮抗药和多巴胺受体激动药）。

溴隐亭：可使下丘脑分泌促肾上腺皮质激素释放激素减少，从而减少ACTH的分泌，剂量每天7.5～10mg，分次口服。常用于库欣病的治疗。

3）生长抑素类似物，奥曲肽等：奥曲肽主要作用于腺垂体，其他药物主要作用于中枢。

4）去甲肾上腺素再摄取的阻滞药，如利舍平（利血平），也具有中枢神经递质的调节作用而影响皮质醇的产生。

（2）皮质醇合成的抑制剂：主要作用于肾上腺皮质，抑制皮质醇的合成。

1）11β－羟化酶的阻滞药，如氨鲁米特、甲吡酮、酮康唑、依托咪酯，后二者为细胞色素P450依赖性酶。

甲吡酮（SU4885）：此药主要作用是通过对11β－羟化物的抑制而减少皮质醇的合成。每日1～2g，分4次口服，可增加到4～6g。本品对肾上腺癌肿组织无破坏作用。

酮康唑为广谱抗真菌药，其作用抑制线粒体细胞色素P450依赖酶，包括11β－羟化酶和胆固醇碳链酶，从而阻断皮质醇和胆固醇的合成。应用时从小剂量开始，分次口服。剂量0.2～1.8g/d，维持量0.6～0.8g/d。长期使用应注意监测肝功能。

2）3β－脱氢酶阻滞药，如氨基导眠能、米托坦。

氨基导眠能的作用是抑制胆固醇向孕烯醇酮转换，减少皮质醇的合成。兼有3β－脱氢酶阻滞剂和11β－羟化酶的阻滞剂的作用，剂量0.5～1.0g/d，分次口服。由于氨基导眠能具有阻断碘代谢的作用，故不可长期服用。

米托坦（密妥坦，OP－DDD）系毒性较小的DDD异构体，活性约为DDD的20倍，其作用除抑制皮质醇合成的多种酶之外，还可以引起肾上腺的出血、坏死，导致肾上腺皮质功能低下。用于不能切除的肾上腺皮质癌，已有转移，切除后复发，肾上腺癌切除后的辅助治疗。开始用量每天3～6g，以后可增到8～12g，分次口服，根据24h尿17－羟皮质类固醇和17－生酮高低判断效果，增或减药量。同时可配用少量糖皮质激素和盐皮质激素。

（3）糖皮质激素受体拮抗药：米非司酮（RU486）：抑制21－羟化酶活性，拮抗糖皮质激素。此药还有拮抗雄激素的作用，可引起男性勃起功能障碍和乳腺发育。主要用于不能手术的库欣综合征或库欣病患者，剂量0.3～1.2g/d，分次服用。

3. 放射治疗　本病由于下丘脑－垂体功能紊乱，分泌ACTH过多导致，所以对有些患者可首先选择垂体放射治疗。

（1）深度X线外照射垂体：总剂量45～50Gy，分布于35d内连续或每周6日间歇照射。

（2）重粒子照射垂体：对80%～95%患者有控制作用，但可能1/3患者发生垂体功能减退。

（3）放射性核素内照射垂体：放射性核素^{198}Au、^{90}Yb埋入垂体做内照射，因操作困难，剂量难以控制，已较少应用。

六、其他少见类型的皮质醇增多症

（一）类库欣综合征

1. 医源性皮质醇增多症　这类患者均有长期大量使用类固醇激素类药物的历史，一旦停药反而会导致肾上腺皮质功能减退，发生肾上腺危象，这是由于长期使用皮质激素后使患者垂体－肾上腺轴受抑制所致。

2. 酒精性类库欣综合征　这类患者均有长期大量饮酒史，由于酒精性肝硬化，肝功能损害，肝脏对皮质醇的灭活能力减退，体内皮质醇蓄积所致。戒酒1周后，患者血生化异常即可恢复，患者的皮质醇增多症症状也可逐渐消失。

（二）亚临床皮质醇增多症

定义：由 Charbonnel 等首先描述。仅通过超声波和 CT 查出有肾上腺瘤的患者，而这些肾上腺瘤中约 20% 具有分泌糖皮质激素的能力。通常这些自主分泌糖皮质激素而没有典型库欣综合征临床表现的称为亚临床库欣综合征。这些患者体内的糖皮质激素分泌量较典型的库欣综合征少。仅表现体重增加、皮肤萎缩、脸部不断增大、高血压、肥胖等。

流行病学：亚临床库欣综合征要比典型库欣综合征发病率高。在偶然发现有肾上腺肿块的患者中，5% ~20% 可诊断为亚临床库欣综合征。

亚临床库欣综合征：①并不局限于被查出有肾上腺瘤的患者。②发现具有食物依赖性的亚临床库欣综合征患者，可能的发病机制是由肾上腺组织中有异位抑胃肽（GIP）所造成。被发现者双侧肾上腺均有巨大的结节状肿块，不依赖 ACTH，血浆中皮质醇浓度显著增加。③有报道在 1 型糖尿病患者 90 例血糖控制较差，HbAlc >9% 的患者中，用地塞米松抑制试验来筛选，共有 3 例（3.3%）患有亚临床库欣综合征，其中 2 例为垂体分泌 ACTH 的腺瘤引起的，另 1 例为单侧肾上腺瘤，这 3 例患者的皮质醇增多症均通过手术得以治愈。④在对 78 名患有原发椎骨骨质疏松症的女性和 149 名健康的绝经后女性筛查亚临床皮质醇增多症。患者中有 12 名（15.4%）皮质醇水平增加，其中 3 名通过肾上腺造影查出有单侧的 ACTH 非依赖性腺瘤。⑤亚临床库欣综合征也存在于诸如高血压和患功能性雄激素过多症的女性等。

诊断：地塞米松抑制试验是发现亚临床库欣综合征患者的最好方法。而且更倾向于大剂量地塞米松试验，以减少假阳性结果。同时行促肾上腺皮质激素释放激素（CRH）试验和对昼夜皮质醇节律的分析。①普查试验：午夜 3mg 地塞米松试验；②确认试验：通过大剂量（8mg）地塞米松抑制作用进行确认；③皮质醇增多症程度的评价：CRH 试验过程及皮质醇分泌的昼夜节律。

口服葡萄糖试验对诊断食物依赖性皮质醇增多症有意义，一些有肾上腺肿块的患者在口服葡萄糖后有异常的皮质醇反应，约占 30%。

治疗：对于有亚临床皮质醇增多症的患者进行手术存在争议，实施手术须谨慎。但对于血浆 ACTH 水平较低和尿中游离皮质醇水平升高的患者应考虑手术，这些患者发展成为典型皮质醇增多症的危险较大。具有正常血浆 ACTH 水平，并且尿游离皮质醇正常的患者若符合下列条件之一者，也应考虑实行肾上腺切除术：①年龄在 50 岁以下；②同时患有高血压、肥胖、糖尿病等代谢性疾病者；③有骨质疏松的表现。对于血浆 ACTH 浓度正常且无症状的患者和年龄 >75 岁者，不建议手术治疗。

（三）周期性皮质醇增多症

这一类型的皮质醇增多症较少见。临床特征是皮质醇增多症症状反复、周期性地出现。在发作一时后能自行缓解，以后再出现。周期长短不一。发作时除临床上出现皮质醇增多症的各种症状外，血、尿皮质醇水平增高，同时不受大剂量地塞米松抑制。

多数患者为垂体肿瘤，也可以是非内分泌腺部位的肿瘤或肾上腺具有分泌功能的肿瘤，具有周期性分泌的规律。一般要明确这种分泌规律，至少要有 2 次以上的间歇性周期性发作才能肯定。

每次发作时会出现向心性肥胖、多血质、高血压、水肿、痤疮、夜尿增多、失眠等症状。发作间歇期各种症状可逐渐消失。间歇期激素水平可恢复正常。多次发作后，患者腹部可出现紫纹，糖耐量减低。

（于红俊）

第四节　原发性醛固酮增多症

原发性醛固酮增多症（简称原醛症）是由肾上腺皮质分泌过多醛固酮所引起的综合征，1955 年由 Jerome W. Conn 首先定义并报道了该病（primary aldosteronism，PA），故又称 Conn 综合征。临床上主要表现为高血压，是继发性高血压的常见病因之一，占所有高血压人群的 0.5% ~2%。但近年来其发病率显著升高，有国外学者提出已达 10% ~15%。

一、病因及分类

1. 特发性醛固酮增多症［特醛症（idiopathic hyperaldosteronism，IHA）］　其肾上腺病变为双侧性球状带细胞增生，可伴小或大结节，结节和增生组织分泌过量的醛固酮。患者对肾素 - 血管紧张素的反应增强，醛固酮分泌不呈自主性。取站立位时，血肾素的轻微升高即可使血醛固酮增多。静脉滴注血管紧张素Ⅱ后，患者醛固酮分泌增多的反应较正常人和醛固酮瘤患者为强。既往认为 IHA 的患者只占原醛症的 20% ~30%，近 10 年来有明显的增加。1999 年 Mayo 医院在 120 例被诊断为原醛症的患者中，IHA 占 72%，而醛固酮瘤只占 28%。Stowasser 也报道 IHA 患者约占原醛患者的 2/3。

2. 肾上腺皮质醇瘤（醛固酮瘤、APA）　原认为该病因是原醛症最常见的一种，占原醛症的 70% ~90%，目前这种比例有所改变。瘤体包膜完整，富含脂质，切面呈金黄色，多为一侧单个腺瘤，双侧腺瘤者少见，直径通常 <2cm。多为促肾上腺皮质激素（ACTH）反应型，少数为肾素反应型腺瘤（APRA）。APRA 患者取站立位后可引起血浆肾素变化，从而导致血醛固酮升高。

3. 肾上腺醛固酮癌　占原醛症的 1%，这一类型的肿瘤往往体积大，直径一般在 6cm 以上，切面可见出血、坏死。瘤体分泌大量的醛固酮，还同时分泌糖皮质激素和雄激素。在细胞学上常难以确定肿瘤的恶性性质，如出现转移病灶则可确诊。

4. 原发性肾上腺增生　病理变化为双侧肾上腺结节性增生，并常有一侧较大的结节。与 IHA 不同的是，患者取站立位后血醛固酮下降或不变，尿 18 - 羟皮质醇及 18 - 氧皮质醇升高。一侧肾上腺全部或部分切除可使患者的高血压、低血钾症状得以有效控制。

5. 异位醛固酮分泌肿瘤　极少见，发生于肾内的肾上腺残余肿瘤或卵巢肿瘤，也有发生于睾丸肿瘤的报道。瘤体除分泌大量的醛固酮外，还可分泌皮质醇等其他激素。

6. 家族性醛固酮增多症

（1）家族性醛固酮增多症Ⅰ型：1966 年由 Sutherland 首先报道，患者多为青年起病，肾上腺呈结节性增生，增生部位在球状带或束状带。又称为糖皮质激素可抑制性醛固酮增多症（GRA），既往还称为 ACTH 依赖性醛固酮增多症、地塞米松可抑制性醛固酮增多症。该症多为常染色体显性遗传疾病。发病机制为同源染色体间遗传物质发生不等交换，在第 8 号染色体上 11 - β 羟化酶基因和醛固酮合成酶基因形成一融合基因。融合基因的形成导致醛固酮合成酶在束状带异位表达，并受 ACTH 的调控，所以患者醛固酮分泌可被糖皮质激素抑制。

（2）家族性醛固酮增多症Ⅱ型：该型在 1992 年由 Stowasser 首先报道，病情程度不一。病理类型可为肾上腺腺瘤或增生，抑或同时存在。因此当一个家系中出现两个以上的确诊的原醛症患者，醛固酮不能被地塞米松抑制试验所抑制，且基因学检查无融合基因的存在，即可诊断为家族性醛固酮增多症Ⅱ型。

二、临床表现

1. 高血压　是本病的主要症状，也是最常最早出现的临床表现。血压一般波动在收缩压 20.0～32.0kPa，舒张压 12.0～17.3kPa。高血压的原因主要是由于过量的醛固酮引起潴钠失钾。钠潴留导致血容量增多，血管壁内的钠离子增加，血管对去甲肾上腺素的反应性增强。患者可出现头痛、头晕、耳鸣、弱视等症状。少数表现为恶性高血压，也有极少数患者血压可完全正常。在原发性高血压患者中，原醛症的发生率为 5%～13%，也有文献报道在难治性高血压患者中的发生率高达 20%～40%。常规降压药物治疗降压效果不好，而用排钾利尿药又容易出现低血钾。患者很少出现水肿，这可能与钠离子的“脱逸”现象有关。病程长者可出现脏器的损害，如心、脑、肾等。

2. 低血钾　为本症的另一个特征。患者常常在起床时或久坐后忽感下肢不能自主移动，严重时四肢麻痹和呼吸肌麻痹，吞咽困难等。诱发因素有劳累、服失钾性利尿药［如氢氯噻嗪（双氢克尿塞）、呋塞米等］、受冷、紧张、腹泻、大汗等多种应激。当心肌受累时，常有期前收缩、心动过速等心律失常等症状，有时病情严重血压下降、心室颤动。低血钾往往出现在高血压发生几年后。在很长时间内，低钾血症曾经被认为是原醛症的一个诊断标准，只有当患者有高血压合并低钾时才会疑及原醛症。但实际上原醛症 20% 的患者血钾始终正常。一般认为出现低钾血症是原醛症后期的临床表现，因此，用血钾来判断原醛症的可能性，会出现漏诊。

基于上述的原因，有学者提示有下列情况者要进行原醛症方面的检查：①高血压伴低血钾；②顽固性高血压及高血压用一般降压药疗效不显著者；③儿童、青少年高血压患者；④高血压伴肾上腺偶发瘤；⑤左心室肥大的高血压患者。

3. 其他　多尿烦渴：尤以夜间多尿。由于长期大量失钾，肾小管上皮细胞空泡样变，影响肾小管功能，水重吸收能力降低。患者常诉说多尿、夜尿、烦渴、多饮，尿量可达 3 000ml/d 以上。

阵发性手足搐搦和肌肉痉挛：主要表现为手足搐搦发作与四肢麻痹交替出现，或上肢、下肢麻痹。表现特点是助产士样手、喉鸣、面部肌肉痉挛，严重时全身惊厥，意识丧失。可能的原因为血浆醛固酮升高时，血钾降低，在氢离子和钾离子竞争下钾离子分泌减少，氢离子分泌增多，导致氢离子过多丧失，引起代谢性碱中毒。

三、诊断步骤

目前，对于原发性醛固酮增多症的诊断分为三个步骤，一为筛查诊断；二为确诊诊断；三为分型诊断。

1. 筛查诊断

（1）尿钾测定：原醛症患者尿钾的排出量较大，24h 尿钾如果超过 25～30mmol/L 有临床意义。

（2）血钠、血钾测定：血钠在正常值范围内或略高于正常。多数患者血钾呈持续低血钾状态，测定值在低限或低于低限值，少数患者血钾可在正常范围内。

（3）血醛固酮和尿醛固酮测定：血醛固酮的分泌呈间歇性节律，故应多次测定。一般常测定8：00、16：00血中浓度。24h尿醛固酮测定应在低血钾纠正后进行。

（4）肾素活性测定：应注意的是约有30%的原发性高血压的患者肾素活性低于正常。因此，低肾素活性并非是原醛症所独有。

（5）血浆醛固酮与肾素活性比值：这一方法筛查原醛症被临床普遍接受，比较简单，无须事先给钠负荷。直立位时，该比值>30须考虑原醛症。该检查结合血浆醛固酮浓度>554pmol/L，对诊断原醛症的敏感性和特异性分别为90%及91%。

约20%的原发性高血压患者血浆肾素水平会降低，可导致假阳性结果。而低血钾会降低血浆醛固酮水平，因此需在实验前摄取足够的钾以避免假阴性。另外，试验还受β受体阻断药、噻嗪类利尿药、ACEI以及患者的体位、不同的抽血时间、食盐的摄入量等因素的影响，因此为保证实验室测定结果的可靠性，应矫正低钾，检查前在保证患者安全的前提下，停用上述药物2～4周。另外，此方法个体内、个体间差异性较大，仅37%的患者结果保持恒定，因此，应当多次反复检查。

2. 确诊试验

（1）钠负荷试验：试验前留取24h尿测定醛固酮、钾、钠、肌酐、皮质醇，同时抽血查血钾、血醛固酮、皮质醇、肾素活性。每日进餐高钠饮食，钠负荷>200mg/d，钾的摄入量在60mmol/d，连续3d，后测定24h尿醛固酮量，同时测定24h尿钠和尿肌酐以确认摄入高钠和充足的尿样采集。高钠饮食后不能将尿醛固酮抑制到14μg/24h以下者可确诊原醛症。该实验对确诊原醛症的敏感性和特异性分别为96%及93%。

（2）静脉高钠试验：测基础醛固酮，然后静脉滴注0.9%氯化钠溶液500ml/h，4h后再测量血醛固酮。静滴氯化钠后不能将血醛固酮水平抑制到166.2pmol/L以下者，可确诊为原醛症。

（3）氟氢可的松抑制实验：每6h口服氟氢可的松0.1mg或每12h口服0.2mg，同时予高钠饮食，>200mg/d，连续4d，试验前后测血醛固酮。服药后血醛固酮未被抑制到138.5pmol/L以下者，可确诊为原醛症。

3. 分型试验　原醛症诊断确立后，应进一步区分原醛症的亚型，尤其是醛固酮瘤和特发性醛固酮增多症的鉴别十分重要。

（1）影像学检查：目前CT扫描和磁共振显像仍是原醛症患者术前鉴别诊断的主要手段，但对直径<0.5cm的肿瘤敏感性很低。特发性肾上腺皮质增生可显示双侧肾上腺增大或呈结节样改变。如发现直径>3cm的肾上腺肿块，边缘不光滑，形态呈浸润状，结合病史要考虑肾上腺癌的可能。一般认为，直径在1cm以上的醛固酮瘤，CT的检出率在90%以上。MRI对肾上腺瘤的检出率低于CT，但因MRI无放射性危害，故可用于孕妇的可疑病变诊断。

（2）肾上腺B超检查：简便易行，常用于定位诊断。但一般认为B超可以发现直径>1cm瘤体，对于<1cm者显示正确率不足50%。难以区别小结节与特发性增生之大结节。

（3）直、卧位血浆醛固酮浓度变化：该试验可以有效地区别醛固酮瘤和特发性醛固酮增多症。首先测量卧位血醛固酮水平，后取直立位4h后再测定。70%的特发性原醛症患者直立位后醛固酮浓度较基础值升高33%以上。而50%的醛固酮瘤患者直立位后血醛固酮水平无明显变化或较卧位值下降。

（4）肾上腺静脉导管术：1967年肾上腺静脉抽血检查（AVS）首次被用于醛固酮瘤与特发性醛固酮增多症的鉴别诊断，目前认为AVS是原醛定位诊断的金标准。在两侧肾上腺静脉直接取血能较精确地反映患者两侧肾上腺分泌醛固酮的量，但由于穿刺技术难度高，有创伤性，故一直不被用作常规检查，今后其诊断价值会随着穿刺技术水平的改善而增高。有学者提出，对于体位试验与CT结果不符，或CT阴性、可疑患者，都应进一步行AVS，甚至有条件可扩大至所有原醛症患者。

（5）地塞米松抑制试验：主要用来鉴别糖皮质激素可抑制性醛固酮增多症，受试者每6h口服地塞米松0.5mg，连续2~4d，如服药后血醛固酮水平被抑制，则可确诊为糖皮质激素可抑制性醛固酮增多症。

四、治疗

原醛症的治疗目标是使患者血压、血钾水平恢复正常，降低高血压、低血钾引起的并发症发生率和病死率；使循环中的醛固酮水平正常化，或者阻断醛固酮受体，抑制过量的醛固酮造成对心血管系统的负面效应。

1. 手术治疗

（1）腺瘤及原发性肾上腺增生患者应首选手术治疗；特醛症患者手术疗效欠佳，目前多用药物治疗；GRA患者可用糖皮质激素治疗。

术前予螺内酯100~500mg/d，以纠正低血钾，并减轻高血压，必要时可适当补钾。待血钾正常，血压下降，药物减至维持量时，即行手术。腺瘤患者行腺瘤摘除术，原发性肾上腺增生患者行肾上腺大部切除或单侧肾上腺切除术。术后电解质紊乱迅速得以纠正，多饮、多尿现象逐渐消失，血压呈不同程度下降。

目前，保留肾上腺组织的手术（ASS）得到许多学者的认同。推荐ASS的适应症是：①平扫CT值≤11HU，延迟增强CT值≤37HU；②肿瘤≤3cm；③位置不在肾上腺中央。ASS的优点是可以保留足够多的正常组织及其血供，有研究证实，ASS组和患侧肾上腺全切组总有效率差异无显著性意义，而保留较多肾上腺组织，对血管紧张素及儿茶酚胺反应与正常人相同。

1992年加拿大的Gagner首次采用腹腔镜行肾上腺切除术，目前世界上很多临床中心腹腔镜手术已经成为手术治疗醛固酮瘤的金标准。与开放性手术相比，腹腔镜肾上腺切除术的优点是需要输血和术后止痛的患者少，术后患者能够早期活动和进食，但对增生者手术效果较差。1998年又有创伤更小的针式腹腔镜运用于肾上腺切除术。

（2）围手术期处理：限钠补钾，每日给氯化钾3~4g，钠5g以下；螺内酯每日120~140mg，分次口服，以纠正电解质紊乱，使血压尽量降到正常或基本正常水平。

术后大多数患者血、尿醛固酮浓度迅速下降，电解质紊乱可在数日或数周之内得以恢复，由于患者肾脏潴钠功能较差，血压下降至正常，可能有的患者血压仍高，可用螺内酯治疗。

2. 药物治疗　药物治疗的适应症：①特发性醛固酮增多症；②糖皮质激素可治性的醛固酮增多症患者；③醛固酮腺瘤手术后患者，不能耐受手术或不愿接受手术治疗的患者。常用的药物分述如下：

(1) 螺内酯：与醛固酮竞争性地结合盐皮质激素受体（MR），从而抑制醛固酮的作用，使过量醛固酮无法发挥作用，起到缓解病情的作用。原醛症患者接受螺内酯治疗，收缩压和舒张压可分别下降 40～60mmHg 和 10～20mmHg（1mmHg = 0.133kPa）。一般剂量为 180～240mg/d，分次口服，待症状好转后减为 40～80mg/d。螺内酯除与 MR 结合外，还与雄激素受体、黄体酮受体结合，引起男性乳房女性化、男性勃起功能障碍及女性月经紊乱。螺内酯引起的男性乳房女性化的发生率与剂量相关，当剂量低于 50mg/d 时，发生率为 6.9%；剂量 > 150mg/d 时，发生率为 52%。10% 男性患者服用螺内酯后，可出现乳房女性化伴或伴有乳房疼痛。

(2) 氨苯蝶啶：具有保钾利尿作用但并不竞争性拮抗醛固酮。与噻嗪类药物联合治疗，可以使血压从 168/101mmHg 降至 130/84mmHg。该联用方案有可能为无法耐受螺内酯的患者提供一种有效的治疗选择。

(3) 阿米洛利：对于不能耐受醛固酮受体拮抗药的患者，可以考虑采用阿米洛利治疗。该药阻滞远曲小管和集合管的钠通道，从而促进钠的排出，并抑制钾的分泌，起到排钠、排尿、保钾的作用。但是，阿米洛利不能拮抗醛固酮对器官的损害效应，而且与螺内酯相比较，其针对原醛症的降压效果也显得逊色。如果高血压持续存在，则应增加噻嗪类利尿药。

(4) 钙拮抗药：多种调节因素可以刺激醛固酮产生，钙离子是各条通路的最终交汇点，因而钙拮抗药治疗原醛症是合理可行的途径。它们不仅抑制醛固酮分泌，而且抑制血管平滑肌收缩，减小血管阻力，从而降低血压。

(5) ACEI 和血管紧张素受体阻断药：通过对血管紧张素转化酶的抑制，可以减少特醛症中醛固酮的产生。

(6) 醛固酮增多症的手术治疗效果不佳，肾上腺次全切除并不能缓解症状，因此药物治疗成为该症的首选治疗。一般选用地塞米松 1～2mg/d 或泼尼松 7.5～12.5mg/d，儿童量减半。服药 2 周内即可完全缓解症状，然后根据个体差异选用最适的维持量，保证即可改善症状，又不出现医源性皮质醇增多症。

（于红俊）

第五节　继发性醛固酮增多症

继发性醛固酮增多症（继醛症）是由于肾上腺外的原因引起肾素 - 血管紧张素系统兴奋，肾素分泌增加，导致醛固酮继发性的分泌增多，并引起相应的临床症状，如高血压、低血钾和水肿等。

一、病因

1. 有效循环血量下降所致肾素活性增多的继醛症

(1) 各种失盐性肾病：如多种肾小球肾炎、肾小管性酸中毒等。

(2) 肾病综合征。

(3) 肾动脉狭窄性高血压和恶性高血压。

(4) 肝硬化合并腹水以及其他肝脏疾病。

(5) 充血性心力衰竭。

(6) 特发性水肿。

2. 肾素原发性分泌增多所致继醛症

(1) 肾小球旁细胞增生 (Bartter 综合征) Gitelman 综合征。

(2) 肾素瘤 (球旁细胞瘤)。

(3) 血管周围细胞瘤。

(4) 肾母细胞瘤。

二、病理生理特点

1. 肾病综合征、失盐性肾脏疾病，由于缺钠和低蛋白血症，有效循环血量减少，球旁细胞压力下降，使肾素 - 血管紧张素系统激活，导致肾上腺皮质球状带分泌醛固酮增加。

2. 肾动脉狭窄时，入球小动脉压力下降，刺激球旁细胞分泌肾素。

3. 醛固酮 85% 在肝脏代谢分解，当患有肝硬化时，对醛固酮的清除能力下降，血浆醛固酮半衰期延长，有 30min 延长至 60 ~ 90min。同时由于腹水的存在，刺激球旁细胞肾素分泌增多，两者均可导致患者醛固酮水平明显增高。

4. 特发性水肿是由于不明原因的水盐代谢紊乱所致，水肿所产生的有效循环血量下降刺激肾素分泌增多，导致醛固酮水平增高。

5. 心衰可以使醛固酮的清除能力下降，且有效循环血量不足，均可兴奋肾素 - 血管紧张素系统，使醛固酮的分泌增加。

6. Batter 综合征 (BS)　系常染色体显性遗传疾病，是 Batter 于 1969 年首次报道的一组综合征，主要表现为高血浆肾素活性，高血浆醛固酮水平，低血钾，低血压或正常血压，水肿，碱中毒等。病理显示患者的肾小球旁细胞明显增多，主要是肾近曲小管或髓襻升支对氯离子的吸收发生障碍，并伴有镁、钙的吸收障碍，使钠、钾离子重吸收被抑制，引起体液和钾离子丢失，导致肾素分泌增加和继发性醛固酮增多；前列腺素产生过盛；血管壁对血管紧张素Ⅱ反应缺陷；肾源性失钠、失钾；血管活性激素失调。

目前临床上将 BS 分为 3 型。①经典型：幼年或儿童期发病，有多尿、烦渴、乏力、遗尿 (夜尿增多)，有呕吐、脱水，肌无力，肌肉痉挛，手足搐搦，生长发育障碍。不治疗者可出现身材矮小。尿钙正常或增高，肾脏无钙质沉着。②新生儿型：多发病于新生儿，也可在出生前被诊断。胎儿羊水过多，胎儿生长受限，大多婴儿为早产。出生后几周可有发热、脱水，严重时可危及生命。部分患儿伴有面部畸形，生长发育障碍，肌无力，癫痫，低血压、多饮、多尿。儿童早期被诊断前通常有严重的电解质紊乱和相应的症状。常因高尿钙，早期即有肾脏钙质沉着。③变异型：即 Gitelman 综合征 (GS)。发病年龄较晚，多在青春期后或成年起病，症状轻。有肌无力，肌肉麻木，心悸，手足搐搦。生长发育不受影响。部分患者无症状，可有多饮、多尿症状，但不明显。部分患者有软骨钙质沉积，表现为受累关节肿胀疼痛。是 BS 的一个亚型，但目前也有人认为 GS 是一个独立的疾病。

7. Gitelman 综合征 (GS)　1966 年 Gitelman 等报道了 3 例不同于 BS 的生化特点的一种疾病，除了有低血钾性代谢性碱中毒等外，还伴有低血镁、低尿钙、高尿镁。血总钙和游离钙正常。尿钙肌酐比 (尿钙/尿肌酐) ≤0.12，而 BS 患者尿钙肌酐比 >0.12。GS 患者

100%有低血镁，尿镁增多，绝大多数 PGE_2GE_2 为正常。

8. 肾素瘤 肿瘤起源于肾小球旁细胞，也称血管周细胞瘤。肿瘤分泌大量肾素，可引起高血压和低血钾。本病的特点：①患者年龄轻，但高血压严重；②有醛固酮增多症的表现，有低血钾；③肾素活性明显增加，尤其是肿瘤一侧肾静脉血中；④血管造影可显示肿瘤。

9. 药源性醛固酮增多症 甘草内含有甘草次酸，具有潴钠排钾作用。服用大量甘草者，可并发高血压，低血钾，血浆肾素低，醛固酮的分泌受抑制。

三、临床表现

继发性醛固酮症由多种疾病引起，各有其本身疾病的临床表现，下述为本症相关的表现。

1. 水肿 原有疾病无水肿，出现继醛症时一般不引起水肿，因为有钠代谢“脱逸”现象。原有疾病有水肿（如肝硬化），发生继醛症可使浮肿和钠潴留加重，因为这些患者钠代谢不出现“脱逸”现象。

2. 高血压 因各种原因引起肾缺血，导致肾素－血管紧张素－醛固酮增加，高血压发生。分泌肾素的肿瘤患者，血压高为主要的临床表现。而肾小球旁细胞增生的患者，血压不高为其特征。其他继醛症患者血压变化不恒定。

3. 低血钾继醛症的患者往往都有低血钾。

四、实验室检查与特殊检查

1. 血清钾为1.0～3.0mmol/L，血浆肾素活性多数明显增高，在27.4～45.0ng/（dl·h）[正常值1.02～1.75ng/（dl·h）]；血浆醛固酮明显增高。

2. 24h 尿醛固酮增高。

3. 肾上腺动脉造影，目的是了解有否肿瘤压迫情况。

4. B 型超声波探查对肾上腺增生或肿瘤有价值。

5. 肾上腺 CT 扫描，磁共振检查是目前较先进的方法，以了解肿瘤的部位及大小。

6. 肾穿刺，了解细胞形态，能确定诊断。

五、治疗

1. 手术治疗 手术切除肾素分泌瘤后，可使血浆高肾素活性、高醛固酮症、高血压和低血钾性碱中毒所致的临床症状恢复正常。

2. 药物治疗

（1）维持电解质的稳定：低钾的患者补充钾盐是简单易行的方法，口服或静脉输注或肛内注入。手足搐搦或肌肉痉挛者可给予补钙、补镁。

（2）抗醛固酮药物：螺内酯剂量根据病情调整，一般每天用量60～200mg。螺内酯可以拮抗醛固酮作用，在远曲小管和集合管竞争抑制醛固酮受体，增加水和 Na^+、Cl^- 的排泌，从而减少 K^+、H^+ 的排出。

（3）血管紧张素转换酶抑制药：ACEI 应用较广，它可有效抑制肾素－血管紧张素－醛固酮系统，阻断 ATⅠ向 ATⅡ转化，有效抑制血管收缩，减少醛固酮分泌，帮助预防 K^+ 丢失。同时还可降低蛋白尿，降高血压等作用。

（4）非甾体类抗炎药：吲哚美辛应用较广，它可抑制 PG 的排泌，并有效抑制 PG 刺激的肾素增高，保持血压对血管紧张素的反应性。另外，还有改善患儿生长发育的作用。GS 患者因 PGE_2GE_2 为正常，故吲哚美辛 GS 无效。

六、预后

BS 和 GS 两者均不可治愈，多数患者预后较好，可正常生活，但需长期服药。

（于红俊）

第六节　原发性肾上腺皮质功能减退症

肾上腺皮质功能减退是由于双侧肾上腺破坏引起的肾上腺皮质功能减退。按病因可分为原发性与继发性两类，原发性者又称艾迪生病（Addison disease）。该病于 1856 年被命名，可以由于自身免疫、结核、真菌、艾滋病等感染或肿瘤转移、淋巴瘤/白血病浸润、淀粉样变、双侧肾上腺切除、长期应用肾上腺酶系抑制药或细胞毒药、血管栓塞等原因破坏双侧肾上腺的绝大部分（90%以上），引起肾上腺皮质激素分泌不足所致。Addison 病多见于成年人，老年人和幼年者较少见，患病率为每百万人口 40 110 人，在结核病发病率高的国家和地区，肾上腺结核仍是本病的首要原因，结核性者男多于女，而另一常见病因自身免疫所致“特发性”者，则女多于男。

一、病因

1. 特发性功能减退　是最常见的引起肾上腺皮质功能减退的原因，发生与自身免疫有关，自身免疫过程使两侧肾上腺皮质被毁，特点为肾上腺萎缩，皮质的三带结构消失，伴淋巴细胞浸润。患者血中可检出针对肾上腺的抗体，以及其他自身抗体，如胃壁细胞抗体、胰岛素自身抗体等。常伴有其他器官自身免疫性疾病，如特发性甲状腺功能减退等。

2. 肾上腺结核　占 80%左右，随着结核病的控制其发病率也减少。结核侵犯到肾上腺组织，当皮质破坏达 50%时才出现临床症状。一般来说，肾上腺结核病变发生在结核病感染的较后期，大多在初次感染 5 年以后，半数在初次感染 10 年以后。

3. 其他少见原因　恶性肿瘤、全身性真菌感染、全身淀粉样变性、先天性肾上腺发育不全等。

二、临床表现

Addison 病典型者诊断并不困难，临床上有乏力、食欲减退、体重减轻、血压降低、皮肤黏膜色素增加、低血钠、高血钾、血糖偏低、血与尿皮质醇降低、血浆 ACTH 明显增高。主要表现有以下几个方面。

1. 皮肤、黏膜色素沉着　为本病特征。发生在面部、四肢等暴露处，关节屈面，皱纹多受摩擦之处；牙龈、舌、口腔黏膜处；指（趾）甲根部、瘢痕、乳晕、外生殖器、肛门处。其产生原因为血皮质激素水平下降，对垂体释放的 ACTH 负反馈抑制减弱，使 ACTH 分泌增多，而 ACTH 前，13 个氨基酸与黑色素细胞刺激素（MSH）结构完全相同，故导致皮肤、黏膜黑色素沉着。

色素沉着是鉴别原发性和继发性肾上腺皮质功能减退症的主要依据之一。继发性者由于ACTH 分泌减少，皮肤非但不会色素沉着，反而颜色会变淡。

2. 乏力 为本病早期出现的症状，虚弱无力，精力不充沛，思想不集中等。其发生原因是糖激素、盐激素等缺乏所致的蛋白质、糖代谢紊乱，电解质失调、脱水而引起。

3. 心血管症状 低血压和心脏缩小，经常头晕眼花，血压有时低于10.7/6.7kPa。心脏浊音界缩小，X 线显示心影缩小。

4. 消化道紊乱 消化道症状的出现表示病情比较严重，有食欲缺乏、恶心，呕吐、腹胀、腹泻、腹痛等胃肠功能紊乱症状。患者喜食咸食，有的患者因得不到钠的补充而出现肾上腺皮质功能危象。

5. 低血糖症状 在剧烈活动后易出现饥饿、心慌、软弱、出虚汗等，严重时视物模糊、复视、精神失常，甚至昏迷。

6. 体重进行性下降 体重的降低与病程和轻重程度有关。一般是由于消化道症状引起。

7. 神经系统症状 精神萎靡、淡漠、记忆力减退、失眠等。

8. 性功能紊乱 女性腋毛、阴毛稀少，月经失调、闭经；男性阳痿，毛发减少。

9. 长期激素分泌不足，抵抗力低下 表现在对各种刺激抵抗力减弱，特别在应激时，如感染、创伤等可诱发急性肾上腺皮质功能危象。

三、实验室检查

1. 血浆皮质醇测定 于晨8：00，16：00 及24：00 3 次抽血检测皮质醇水平，呈低平曲线，血浆水平应低于正常或昼夜节律性消失。

2. 24h 尿游离皮质醇 大多数患者常低于正常或正常低限，但也有部分患者可以为正常，但是对激发试验无反应。

3. 血浆 ACTH 测定 原发性者 ACTH 明显升高，继发于垂体功能低下者则低于正常。

4. 水负荷试验 正常人在20min 内饮水1 000ml，在3h 内几乎全部排出，每分钟最高排尿量 >10ml；而本病患者 <4ml。而给予泼尼松 10mg 后，尿量大增或接近正常水平。在试验中或后应密切观察，如出现水中毒的表现，立即给予糖皮质激素。在试验结束时如尿量很少，应给予泼尼松 10mg。血钠过低者不宜行水负荷试验。

5. ACTH 刺激试验 ACTH 刺激肾上腺皮质激素分泌激素，是反映肾上腺皮质储备功能的方法，在原发性者连续刺激2～5d，无反应，轻者早期可有低反应。

6. 血象 血红细胞、血红蛋白、中性粒细胞、血小板轻度降低，是由于刺激骨髓造血作用减弱所致。

7. 电解质 血清钠、氯低于正常，血清钾增高。

8. 空腹血糖 低于正常，行75g 葡萄糖耐量试验呈低平曲线。

四、治疗

1. 一般治疗 宜进富于营养易消化的饮食，特别是增加食盐的进量，每日10～15g。补充多种维生素，并维持水、电解质平衡，纠正脱水，必要时补充氯化钾溶液对恢复血容量和改善血循环功能有重要意义。

2. 基础激素替代治疗

（1）糖皮质激素替代治疗：

1）氢化可的松（皮质醇）为首选药物，对保持糖代谢和防止危象有重要作用。剂量每日 20～60mg，分别于早餐后给 2/3 量，午餐或晚餐后给 1/3 量。

2）可的松需经肝脏转化为氢化可的松，才能发挥生理作用。剂量：每日20～37.5mg，服用方法同上。

口服皮质醇或可的松的不足之处：一是血药浓度波动过大，口服 30min 后血药浓度很快达到高峰，随即下降，半衰期约为 80min，导致夜间及次晨服药前血药浓度过低，不能真正模拟激素的生理作用模式；二是易出现乏力、恶心，对 ACTH 的负反馈抑制也不够充分，色素沉着消退不够满意，极少数患者尚可出现垂体 ACTH 细胞增生，甚至形成 ACTH 瘤。人工合成的中长效制剂血药浓度稳定，生理作用更平稳，近年有主张用中长效制剂，如泼尼松，取代短效的皮质醇或可的松，但缺点是潴钠作用较弱。如果采用，则必须补充足够食盐及加用盐皮质激素。此外，泼尼松在人体内必须经 C1～2 位加氢还原为皮质醇后才有活性，故在有肝病情况下使用时必须注意。

3）泼尼松龙（去氢氢化可的松）为皮质醇的衍化物，经肝脏转化为去氢氢化可的松，才能充分发挥生理效应，剂量：5～15mg/d。

糖皮质激素的给药方式一般模仿激素分泌周期，在 8：00 服皮质醇 20mg（或可的松 25mg），16：00 服皮质醇 10mg（或可的松 12.5mg）。若采用泼尼松、泼尼松龙或地塞米松替代，则宜在睡前给药，用量为泼尼松或泼尼松龙 5～7.5mg 或地塞米松 0.25～0.75mg。

（2）盐皮质激素替代治疗：盐皮质激素为生理性储钠激素。经糖皮质激素合并高盐饮食治疗不够满意时，可同时应用储钠激素。①9α－氟氢可的松：每天上午 8：00 1 次口服 0.05～0.15mg，为首选药，也许是许多国家唯一使用的盐皮质激素；②醋酸去氧皮质酮（DOCA）油剂：每天 1～2mg 或隔天 2.5～5.0mg 肌内注射，可用于不能口服的患者；③三甲基醋酸去氧皮质酮：每次 25～50mg 肌内注射，潴钠作用可持续 3～4 周；④甘草流浸膏：每次 3～5ml，每天 2～3 次，稀释后口服，有类似去氧皮质酮的作用，但作用较弱。

在盐皮质激素服用的过程中：①为避免盐皮质的副作用，开始宜用较小剂量，如每日口服 9α－氟氢可的松 0.05mg 或肌注醋酸去氧皮质酮 1mg，然后根据疗效调整。剂量不足时仍感乏力、低血压、高血钾和低血钠；剂量过大会出现水肿、高血压、低血钾，甚至发生心力衰竭。②有肾炎、高血压、肝硬化和心功能不全者用药须格外小心。如出现过量的表现，即应停药数天，限盐、补钾，必要时用利尿药，等体内水钠过多现象消失后，再用较小剂量的储钠激素。

3. 应激时的激素治疗　在应激时，需增加激素的补充量，否则易发生肾上腺皮质危象。

（1）轻度应激：如感冒、拔牙等。在基础皮质醇剂量上，每日增加 50mg 左右，应激过后，渐减至原来基础用量。发生胃肠道紊乱，伴有呕吐或腹泻时，应将口服制剂改为静脉滴注，剂量较基础增加 50mg 左右（可用皮质醇 100mg）或地塞米松 5mg，并静脉补充适量水及电解质。

（2）重度应激：如手术或严重感染，每日皮质醇总量不得少于 300mg。①大手术前应使体内有皮质激素储备可在术前 12h 及 2h 时各肌注醋酸可的松 100mg，或在手术前 1h 每 8h 肌注琥珀酸氢化可的松 75mg。②手术时在静脉补液中加皮质醇 100mg，如血压下降，应加快皮质醇滴速，并在100mg滴完后继续应用直到病情好转。③手术后第1日每6h肌注醋酸可的松50mg，第2、3日可每8h肌注1次，第4、5日每12h肌注1次，第6、7日如病情稳定，可改为口服，每8h服皮质醇20mg或可的松25mg，以后可递减至基础维持量。如发生手术并发症，激素剂量应在并发症好转后再逐步减少。

4. 其他情况发生时的激素替代治疗

（1）妊娠或分娩：在妊娠前3个月，如有呕吐等反应，不能口服激素时，可改用肌内注射，并注意维持水、电解质代谢的正常和补充葡萄糖。自妊娠2～3个月起直到分娩前，激素的需要量与妊娠前基本相同或略有增减。分娩开始后应给予氢化可的松200mg肌注。如为剖宫产就应该在术前8h起，每8h肌注氢化可的松100mg，术前再肌注100mg。

（2）伴发糖尿病：在糖尿病患者合并有肾上腺皮质功能减退后，对胰岛素的需要量减少，易出现低血糖，应减少胰岛素的用量，少食多餐。

（3）合并甲状腺功能减退：应首先使皮质激素替代完成，后再进行甲状腺功能的替代，避免诱发肾上腺皮质危象。同时采用甲状腺片或甲状腺素时，应从小剂量开始，逐渐地增加剂量。

（4）合并甲状腺功能亢进：甲亢时体内各种物质代谢加速，氢化可的松的分解也加速，会促使肾上腺皮质功能减退的症状恶化。在甲亢未控制时，患者对皮质激素的需求量增加2倍。随着甲亢的控制，皮质激素的需求量也会逐渐减少。如甲亢需手术治疗，则应按甲亢的术前处理原则进行，同时也要对肾上腺皮质功能减退症进行术前处理。

（5）合并结核：有结核活动时，皮质激素有可能促进结核的播散。但患者依然需要类固醇双倍的基础维持量。临床必须小心监护。待结核稳定后逐渐减量。同时进行积极的抗结核治疗。

（6）其他：溃疡病、精神病：应用糖皮质激素量应减少1/4～1/3。黑色素沉着可给予大量维生素C长期治疗，黑色素沉着有望减退。用葡萄糖液加入维生素C 1g，静滴每日1次，数周后也可渐见效。

五、部分艾迪生病

本病又称隐匿性艾迪生病，为相对性肾上腺功能不全。本病临床症状不明显，特征及实验室检查可正常或低下。

1. 临床特点　①皮肤和黏膜可有类似艾迪生病的色素沉着；②平时无任何症状，偶有疲乏；③有感染、手术、创伤、过劳时，出现肾上腺皮质功能不足的表现；④血浆皮质醇、尿17－羟、17－酮类固醇可正常或减少。ACTH兴奋试验，尿17－羟、17－酮排泄和血浆皮质醇浓度均不增加。

2. 治疗　平时不需要激素治疗，在感染、创伤、手术等应激情况时，须适当使用糖皮质激素，并补充食盐等。

（于红俊）

第七节　肾上腺危象

肾上腺危象是指由各种原因导致急性肾上腺皮质激素分泌不足或缺如而引起的一系列临床症状，病情凶险，进展急剧，如不及时救治可致休克、昏迷、死亡。

一、病因

1. 原有慢性肾上腺皮质功能减退症加重　因感染、创伤、手术、胃肠紊乱、妊娠、分娩或停用激素等诱发原有的慢性肾上腺皮质功能减退症加重，诱发肾上腺危象。

2. 药物　长期（2 周以上）使用大剂量皮质激素治疗的患者，如泼尼松 20mg/d 或相当剂量的其他剂型。垂体－肾上腺皮质功能受到反馈抑制，导致继发性肾上腺皮质萎缩，ACTH 分泌减少。在突然中断用药、撤药过快或遇到严重应激情况而未及时增加皮质激素时，可使处于抑制状态的肾上腺皮质不能分泌足够的肾上腺可的松而诱发危象。此外，腺垂体功能减退患者在肾上腺皮质未替代完全时，使用甲状腺制剂，亦可诱发危象。

3. 急性肾上腺出血　①新生儿难产、窒息、剧烈复苏过程中，成人腹部手术致肾上腺创伤，肾上腺内充满大量血液。②严重败血症：主要为脑膜炎双球菌性败血症，致弥散性血管内凝血（DIC），多见于儿童。肾上腺内有大片出血或有许多小出血区。出血部位主要在髓质及皮质的网状带，同时有散在的多发性血栓形成。③双侧肾上腺静脉血栓形成：多见于成人，髓质部位的出血重于皮质，有时在皮质外周还有一圈正常组织。④肾上腺出血是全身出血性疾病如白血病、血小板减少性紫癜的表现之一。⑤心血管手术及器官移植手术中抗凝药物使用过多均可导致肾上腺出血而诱发危象。

4. 肾上腺切除术后　双侧切除或一侧因肾上腺肿瘤切除，而对侧肾上腺已萎缩，对 ACTH 的刺激不起反应，术后未及时进行激素的替代，均可引起急性肾上腺皮质功能衰竭。

5. 先天性肾上腺羟化酶缺陷　致皮质激素合成受阻。

二、临床表现

肾上腺危象的临床表现因病因不同而有各自的临床特点，也有共同的临床表现。一般分为两个方面，一为急性肾上腺皮质功能减退的临床表现。二为促发或导致急性肾上腺皮质功能减退的疾病的症状。全身症状表现为精神萎靡、乏力；出现中、重度脱水，口唇及皮肤干燥、弹性差；大多有高热，有时体温也可以正常或低于正常；原有肾上腺皮质功能减退的患者发生危象时皮肤黏膜色素沉着加深；症状大多为非特异性，起病数小时或 1～3d 后病情急剧恶化。各系统主要表现如下。

1. 循环系统　由于水、钠大量丢失，血容量减少，表现为脉搏细弱、皮肤湿冷，四肢末梢冷而发绀，心率增快、心律失常，血压下降、直立性低血压，虚脱，严重时出现休克。

2. 消化系统　糖皮质激素缺乏致胃液分泌减少，胃酸和胃蛋白酶含量降低，肠吸收不良以及水、电解质失衡，表现为厌食、腹胀、恶心、呕吐、腹泻、腹痛等。肾上腺动、静脉血栓引起者，脐旁肋下 2 指处可突然出现绞痛，迅速加重，出现呕吐。白细胞多增高。

3. 神经系统　精神萎靡、烦躁不安或嗜睡、谵妄或神志模糊，重症者可昏迷。低血糖者表现为无力、出汗，视物不清、复视或出现低血糖昏迷。

4. 泌尿系统　由于血压下降，肾血流量减少，肾功能减退可出现尿少、氮质血症，严重者可表现为肾功能衰竭。

5. 其他　原发性疾病的表现。

三、实验室检查

可出现下列的改变：①低血糖；②血中尿素氮增高；③低血钠；④可有高血钾，也可以为正常或降低；⑤血浆氢可的松降低；⑥血常规及白细胞总数和中性粒细胞明显升高；⑦血小板计数减低，部分患者可出现凝血时间延长，凝血酶原时间延长。

临床上怀疑有急性肾上腺皮质功能减退时，应立即抢救，不要等实验室检查结果。

四、诊断及鉴别诊断

在原有慢性肾上腺皮质功能减退症基础上发生的危象诊断较容易。若既往无慢性肾上腺皮质功能减退症病史，诊断比较困难。临床上对于有下列表现的急症患者应考虑肾上腺危象的可能：①所患疾病并不严重而出现明显的循环衰竭以及不明原因的低血糖；②难以解释的恶心、呕吐；③体检发现皮肤、黏膜有色素沉着、体毛稀少、生殖器官发育差；④既往体质较差以及休克者经补充血容量和纠正酸碱平衡等常规抗休克治疗无效者。

本症应与感染性休克等内科急症进行鉴别。感染性休克常以严重感染为诱因，在毒血症或败血症的基础上伴有 DIC。有时二者在临床上难以区分，但治疗原则相似，鉴别困难时可不予严格区分，诊断和治疗同时进行，以期稳定病情，挽救生命。

五、临床治疗

治疗原则是补充肾上腺皮质激素，纠正水、电解质紊乱和维持酸碱平衡，并给予抗休克、抗感染等对症支持治疗。同时应积极地处理诱发疾病。

1. 积极补充肾上腺皮质激素

（1）糖皮质激素的补充：

1）氢化可的松（皮质醇）：为治疗时的首选药物，对保持糖代谢和防止危象有重要作用。立即静注氢化可的松或琥珀酰氢化可的松 100mg，以后每 6h 静滴 100mg。第 1 天氢化可的松总量约 400mg，第 2、3 天可减至 300mg，分次静滴。如病情好转，继续减至每日 200mg，继而每日 100mg。待患者呕吐症状消失，全身状况好转可改为口服。当口服剂量减至每日 50 ~ 60mg 时可加用盐皮质激素。

2）可的松（可的松）需经肝脏转化为氢化可的松，才能发挥生理作用。每日维持补充剂量为 20 ~ 37.5mg。

3）泼尼松龙（去氢氢化可的松）：为皮质醇的衍化物，经肝脏转化为去氢氢化可的松，才能充分发挥生理效应，剂量：5 ~ 15mg/d。

（2）盐皮质激素的补充：为生理性储钠激素，经糖皮质激素合并高盐饮食治疗不够满意时，可同时应用储钠激素。

1）9α - 氟氢可的松：每日 0.05 ~ 0.2mg，早晨 1 次口服，潴钠作用比氢化可的松强 100 倍。

2）醋酸去氧皮质酮油剂（DOCA 油剂），适用于低血压、低血钾和血容量减少的患者。每日或隔日肌注 2.5 ~ 5mg。

3）三甲基醋酸去氧皮质酮，每日肌注 25 ~ 50mg。

4）甘草流浸膏：有类似去氧皮质酮的作用，每日 10 ~ 15mg，分次口服，其作用较小，最好与 DOCA 合用。

2. 纠正水、电解质紊乱　补液量及性质视患者脱水、缺钠程度而定，如有恶心、呕吐、腹泻、大汗而脱水、缺钠较明显者，补液量及补钠量宜充分；相反，由于感染、外伤等原因，且急骤发病者，缺钠、脱水不至过多，宜少补盐水为妥。一般采用 5% 葡萄糖生理盐水，可同时纠正低血糖并补充水和钠。应视血压、尿量、心率等调整用量。还须注意钾和酸碱平衡。血钾在治疗后会出现急骤下降。

3. 对症治疗　降温、给氧，有低血糖时可静注高渗葡萄糖。补充皮质激素、补液后仍休克者应予以血管活性药物。有血容量不足者，可酌情输全血、血浆或人血白蛋白。因患者常合并感染，须用有效抗生素控制。

4. 治疗原发病　在救治肾上腺危象的同时要及时治疗原发疾病。对长期应用皮质激素的患者须考虑原发疾病的治疗，如有肾功能不全者应选用适当的抗生素并调整剂量。因脑膜炎双球菌败血症引起者，除抗感染外，还应针对 DIC 给予相应治疗。

（王　黎）

第八节　库欣综合征

库欣综合征（Cushing syndrome）又称皮质醇增多症，是一组因下丘脑－垂体－肾上腺（HPA）轴调控失常，肾上腺皮质分泌过多糖皮质激素而导致的以向心性肥胖、满月脸、多血质外貌、紫纹、高血压、继发性糖尿病和骨质疏松等症状为表现的临床综合征，包括垂体或者垂体外分泌 ACTH 的肿瘤，肾上腺皮质肿瘤或者结节以及外源性糖皮质激素过多。1912 年，由 Harvey Cushing 提出此病系垂体嗜碱性微小腺瘤所引起，并经尸解证实。后为缅怀其卓越贡献，遂命名为库欣综合征。库欣综合征可在任何年龄发病，但多发于 20～45 岁，成人多于儿童，女性多于男性，男女比例为 1 ∶ 3～1 ∶ 8。

一、分类与病因

库欣综合征按其病因可分为促肾上腺皮质激素（ACTH）依赖性和非依赖性两大类。

（一）ACTH 依赖性库欣综合征

指下丘脑－垂体或垂体以外的某些肿瘤组织分泌过量 ACTH 和（或）促肾上腺皮质激素释放激素（CRH），引起双侧肾上腺皮质增生并分泌过量的皮质醇，包括垂体性库欣综合征即库欣病（Cushing's disease）、异位 ACTH 综合征和异位 CRH 综合征。

最常见的为库欣病，由垂体分泌过量 ACTH 引起，占库欣综合征的 65% ～75% 。经蝶垂体手术探查和病理组织证实垂体腺瘤在库欣病患者中占 90% 以上。摘除腺瘤后，80% 以上的患者可获得缓解，而且其中多数患者还会出现暂时性的垂体－肾上腺皮质功能减退。个别垂体 ACTH 瘤可向颅内其他部位及远处转移。外科手术发现垂体来源的 ACTH 肿瘤可为微腺瘤（直径 <10mm；50% 直径 ≤5mm）或垂体巨腺瘤（直径 >10mm）或促肾上腺皮质激素细胞弥漫性增生。

异位 ACTH 综合征指垂体以外的肿瘤组织分泌过量的有生物活性的 ACTH 或 ACTH 类似物，刺激肾上腺皮质增生，使之分泌过量皮质醇、盐皮质激素及性激素所引起的一系列症状，约占库欣综合征的 15% 。国外文献报道最多见的病因为肺部或支气管肿瘤，约占 50% ，其次分别为胸腺及胰腺肿瘤，各约占10%，还可有甲状腺髓样癌、嗜铬细胞瘤、胃肠道及生殖系统、前列腺等部位的肿瘤。

异位CRH综合征是由于肿瘤异位分泌CRH刺激垂体ACTH细胞增生，ACTH分泌增加。

ACTH依赖性库欣综合征由于过量ACTH的长期刺激，双侧肾上腺皮质多呈弥漫性增生，主要引起肾上腺束状带细胞增生肥大。

（二）ACTH非依赖性库欣综合征

指肾上腺皮质肿瘤或增生导致自主分泌过量皮质醇，主要为肾上腺皮质腺瘤和腺癌，分别占库欣综合征的10%和6%，且多为单侧。双侧肾上腺皮质腺瘤罕见，可为一侧优势一侧为无功能腺瘤，也可为两侧皆为功能性腺瘤。肾上腺皮质腺瘤或癌自主分泌过量的皮质醇引起血皮质醇升高，使下丘脑CRH和垂体ACTH细胞处于抑制状态，血中ACTH水平通常较正常减低，腺瘤以外同侧肾上腺及对侧肾上腺皮质萎缩。肾上腺皮质结节样增生少见，仅占1%以下，包括原发性色素沉着结节性肾上腺皮质病（primary pigmented nodular adrenocorticaldisease，PPNAD），促肾上腺皮质激素非依赖性大结节样肾上腺增生（AIMAH）和抑胃肽依赖性库欣综合征。

PPNAD是一种罕见的库欣综合征类型。此病以双侧肾上腺皮质多发性自主分泌的色素沉着结节伴结节间皮质组织萎缩为特征。发病年龄早，临床症状轻，通常与Carney综合征（Carney complex，CNC）相关联。1980年至2002年上海交通大学医学院附属瑞金医院共诊断7例PPNAD患者，占该院肾上腺肿瘤及瘤样病变总数的0.18%。Carney综合征为一复杂的临床症候群。1985年Carney第一次发现包括黏液瘤、点状色素沉着、内分泌腺功能亢进等在内的一系列症状和体征，并可在家系中呈显性遗传；后人将之命名为Carney综合征。从该病发现至今，在超过400例CNC患者中约有一半为家族性聚集。分子遗传学研究发现该综合征在家族中呈显性遗传，并与17q22-24区域相连锁，区域内cAMP依赖性蛋白激酶Aa调节亚基（PRKARIA）基因突变，已经在45%的家系及散发患者中证实是导致CNC的原因。在CNC各种症状中PPNAD发病占所有CNC的25%，其作为惟一可以遗传的库欣综合征，是CNC最常累及的内分泌腺瘤病变。PPNAD双侧肾上腺的病理改变以大体表现正常或稍大为主，重量0.9~13.4g，平均9.6g。切面显示肾上腺皮质散在的色素性小结节，大小1~3mm不等，颜色从棕黄色到黑褐色，也可深入皮髓质交界处甚至肾上腺周围脂肪组织。镜下：结节内细胞呈圆形或多角形，排列致密，胞质丰富，呈嗜酸性，内含嗜碱性色素颗粒-脂褐素，免疫组化显示富含各种产生激素的细胞内酶，结节间的皮质细胞可有明显萎缩。

AIMAH发病率低，为ACTH非依赖性，双侧肾上腺呈皮质结节样增生。目前病因虽未完全明确，但已发现抑胃肽（GIP）、黄体生成激素/人绒毛膜促性腺激素（LH/HCG）、精氨酸加压素（AVP）、β_2肾上腺素能受体在肾上腺异常表达可引起AIMAH。有库欣综合征的典型临床表现，大剂量地塞米松抑制试验（HDDST）不能被抑制，血浆ACTH水平低，大多数检测不到。CT或MRI提示双侧肾上腺显著增大，可见单一或多个大结节。碘化胆固醇同位素扫描证实双侧肾上腺皮质功能亢进。

（三）其他特殊类型的库欣综合征

医源性库欣综合征是由于长期服用较大剂量外源性糖皮质激素所致，停药后症状可缓解。其他还有周期性库欣综合征、异位肾上腺组织肿瘤、儿童库欣综合征、应激性库欣综合征和糖皮质激素受体病、糖皮质激素过度敏感综合征等。

周期性库欣综合征较少见，皮质醇分泌过多呈周期性，周期长短不一，能自行缓解，但症状可反复发作。疾病发作期血尿皮质醇可很高，且不受地塞米松抑制，大剂量地塞米松抑制试验甚至可呈反常性升高；间歇期血、尿皮质醇多在正常范围内。约半数患者的病因为垂体依赖性库欣病，其次多见者为异位 ACTH 综合征（约 40%），报道的病例主要为位于胸腺、肺、胃、肾的类癌。约 10% 为肾上腺病因所致，包括 ACTH 非依赖性肾上腺增生，如小结节增生症。少数患者病因诊断不明。库欣综合征呈周期性发作的机制尚不明，依赖垂体 ACTH 的患者中、部分用多巴胺促效剂溴隐亭或血清素拮抗剂赛庚啶有一些效果。少数患者同时有下丘脑病变。有垂体微腺瘤者，切除后可治愈。

儿童库欣综合征较少见，男女儿童发病率相等，10 岁以上患儿多为增生，小于 10 岁者多为肿瘤，异位 ACTH 综合征罕见。除库欣综合征临床症状外，常可见生长发育受到抑制，生长缓慢，骨骼发育延迟。腺瘤和癌肿患者尚可有糖皮质激素过多伴雄激素过多体征，生长过速，且可出现男性化征象，如面部痤疮、多毛、性早熟等。

二、临床表现

库欣综合征主要是由于皮质醇长期分泌过多引起的蛋白质、脂肪、糖、电解质代谢紊乱，并可干扰多种其他激素的分泌。库欣综合征的临床表现有多种类型。①典型病例：表现为向心性肥胖、满月脸、多血质、痤疮、紫纹、血压增高、月经失调、性功能障碍等。多为垂体性库欣病、肾上腺腺瘤、异位 ACTH 综合征中的缓进型。②重型：主要特征为体重减轻、摄食减少、高血压、重度低血钾性碱中毒、浮肿、肌无力，多为迅速进展的异位 ACTH 综合征、肾上腺癌肿。③早期病例：以肥胖为主，向心性不够显著，血压稍高，一般情况较好，尿游离皮质醇稍增高，小剂量地塞米松试验可有一定程度的抑制。④年龄较大以并发症为主就诊者，如心衰、脑卒中、病理性骨折、精神症状或肺部感染，库欣综合征易被忽略。⑤成年男性出现女性化，或女性明显男性化应怀疑肾上腺癌。

1. 脂代谢紊乱　多数患者为轻到中度肥胖，主要由于血皮质醇水平升高引起脂肪代谢紊乱、体内胰岛素抵抗引起能量代谢异常所致。初发患者可表现为均匀肥胖，但随着病程进展，由于糖皮质激素引起血糖升高继发高胰岛素血症，使胰岛素敏感区脂肪堆积，肥胖多呈向心性分布。典型的向心性肥胖是指头面部、颈后部、锁骨上窝及腹部脂肪沉积增多，但四肢（包括臀部）正常或消瘦，呈现特征性的满月脸、鲤鱼嘴、水牛背、锁骨上窝脂肪垫和悬垂腹，而四肢相对瘦小。

2. 蛋白质代谢障碍　皮质醇促进蛋白质分解加速，合成减少，因此机体长期处于负氮平衡状态。表现为面部红润，皮肤菲薄，皮下毛细血管清晰可见，呈多血质面容。皮肤弹力纤维断裂，形成宽大、梭形的紫色裂纹。紫纹多见于腹部、大腿内外侧、臀部等处，与皮肤张力增加、蛋白质过度分解有关。典型的紫纹对库欣综合征的诊断有一定的价值。

3. 糖代谢异常　糖尿病的发病率较正常人群高，多为隐性糖尿病。高皮质醇血症使糖异生作用增强，并可对抗胰岛素降血糖的作用，引起糖耐量异常，胰岛素相对不足。部分患者可出现多饮、多尿、多食。

4. 高血压　糖皮质激素有潴钠排钾作用，使机体总钠量明显增加，血容量扩张，通过激活肾素－血管紧张素系统，增强心血管系统对血管活性物质包括儿茶酚胺、血管加压素和血管紧张素Ⅱ的正性肌力和加压反应，抑制血管舒张系统，使得血压上升并有轻度水肿。约80%库欣综合征患者有高血压症状。高血压通常为持续性，收缩压和舒张压均有中度升高。

5. 性功能改变　库欣综合征患者性腺功能均明显减退。因其不仅直接影响性腺，还对下丘脑－垂体的促性腺激素分泌有抑制作用。在女性可引起痤疮、多毛、月经稀少、不规则甚至闭经、不育；男性可有阳痿、性欲减退、睾丸缩小变软等。

6. 肌肉骨骼　四肢肌肉可有萎缩。晚期多见骨质疏松，患者可有明显的骨痛，X线平片可见脊椎压缩性骨折，多发性肋骨骨折等。与糖皮质激素抑制骨基质蛋白质形成，增加胶原蛋白分解，抑制维生素D的作用，减少肠道钙吸收，增加尿钙排泄等有关。

7. 造血系统改变　皮质醇刺激骨髓造血，红细胞计数和血红蛋白含量升高，加之患者皮肤菲薄，故呈多血质外貌。糖皮质激素可破坏淋巴细胞和嗜酸粒细胞，并使中性粒细胞释放增多，故血中中性粒细胞增多而淋巴细胞和嗜酸性粒细胞减少。

8. 电解质及酸碱平衡紊乱　明显的低血钾性碱中毒，主要见于异位ACTH综合征、重型库欣病、肾上腺皮质癌，有关机制为具盐皮质激素活性的去氧皮质酮、皮质酮产生过多，以及皮质醇分泌量过高，超过了肾远曲小管上皮细胞中2型11β－羟类固醇脱氢酶（11β－OH HSD2）将皮质醇转变为无活性皮质素的能力，于是皮质醇作用于盐皮质激素受体（MR）使其激活，发挥潴钠、排钾、泌氢效应。也有认为异位ACTH综合征中高ACTH可抑制11β－OH HSD2的活性。患者尿皮质醇/皮质素代谢物比值升高可作为佐证。

9. 其他　可有神经精神障碍、皮肤色素沉着、感染易感性增加等。约半数库欣综合征患者可有精神状态的改变，轻者表现为失眠，注意力不集中，情绪不稳定，少数表现为抑郁与狂躁交替发生。异位ACTH综合征，由于肿瘤大量分泌ACTH、β－LPH和N－POMC等，多有明显的皮肤色素沉着，具有一定的临床提示意义。大量的皮质醇分泌可抑制机体的免疫功能，中性粒细胞向血管外炎症区域移行能力减弱，自然杀伤细胞数目减少，功能受抑制，患者多易合并各种感染。

三、库欣综合征的诊断

库欣综合征的临床表现多样，有些患者仅表现为不典型和孤立的症状，诊断较难。美国内分泌协会推荐，对于出现与年龄不相符的症状（如高血压、骨质疏松）的患者，出现多种和进行性发展的症状提示库欣综合征可能的患者，身高百分位数减低而体重增加的儿童，合并肾上腺意外瘤的患者应筛查是否存在库欣综合征。对怀疑库欣综合征的患者做出临床决策涉及两个阶段。第一阶段是明确患者是否存在库欣综合征。如果答案为“是”，第二阶段是明确库欣综合征的病因。值得注意的是，在评估前首先应询问详细的病史和进行全身体检，了解有无酒精和外源性糖皮质激素药物应用史（口服、肠外、吸入或表面）。

药物可引起高皮质醇血症，如引起皮质激素结合球蛋白（CBG）升高的药物、合成糖皮质类固醇、ACTH类似物、甘草甜素等。在妊娠期间，血皮质醇浓度会逐渐升高，甚至可有轻度皮质醇增多症的表现，这时需和妊娠合并库欣综合征相鉴别，因为后者引起血皮质醇增高的程度和前者相比无显著差异，两者可通过腹部MRI加以鉴别。

假性库欣综合征，此种状态指临床上有或多或少库欣综合征的表现，同时可有皮质醇分泌异常，但并非持久自主性皮质醇增多症，一旦有关致病因素解除，即可缓解，包括酗酒、抑郁症、某些肥胖患者，以及严重应激状态所致者。应激可提升 ACTH 释放素神经元活性，导致 ACTH 分泌增多，刺激皮质醇的分泌，不过高皮质醇对 ACTH 的反馈抑制仍然存在。①酗酒：患者尿及血浆皮质醇可升高，且不被小剂量地塞米松抑制剂，血浆 ACTH 可为正常或受抑制。对有酗酒史、慢性肝病的临床表现及生化异常者要考虑酗酒所致假性库欣综合征的可能性。发生机制尚未阐明，有“双重打击”假设：慢性肝病可伴皮质醇代谢障碍，加上酗酒患者皮质醇分泌率不但不减，反而增加。此外，有研究显示乙醇可直接刺激皮质醇分泌，失代偿的肝病患者血管加压素上升，可刺激下丘脑－垂体肾上腺轴。在戒酒后，生化异常可迅速恢复正常。②抑郁症：此症患者可出现库欣综合征的激素异常，尿游离皮质醇可升高，原因尚不明，在抑郁症得到缓解后，生化异常可消失。另一方面，库欣综合征患者也常出现抑郁症，需经细微检查以明确诊断。③肥胖症：患者皮质醇分泌率可轻度升高，可能与下丘脑－垂体－肾上腺轴被兴奋有关。血浆皮质醇浓度正常，尿游离皮质醇可为正常或轻度升高。兴奋下丘脑－垂体－肾上腺轴的因素与外周皮质醇代谢增强致皮质醇清除率增高有关，主要是肝中皮质醇素经 1 型 11β－羟类固醇脱氢酶（11β－OH HSD_1）向皮质醇的转化率降低，以及皮质醇向 5α－还原型衍生物的转化增强。

此外，在强制运动练习等应激状态也可出现下丘脑－垂体－肾上腺轴被兴奋。

（一）库欣综合征的定性诊断

美国内分泌协会指南推荐进行以下试验中的一种作为初步实验室检查：24h 尿游离皮质醇测定（至少两次）、午夜唾液皮质醇（两次）、1mg 过夜地塞米松抑制试验（DST）和低剂量地塞米松抑制试验（2mg/d，48h）。目前尚没有高度特异性的检查方法，初期检查结果正常可基本排除库欣综合征，无需进一步检查。对高度怀疑库欣综合征的患者，应同时进行两项试验。

1. 24h 尿游离皮质醇（urinary free cortisol，UFC）测定　1970 年开始应用 UFC 来诊断库欣综合征，它能反映 24h 内皮质醇的整体分泌水平。UFC 检测的是不与皮质醇结合球蛋白（CBG）结合的游离皮质醇，而血清皮质醇检测的是总皮质醇（CBG 结合的皮质醇和游离皮质醇），故 UFC 不受引起 CBG 波动的状态或药物（口服雌激素）的影响。推荐至少 2 次尿液检测以提高测定结果的可信度。UFC 的敏感性和特异性取决于切点的选择，为了获得较高的敏感性常推荐 UFC 的正常上限作为阳性标准（正常值 20～100μg/24h）。过量的液体摄入（≥5L/d）会明显增加 UFC 水平。中、重度肾功能不全的患者在肌酐清除率低于 60ml/min 时，UFC 水平往往呈假阴性，并随着肾功能的下降呈线性关系。周期性库欣综合征患者在病情静止期 UFC 往往正常。轻度库欣综合征患者的 UFC 水平可正常，而唾液皮质醇此时更有诊断价值。

2. 唾液和血清皮质醇　正常人皮质醇的分泌具有明显的昼夜节律波动，血皮质醇于晨 6：00～8：00 最高，午夜 24：00 最低。库欣综合征时皮质醇昼夜节律消失，午夜皮质醇低谷消失。由于唾液中不含有 CBG，唾液皮质醇能反映血液中具有生物活性的游离皮质醇水平，不受唾液分泌速率的影响，不失为一种不需住院进行的敏感的无创性检查手段。多项研究确立了单一午夜唾液皮质醇诊断库欣综合征的准确性，大于 2ng/ml 时敏感性可达 100%，特异性可达 96%。唾液在室温下能稳定保存数周，采集方便，重复性高。在收集唾液前应避免食用甘草和吸烟，避免刷牙或使用牙线以免引起牙龈出血影响测定结果。如尚未建立唾液皮质醇的测定，可检测血清皮质醇替代。睡眠状态下的午夜血清皮质醇 >1.8μg/dl 时诊断库欣综合征的敏感性为100%，特异性为20.2%，切点提高到7.5μg/dl，特异性可增至87%。清醒状态下的午夜血清皮质醇>7.5μg/dl时，其诊断库欣综合征的敏感性与特异性>96%，而在肥胖患者特异性仅为83%。

3. 地塞米松抑制试验　于正常人应用超生理剂量的糖皮质激素即可抑制ACTH和皮质醇的分泌，库欣综合征患者由于其皮质醇分泌呈自主性，往往不能被低剂量的地塞米松所抑制。

（1）1mg过夜地塞米松抑制试验（DST）：1mg地塞米松抑制试验可作为门诊患者的有效筛查试验。午夜给予1mg地塞米松，正常反应是次日晨8：00～9：00血浆皮质醇水平被抑制到小于5μg/dl。切点为5μg/dl时试验的特异性为95%，切点降至1.8μg/dl可使试验的诊断敏感性提高到95%以上，特异性为80%。为了增加诊断试验的敏感性，推荐将1.8μg/dl作为切点。

（2）小剂量地塞米松抑制试验（LDDST，2mg/d，48h）：1960年Liddle首先报道了低剂量地塞米松抑制试验，将尿17-羟类固醇或尿游离皮质醇改用血浆皮质醇作为指标后更为简便，准确性也提高。

多种药物都能影响地塞米松的吸收和代谢率，如苯妥英钠、苯巴比妥、卡马西平、利福平和乙醇通过CYP3A4诱导肝酶清除地塞米松，降低其血浓度。肝肾功能衰竭时，地塞米松清除率降低。有学者建议在进行DST的同时进行血皮质醇和地塞米松浓度的检测，以保证血地塞米松浓度>5.6nmol/L，但受限于成本和条件而缺乏可行性。

4. 特殊人群库欣综合征的筛查　妊娠时地塞米松对血清和尿皮质醇的抑制作用减弱，早期UFC排泄可正常，至足月可升高达3倍。推荐怀孕妇女进行UFC而非DST检查，妊娠中晚期UFC高于正常上限的3倍提示库欣综合征；抗癫痫药物如苯妥英钠、苯巴比妥和卡马西平能通过CYP3A4诱导肝酶对地塞米松的清除率增加，DST的假阳性率增高，故对癫痫患者宜进行血、唾液或尿皮质醇测定，而不推荐DST；肾功能衰竭患者当肌酐清除率低于60ml/min时UFC排泄减少，低于20ml/min时更低，故推荐进行1mg过夜DST而非UFC检查。1mg过夜DST反应正常可排除库欣综合征。怀疑周期性库欣综合征的患者建议行UFC或午夜唾液皮质醇检测而不采用DST，如有可能最好在出现临床症状时进行；肾上腺意外瘤患者如怀疑轻度库欣综合征建议行1mg过夜DST或午夜皮质醇而不用UFC。

（二）库欣综合征的病因诊断

1. 血浆促肾上腺皮质激素（ACTH）　正常情况下垂体ACTH的分泌昼夜变化很大，晨6：00最高，午夜24：00最低。ACTH水平对库欣综合征的病因诊断有价值，可用于区分ACTH依赖和非ACTH依赖性库欣综合征。50%的库欣病患者9：00 ACTH水平位于正常范围（9～52pg/ml）或升高。ACTH水平在异位ACTH综合征中明显升高，通常>90pg/ml，有时可>500pg/ml，与30%的库欣病患者有重叠。故ACTH水平无法用于区分库欣病和异位ACTH综合征。垂体肿瘤分泌ACTH时垂体不受下丘脑调控而呈自律性，昼夜节律消失。一日中最具鉴别意义的时间点在23：00～1：00，此时ACTH和皮质醇均达到低谷。库欣综合征患者午夜ACTH>22pg/ml时考虑ACTH依赖性。已知多种癌肿的癌细胞如类癌等能分泌大量ACTH，其产生的是ACTH的前体物质（pro-ACTH，POMC）。虽然目前无法对这些前体物质进行常规检测，但这些物质的升高有助于诊断异位癌肿。此外，POMC具有免疫活性而生物活性差，引起的临床症状往往不明显。故当血ACTH值>200pg/ml而临床库欣症状不显著时，也应考虑为异位性癌肿，宜作进一步检测以明确诊断。ACTH 非依赖性 Cushing 综合征中，肾上腺肿瘤患者的血浆 ACTH 常偏低或很难检出。由于 ACTH 容易降解而造成水平低下，因此血样留取应置于冰浴中和尽早离心。

2. 大剂量地塞米松抑制试验（HDDST，8 mg/d，48h） 库欣病患者不能被低剂量地塞米松抑制试验抑制，却能被大剂量地塞米松抑制试验抑制，这是基于库欣病患者糖皮质激素对 ACTH 的负反馈作用仍然存在，但重新设定于一个较高的水平。与基础皮质醇比较，服用地塞米松后 48h 的血、尿皮质醇抑制率大于 50% 为阳性反应，提示库欣病。而肾上腺肿瘤、皮质癌或异位 ACTH 综合征多不能达到满意的抑制。大约 90% 的库欣病患者和 10% 的异位 ACTH 患者大剂量地塞米松抑制试验为阳性，而侵袭性的垂体 ACTH 大腺瘤可不被抑制。大剂量地塞米松抑制试验的抑制程度与患者基础皮质醇的分泌量有关，高抑制率往往见于基础皮质醇水平较低的患者。

3. CRH 兴奋试验 在 CRH 刺激下，正常人 ACTH 和皮质醇可升高 15% ~20%，库欣病患者升高幅度更明显，ACTH 大于 50%，皮质醇大于 20%。异位 ACTH 综合征患者大多对 CRH 无反应，也有少数假阳性的报道。ACTH 和皮质醇对 CRH 的反应在鉴别库欣病和异位 ACTH 综合征上的特异性和敏感性可达 90%。ACTH 较基础升高 100% 以上或皮质醇升高 50%，可排除异位 ACTH 综合征。有超过 10% 的库欣病患者可对 CRH 无反应。

4. 甲吡酮刺激试验 甲吡酮可以阻断 11 - 脱氧皮质醇转化为皮质醇，而使血浆皮质醇下降，血浆 ACTH 水平增加，尿中 17 - 羟皮质类固醇浓度升高。大多数的异位 ACTH 综合征患者反应很小或无反应。甲吡酮试验最先用于鉴别垂体性库欣病和肾上腺来源库欣综合征，但往往通过 ACTH 水平和肾上腺 CT 扫描可以明显鉴别。此试验不适用于鉴别库欣病和异位 ACTH 综合征，甲吡酮试验目前在内分泌诊断的意义存在着争议，当其他试验结果存在不一致性时可进行。

5. 岩下静脉窦采血（inferior petrosal sinus sampling，IPSS） 岩下静脉窦导管采血测定中心（近垂体处）及外周血 ACTH 浓度可用来鉴别库欣病和异位 ACTH 综合征。库欣病患者垂体附近的 ACTH 浓度较周围静脉高，岩下窦与外周静脉 ACTH 的比值有明显的浓度梯度。库欣病患者中心与外周静脉 ACTH 比值常大于 2.0，异位 ACTH 综合征患者比值小于 1.4 : 1。鉴于 ACTH 分泌呈间歇性的特点，测完基础值后常用 CRH 兴奋促使 ACTH 分泌。岩下窦与外周血 ACTH 比值≥2 可以确认为库欣病，若以两者比值≥2 或 CRH 兴奋后比值≥3 作为确认库欣病的标准，则敏感性为 96%，特异性为 100%。而异位 ACTH 分泌肿瘤则没有这种表现。当影像学检查无法明确垂体微腺瘤，而临床和实验室检查高度提示时，IPSS 对于垂体肿瘤的定位有一定意义。值得注意的是所有的垂体肿瘤都是中心性的，均可进入双侧岩下窦，单凭 IPSS 结果进行手术治疗并不是很明智的决策。当大剂量地塞米松抑制试验不能被抑制、CRH 试验无反应或垂体 MRI 扫描无法定位肿瘤时建议进行 IPSS。垂体发育不良或岩下窦血管丛异常分布有时会导致试验结果假阴性，而异位 ACTH 综合征的患者有时会出现假阳性。有研究发现以双侧岩下静脉窦的 ACTH 差值（IPSG）大于 1.4 为标准时则认为腺瘤偏侧生长，可正确定位 83% 的垂体微腺瘤，而 MRI 的效果为 72%。手术证明，当两者结果矛盾时，IPSG 可靠性更大。但亦有研究表明两者至少具有相同的敏感性，同时认为 IPSG 定位错误是因岩下静脉窦间血液分流所致。IPSS 是一种创伤性的检测方法，其准确性与操作者的经验技术有关。

6. 肿瘤指标 异位 ACTH 综合征除了分泌 ACTH 和其前体外还产生其他肿瘤指标，如降钙素、CEA、gastrin、β－HCG、α－fetoprotein、5－HIAA。血清硫酸脱氢表雄酮（DHEA－S）可用于鉴别良恶性肾上腺肿瘤。DHEA－S 水平明显升高，特别是在儿童中，提示肾上腺皮质癌。无论在男性还是女性，肾上腺皮质癌往往伴有雄烯二酮和睾酮水平的升高。儿童库欣综合征伴肾上腺皮质癌往往出现男性化表现，睾酮、雄烯二酮和 DHEA－S 水平常常可达很高的水平。皮质醇的两个前体，17－羟孕酮和 11－脱氧皮质醇，在分泌皮质醇的良性肾上腺肿瘤是正常的，而在恶性肾上腺皮质肿瘤中是升高的。然而正常的血浆激素水平并不能排除肾上腺皮质癌。

7. 影像学检查

（1）垂体和肾上腺 CT 或磁共振成像检查：高分辨力薄层 CT 或 MRI 增强扫描可用于发现库欣综合征的病变，为了避免误诊的发生应结合影像学检查和生化检测来做判断。不均匀的结节样增生可能导致肾上腺腺瘤的误诊。由于存在垂体意外腺瘤，垂体 CT/MRI 扫描可能导致假阳性结果，特别是病灶直径小于 5mm 者。生化提示库欣病时行垂体 MRI 检查的敏感性达 70%，特异性 87%。大约 90% 的垂体 ACTH 分泌肿瘤为微腺瘤（直径小于 10mm）。典型的垂体微腺瘤在增强后呈低密度，伴随垂体柄的偏移。对于这类小肿瘤 CT 扫描的敏感性和特异性相当低，仅为 20% ~60%。对于肾上腺扫描，CT 比 MRI 有着更好的空间分辨力，而 MRI 扫描能为怀疑肾上腺癌的患者提供诊断信息。超过 5% 的正常人存在肾上腺意外瘤，除非生化检测提示原发性病变在肾上腺（ACTH 测值甚低或无法检测出），不推荐进行肾上腺影像学检查。肾上腺癌往往增大而且发现时已经转移播散。隐匿性异位 ACTH 综合征患者需要行胸腹部和盆腔的 CT/MRI 扫描（层厚 0.5cm）以发现分泌 ACTH 的小癌肿。

（2）闪烁法扫描：放射性核素碘化胆固醇肾上腺扫描：诊断准确率可达 80% 以上，胆固醇呈两侧浓集者提示肾上腺皮质增生，浓集仅局限于一侧提示肾上腺腺瘤，腺癌患者两侧均不显影或病变侧不显影而正常侧显影。

^{131}16－碘乙基－19－去甲胆固醇是最常用的肾上腺显影剂，是肾上腺皮质胆固醇摄取的标记物。肾上腺腺瘤能够摄取同位素而对侧肾上腺的摄取受抑制。在怀疑肾上腺大结节增生的患者中进行肾上腺闪烁扫描是一项有用的检查，CT 有可能只发现单侧病变。

引起异位 ACTH 综合征的多种神经内分泌肿瘤均表达生长抑素受体，通过和同位素标记的生长抑素类似物结合而显像，可以用于检测直径仅几毫米的肿瘤，在 ACTH 依赖性库欣综合征排除了垂体疾病后考虑进行生长抑素类似物（奥曲肽）扫描。

8. 其他 超过 95% 的异位 ACTH 综合征患者存在低血钾性碱中毒，而仅有约 10% 的库欣病患者会存在。特别高的皮质醇分泌率，多见于异位 ACTH 综合征和肾上腺腺癌患者。

四、治疗

库欣综合征的治疗策略取决于其病因，ACTH 依赖的皮质醇增多症（库欣病）首选经蝶垂体腺瘤切除术，不能手术或手术失败者行垂体放疗、双侧肾上腺切除术或药物治疗。原发性肾上腺增生、腺瘤或癌肿则首选肾上腺病变切除，无法切除者予以药物治疗。

（一）库欣病的治疗

本病治疗的目标包括：临床症状的改善，生化指标恢复正常，病情长期控制无复发。

1. 经蝶垂体手术 包括垂体腺瘤切除术或部分垂体切除术。大多数库欣病为单一分泌

ACTH 的腺瘤引起，极少数为垂体弥漫性增生。

（1）手术治疗的效果及预后：经蝶垂体手术的效果及预后与医疗单位的经验和手术团队的水平密切相关。由有经验的神经外科医生进行的选择性垂体微腺瘤切除术的缓解率在 65% ~90% 之间，5 年的复发率约 5% ~10%，10 年的复发率达 10% ~20%。患者低龄（≤25 岁）是复发的重要危险因素。垂体大腺瘤和侵袭性肿瘤患者的手术成功率较低，缓解率多低于 65%，易复发（12% ~45%），且复发时间短于微腺瘤患者（分别为 49 个月和 16 个月）。与手术预后良好相关的因素有：MRI 明确定位的垂体微腺瘤，未侵袭基底硬脑膜或海绵窦的肿瘤，免疫组化证实 ACTH 阳性的肿瘤，术后血清皮质醇水平及尿游离皮质醇甚低，提示肿瘤已完全切除。

垂体手术效果的评估多建议及早在 7 ~10d 内进行，主要指标为血清皮质醇下降程度，在 138nmol/L 以下（<5μg/dl），提示疾病缓解，复发率低，10 年复发率约 10%；如持续高于 5ug/dl 超过 6 周，提示复发率高，如仍在正常高值或超过正常则手术失败，多见于大腺瘤。如血清皮质醇测定结果存疑时可测 UFC 值作参考，低于 20μg/24h 提示疾病缓解，处于正常范围（20 ~100μg/24h）不能确定，高于正常表示有残余肿瘤存在。

（2）经蝶手术的并发症：经蝶手术的并发症主要为尿崩症和垂体功能减退，其发生率与垂体切除的多寡密切有关，尿崩症可为暂时性或持久性的。密切观察尿量、血钠、血渗透压变化等情况，如证实有持久性尿崩症存在即开始治疗。垂体功能减退中，生长激素缺乏的发生率最高，此对库欣病患儿尤为重要，要密切随访，在发生后及时用生长激素治疗。垂体 - 甲状腺轴及垂体 - 性腺轴应定期随访，按需要作相应治疗。

（3）手术前评估及处理：库欣综合征中有多种心血管危险因素，如高血压、糖尿病、血脂异常，为一易并发心脑血管事件的疾病，应作相应的处理，以减少心血管事件。此外，库欣综合征患者易并发感染，可为隐匿性，也需作必要的检查，如存在感染应积极治疗。对于病情严重，代谢障碍明显者，可用类固醇合成抑制剂治疗，4 ~6 周使高皮质醇状态得到控制，代谢异常被纠正，再行手术治疗，如此可降低围手术期的风险。对于一般可以经蝶手术治疗的 ACTH 微腺瘤以及稍大一些的瘤不必常规用类固醇合成抑制剂作术前准备。

（4）手术中、手术后处理及疗效的评估：经蝶切除垂体瘤或垂体部分、全部切除术治疗库欣病围手术期的目标为顺利度过手术应激期并取得早期皮质醇测值以判断手术的即期疗效和远期效果。有两类处理方案。①给予应激期所需糖皮质激素：在手术时静脉输注氢化可的松 100mg，继而每 6h 输注 50mg 氢化可的松，历时 48h。术后第 1 日起每晨口服泼尼松 5mg，连续 5 ~6d，以后改为每晨口服地塞米松 0. 5mg。连续 3 ~4d，至第 10 ~12 日晨，即距末次服地塞米松后 48h，采血测皮质醇。如血皮质醇低于 138nmol/L（5μg/dl），即可视为手术成功，病情缓解，预后较好，复发机会较少。以上介绍的为一在手术期给予糖皮质激素并在术后 2 周内测血清皮质醇评估手术效果的方案。可视患者实际情况作相应调整。②手术时及术后不常规给予糖皮质激素，在密切观察下，于手术后第 1 日及第 2 日晨测血清皮质醇以达到最早期评估手术效果。

此种处理方案系 Simmons NE 等 2001 年的报道。该研究探讨了 27 例库欣病微腺瘤患者由经蝶手术前一日午夜开始至手术后 60h 血清皮质醇的动态变化，每 6h 测定 1 次。在周密的监护下当患者血清皮质醇已明显下降并出现类固醇撤除现象（乏力、不适、头痛、恶心、关节痛）即中止试验，判定为病情缓解，并及时给予糖皮质类固醇。4 例于术后第 1 日上午

6：00 中止，6 例于中午 12：00 中止。在观察期判断为手术成功的 21 例中，在术后随访期间皆未复发，判断为手术失败的 6 例中有 1 例在随访期病情缓解。此研究初步说明库欣病微腺瘤患者在经蝶手术时不常规给予外源性糖皮质激素是可行的，患者未发生急性肾上腺功能减退危象。此种方案可在手术后 2 日内作出手术是否成功的判断，并与初步随访期的结果相符。Rollin 等于 2004 年报道 26 例库欣病患者在经蝶手术前及术后 6、12、24h 测血清皮质醇，以后每日清晨测定，术中未常规用糖皮质激素治疗，只在血清皮质醇降至 5.0μg/dl（138nmol/L）以下或出现肾上腺皮质功能减退症时开始给予糖皮质激素替代治疗，此类患者被判断为手术成功。此研究还观察了术后 10～12d 的血皮质醇测定，认为有一部分患者术后第一个 24h 血皮质醇未下降至最低点，在以后数日可继续下降。Esposito 等（2006 年）于 40 例库欣病患者将术后皮质醇测定简化为术后第 1 日及第 2 日晨采样，根据术后随访结果，分析证明术后第 1、第 2 日晨皮质醇能否降至≤138nmol/L（≤5ug/dl），可作为早期预测手术效果的指标。40 例中 1 例晚期患者术后 3 个月因多器官功能衰竭死亡，39 例随访至少 14 个月以上（平均 33 个月），术后 1～2d 血清皮质醇低于 5μg/dl 的 31 例中 30 例（97%）处于持久缓解，而术后即期未达标的 8 例中，仅 1 例呈缓解状态。

术后血皮质醇降至 5μg/dl 以下的患者中，于第 1 日晨或第 2 日晨达标者近于各占半数，与手术的时间有关，上午手术者 65% 于第 1 日晨达标，而下午手术者 73% 于第 2 日晨达标。

以上报道说明经蝶手术治疗库欣病过程中，不按传统给予外源性糖皮质激素，根据术后第 1 日及第 2 日晨血清皮质醇降低程度作出对手术效果及持久缓解的早期预测为一快速、有效而简便的方法。但必须要求在手术时及术后 48h 内作严密的连续观察。及时对患者的状况作出迅速有效反应，患者一旦出现类固醇撤除现象，亦即肾上腺皮质醇功能减退的早期表现即刻补充糖皮质激素以避免危象的发生。

上海交通大学医学院附属瑞金医院 2001—2009 年经蝶手术治疗库欣病 125 例，其中微腺瘤 100 例，大腺瘤 3 例，MRI 未见肿瘤征象 22 例［经地塞米松抑制试验和（或）岩下窦采血测 ACTH 证实为库欣病］。术后缓解标准为术后第 1 日或第 2 日血皮质醇≤5μg/dl。全组缓解率 85.6%，术前 MRI 显示肿瘤组缓解率为 89.30/（92/103），未见肿瘤组缓解率 68.2%（15/22），2 组之间的差异有统计学意义（$P<0.05$）。无手术死亡。

（5）垂体瘤切除后继发性肾上腺皮质功能症的处理：垂体瘤成功切除后，即出现继发性肾上腺皮质功能减退症，此因垂体 ACTH 细胞长期受抑制之故。需给予生理性剂量的氢皮质素或相应量的其他糖皮质激素替代治疗。氢化可的松 15～30mg/d［12～15mg/（m^2·d）］于早晨 1 次服或早晨服大部分，下午服余量。如此可避免因剂量过大而继续抑制下丘脑－垂体－肾上腺轴并使库欣综合征临床表现延迟不退。部分患者因机体长期暴露于大量皮质醇，一旦垂体瘤切除后，皮质醇分泌中断，可出现明显的肾上腺皮质功能减退症状，乏力、抑郁、关节痛、恶心、厌食。对这种患者，应给足量氢化可的松［15mg/（m^2·d）］，并分次服用，如患者仍不适，可略加量，同时告知患者这些症状可在术后 1 个月逐渐改善，应及早将超生理替代量递减至生理性剂量。告知患者需每日规律服药，不可自行停药，否则有严重后果。如发生恶心、腹泻、发热等情况需将口服药量加倍，如夹杂病况严重需急诊就医，告知医护人员自己所患疾病。此时需注射给药，按需加量。大多数患者在术后第 1 年下丘脑－垂体－肾上腺轴功能可恢复，将氢化可的松量递减而停药。患者自我感觉良好、早晨血清皮质醇浓度恢复正常为停药的重要依据。

对于首次垂体手术失败或复发的患者，进一步可进行再次垂体手术、放射治疗或双侧肾上腺切除。再次垂体手术的成功率较初次手术为低，有中心报道再次垂体手术的缓解率为50% ~70%。再次手术出现垂体功能不全的概率升高，选择性腺瘤切除术为5%，垂体切除术高达50%。一旦明确存在残余肿瘤应尽早进行再次手术。鉴于首次术后皮质醇水平仍能进一步下降，在再次术前应观察4 ~6 周再做评估。

2. 放射治疗　传统的分次照射疗法（总照射量45 ~50Gy）作为主要治疗，成年患者缓解率介于40% ~60%，18 岁以下儿童患者的效果较佳，奏效也较快，往往在12 个月内缓解率达80%。放疗作为经蝶手术未获预期效果的补充治疗，成人缓解率可达80%以上，儿童可全部缓解。垂体功能减退为放疗的主要不良后果，生长激素缺乏尤为多见，儿童患者需密切观察，一旦出现及时用生长激素治疗。

立体定向放疗中应用较多的为伽玛刀疗法，自从高分辨力的磁共振显像问世后，定位更为精确，一般只需给予一次照射，既可作为垂体 ACTH 瘤的主要治疗，也可作手术后的辅助治疗。

几项报道的缓解率达80%，包括上海华山医院及伽玛刀医院报道的223 例高分泌功能的垂体瘤，其中 ACTH 瘤随访中位数32. 1 个月，6 ~12 个月内缓解率83%。另一报道43 例经蝶手术未达预期效果的患者经伽玛刀治疗，平均随访39. 1 个月，其中27 例（63%）于平均12. 1 个月（范围3 ~48 个月）病情缓解，24h 尿游离皮质醇恢复正常。但以后有3 例分别于19、37、38 个月时复发，并有7 例（16%）出现新的内分泌功能减退。传统放疗与伽玛刀治疗相比较垂体功能减退的发生率相仿，两类疗法都有可能在控制后复发，皆需要长期随访观察。

3. 双侧肾上腺切除术　双侧肾上腺切除术为迅速控制高皮质醇血症的有效方法，采用微创肾上腺切除术可减少手术本身给患者带来的损伤。术后因永久性肾上腺皮质功能减退需终身进行糖皮质激素和盐皮质激素替代治疗。由于术后存在发生 Nelson 综合征的危险，仅推荐垂体手术失败或垂体手术复发的库欣病患者才考虑行双侧肾上腺切除术。

4. 药物治疗　库欣综合征的药物治疗可通过控制下丘脑 - 垂体的 ACTH 合成和分泌、阻断在肾上腺异常表达的受体、抑制肾上腺糖皮质激素的合成，以及阻断外周糖皮质激素的效应等来发挥作用，作为控制高皮质醇血症的有效选择。

（1）类固醇合成抑制剂：此类药物可有效抑制类固醇合成、降低皮质醇分泌率，改善库欣综合征患者的临床症状及代谢异常。不过不能使致病的肿瘤消退，也不能恢复下丘脑 - 垂体 - 肾上腺轴的正常功能。此类药物应用指征主要为重型患者的术前准备，放疗患者在奏效前控制病情，一般不作为库欣综合征患者的决定性治疗。

类固醇合成抑制剂包括酮康唑、甲吡酮、氨鲁米特。后两种药已不能正常供应，此外有仅静脉给药的依托咪酯。米托坦亦为类固醇合成抑制剂，但同时能毁坏肾上腺皮质细胞，故又称为抗肾上腺药（adrenolytic）。

类固醇合成抑制剂对不同类型的库欣综合征皆可降低皮质醇分泌率，于依赖垂体的库欣病在治疗过程中可引起 ACTH 代偿性分泌增加（酮康唑为例外）而致效果减弱。在由肾上腺病因所致库欣综合征则不出现此种现象。当此类药物奏效时，常出现肾上腺皮质功能低下，故需密切观察并监测皮质醇分泌状况，测血清皮质醇、尿游离皮质醇、尿17 - 羟皮质类固醇。一旦出现肾上腺功能低下应及时予以生理性的激素替代治疗。

1）酮康唑：此药为咪唑（imidazole）衍生物，主要用作抗真菌感染药，具有抑制 P450

酶类的作用。酮康唑能抑制类固醇激素生物合成过程中的多个步骤，按作用强度依次为：侧链裂解酶系，17，20－裂合酶，17α－羟化酶，11β羟化酶；此外还可干预ACTH诱导的cAMP的生成，并且与糖皮质激素受体有弱竞争作用。除抑制皮质醇合成外，此药通过阻碍17，20－裂合酶抑制孕激素转化为雄激素，使去氢表雄酮（DHEA）和雄烯二酮的分泌减少。①临床应用：酮康唑开始用量一般为每日200mg，或400mg，分2次服，可按需根据皮质类固醇分泌量逐渐增加至每日600～800mg，分3～4次服，甚少需进一步增至每日1 200mg。对垂体ACTH依赖性库欣病侵袭性垂体ACTH癌、肾上腺腺瘤患者，此药可使尿游离皮质醇显著降低，对异位ACTH综合征也有效，对肾上腺癌的效果则较差，但对肾上腺皮质癌具功能的转移病灶有一些效果。对于不依赖ACTH的大结节性肾上腺增生（AIMAH），即使其体积较大，酮康唑常可使皮质醇分泌量降为正常。酮康唑可用于儿童患者及妊娠期患者。西咪替丁及其他抗胃酸药不可与酮康唑合用，因其可干扰酮康唑在胃部的吸收。在酮康唑治疗过程中，不出现ACTH因反馈抑制减弱而升高，其机制尚未阐明。②不良反应：酮康唑通常可为患者良好耐受，出现不良反应者较少。多为胃肠道反应（恶心，呕吐）、皮疹、瘙痒，可随停药而消退。偶见男子乳房发育及勃起功能障碍，与雄激素合成减少有关。5%～10%用酮康唑治疗的患者可出现无症状的转氨酶轻度上升，停药可恢复正常。对转氨酶中度升高，不超过正常值高限的2～3倍，可适当减量密切监测肝功能变化及临床症状，如有加重状况即停药。在酮康唑治程中，如出现肝损害的临床症状（如黄疸、食欲减退、恶心、呕吐等）及肝功能异常，应及时停药，密切观察并妥善治疗，以免发生严重肝损害。应用酮康唑发生严重肝坏死的概率甚低，据估计约为15 000例中1例。对于肾上腺癌伴肝转移病灶者，不排斥应用酮康唑。采用适量酮康唑时，并不一定需要作糖皮质激素替补治疗，当然仍需观察临床症状及血皮质醇浓度及尿游离皮质醇排量。一旦出现肾上腺皮质功能减退即作相应处理。

2）甲吡酮（Metyrapone）：为吡啶衍生物，此药抑制11β－羟化酶，后者为皮质醇生物合成最后一个步骤所需的酶，并兼有轻度抑制18－、19－、17α－羟化酶的作用，此外还能抑制ACTH受体MCR－2在肾上腺的表达。

开始剂量每日750～1 000μg，分3～4次服用。可按需逐步增加，一般每日约2g，少数病例，如异位ACTH综合征，最多可增至6g。此药降皮质醇的效果甚为迅速，在服后2h即可奏效，肾上腺病变所致库欣综合征的临床表现及高皮质醇分泌皆可好转，且不出现明显的ACTH因反馈抑制减弱而升高，于依赖垂体库欣病患者则可出现此种现象。

治疗过程中可出现肾上腺皮质功能减退症，需应用糖皮质激素补充治疗。

不良反应有皮疹、恶心、眩晕等。由于11β－羟化酶受抑制，雄激素的合成增多，可引起多毛、痤疮加重。对盐皮质激素的影响，则包括醛固酮合成减少及前体物去氧皮质酮增多，如后一作用占优势，则可出现浮肿、高血压、低血钾，但并不多见。

3）氨鲁米特（Amino－glutethimide）：为一抗惊厥药，并有镇静作用，对P450侧链裂解酶有强抑制作用，对其他P450类固醇合成酶、芳香酶也有轻度抑制作用。对各种类型的库欣综合征皆有明显的降皮质醇分泌效果。对60%以上肾上腺癌患者有效。开始剂量每日250mg，可逐渐加量，分次服用，一般每日1g即可，最多可用至1.5g/d。治疗过程中可出现肾上腺皮质功能减退，需加以注意，并补充氢化可的松，不宜用地塞米松，因其肝清除率加速。此外，还可出现甲状腺肿、甲状腺功能减退，由于甲状腺激素合成也可受抑制。其他不良反应有轻度镇静作用、痒疹、发热、上消化道不适等，不良反应多见于用量超过每日1g时。

4）曲洛司坦（Trilostane）：为雄烷－碳腈（Androstane－carbonitrile）衍生物，选择性抑制3β－羟类固醇脱氢酶，并加强2型11β－羟类固醇脱氢酶（11β－HSD2）活性，故可使皮质素：皮质醇比值升高。曲洛司坦对遏制皮质醇增多症的效果不强，需用到大剂量，每日980mg，也难使病情完全缓解。此药亦可引起肾上腺皮质功能减退。不良反应为腹部不适、腹泻、感觉异常。

5）依托咪酯（Etomidate）：为咪唑衍生物，短效催眠药，仅静脉给药有效，抑制11β－羟化酶的作用显著，也有较轻的抑制17α－羟化酶、17，20－裂合酶及侧链裂解酶的效果。此外，此药还能显著抑制肾上腺皮质细胞的增殖和ACTH受体的表达。在体外研究中，与同类药物比较，此药阻滞肾上腺皮质激素合成的作用最强。临床上适用于口服药物难以快速奏效的重症库欣综合征患者，包括儿童患者，以及并发感染，需作外科手术治疗的并发症等情况。采用静脉用药以控制病情。首剂可缓慢推注0.03mg/kg，继之以静脉输注每小时0.1mg/kg。按病情需要，疗程可数日或数周，在治疗过程中需监测血皮质醇水平，以了解在治疗奏效时其下降状况，并以肌注地塞米松予以保护，以后改用外源氢化可的松静脉滴注，以维持机体在应激时所需要的皮质醇浓度。不良反应为具镇静、催眠作用。

（2）针对肿瘤的药物治疗：赛庚啶是5－羟色胺拮抗剂，能抑制下丘脑释放CRH，降低血浆ACTH和皮质醇的水平。对轻症库欣综合征效果尚可，但对重症患者效果欠佳。

溴隐亭是多巴胺受体激动剂，能减少腺垂体合成ACTH。超过75%的垂体ACTH腺瘤中都有多巴胺D_2受体表达，但临床试验证实溴隐亭只对少数库欣病综合征患者有效。

PPAR－γ激动剂因后期研究结果不支持，不适用于临床常规使用。尽管维甲酸在动物模型中能降低ACTH，但因其有效剂量过大，尚无临床试验证实。

生长抑素受体类似物对多种神经内分泌肿瘤均有效。研究发现ACTH瘤能表达生长抑素受体的sst1、sst2和sst5亚型，应用其配体可进行针对性治疗。生长抑素类似物Octreotide和Lanreotide为选择性sst2配体，对库欣病无效。Pasireotide（SOM230）对sst1、sst3特别是sst5有高度亲和性，尚在对其有效性和安全性进行长期试验评估。

5－羟色胺拮抗剂和γ－氨基丁酸激动剂通常无效。

（二）肾上腺腺瘤的治疗

引起库欣综合征的肾上腺腺瘤需行患侧腺瘤手术摘除。腺瘤及下节肾上腺癌手术前对患者的评估参阅垂体手术前有关事项。手术中及手术日需常规静脉输注氢化可的松，共约400mg，术后继续输注氢化可的松3～5d，逐渐减量，以后改为口服糖皮质激素替代治疗。无需停药测血皮质醇作早期疗效评估。术后肾上腺皮质功能减退的处理参阅垂体手术后激素替代治疗。随着腹腔镜手术的广泛开展，已成为单侧肿瘤的手术选择，较传统的开腹手术可以减少术后的住院时间。在切除高功能分泌的肾上腺组织后，由于垂体受到长期抑制，往往出现1～2年的肾上腺皮质功能不全期。下丘脑－垂体－肾上腺轴功能的恢复是个连续动态的过程，肾上腺肿瘤切除后ACTH水平最先逐渐上升，皮质醇水平在相当长一段时间内处于较低的水平；之后，ACTH水平逐步升高至超过正常，同时不断刺激萎缩的肾上腺皮质；经数月后萎缩的肾上腺皮质功能得到恢复，皮质醇分泌升高至正常，继而ACTH也降至正常范围。肾上腺手术后应进行适量的激素替代（氢化可的松，每日15～30mg，分2～3次口服）

并根据 HPA 轴的恢复程度进行调整。术后对激素量进行调整依赖于临床症状和生化指标的恢复，当晨血清皮质醇浓度 >10μg/dl 或外源 ACTH 兴奋后皮质醇水平峰值 >20μg/dl，即可停药。肾上腺腺瘤术后预后较好。

随着影像学技术的提高，意外发现的肾上腺部位的肿瘤越来越多，通常对于意外瘤的处理原则是首先判定其有无分泌功能，若有分泌功能，应行手术切除，以避免今后可能引起的内分泌紊乱。其次，可根据肿瘤体积的大小来决定是否进行手术。通常体积较大（直径 > 3cm）的肿瘤恶性可能性较大，应行手术切除，而体积较小又无分泌功能的肿瘤可随访观察，但上述两点均非绝对。

（三）肾上腺腺癌的治疗

有分泌激素功能及无功能肾上腺癌的发展迅速，转移较早，应尽早切除原发肿瘤，术后加用药物治疗。肾上腺腺癌预后很差，大多数患者在诊断 2 年内死亡。即便可能存在转移仍应尽可能切除原发肿瘤，术后加用抗肾上腺作用的药物 o，p′-DDD（米托坦）。放疗对于手术后残余肿瘤、术后复发和一些转移灶如脊柱的治疗价值有限。

1. 外科治疗　外科手术将肿瘤完全切除是唯一可治愈肾上腺癌的方法。对于已明确或高度怀疑为肾上腺癌的患者，应作经腹手术而不作腹腔镜手术，因后者有使肿瘤破碎之虞，难以将癌瘤完全切除。直径 6cm 以上的肾上腺瘤应作前开腹手术。对直径介于 4 ~6cm 的肿瘤，如在形态学上无癌症可疑，功能上又无肾上腺皮质激素、雄激素或前体物分泌过多，男性患者无雌激素分泌过多的任何证据，有把握者可作经腹镜手术，否则也应作开腹手术。

2. 米托坦（Mitotane）　化学名双氯苯二氯乙烷（o，p′-DDD），为杀虫药 DDT 的衍生物。米托坦为一亲脂性化合物，需要转变为活性代谢物：o，p′-二氯乙烯及 o，p′-二氯乙酸后发挥效应。

1949 年发现米托坦可引起肾上腺皮质萎缩，1960 年开始用于治疗肾上腺癌。此化合物是唯一既能抑制肾上腺皮质类固醇合成，又能毁坏肾上腺皮质细胞的药物。由于其亲脂性，可在脂肪组织内积蓄，在停药后继续由脂肪组织释放，可长达 2 年之久。

米托坦主要抑制类固醇激素生物合成的第一个步骤，即胆固醇转变为孕烯醇酮，同时也有抑制 11β-羟化酶、18-羟化酶和 3β-羟类固醇脱氢酶的效果。

米托坦还影响皮质醇的代谢，促进其 6β-羟化作用胜于 5β-还原作用，从而加速类固醇在肝中的代谢。此外，米托坦增强一些激素结合蛋白的合成，主要是皮质醇结合球蛋白（CBG）、性激素结合球蛋白（SHBG），对甲状腺素结合球蛋白（TBG）、维生素 D 结合球蛋白（VDBG）的合成也有一些作用。

米托坦的抗肾上腺作用主要是通过使细胞内脂质积聚，线粒体肿胀、受损，干扰 ATP 酶的活性及线粒体电子传递，过氧化物生成及与蛋白质共价结合，从而使肾上腺皮质束状带、网状带和转移病灶的细胞死亡，对球状带的破坏作用较轻。

（1）临床应用：

1）米托坦早期用于治疗已不能手术的肾上腺癌，采用大剂量，达 5 ~20g/d，于大多数患者，激素过度分泌的状态可被控制，部分患者肿瘤有所缩小，寿命是否能延长结果还不一致。

有研究认为如米托坦血清浓度达到 14μg/ml 以上，则可使肿瘤缩小，并延长寿命。一般在用药 3 ~4 个月并逐步加量，可达此浓度。以后可逐渐减量。疗程至少 2 年，能较好耐受者可延长。

2）米托坦用作外科手术后辅助治疗：为了加强手术治疗的效果，减轻米托坦的不良反应，改善耐受性，采用小剂量米托坦作为手术的辅助治疗，每日用量4g以下，有只用1～2.5g/d，也获得了效果。大多数患者激素过度分泌得到控制，部分患者的肿瘤也有所缩小。有报道在手术切除肿瘤后，立即用米托坦，每日1.5～2g，以预防局部、区域性及远处转移病灶，取得了一些效果。

3）米托坦与化疗联用治疗肾上腺癌：一项报道应用依托泊苷、阿霉素、顺铂（Etoposide，Doxorubicin，Cisplatinum，EDP）三联疗法与米托坦合用治疗已不能手术的晚期肾上腺癌28例，其中临床及（或）生化检查证实有类固醇激素分泌过多者18例，8例为库欣综合征，伴有雄激素过多或多毛症3例，单纯雄激素过多5例，其余伴激素前体分泌增多，部分患者以前作过手术治疗或用过米托坦。这一试验的动机缘于米托坦在体外试验中可逆转多种化疗药物的抗药性。EDP方案每周期9d，每4周作1次，能耐受者最多治疗6个周期，米托坦每日用药不间断。据世界卫生组织（WHO）按肿瘤状况、临床症状、生化指标改变所订的疗效标准，2例完全有效，13例部分有效，总有效率53.5%（95% CI 35%～72%）。总的说来，EDP方案的耐受性较好，仅4例因不良反应减量，能耐受米托坦设定剂量（4g/d）者9例，其余每日用3g、2g、1g者分别为11例、6例及1例。在化疗基础上加用米托坦使神经系及胃肠道不良反应增加。有功能及无功能肾上腺癌皆可奏效，有功能并能评价的16例中，9例生化指标恢复正常。

4）米托坦用于治疗依赖垂体ACTH的库欣病：采用小剂量（0.5～4g/d），单独应用或联合放射治疗，缓解率可达近80%。治疗中需6～8周开始出现病情好转，在开始阶段，需要时可合用其他类固醇激素合成抑制药。对于异位ACTH综合征，米托坦单独应用，或联合应用甲吡酮或安鲁米特，也有助于改善病情。

（2）不良反应：米托坦可引起多种不良反应，需加注意，并尽量设法减轻。①胃肠道症状，腹泻，恶心，厌食，呕吐；②神经系统毒性作用，包括头晕、眩晕、嗜睡、语言障碍、共济失调，可在服用大剂量时出现。③视神经毒性，严重者可致盲。④其他不良反应有乏力、皮疹。⑤临床生化检测可显示肝转氨酶、碱性磷酸酶、γ－谷氨酰转移酶增高，少数患者上述酶升高特别严重，需停药观察。其他还可出现高血脂、低尿酸血症、血细胞计数降低。

（3）内分泌功能障碍：①肾上腺皮质功能减退。激素替代治疗以氢化可的松为首选，或用强的松，不宜用地塞米松，因米托坦可使后者在肝微粒体中降解代谢率加速。充分的激素补给可减轻不良反应并改善患者的耐受性。如同时使用利福平、华法林、苯妥英钠，这些药可诱导肝酶活性而加强类固醇的降解代谢，故临床上合用时需适当增加皮质激素用量。②盐皮质激素分泌过低在长程米托坦治疗时可出现，必要时用适量氟氢可的松。③血游离及总甲状腺激素可降低，但促甲状腺激素（TSH）多在正常范围。

（4）注意事项：①为判断米托坦的疗效及了解是否出现肾上腺皮质功能减退，应测定尿游离皮质醇或尿17－羟皮质类固醇排量。血清皮质醇所测包括游离的及与CBG结合的皮质醇，米托坦使CBG升高，而致血清总皮质醇测值升高，不能反映皮质醇分泌的真实状况。②特殊人群用药：妊娠期不可用米托坦，因其有致畸胎和早产作用，对于以后希望怀孕的患者也不用此药，因其半减期长，停药后可由脂肪组织释放达数年之久。米托坦可用于儿童肾上腺癌患者而获效。③为避免米托坦的不良反应，开始治疗期，每日用0.5～1.0g，按病情需要缓慢递增，每1～4周增加0.5～1.0g/d，最多不宜超过4g/d。

（四）异位ACTH综合征的治疗

1. 手术治疗　切除原发肿瘤，必要时双侧肾上腺切除以缓解症状。主要依赖于明确异位ACTH综合征的病因，明确肿瘤定位，无播散者切除原发肿瘤（如支气管类癌或胸腺瘤）能达到治愈。小细胞肺癌合并异位ACTH综合征的患者预后很差。针对小细胞肺癌本身进行治疗在最初也能获益。对无法定位原发肿瘤时有必要行双侧肾上腺切除，继续密切随访直到明确原发肿瘤。

2. 药物治疗

（1）类固醇合成抑制剂。

（2）米非司酮（RU486）：为第一个临床使用的糖皮质激素受体拮抗剂，对糖皮质激素受体有高度亲和力，可在受体水平拮抗糖皮质激素的作用，阻断皮质醇的外周效应和缓解库欣综合征的一些症状，对急性精神症状效果尤佳。常用剂量是5～25mg/kg或者每日400～800mg。其副作用包括肾上腺功能低下和由于阻断皮质醇的中枢抑制产生的ACTH和皮质醇升高，因为目前缺少测定外周皮质醇反应的生化指标，很难监测疗效，防止副作用。长期使用米非司酮还有神经性厌食和子宫内膜增厚的危险。目前应用RU486治疗异位ACTH综合征的研究尚在进行中。

（敖　文）